U0659901

现代护理常规与疾病护理

主编 陈苗苗 魏玉玲 李 慧 张淑华
于 晓 官燕妮 王莉菲

黑龙江科学技术出版社
HEILONGJIANG SCIENCE AND TECHNOLOGY PRESS

图书在版编目(CIP)数据

现代护理常规与疾病护理 / 陈苗苗等主编. -- 哈尔滨：黑龙江科学技术出版社，2024.2
ISBN 978-7-5719-2290-0

Ⅰ. ①现… Ⅱ. ①陈… Ⅲ. ①护理学 Ⅳ. ①R47

中国国家版本馆CIP数据核字（2024）第046149号

现代护理常规与疾病护理
XIANDAI HULI CHANGGUI YU JIBING HULI

主　　编　陈苗苗　魏玉玲　李　慧　张淑华　于　晓　官燕妮　王莉菲
责任编辑　包金丹
封面设计　宗　宁
出　　版　黑龙江科学技术出版社
　　　　　地址：哈尔滨市南岗区公安街70-2号　邮编：150007
　　　　　电话：（0451）53642106　传真：（0451）53642143
　　　　　网址：www.lkcbs.cn
发　　行　全国新华书店
印　　刷　山东麦德森文化传媒有限公司
开　　本　787 mm×1092 mm　1/16
印　　张　23
字　　数　579千字
版　　次　2024年2月第1版
印　　次　2024年2月第1次印刷
书　　号　ISBN 978-7-5719-2290-0
定　　价　238.00元
【版权所有，请勿翻印、转载】

编委会

EDITORIAL COMMITTEE

主　编

陈苗苗　魏玉玲　李　慧　张淑华

于　晓　官燕妮　王莉菲

副主编

李淑娟　侯艳杰　王　华　褚小娟

李索奎　曹守燕　王凤丽

编　委（按姓氏笔画排序）

于　晓（无棣县碣石山镇卫生院）

王　华（常州市武进人民医院）

王凤丽（山东省公共卫生临床中心）

王莉菲（河南省郑州人民医院）

李　慧（兖矿新里程总医院）

李索奎（菏泽市牡丹区妇幼保健院）

李淑娟（邹平市中医院）

张淑华（滕州市财贸医院）

陈苗苗（青岛西海岸新区中心医院）

官燕妮（莱州市第二人民医院）

侯艳杰（济宁医学院附属医院）

曹守燕（滨州医学院附属医院）

褚小娟（湖北省孝感市第一人民医院）

魏玉玲（枣庄市立医院）

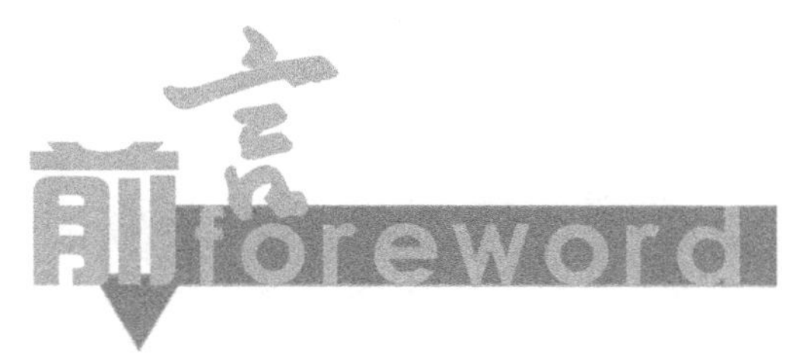

护理工作主要是通过对患者进行全面评估和监测，及时发现和处理病情变化，避免或减少并发症的发生，以提高患者的生存率和生活质量。护理工作者在医疗过程中承担着不可替代的职责，其工作内容更是基于科学理论和临床实践的综合体现。护理工作者不仅需要熟悉与掌握各种护理技能和应对方案，同时还需要善于与医师、家属进行合作和沟通以保证医疗过程的顺利进行。

本书内容涵盖护理学的多个方面，既反映了现阶段护理领域发展的最新成果，又实现了护理基础理论与临床疾病的相结合。本书首先从基础护理出发，简要介绍了护理学理论、临床常用护理技术；然后重点介绍了多个科室常见疾病护理的相关内容；最后对危重症护理与手术室护理进行了阐述。本书中每种临床常见疾病均按照病因、临床表现、治疗、护理评估、护理措施的顺序进行介绍，其中重点介绍了疾病的护理评估和护理措施。本书内容丰富、专业性强，能够为广大护理工作者提供有效的实践指导，帮助其提高护理质量，更好地服务患者。本书适合护理工作者和其他医务人员参考使用。

由于护理学内容广泛，加之编者的编写时间有限，难免有疏漏和不足之处，还望读者批评指正，以期再版时得到更好的呈现。

《现代护理常规与疾病护理》编委会

2023 年 9 月

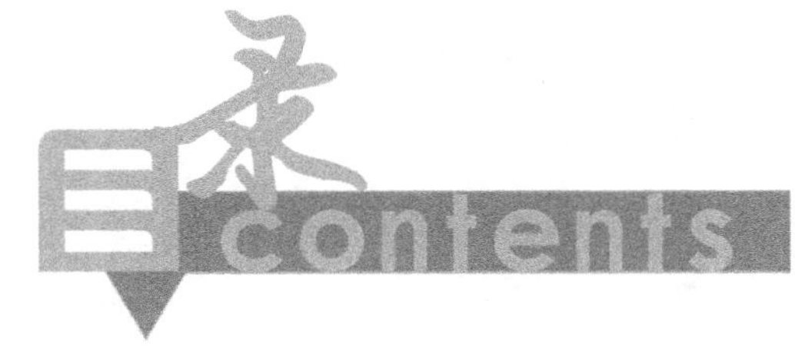
目录
contents

第一章 护理学理论

第一节 一般系统论

简单地说，系统是一群相互联系、相互依存的事物的集合体。系统作为一种思想，古代就已有萌芽。如我国古代劳动人民通过对日月星辰、天时地利的观察，总结出了天地中万物生存、更新之理，此蕴藏了系统观点和方法。

系统作为一种科学术语、一种理论，则源于美籍奥地利生物学家路得维格·贝塔朗菲。贝塔朗菲提出应把有机体视为一个整体或系统来考虑。之后，他又第一次提出了“一般系统论”的概念。他发表了《一般系统论——基础、发展与应用》，为系统科学提供了纲领性的理论指导，被称为一般系统论的经典之作。随着社会的发展，系统论得到了广泛的发展，其理论与方法已渗透到有关自然和社会的许多科学领域，包括工程、物理、管理及护理等，产生着日益重大而深远的影响。

一、一般系统论

(一)系统的基本概念

系统是指由若干相互联系、相互作用的要素所组成的具有一定功能的有机整体。这个定义涵盖了双重意义：一是指系统是由一些要素(子系统)所组成，这些要素间相互联系、相互作用；二是指系统中的每一个要素都有自己独特的结构和功能，但这些要素集合起来构成一个整体系统后，它又具有各孤立要素所不具备的整体功能。

(二)系统的分类

自然界与人类社会中存在着形形色色的千差万别的系统，人们试着从不同的角度对其进行分类。常见的分类方法如下。

1.按人类对系统是否施加影响分类

系统可分为自然系统和人为系统。自然系统是自然形成、客观存在的系统，如人体系统。人为系统是为某特定目标而建立的系统，如护理质量管理系统。现实生活中，大多数系统为自然系统和人为系统的综合，称复合系统，如医疗系统。

2.按系统与环境的关系分类

系统可分为开放系统和闭合系统。开放系统是指与周围环境不断进行着物质、能量和信息交换的系统。开放系统和环境的交往是通过输入、输出和反馈来完成的(图 1-1)。物质、能量和信息由环境流入系统的过程称输入,而由系统进入环境的过程称输出。系统的输出反过来又进入系统并影响系统的功能称系统的反馈。开放系统正是通过输入、输出及反馈同环境保持协调与平衡并维持自身的稳定。闭合系统是指不与周围环境进行物质、能量和信息交换的系统。绝对的闭合系统是不存在的,只有相对的、暂时的闭合系统。

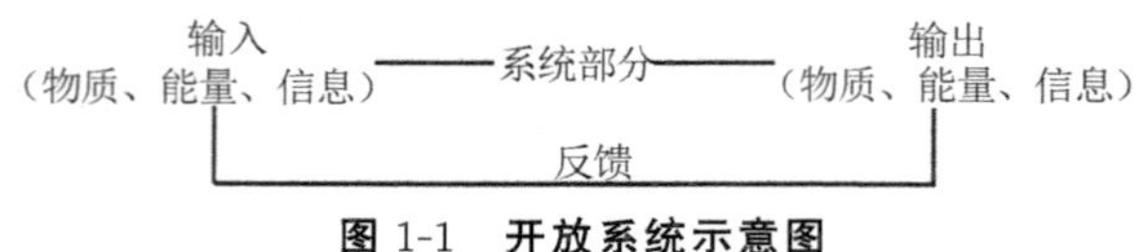

图 1-1　开放系统示意图

3.按组成系统的内容和要素的性质分类

系统可分为实体系统和概念系统。实体系统是指以物质实体构成的系统如机械系统。概念系统则是由非物质实体构成的系统如理论系统。但大多数情况下,实体系统和概念系统是相互联系,以整合的形式出现的。

4.按系统状态是否随时间变化而变化分类

可将系统分为动态系统和静态系统。动态系统即系统的状态会随时间的变化而变化,而静态系统则不随时间的变化而改变,它是具有相对稳定性的系统。不过,绝对的静态系统是不存在的。

(三)系统的基本属性

系统尽管形式多样、类型各异,但具有相同的基本属性。包括整体性、相关性、层次性和动态性。

1.整体性

系统的整体性主要表现为系统的整体功能大于系统各要素功能之和。这是因为系统将其要素以一定方式组织起来构成一个整体后,各要素之间相互联系,要素、整体和环境间相互作用,在局部服从整体、部分服从全局及优化原则支配下,整体就产生了孤立要素所不具备的特定功能。当然,系统的这种整体功能是建立在系统要素功能基础之上的。要增强系统的整体功效,就要提高每个要素的素质,充分发挥每个要素的作用;同时对系统中各要素的结合,以及要素、整体、环境间的相互作用,保持合理和优化。

2.相关性

系统的相关性是指系统各要素之间是相互联系、相互制约的,其中任何一要素发生了功能或作用的变化,都要引起其他各要素乃至整体功能或作用的相应变化。各要素与整体系统间也是相互联系和影响的,各要素的变化都将影响整体功能的发挥。

3.动态性

动态性是指系统随时间的变化而变化,系统的运动、发展与变化过程是动态性的具体反映。如系统为了生存与发展,总在不断调整自己的内部结构,并不断与环境进行物质、能量和信息的交流。

4.层次性

任何系统都是有层次的。对于某一系统来说,它既是由一些子系统(要素)组成的,同时,它自身又是更大系统的子系统（要素）。例如，对于医院系统来说，它是由其子系统——各科室构成的，但它本身又是其更大系统——卫健委的子系统。这个更大的系统又叫超系统。因此，可以说，医院的子系统是科室，超系统是卫健委。同理，人是由器官组成的，但人又是家庭的组成部分（图 1-2）。系统的层次间存在着支配与服从的关系。高层次支配着低层次，起着主导作用。低层次从属于高层次，它往往是系统的基础结构。

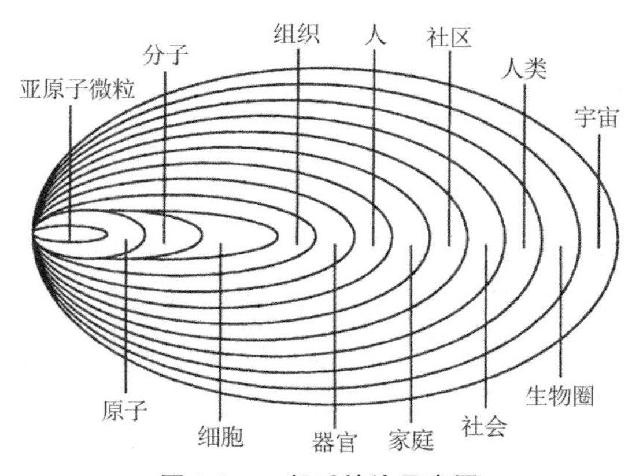

图 1-2 一般系统论示意图

二、一般系统论在整体护理中的应用

一般系统论的观点对护理领域产生了重要的影响。它激发和促进了整体护理思想的形成和发展，为整体护理实践提供了强有力的理论支撑。这些可从以下几方面得以体现。

（一）培育整体护理思想的产生

护理是对人的服务，根据一般系统论的观点，人是由生理、心理、社会、精神、文化组成的统一体，是一个系统。人的生理、心理、社会等方面相互依存、相互作用。人又总在不断与其周围环境进行着物质、能量和信息的交换，如人在不断地从外界摄入食物，并向外界排泄废物，不断地从外界获取信息，形成自己的思想并向外界表达自己的观点、立场和态度。可见，人是个开放系统。人的基本目标是维持自身内在的稳定及同周围环境的协调平衡，从而达到健康状态。当机体的某一器官或组织发生病变，表现出疾病征象时，护理应当如何介入和应对？是仅针对局部病变提供疾病护理，还是将局部病变视为人体系统的某部分的功能或结构改变，而提供既针对疾病又针对人体系统的包含生理、心理、社会等要素的整体护理？一般系统理论对此提供明确的理论支持。从人是个开放系统的观点出发，护理人员仅提供疾病护理是远远不够的。因为人体系统是一个包含生理、心理、社会等诸多要素的整体，它们彼此间相互联系、相互作用，机体的某一器官或组织的病变势必引起其他要素如心理、社会等的改变。因此，提供整体护理适应这种改变是十分必要的。由此可见，一般系统论培育了整体护理思想的产生，促进了整体护理思想的形成。

（二）作为护理程序发展的依据

护理程序是临床护理中一个完整的工作过程，包含估计、诊断、计划、实施和评价五个步骤。护理程序的发展基于许多理论基础，其中一个重要的理论即为一般系统论。护理程序可以看成是一个开放系统（图 1-3）。输入的信息是护士经过评估后的患者基本健康状况、护理人员的知识水平与技能、医疗设施条件等，经诊断、计划和实施后，输出的信息主要为护理后患者的健康状况。经评价后进行信息反馈，若患者尚未达到预定健康目标，则需要重新收集资料，修改计划及实施，直到患者达到预定健康目标。

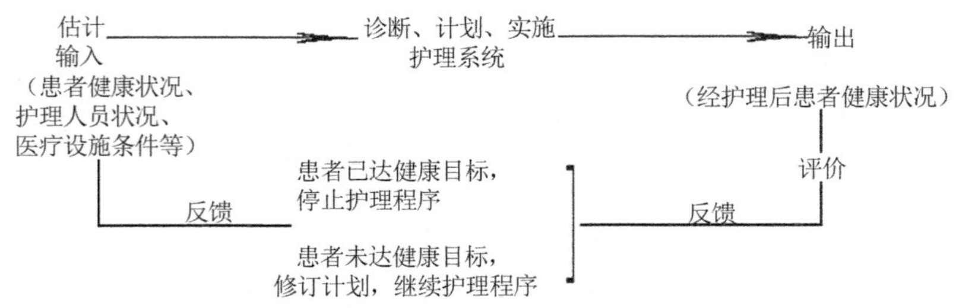

图 1-3 护理程序示意图

(三)作为护理理论或模式发展的框架

一般系统论为许多护理理论家所借用，作为发展护理理论或模式的基本框架，如罗伊的适应模式、纽曼的系统模式。而这些护理理论和模式又为整体护理实践提供了坚实的理论支撑。

(四)为护理管理者提供理论支持

一般系统论同样被护理管理者用于对整体护理的管理。借助于一般系统论，医院护理系统可被视为医院整体系统的一个子系统。整体护理在我国实施时间尚不长，要全面推行和实施整体护理，势必牵涉到医院的医疗子系统、后勤子系统、行政子系统等。因此，护理管理者们都清醒地认识到在进行自身改革的同时，需要争取医院行政领导支持、医疗部门理解、后勤部门配合。

(陈苗苗)

第二节 人类基本需要层次论

马斯洛是当代最著名的心理学家之一，享有“人本心理学之父”之称。他于 20 世纪 40 年代提出的人类基本需要层次论在社会心理学界产生了广泛的影响，并为护理专业理论体系的发展奠定了重要的基础。在该理论中，马斯洛认为人有许多基本需要，这些需要具有“缺乏它引起疾病、有了它免于疾病、恢复它治愈疾病”等特点，这些基本需要是人类所共有的。

一、马斯洛人类基本需要层次论理论内容

(一)马斯洛人类基本需要层次论

基于对人类行为动机的研究，马斯洛做了一个结论：人类受许多基本需要所支配，这些需要指引人类行为直至其获得满足。虽然这些基本需要是相关的，但它们却有先后层次的倾向。较低层次的需要须先获得满足，在较低层次需要获得最低限度的满足之前，较高层次的需要甚至根本不出现。

马斯洛认为引起人类行为动机的基本需要总体上包括生理需要和心理需要两方面，具体包括生理的需要、安全的需要、爱与归属感的需要、自尊的需要及自我实现的需要五个方面。根据这些需要对人体生存的重要性，马斯洛将其分为五个层次，并用金字塔结构排列(图 1-4)。

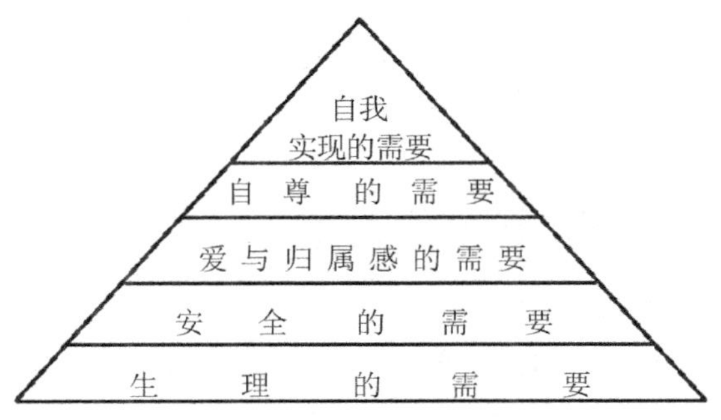

图 1-4 马斯洛人类基本需要层次示意图

1.生理的需要

生理的需要包括氧气、水、营养、排泄、体温维持、住宿、休息与睡眠、活动、性、免于疼痛和不适等需要。生理需要是人类维持生存最基本、最强烈和最明显的一种需要，虽属最低层次但常需最优先满足。通常，大多数健康儿童及成人都能自己满足其生理需要。但对于幼儿、老人、残疾者及患者来说，往往不能或不完全能由自己满足，故其应是护理照顾的重点。

2.安全的需要

安全的需要为第二层次的需要，包括生理的安全和心理的安全感两部分内容。生理的安全是指一个人希望受到保护以避免潜在或实际存在的身体上的伤害，即人需要处于安全的状态。心理的安全感是指一个人希望能够信任别人，并避免恐惧、焦虑和忧愁等不良情绪，即人需要对其所处的生理环境和人际关系在心理上感到安全。通常，人们在熟悉的环境和常规作息状态下比较有安全感；而进入一个陌生环境或接触完全不同的经验(如第一次住院、检查、手术等)时较易产生心理不安全感。

3.爱与归属感的需要

爱与归属感的需要属于情感上的需求，为第三层次的需要，包括以下两方面的内容：①希望爱别人和被别人爱；②希望感到自己属于别人或某个团体，如家庭、朋友、同事、邻居、同辈、俱乐部、协会、社区及宗教团体等。每一个人都希望有亲近的人与其分享快乐、痛苦和忧伤，并希望在某些特定团体内拥有立足之地。如果一个人感到爱与归属感的需要未满足，则会产生孤独感、自卑感和挫折感，甚至对生活感到绝望。他们可能会与他人疏远，也可变得过分苛求。马斯洛发现：一个人潜在的生长和发展能力会因缺乏爱而受阻。

4.自尊的需要

自尊的需要为第四层次的需要，马斯洛将其分为：①自尊和自重，即一个人希望感到自己能够自立、称职、有成就、有用和有价值。②他人的尊敬和尊重，即一个人希望得到他人的肯定、赞赏、敬重和重视。尊重的需要对促进健康，尤其是心理健康非常重要。满足自尊需要能够使人坚强、有成就感和控制感、有能力、充满自信心、并具有独立性和自主性。反之则会产生自卑感、无助感和挫折感，还可表现为沮丧、依赖性、缺乏自信心、感到无法胜任和缺乏能力。每一个人都带着不同程度的自尊与自重来到医院，让每个人保持他的自尊与自重，并带着相同或更高程度的自尊与自重离开医院是很重要的。如在做护理时告知："您既是我的患者，同时又是一个很重要的人。"将会成为满足患者自尊需要的一个良好开端。

5.自我实现的需要

自我实现是指将个人的能力和潜能发挥到最大限度，实现自己在工作和生活上的希望，并能从中得到满足。自我实现的需要位于最高层次,当所有较低层次的需要都得到满足后,才能达到此境界。自我实现过程是一个终身持续的过程,并非每个人都能达到自我实现。通常自我实现者具有以下特征。

(1)有敏锐的感知力,较强的推理能力和决策能力。

(2)有高度的感知力、创造性、灵活性和探险精神。

(3)能不断学习,追求知识,并接受新思想。

(4)有完整的人格特征:有自信、自尊,能自制;能正确地评价人和事;能献身于自己的事业;能清醒地面对生活、面对失败。

(5)有解决问题的能力,且在解决问题时能以问题为中心。

各种需要中,生理需要是最基本的。若一个或多个生理需要未获得最低限度满足,一个人将无法满足其他较高层次的需要。如一个因窒息而缺氧的人,其自尊及安全需要同样不能得到满足,但与生理需求相比,这些他都不会在意,直至其氧气供应不再短缺,可以不费力地呼吸为止。生理需要一旦获得满足,安全需要便接着出现,当生理及安全需要均获得满足时,归属感及爱的需要会出现,接踵而至的还有自尊和自我实现需要。虽然基本需要通常是以上述次序出现的,但它们并不形成绝对的层次,其中尚有例外,如一个共产主义者在敌人的威逼利诱下,能够不顾自己的性命,为实现自己的共产主义理想而献身;一个严重精神障碍者,即使其生理需要、安全需要及爱的需要都被很好地满足了,但其仍然不会产生自尊或自我实现的愿望。

尽管马斯洛认为人类的基本需要就像金字塔,必须最低层次的生理需要获得满足后才能不断地追求更高层次的需要,但是他同时强调:虽然人类为了生存必须先满足最低层次的需要,但较高层次的需要也有其存在的价值。马斯洛指出:更高层次需要的生活,意味着更大的生物效能,更长的寿命,更少的疾病,更佳的睡眠、食欲等。身心关系的研究者一再证明:焦虑、惧怕、缺乏爱、自主等,易于引起不良的生理和心理反应。更高层次需要的满足,拥有生存和成长的双重价值。

(二)人类基本需要层次论的特点

(1)生理需要为最重要,位于最低层次;在基本的生理需要被满足后,才考虑其他的需要。

(2)有些需要需立即和持续给予满足(如氧气),而有的则可以暂缓(如食物、水、睡眠)。不过即使暂缓,这些需要也始终存在。

(3)通常在一个层次的需要被满足后,更高一层的需要才出现,并逐渐明显、强烈。

(4)各层次需要之间是相互联系、相互影响的。

(5)随着需要层次向上移动,各种需要的意义因人而异,并受到个人信仰、社会文化背景和个人身心发展等因素的影响。

(6)层次越高的需要,满足的方式越有差异。

(7)人类基本需要满足的程度与健康状况成正比。

(三)帮助需要未获得满足的人

人为了生存、生长和发展,必须满足其需要。当一个人的大部分需要获得满足时,它将处于恒定平衡的状态(图 1-5)。当需要未满足时,会造成内环境不平衡状态而导致疾病(图 1-6)。

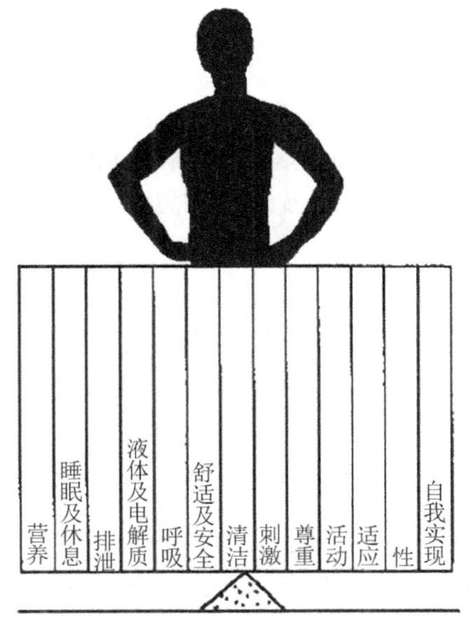

图 1-5 当一个人的大部分需要获得满足时，其体内将处于恒定平衡的状态

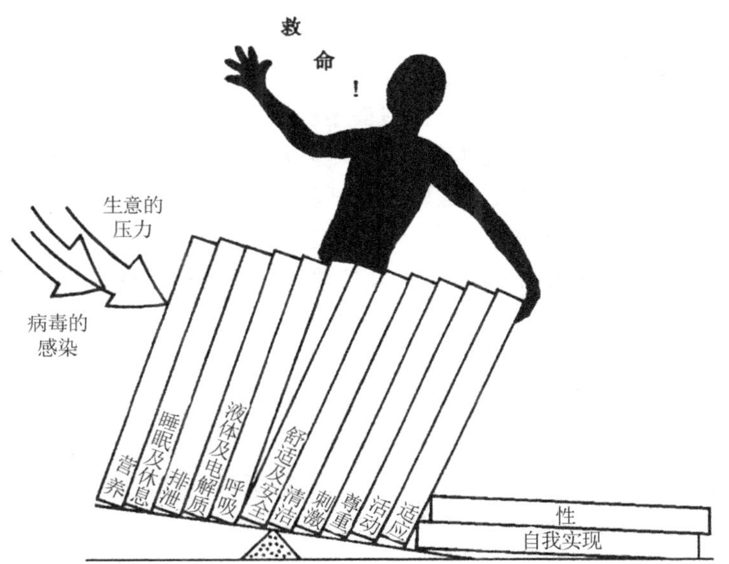

图 1-6 当一个人需要未满足时会造成体内环境不平衡状态

健康时，每个人都能自己维持基本需要的满足，但在生病或处于危机时，则有些基本需要无法获得满足，因而产生现存或潜在的健康问题。护理的目标就是在人们无法满足其需要时帮助他们满足基本需要，解决他们的健康问题。护士可能通过以下三个途径帮助人们满足需要。

(1)帮助需暂时性或永久性依赖他人的人，满足他们基本的生理、心理需要。

(2)帮助人们达到最佳独立状态，使其尽可能自护，并满足自己的需要。

(3)消除或减少妨碍需要获得满足的因素，避免未获满足的需要和问题继续恶化。

(四)影响需要满足的因素

人在需要未获满足时会产生健康问题，影响需要满足的因素包括以下几方面。

(1)生理障碍:如疾病、伤残、疲倦、失眠、疼痛、缺少活动等。

(2)情绪障碍:如紧张、焦虑、兴奋、恐惧、绝望等。

(3)知识障碍:如缺乏资料、知识和信息等。

(4)社会障碍:如紧张的人际关系、害怕某人、受人威胁的感觉、害羞、不适当的社交圈等。

(5)环境障碍:如环境中不适当的温度、陌生的环境(如医院、手术室、ICU)、空气及水质污染等。

(6)个人障碍:如源于习惯、个人生活经验、自我概念水平方面的障碍。

(7)文化障碍:如源于价值观、信仰、风俗、群体习惯方面的障碍。

(8)发展阶段:如婴儿及年迈的老人在不同程度上均需依靠他人满足其需要。

(9)个体自我概念:它不仅影响其满足需要的能力,而且影响其对需求是否满足的感知。自我概念水平较高者,多能正确认识自我需求,并采取适当的手段自己满足之;而自我概念低下者则因缺乏自信心而多依赖他人帮助满足需要。

二、人类基本需要层次论在整体护理实践中的应用

(一)指导制订护理哲理与护理目标

关于人不仅有生理需要,而且有心理、社会、精神、文化和发展需要的观点与整体护理观相一致,可作为护士制订护理哲理和护理目标的基本理论框架。

(二)指导运用护理程序

人类基本需要层次论可指导护士运用护理程序全面、系统地收集患者的健康资料,识别护理问题及其影响因素,同时确定解决问题的优先顺序,制订有效的护理计划满足患者身、心需要,提高护理质量。根据人类基本需要层次论运用的护理程序包括以下几方面。

1.评估各项基本需要满足的程度

按人类基本需要层次有系统、有条理地收集护理对象的基本资料,有利于护士识别患者哪些需要未满足,需要护理照顾。

(1)生理需要方面:①氧气需要;②液体需要;③营养需要;④排泄需要;⑤体温调节需要;⑥住宿需要;⑦休息与睡眠需要;⑧活动需要;⑨免于疼痛和不适需要。

(2)安全需要方面:①生理安全需要;②心理安全感需要。

(3)爱与归属感需要方面:①爱别人与被别人爱的需要;②归属感的需要。

(4)自尊需要方面:①自尊与自重的需要;②他人的尊敬和尊重需要。

(5)自我实现的需要方面。

2.确定未获满足的需要及满足需要的优先顺序

(1)确定护理问题:除判断哪些需要未获满足外,还必须找出造成需要无法满足的障碍因素,才能为制订有效的护理计划提供可靠依据。

(2)确定解决问题的先后次序:优先顺序排列应遵循两个原则:①按未满足需要对护理对象生存造成威胁或对其生活质量造成影响程度大小来排列满足需要的优先顺序。②如果不易区分,则参考人类基本的需要层次由低层次到高层次排列。

3.制订护理目标

针对各项护理问题(即未满足的需要)制订相应的护理目标,目的在于尽快帮助患者满足未满足的需要,促进康复。

4.实施

根据护理目标,同时针对未满足需要及其障碍因素制订相应的护理措施计划,并落实到患者身上。目的在于减轻或消除需要满足的障碍因素,帮助患者尽快满足需要。在实施护理活动的过程中,护士应注意尽量让患者及其家属共同参与护理活动,因护理的最终目的是使护理对象达到自我照顾。

5.评价

护理措施执行后,按照各项护理目标中所陈述的行为结果评价患者各种需要的满足程度。如果需要已满足,则可停止护理程序;如需要尚未满足或仅部分满足,则应重新实施护理程序,调整护理计划,以满足患者的需要。

总而言之,人们所需要的不仅是有关其生存需要的护理,然而,护理经常只做到了满足个人的生存需要,而忽略了对人的心理社会需求的满足。我们都渴望并需要得到爱与尊重,也都努力要达到自我实现。即使是濒死的人,也希望有尊严地活到生命的最后一刻。虽然我们人类的能力有限,但是我们都想拥有一个完整的生命。作为人类生命的保护神,护士理当竭尽全力维护人们生物、心理、社会诸方面的完整性,此为整体护理的精髓和目的所在。

(李 慧)

第三节 交流理论

生活在社会的人,是独立的个体,但他们又有一定的关系,必然要相互接触、相互联系、相互作用,即进行人际交往。交流是人际交往最主要的形式。良好的交流是保证护理工作顺利进行的基本条件,护理人员应掌握好交流与沟通的有关知识和技巧,与患者及其家属、同行建立良好的人际关系,提供优质的护理服务。

一、概述

(一)交流的定义

交流又称沟通,是用各种不同的方法,传递和接收理解信息的过程。交流的信息包括知识、思想、观点、情感、意见等。交流是人类最基本、最重要的活动之一。

(二)交流的特点

1.交流是客观存在的,不以人的意志为转移的

有人认为,只要他不说话,不告诉别人他的想法,别人也就不知道,交流也就没有进行。事实上,这是一种误解。只要在人的感觉能力可及的范围内,人与人之间就会自然地产生相互作用,发生交流。例如,在护理工作中,有的护士为了避免和患者或患者家属发生冲突,干脆避而远之,不与他们交谈,以为这样就能防止冲突的发生。事实上,护士的这一行为传递着对患者漠不关心和冷淡的信息,常导致或增加患者和家属的不满。在这一过程中,护士虽然没有说一句话,但她的面部表情、举止行为同样在向患者传递着内在的信息。

2.交流是一个循环往复的动态过程

交流过程并不是单纯的从信息发出者发出信息开始,到信息接收者收到信息结束,而是信息

接收者通过反馈维持交流的继续进行。因此,信息发出者和接收者的位置在不停地交换,所以交流是一个循环往复的动态过程。

3.交流信息包含着一定的内容并确定着一定的关系

在交流的过程中,在传递信息内容的同时,还指示了沟通者之间的关系。“请您跟我过来,好吗?”和“请你跟我过来”,这两句话包含着同样的内容信息,但显示着不同的相互关系状态。第一句是一种协商式的语气,显示双方的关系平等;第二句是一种命令式的语气,显示信息发出者的位置高于信息接收者。在交流的过程中,内容和关系必须保持一致,才能实现有效的交流。在护患交流中,护士和患者之间的关系是平等的。因此,在护患交流过程中,应禁用或慎用命令式的语言或非语言的方式进行交流。如“你必须……”“你应该听我的”等语句。或不给患者或家属任何解释,直接对患者实施某些处理。

(三)交流的功能

交流是人与人建立关系的起点,是改善和发展人际关系的重要手段,它具有以下功能。

1.传递信息

这是交流的最基本的功能。通过交流能传递观点、情感、知识和意见等信息。

2.施加影响

通过交流,使别人接受自己的想法、做法和支持自己。医师、护士等都通过一定的交流方式来影响患者和家属,使患者改变其不良的生活方式和行为,达到恢复、维持和促进健康的目的。

3.自我满足功能

人都具有自然属性和生物属性,都有归属的需要,都想同他人进行交往,而人际交流是满足这种需要的主要途径。在与他人进行交流的过程中,个体可以表达自己的情感,倾诉自己的苦闷,以得到别人的理解、支持和同情,分享快乐,分担痛苦。

4.协调和改善人际关系

人际关系一经建立,需要不断的沟通交流来维持、巩固和发展。护理工作中,护士通过交流与患者建立起融洽的工作关系,使患者对护士产生信任感和安全感。

5.社会整合功能

人际沟通可以把分散的个体联合起来,组成不同的社会群体,形成各种不同的社会关系。

(四)交流的方式

1.语言性交流

语言性交流包括有声语言(说话)和无声语言(书写)两种形式。人与人之间的交流,约有35%是使用语言这种形式。语言沟通具有精简、清楚的特点,而且能将信息迅速地传递给对方。如整体护理的评估阶段,护士通过询问患者病史收集患者的健康资料,为分析和解决患者健康问题打下基础。

2.非语言性交流

非语言性交流又称身体语言交流,约占所有交流形式的65%。这种形式能更精确表达个人内心的真实感受。包括面部表情、眼神、手势、姿势,声调、语速,人与人之间的位置、距离等。如护士在迎接新患者时,发现患者面部表情痛苦异常,烦躁不安,双手紧护腹部,提示患者可能有腹部严重不适。

二、交流的过程模式和影响因素

(一)交流的过程

在交流发生之前,信息发出者首先将存在于头脑中的一些观念、思想、知识等信息转换为信号的形式(编码),如语言、文字、图形、表情等,然后通过媒介物(通道),将信息传递给信息接收者,由信息接收者将接收到的信号转译回来(解码)。这样,信息就从一个人传递到了另外一个人。此外,信息接收者通过反馈来核实信息内容的准确性,使信息交流进行下去。交流过程可用图 1-7 表示。

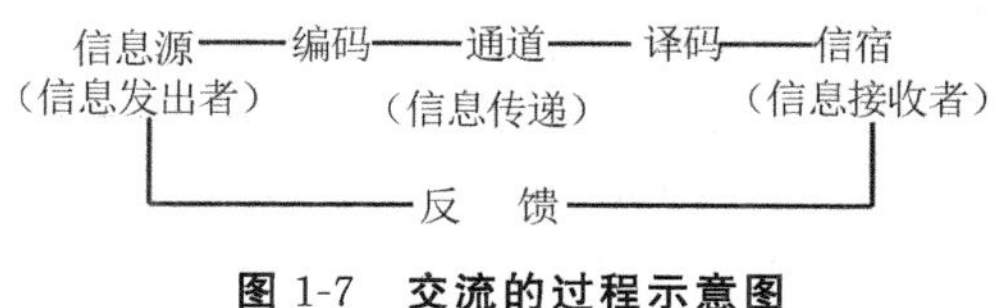

图 1-7 交流的过程示意图

1.信息发出者

其是主动因素,他将信息收集处理后传递出去。但信息发出者的位置不是不变的,他经常和信息接收者的位置互换。

2.编码

将信息转换为一定的信号,以利于传递,如语言、文字、图像、表情等。

3.信息的传递

信息发出者采用一定的途径将信息传递给接收者。

4.解码

信息接收者将接收到的信号进行理解。

5.信息接收者

接收信息,理解信息的内容。

6.反馈

其是接收者对信息的反应,并且将这种反应传递给信息发出者。

(二)影响交流的因素

1.信息发出者和接受者的个人因素

(1)生理因素:人在处于疲劳和疼痛状态时,注意力会受到影响,妨碍交流的正常进行;如有听力、视力、发音功能等方面的缺陷,也会影响沟通;年龄、性别也可能是沟通的影响因素。

(2)情绪因素:情绪是沟通过程中的感情色彩因素,具有感染力,可以直接影响沟通的有效性。沟通双方中的任何一方情绪处于不稳定的状态,如过度兴奋、焦虑、悲伤、愤怒、惊吓等,都会影响交流的过程和结果。

(3)智能因素:沟通双方的智力、知识水平,都将影响个体对信息的理解、传递和判断。

(4)社会文化方面的因素:沟通双方的社会背景,如种族、民族、文化程度、风俗习惯、职业、生活环境、社会阶层等的不同,也将影响交流双方对信息的发出,接收和理解。

(5)其他:如对非专业人员过多地使用专业术语,使用不同的语言,也要影响双方的交流。

2.环境因素

(1)物理因素:①交流场所与时间、温度、音响、光线等因素将影响交流,如温度过高或过低,使人感到压抑或紧张，影响人的情绪；噪声过大，使人感到烦躁；光线过暗，影响非语言交流的效果。在医院，患者刚手术结束时，睡眠时间，会客时间等，都不利于交流。②位置，交流双方所处的位置、双方之间的距离、姿势也将影响交流。如交流双方的位置不平等、距离过远、患者处于强迫体位等。

(2)社会环境因素：交流涉及个人隐私，交流需借助其他设备和工具的辅助将影响交流。如喉切除患者需借助发音器方能发音时，将大大影响交流。

三、交流的层次

美国护理专家鲍伟尔认为沟通交流分为五个层次。

(一)礼节式的沟通

在礼节式的沟通中，双方只谈论表面上的、肤浅的、应酬性的话题，如“今天天气真不错”“你好吗?”此类沟通没有实质性的内容，不需任何考虑，使人感到安全，放松，为进一步沟通做铺垫。护士初次见到患者，往往是从一般性沟通开始。如“您好，欢迎您来到我们医院/病房”。

(二)陈述式的沟通

陈述式的沟通是一种客观地叙述事实的方法，不参与个人意见或涉及人与人之间的关系。如患者陈述自己的病情，护士向患者介绍病室环境、陪伴探视制度等。这是护患沟通的必经过程。在这个阶段，双方都注意不要打断对方的陈述，而要鼓励对方表达他想表达的事实。

(三)交流个人的想法和判断

这时双方已建立起了一定程度的信任，从而进行有关个人想法与判断的沟通。如护理工作中，患者就对一些治疗方案的看法或想法与护士进行的单方面沟通属于这层次的沟通。

(四)分享感觉

双方在产生了比较深入的信任感以后，愿意把自己内心的感受告诉对方，与对方分享。

(五)尖峰式的沟通

尖峰式的沟通是一种短暂的合成一体的感觉，有时候在第四层时就自然发生了。

在护患交流中，可能会出现各种层次的沟通，只要达到交流的目的，且双方感到舒适，并不强求进入较高层次。护士应经常评价自己的沟通方式，可避免因本身行为的原因而使交流停留在表面的无意义的层面上。

四、交流的技巧

(一)第一印象的建立

良好的第一印象是建立良好护患关系的关键。第一印象是指个体在第一次与他人接触时，根据对方的外表、神态、言谈、行为所得的综合性判断。这一印象可能使你喜欢，也可能使你厌恶，虽然是肤浅的、表面的，但对以后的交往具有很大的影响，并会影响交往中认知的判断。例如，凭护士的外貌、衣着、谈吐和对患者的态度等有限信息，患者就会形成对护士的第一印象。为了给患者留下良好的第一印象，护士在与患者第一次见面时应注意做到以下几方面。

1.自我介绍

热情接待患者，主动向患者介绍自己的姓名、职务和工作职责等。

2.恰当地称呼患者

在临床工作中，很多护士用床号来称呼患者，这是不恰当的。应根据患者的背景选择适当的称呼，如某老师、师傅、先生、女士。有时可征求患者的意见，让患者说出自己喜爱的称呼。一般不称呼患者的职位，如“某局长、某主任”等，这样不利于患者的角色转变和适应，同时也增加护理人员的心理压力。

3.护理单元的介绍

包括病室的环境，病房设施的使用，陪伴探视制度等，帮助患者尽快熟悉环境，消除对陌生环境的恐惧感和减轻患者的焦虑心理。

4.注重外在形象

护士的仪表举止是一种无声的语言，传递着护士的信息。护理人员应做到仪表端正、举止大方、服饰整洁、面带微笑、语调轻柔。

在整体护理工作中，护士必须重视初次印象的建立，力争为患者树立良好的第一印象，这是护士与患者达到良好交往的关键之一。

（二）交谈

1.正式交谈

正式交谈是有计划、有准备地与患者面谈。护士为制订护理计划等目的而收集资料，需与患者进行正式面谈。正式面谈分以下三个阶段。

（1）准备和计划阶段：护士应制订面谈提纲，选择恰当的时间和地点，营造合适的气氛，以提高交谈的效果。

（2）面谈阶段：护士首先要介绍自己，并交代谈话的目的和大概需要的时间。交谈的内容应限制在专业范围内，为制订护理计划收集资料，涉及患者的隐私时要慎重。交谈中应适当穿插提问，以核实信息是否准确。及时给予反馈信息，采用语言和非语言形式，鼓励患者继续交谈下去。交谈时提问的方法：①开放式提问：这种提问方式比较笼统，患者可随意回答，可了解更多的信息，但较费时。如“你病了好长时间了？”“你有哪儿不舒服？”②封闭式提问：由提问者提供答案，被问者在备选答案中选择。最常见的备选答案为“是”和“否”。这种提问方式清楚，易于回答，通常用于核实情况，但有一定的误导性。如“你头痛时伴有恶心吗？”“近来你是否感到疲倦？”“腹痛时伴有腹泻吗？”

（3）结束阶段：整理和分析所收集到的资料，正式交谈结束。

2.非正式交谈

护士在查房和为患者做护理时与患者的随意交谈属非正式交谈。可及时了解患者的病情变化和心理状况，并及时给予处理和心理护理。

（三）聆听

聆听是交流者的一个重要行为，恰当地使用聆听，可以促进交流的有效进行。聆听的具体技巧如下。

（1）集中注意力，全神贯注地聆听。

（2）及时给予信息，表示你在聆听。可以轻声地以“是”“哦”等表示，也可以以点头、微笑、眼神等非语言的形式表示。

（四）核实和澄清

为得到准确的信息，倾听者除应专心倾听（包括聆听信息发出者的语言信息和观察非语言的信息）外，还应注意应用一些方法，来核实和澄清所得到的信息内容是否准确。

（1）复述：重复对方谈话的内容和所说的话。

(2)意译:用不同的词语复述对方的话,但要保持原意。如"是不是可以这样说……""请问,你是不是这个意思……?""可以这样理解吧? ……"

(3)提问:对意思含糊不清,模棱两可的语句,采用提问的方式进行澄清。

(五)触摸

1.意义

触摸可以传递温暖和关怀的感觉,帮助患者正视现实。

2.注意事项

(1)在一定的时间、情景、场所,对一定的对象使用。触摸结果的产生可能与年龄、性别、社会、文化因素等有关,注意避免误解的产生。

(2)注意患者对触摸的反应,如患者是否表现松弛或拒绝。

(六)沉默

沉默可以给对方思考时间,尤其是在对方焦虑时。利用沉默的这段时间,护士可观察患者的非语言行为。

五、交流技巧在整体护理工作中的应用

在日常护理工作中,交流技巧被应用到整体护理工作中的各个环节,从患者入院到出院,在评估患者的过程中,在实施护理的过程中及在对服务对象进行健康教育等过程中,都需要与患者进行良好的沟通。

(一)治疗性沟通

治疗性沟通是通过信息交流帮助人们应激,调整适应,与他人和睦相处的一种技巧。其重点在于帮助服务对象进行身心的调试,以促进健康的恢复和维持。治疗性沟通的双方分别是护士和患者。

1.一般性沟通和治疗性沟通的区别

一般性沟通与治疗性沟通在沟通目的、沟通双方位置、沟通结果、场所和内容方面均有所不同,详见表 1-1。

表 1-1 一般性沟通和治疗性沟通的区别

项目	一般性沟通	治疗性沟通
目的	加强了解,建立关系,增进友谊	了解患者的情况,确定患者的问题
位置	双方平等	以患者为中心
结果	可有可无	建立良好的护患关系,促进患者康复
场所	无限定	医疗机构
内容	无限定	与健康有关的护理学范畴内的信息

2.护患治疗性沟通的目的

(1)建立良好的护患关系:通过交流,建立良好的护患关系,为提供有效的护理奠定基础。

(2)收集有关资料,为制订护理计划提供依据。

(3)提供健康知识,促进患者建立健康信念,采取健康行为,提高患者的自我照顾和保健能力。

(4)提供心理支持,促进患者身心健康。

(二)一般情况下与患者的交流

在通常情况下与患者交流时应注意以下几点。

1.真诚对待患者

真诚对待患者才能赢得患者的信任,与患者建立良好的关系,利于护理工作的开展。较深程度信任感的建立,才能达到较高层次的交流。

2.倾听患者的谈话

如需进行正式谈话,应事先安排合适的时间,不要让其他事情分散你的注意力。交谈过程中应仔细倾听患者的述说,不轻易打断患者的陈述。用你的眼睛、面部表情,话语传递你对患者的关注。同时,在交谈时应注意观察患者的面部表情、姿势、动作、说话的语调等,有时患者的身体语言更能表达患者的真实意思。

3.保护患者的隐私,为谈话内容保密

谈话内容涉及患者的隐私,不要传播给与患者治疗和护理无关的医务人员,更不能当笑料或趣闻四处播散。如要转达给他人时,应告诉患者并征得他的同意。如患者告诉护士她的人工流产情况,若与治疗方案的选择有关,需转告医师时,护士要告诉患者她将把这一信息告诉医师及其必要性。

4.设身处地为患者着想,理解他们的感觉

人是经验主义的,对于别人的理解高度依赖于自己的直接经验,人的思维常常是以自我为中心的,没有切身体验过的事往往觉得难以理解。只有当别人的情感是自己曾经体验过或正在体验的,才能真正理解。因此,自我经验的丰富无疑是理解和同情的前提。但是,由于受年龄、阅历和生活视野所限,我们亲身体验、亲眼所见的事物总是不够的,这就需要靠“移情”来补偿。移情不是指情感的转移,而是更高一层的对人的理解与同情。它的含义包括:①用别人的眼来看世界;②用别人的心来体会世界。在护理队伍中,绝大多数护士都很年轻,不曾体会疾病缠身对人身心的折磨,也未曾遭遇更多的人生坎坷与磨难,故对患者的某些要求及表现缺乏同情和理解。如果我们能设身处地从患者的角度理解患者的疾苦,倾听他们的诉说并给予真诚的关怀,充满爱心与耐心、诚心,就能使护理工作更有成效。患者也是一群普通的人,他们也有一般人群的需要,需要被理解和尊重。护士应从患者的角度出发,理解他们,尊重他们,善待他们。

5.对患者的需要及时作出反应

在绝大多数情况下,护士与患者交谈都带有一定的目的性。患者的一般需要和情感需要将得到回应。如患者诉说某处疼痛,护士应立即评估患者的疼痛情况,并给予及时处理;如问题严重,护士不能单独处理时,应及时通知医师进行处理,不能因有其他事情而怠慢患者。随时让患者感到他被关心着,他的需要被医务人员所重视。

6.向患者提供信息,解答患者的咨询

一般情况下,护士应尽量利用和患者接触的时间向患者提供有关信息,解答患者的疑问。在向患者提供信息时,应使用通俗易懂的语言,尽量不用或少用医学专业术语。在进行健康教育前,应先评估患者现有的相关知识水平、接收能力等,做到有针对性地进行健康教育,达到预期目标。对一时不能解答的问题,护士应如实告诉并及时、努力地寻求答案,切忌对患者说谎或胡乱解答。对一些可能医师才了解的信息,护士可告诉患者她会去问医师,或建议患者直接去问医师。为了了解患者是否真正理解和记住其应知道的信息,护士可让患者复述所讲内容或演示需掌握的技巧。如请糖尿病患者复述饮食中的注意事项,演示自我注射胰岛素的操作等。

（三）特殊情况下与患者的交流

1.与愤怒的患者进行交流

在临床护理工作中，难免会遇到一些非常愤怒的患者。他们大声喊叫，无端地指责护士和医师，甚至摔东西。遇到这种情况，有的护士采取不理睬、回避的态度，这种态度有时会更加激化患者的愤怒情绪。对待这类患者，护士应认真倾听患者的诉说，分析患者愤怒的原因，安抚患者，尽量满足他们的要求。有时患者愤怒的原因是他们被诊断患了严重的疾病，他们一时难以接受，而以愤怒来发泄他们的坏情绪。

2.与抑郁的患者进行交流

抑郁患者具有反应慢、说话慢、动作慢和注意力不集中的特点。护士在与这类患者交流时应注意语速要慢，句子要简短，必要时可多重复几次，对患者的反应及时给予回应，让患者感到温暖和被关注。

3.与悲哀的患者进行交流

应鼓励患者倾诉悲哀的原因，并允许患者哭泣。哭泣有时是一种有效的、有利于健康的反应。在患者哭泣时，护士可静静地陪伴在患者的身边，递上一条毛巾、一杯水，或轻轻触摸患者的肩部、握住患者的手。如果患者想独自安静地待一会儿，应给他们提供适当的环境。

4.与不断抱怨的患者进行交流

患者表现为连续不断地抱怨，对周围的一切事物都不满。护士应允许他们抱怨，认真倾听患者的意见，对患者合理的要求，应及时给予满足或转达给有关部门或人员；对不合理的部分，应耐心地给予解释。

5.与病情严重者进行交流

一般来说，病情严重的患者身体都较虚弱。护士在与他们交谈时，话语要简短，根据患者的体力情况，一次谈话时间不能超过 10 分钟。谈话时注意观察患者的病情变化，体力能否支撑。对意识不清的患者，可以用同样一句话反复地与之交谈，强化刺激。对昏迷患者，触摸是一种较好的沟通方法，无论他是否能感知到，是否有反应，都应该反复地、不断地试图与其交流。

6.与感知觉有障碍的患者进行交流

感知觉能力的下降或丧失会影响交流能力。视力下降会影响患者对对方身体语言的感知，所以当护士进入或离开病房时，应告诉患者，并通报自己的姓名。给患者做任何操作前，都应向患者做较详尽的解释。对周围的声响，护士应加以说明；对他们应避免或尽量少用非语言表达方式。

听力下降的患者，同样也感知不到旁人的到来，故护士应轻轻触摸患者，让他知道你已经来到，在他可以看到护士的面部时才开始说话。与听力下降的患者进行交流，交谈时应与患者距离靠近，略提高声音，必要时贴近患者外耳；如患者视力尚好，可用写字板、卡片写字或画一些图画、符号、标识传递信息，辅助以身体语言，如手势、面部表情等；如患者的视力损害明显，则需触摸患者，帮助患者料理日常生活。

总的来说，交流是一门艺术，是护理工作的重要环节和必需手段。在整体护理工作中，护士应通过有效的交流与患者建立起良好的护患关系，以保证护理工作的顺利进行，促进患者身心健康的恢复和保持。

（魏玉玲）

第四节 角色理论

角色理论是把现实社会比作戏剧舞台,运用戏剧舞台中的概念来研究和解释人类的社会结构、社会关系及社会行为。在社会学中,患者和护士被认为有各自不同的角色。护士如何扮演好自己的角色并帮助患者适应角色,这是整体护理中护士需要考虑的问题。

一、角色的基本概念

(一)角色

角色一词原为戏剧、电影中的名词,指剧本中的人物。美国学者米德首先将它运用到社会心理学中,他认为“自我”是各种角色的总和,它代表着对占有一定社会地位的人所期望的行为。人的角色,确切地说,应该是人的社会角色,是指人在社会关系中的位置要求,行为规范和行为模式。所谓社会关系中的位置,就是指具体人在社会关系中所处的社会地位,而社会角色就是与这种特定社会地位相联系的行为规范和行为模式。一方面,角色和地位是不可分割的,另一方面,角色的成功又需要通过互动才能实现。即每个角色都是在同与之相关的角色伙伴发生互动关系过程中表现出来的。如一个护士角色,只有在与医师、患者等角色伙伴发生互动关系的过程中才能表现护士角色的义务、权利和行为。不同的社会角色有着其各自不同的权利和义务。护士有护士的权利和义务,患者也有他的权利和义务。

(二)角色集

角色集是指由一种地位所配合着的一连串复杂的角色。例如,一个中年女性,对于丈夫她是妻子,对子女她是母亲,对她的父母,她又是女儿,在工作单位,她是护士长,又是护士,对其他同志,她则是同事,领导。多种角色集于一身,如妻子、母亲、女儿、护士长、护士等,称为角色集。

(三)角色的扮演

1.角色期待

角色期待又称角色期望,是指社会对某一角色行为模式的期望和要求,也就是说社会对处于一定社会地位的角色的权利和义务的规范,是角色行为的依据。为了更好地扮演角色,人们应尽可能地正确了解社会对某一角色的要求与期望。根据期望的来源不同,可分为以下几种情况。

(1)剧本期望:原意是指剧本对演员演技的要求。社会系统中每个角色都有其被规定的行为,占据这个位置,就应该表现特定的行为。

(2)演员伙伴期望:一场戏需由不同的角色相互配合才能演好。这些相互配合的演员被称为角色伙伴。演员伙伴期望就是指在互动情景下,角色伙伴的期望和要求。如作为一名护士,她的角色伙伴医师、患者、家属都对她有期望和要求。

(3)观众期望:是指不直接参加互动的观众的有意或无意的期望,这种期望构成一个参考框架,也影响着角色行为。在通常情况下,以上三个层次的期望是一致的,但有时也会出现冲突。

2.角色领悟

角色领悟也称角色认知。它是指角色扮演者对其角色规范和角色要求的认识和理解。如果说期待是一种外在的力量,那么角色领悟则是一种个人内在的力量。正是由于个人对角色领悟的不同，就形成了不同的角色行为。

3.角色行为

角色行为又称角色实践，是角色扮演者依据自身对角色期望的认识和理解，在角色扮演过程中所表现的具体行为方式。由于个体和理解的不同，表现的角色行为也有差异。

4.角色扮演与角色学习

角色通过角色扮演才能得以实现，而角色扮演能否取得成功则取决于扮演者的角色扮演技能及其对角色期望的把握是否正确，也就是说取决于扮演者的角色扮演能力。角色扮演能力需通过角色学习来形成和发展。角色学习包括两个步骤，即角色概念的形成和角色技能的学习。

5.角色紧张

一个人同时承担着多种角色，而每种角色都有各自的角色要求，使得个人在时间和精力上的分配发生矛盾，在时间和精力上感到紧张，这就是角色紧张。

6.角色冲突与角色冲突的协调

一个角色的行为方式妨碍了另一个角色履行其义务，即在角色之间或角色内部发生了矛盾、对立和抵触，使其角色的扮演不能顺利进行，就产生了角色冲突。角色冲突有以下两种基本的类型。

(1)角色内冲突：社会学家和社会心理学家认为，角色内部冲突一般是指两个以上团体对同一角色有不同的期待，使角色扮演者无所适从时的情绪心理状态。例如，作为母亲，有做慈母的义务，当子女有过失时，她又必须严格管教。这就出现了角色内的冲突。

(2)角色间冲突：角色间冲突是由于角色之间的紧张所造成的。具体地说就是指个体必须扮演过多的不同角色，由于缺乏充分的时间和精力，无法满足这些角色的期望，特别是这些角色期望彼此矛盾时，个体会产生更大的角色间冲突。

二、护士角色

随着人类的发展，社会的进步，人们不仅由过去的单纯注重生命的数量即寿命的长短，而转向对生命质和量并重的追求，即长的寿命和高的生活质量。健康是人们生活质量高低的一个重要指标，与生活质量密切相关。作为健康工作者队伍中的一员，护士应如何扮演好自己的角色以满足人们的健康需要，提高人们的健康水平，这是每一位护理人员需要重视的问题。因此，护理人员应认真学习护士角色，明确自身使命，努力履行好自己的职责。

(一)护士角色的概念

一个健康服务团队通常包括医师、护士、药师、实验室技术员、X线技术员、营养师、理疗师及医院行政人员等。其中护士和患者接触最密切，是医疗服务队伍中最重要的角色之一。在《现代汉语词典》中护士被解释为“在医疗机构中担任护理工作的人员”。

(二)现代护士角色

传统的护理以保姆似的生活护理为主，护理处于医疗的从属地位，有言道“医师的嘴，护士的腿”。护士只是简单地执行医嘱，提供生活照顾，是医师的助手，处于医疗工作的辅助地位。现代护理为适应社会发展和人们的健康需求，其角色范围也相应扩大，由单一的照顾者角色向复合角色变化。护士是医师的合作者，犹如飞机的两个机翼，缺一不可。护士与医师一道，共同完成对患者的治疗护理工作，促进患者的康复。

现代护士的主要角色为提供照顾者、护理措施的决策者、患者权益的保护者、管理者、促进康复者、安慰者、协调者、健康教育者等。在大多数护理实践中,护士扮演了上述角色。另一方面,职业角色是护士受雇在特定的职位上所扮演的。由于护士受教育的机会增多,护理专业化的发展和护士职业的被关注,护理的专业角色也在扩大,提供了更多的机会选择职业。护士可担任的职业角色还包括护理教师、临床护理专家、开业护士、护理麻醉师、护理研究者等。非临床角色包括质量保证护士、服务顾问等。随着护理事业和护理学科的发展,护士的专业角色还将进一步扩大,护士们将在增进人类健康的工作中做出更大的贡献。

(三)护士角色的权利与义务

任何社会角色都是一定的权利和义务的行为模式的表现,护士角色也有其相应的权利和义务。

1.护士的权利

权利是权力和利益的总称。有公民享有的法律上规定的权利,有党员、团员等团体章程上规定的权利,护士作为一个社会角色,也有他特有的权利。护士的权利如下。

(1)有要求患者听从护嘱并给予配合的权利。

(2)有要求提供适宜的工作环境和接受合理劳动报酬的权利。

(3)有进一步学习、深造,提高知识和技能水平的权利。

(4)有要求同行合作的权利。

(5)有维护自我职业形象的权利。

(6)有向医师提出合理建议的权利。

2.护士的义务

义务是指国家法律上、团体章程上和伦理道德上应尽的责任。这种义务体现了个人对国家、对社会、对他人应负的责任和承担的使命。护士的义务,大体可归纳如下。

(1)有为患者提供平等护理的义务:对所有患者,不论其民族、职业、职务、文化程度、地域或经济状况,皆应一视同仁。

(2)有为患者保密的义务:保护患者的隐私和秘密,同时应严格执行医疗性保护制度。

(3)有维护患者合法权益的义务:当出现有损于患者的行为时,护士应挺身而出,维护患者的合法权益不受侵害。

(4)有向患者进行健康教育的义务:护士应向大众宣传有关健康保健知识,提高大众的卫生保健意识,养成良好的生活习惯,保持和促进大众的健康。

(5)有为提高护理质量,为护理学科的专业发展做出贡献的义务:要求护士不仅要完成一般的护理工作,而且要不断学习、钻研,为学科的发展做出自己应做的努力。

(四)护士角色期望

角色期望是社会对处于一定社会地位的角色的权利和义务所作的规范,是角色行为赖以产生的依据。护士作为一种社会角色,具有其特殊的行为。人们也对其社会角色给予了特殊的期望。

1.患者对护士角色的期望

(1)具有爱心、耐心和高度的责任心。

(2)具有丰富的护理专业知识和熟练的操作技能。

(3)尊重患者的人格尊严,不损伤患者的自尊心。

(4)能不断地学习新知识,选择最恰当的方法护理不同的患者。

(5)从患者的利益出发,随时为患者着想。

(6)工作中精益求精,一丝不苟。

(7)当患者需要时,能随时给予关心和支持。

(8)能密切地观察病情,并能将患者的问题有效地传达给医师。

(9)以真诚的态度对待患者及其家属,与患者及家属建立良好的人际关系。

(10)仪态端庄,举止文雅,经常面带笑容。

2.医师对护士角色的期望

(1)热爱护理专业,有敬业精神,爱护患者。

(2)具有较丰富的医学、护理学和人文科学方面的知识。

(3)具有娴熟的护理操作技能。

(4)具有高度的责任心。

(5)具有敏锐的观察力,能及时发现患者的病情变化并通知医师。

(6)具有良好的人际沟通能力,与医师建立起良好的合作关系。

(7)准确及时地执行医嘱。

(8)有能力对患者的治疗提出建议。

三、患者角色

(一)患者角色的概念

每个人在现实中都扮演着多重角色。当他生病的时候,就开始扮演患者角色。患者这一术语通常是指患有疾病或处于病痛之中的人。患者又分为有求医行为和无求医行为两种。通常人们患病以后都要寻求医疗帮助,但有部分人可能由于各种原因,并未求医,但他确实是患者。其原因可能是:患者自己不知道自己已患病。如某些初期糖尿病患者、抑郁症患者、慢性开角型青光眼患者等,由于症状隐蔽,不容易被患者察觉,故患者无求医行为;另一种情况是患者已知自己患病,但未求医。这类患者可能是由于工作太忙、就医不方便、经济原因、自己认为病情不重等,也不寻医治疗。此外,还存在这样一类人——自己确实无病,但为了逃避自己角色所要承担的义务或是由于其他目的,而采取一些非正当的手段,使自己患病或装病。随着医学模式由生物-医学向生物-心理-社会医学模式的转变,护理工作的服务范围也随之发生变化。除主动寻医的患者外,还包括未求医的患者和健康人,所以在国外,近年来将护理的服务对象由患者改称为顾客。

著名的美国社会学家帕森斯将患者角色概括为以下四个方面。

(1)患者可以免除正常的社会角色所应承担的义务。根据所患疾病的性质和严重程度,相应地减少其平时所承担的责任。

(2)患者对其所陷入的疾病状态没有责任,因为他无法控制自己生病或不生病。生病的人应该受到照顾和帮助,以促使其早日恢复。

(3)患者有恢复健康的义务。因为生病是不符合社会的期望和利益的,患者应主动力求恢复健康。

(4)患者应寻求医疗技术的帮助,并在医疗护理过程中与医师护士合作,以早日恢复到健康状态。

(二)影响患者角色适应的因素

一个患者对角色的适应常由患者对疾病的反应所决定,而患者对疾病的反应常由下列因素所决定。

1.年龄

老年人的患者角色易强化，尤其是退休后的老人。有些老人希望通过患者角色来引起别人的关注。

2.性别

女性易引起角色行为的冲突和消退。

3.患者的性格

个性是一个人特有的、稳定的心理特征。有的人对疾病的反应很平静，有的人则强烈否认，拒绝。

4.病情

疾病的性质、严重程度、是否影响运动功能或生活自理能力、进展和预后将影响患者的角色适应。

5.周围环境

包括患者生活的环境和周围人群对疾病的反应。如住院患者较未住院患者容易适应，是因为在他的周围都是患者。另一方面，医院规章制度的约束，又使患者难以适应患者角色；周围人群，尤其是家庭成员等与患者接触密切的人员对疾病的态度也影响患者的角色适应问题。如对艾滋病，大多数人都有恐惧、厌恶和退避的心理，所以艾滋病患者往往都拒绝承认自己患病。

(三)患者角色的权利和义务

权利和义务是相对应的，是相互联系、不可分割的方面。在享受权利的同时，必须承担一定的义务。

1.患者的权利

患者权利是指患者患病以后应享有的合法、合理的权力和利益。我国目前尚无关于患者权利的法规，根据我国的国情，患者权利应包括以下方面。

(1)有享有医疗、护理、保健和康复的权利：享有健康是每个人的基本权利。无论是常人还是俘虏、犯人，或是被剥夺了政治权利的人，也不论其民族、地位、经济状况和职务，都有同等享受医疗、护理、保健和康复的权利。

(2)有知情同意的权利：患者有权了解其诊断、病情、治疗、护理和预后等与自己疾病有关的信息，并且在完全知情的基础上作出是否同意接受某项处理的决定。

(3)有自由选择的权利：患者有权根据自己的病情、经济状况，以及医院的医疗技术水平和条件选择医院、医护人员与治疗护理方案。

(4)有要求保密的权利：患者有权要求医务人员将其由于治疗疾病而泄露出来的个人隐私或其他秘密进行保密。如生理缺陷、性病、未婚怀孕、经济状况、夫妻生活及患者认为是秘密的内容。对于影响患者治疗信心的病情、诊断等，仍按保护性医疗制度的要求，酌情保密。

(5)有免除部分社会责任和义务的权利：减少或免除社会责任和义务的程度要根据患者的疾病性质、病情轻重、所承担的工作等来确定。

(6)有监督的权利：患者有监督医院工作的权利。对由于医务人员的过失所造成的损害，有权追究有关人员的责任，并可以要求赔偿。

2.患者的义务

权利和义务是相伴随的，患者在享有权利的同时，应尽以下的义务。

(1)主动求医、遵医的义务:患者生病后,有义务寻求医务人员的帮助,积极配合治疗及护理,并遵从有关要求。如按时服药,按要求进食等。

(2)有维持及促进健康的义务:养成良好的生活习惯,发挥自己在预防疾病和增进健康方面的主观能动性。

(3)有尊重医务人员的义务:患者尊重医务人员,有利于调动医务人员的积极性,更好地为患者服务。

(4)有支持医学科学发展的义务:在保证患者安全的前提下,患者有义务支持医疗护理的发展,如新方法、新技术、新药的使用。

(四)患者角色的求医和遵医行为

1.患者角色的求医行为

求医行为是指人们察觉到自己身体不适或出现某些症状体征之后,寻求医疗帮助的行为和活动。

(1)求医行为的分类:根据求医行为的态度,可分为主动求医和被动求医两类。①主动求医:患者出现症状体征或不适感后,主动采取行动,寻求医疗帮助。多数求医行为属于此类。②被动求医:是指患者家属和/或亲友,单位领导和/或同事,或社会机构等为维护社会群体或患者个体的健康、安全而对某些不愿或不能求医的患者采取的强制性求医行为。如精神病患者的强制收容治疗,传染病患者的隔离治疗,车祸、自然灾害等造成的意外伤害患者的护送求医等。

(2)产生求医行为的原因:①生理性原因,身体的不适感或器质性病变,如疼痛、咳嗽或出现包块。②心理性原因,患者自感焦虑不适、心理紧张而求医。一般查体和实验室检查无阳性发现。③社会性原因,因病患者对社会产生现实的或潜在的威胁而求医,如传染病、精神病等;因健康保健而需要进行的定期或不定期的专门检查、预防;因从事某些特殊的职业而进行的检查,如厨师及其他从事与食品生产有关的职业;个人为了某种社会需要而求医,如升学、参军进行体检等。④混合性原因,同时具有以上两种或三种原因。

(3)影响求医行为的因素:在现实生活中,并非所有患有疾病的人都有求医行为,他们中的一些人由于这样或那样的原因未去寻求医务人员的帮助。其原因归纳如下:①患者对疾病的感受,疾病初期,症状不明显,患者无病感;或患者有病感,但认为病情不严重,无寻医的必要。②患者的以往经验和医学知识水平,俗话说"久病成良医",或患者本身具有一定的医学知识,认为可以自行解决一些常见病或小病。③经济因素,求医要花钱,患者的经济能力不能承受。④交通原因,住所离医疗机构太远,或交通不便。⑤宗教迷信,认为生病乃上天的惩罚而无须求医,或经求神拜佛保佑即可。⑥工作方面,工作太忙,抽不出时间去医院;或不愿让上司、下级或同事知道自己患病而影响形象,影响晋升,甚至失去饭碗。⑦羞耻感或恐惧心理,患者不愿意接受妇科、性病等方面的检查;患者害怕手术、抽血或其他侵入性检查治疗手段;担心一经检查,发现"绝"症。⑧医务人员的服务态度和医院的医疗设施,服务态度不好,医术不高明,或医疗设施陈旧、落后等,均可影响患者的求医行为。⑨其他,如患者自己无能力独立到医院求医,而又无陪同人员,或陪同人员无时间等都可影响患者的求医行为。

2.患者角色的遵医行为

遵医行为是指患者按医护人员的指导进行的自我保健、服药和治疗行为。国际"遵医研讨会"将"遵医"定义为患者的行为(服药、饮食和改变其他的生活方式)与临床医嘱的符合程度。多数学者认为,患者的遵医行为不良是影响防治效果的极为重要的因素。许多因素可影响患者的遵医行为，包括以下几种。

(1)患者对医护人员的信任度：医护人员的服务态度、医疗技术水平及其他患者对医护人员的评价，都将影响患者对医护人员的信任度。患者对医护人员的信任度越高，患者的遵医率就越高，反之则低。另外，信任关系建立后，患者会经常请教同一位医护人员，其遵医率也较高。

(2)患者对医嘱的理解和记忆程度：患者对医嘱的正确理解和记忆是遵医行为的前提。如药品种类多、剂量不等、时间不一、用法各异时易造成误用或漏用。患者的年龄、文化程度等将影响患者对医嘱的理解和记忆。有人做过这样的调查研究：门诊老年患者中，50%的患者至少有一种药物使用错误，其中26%甚至达到可能造成严重后果的剂量。

(3)经验因素：有的患者长期患病，“久病成良医”，常自行调节用药时间、药物剂量，甚至用法；周围环境的影响，如别人的治疗体验、大众传媒的宣传也将影响患者的遵医行为。

(4)医-患关系的影响：有资料表明，患者对医护人员的第一印象及满意度与遵医行为呈正相关关系。良好的第一印象，真诚地对待患者，关心患者的利益，将利于提高患者的遵医率。

(5)经济因素：经济因素也将影响患者的遵医行为。如药物或治疗措施花费较高，患者难以承受，将出现遵医行为不良。

(6)疗效和不良反应：疗效是直接影响遵医行为的重要因素。良好治疗效果的获得，将激励患者继续遵医。若出现较严重的不良反应，将降低患者的遵医率。

(7)其他：如疾病的严重程度，对患者功能的影响，患者的文化程度，亲属的态度，医嘱改变生活方式的程度等，都将影响患者的遵医行为。

护理工作中应随时注意这些因素对患者遵医行为的影响，并积极采取措施避免、消除或降低这种影响，以提高患者的遵医率，达到配合治疗护理的目的。

四、角色理论在整体护理实践中的应用

角色理论同样也被用于指导护士的整体护理实践。在开展整体护理过程中，十分强调护士对患者提供包含生理、心理、社会等全方位的整体服务，需要护士对患者可能出现的生理、心理、社会问题有较深入的认识。传统的护理教育对护士掌握患者的生理问题提供了较为详尽的信息，对心理问题也比较重视，而对患者生病后的社会角色适应问题、遵医行为问题乃至于护士自身的角色冲突问题却较少涉及。角色理论在这些方面可提供帮助。学习角色理论，可使护理人员理解护士及其角色伙伴的权利、义务、行为规范；预测和发现在角色适应过程中可能出现的角色冲突问题；寻求缓解角色冲突的途径等。

(一)患者角色适应不良及其对策

“患者”这个特殊的暂时的社会角色，有着特定的权利与义务。个体生病以后，需要进入这个角色，以寻求恰当的治疗护理，以期尽快恢复健康。护理工作中，有时可见一些患者由于某种原因而出现角色适应问题，这时需要护士不失时机地提供恰当、有效的帮助。

1.患者角色适应不良

(1)角色缺如：表现为患者没有进入患者角色，不承认自己是患者，也就不能很好地配合治疗与护理。

(2)角色强化：表现为患者安于“患者”角色，自理自主性受到影响和削弱，对自我能力表示怀疑，对承担的角色感到不安；或借口生病逃避某些责任，获得某些权利等。当发生患者角色强化时，患者恢复健康的愿望多不强烈，反而希望继续生病，扮演患者的角色而享受特权。

(3)角色消退:是指一个人已经适应了患者角色,但由于某些原因,不得不减弱或终止患者角色而承担其他角色。

(4)角色冲突:指在扮演患者角色的同时,与其所扮演的其他角色发生冲突。

2.患者角色适应不良的护理对策

(1)根据患者的年龄、文化程度、职业及个性特点,预测其可能出现的角色适应问题。

(2)了解、分析患者角色适应不良的原因。

(3)帮助患者充分认识正确扮演患者角色的重要性,强化求医和遵医行为。

(4)在帮助患者适应患者角色的过程中,护士还将注意患者家属、朋友等对患者扮演患者角色的影响,促进患者角色的适应。

(二)护士角色的冲突和协调

护士同其他个体一样,扮演着多重角色,而其不同的角色伙伴对他的不同期望,可能造成角色冲突,影响护士的身心健康,最终影响护理质量。护理人员可使用以下措施处理角色冲突。

(1)通过角色学习,提高角色的扮演能力,使护士对各种不同的角色期望能较好地实现。

(2)协调护士角色与其他角色的关系。取得家人、朋友等角色伙伴的理解、支持和帮助。

(3)协调角色伙伴的期望,使他们的期望适合护士个体的实际情况。

(4)划分角色,授权他人。适当授权他人,例如,护士长可以采取角色划分的方式,将一部分工作交给他人完成,而将主要精力用于病房管理,保证护理质量。

(三)了解患者的遵医行为,提高患者遵医率

患者的遵医行为,常常决定着疾病的疗效和转归,故要积极采取措施防止患者的不遵医或遵医不良的行为。

(1)加强患者教育:加强有关疾病知识的宣传教育,尤其是遵医对恢复健康的重要性和必要性,调动患者的积极性,使之主动配合治疗。健康教育可采取口头宣教和发放宣传小册子的方法。

(2)改善医疗的各个环节:①提高医疗技术水平,改善服务态度,建立良好的医患关系和护患关系;②耐心解释,向患者解释整个治疗程序,用药方法,用量及时间,必要时,请患者复述一遍,强化患者的理解和记忆;③在保证疗效的情况下,尽量减少用药种类和统一用药时间,或减少用药的次数,如使用长效制剂取代每天用药剂型;④对不良反应要预先解释说明,让患者有充分的思想准备,遇有特殊或严重情况要及时处理,防止意外。

(3)选用适当的治疗方案,减少患者的经济负担:如对疗效不明显或不确定,费用高的药物,尽量不用;不做不必要的检查;尽量缩短住院时间等。

(4)社会和家庭的支持:社会和家庭成员的支持对帮助患者遵医用药具有积极的作用。患者亲属要关心、体贴患者,监督、鼓励和提醒患者遵医,对遵医行为良好者,应给予表扬和激励来强化遵医行为。

(5)加强对患者角色行为的研究,分析不遵医的原因,从而提高遵医率。

总之,在临床整体护理工作中,护士要认真地履行护士角色的职责和义务,全心全意为患者服务。分析患者遵医行为不良的原因,促进患者角色的适应,以利于患者早日康复。

(魏玉玲)

第二章

临床常用护理技术

第一节　口服给药法

口服是一种最常用的给药方法，它既方便又经济且较安全，药物经口服后，通过胃肠黏膜吸收进入血液循环，起到局部或全身的治疗作用。口服给药法的缺点：吸收慢而不规则；有些药物到达全身循环前要经过肝脏，使药效受到破坏；有的药物在肠内不吸收或具有刺激性而不能口服。病危、昏迷或呕吐不止的患者不宜应用口服给药法。因此，护士应根据病情、用药目的及药物吸收的快慢，掌握用药的时间。

一、摆药

（一）病区摆药

1.用物

药柜（内有各种药物、量杯、滴管、乳体、药匙、纱布或小毛巾），发药盘或发药车，药杯，小药牌，服药单（本），小水壶内备温开水。

2.操作方法

（1）操作前应洗手、戴口罩，打开药柜将用物备齐。

（2）按服药时间挑选小药牌，核对小药牌及服药单，无误后依床号顺序将小药牌插入发药盘内配药，注意用药的起止时间，先配固体药，后配水剂及油剂。

（3）摆固体药片、药粉、胶囊时应用药匙分发，同一患者的数种药片可放入同一个杯内，药粉或含化药须用纸包。

（4）摆水剂用量杯计量，左手持量杯，拇指置于所需刻度，右手持药瓶先将药液摇匀，标签朝上，举量杯使所需刻度与视线平行，缓缓倒入所需药量（图 2-1），倒毕，以湿纱布擦净瓶口放回原处。同时服用几种水剂时，须分别倒入几个杯内。更换药液品种应洗净量杯。

（5）药液不足 1 mL，须用滴管测量，1 mL＝15 滴，滴时须稍倾斜。为使患者得到准确的药量，避免药液蘸在杯内，应滴入已盛好凉开水的药杯。

（6）药摆毕，应将药物、小药牌与服药单全部核对一遍；发药前由别人再查对一次，无误后方可发药。

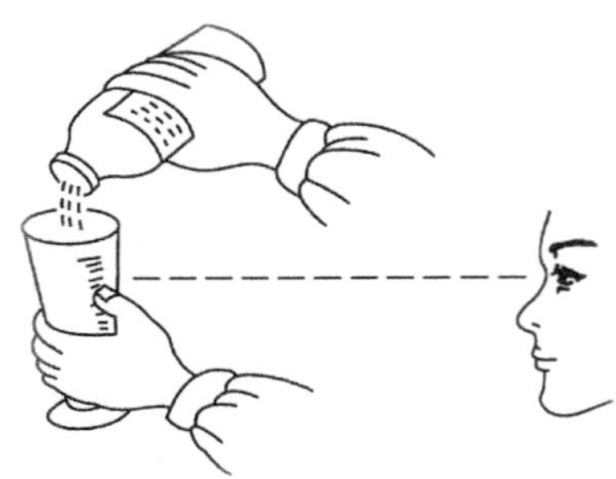

图 2-1　倒药液法

(二)中心药站

有的医院设有中心药站，为住院患者集中摆药。中心药站具有全院宏观调控药品的作用，避免积压浪费，减少病区摆药、取药、退药、保管等烦琐工作。

病区护士每天查房后，将药盘及小药牌一起送到中心药站，由药站专人负责摆药、核对。摆药一次备一天的量(三次用量)，之后由病区护士核对取回，按时发给患者。

各病区可另设一小药柜，存放少量的常用药、抢救药、针剂，以及极少量毒、麻、限制药品等，以备夜间及临时急用。

二、发药

(1)备好温开水，携带发药车或发药盘、服药单进病室。

(2)按规定时间送药至床前，核对床号、姓名，并呼唤患者无误后再发药物，待患者服下后方可离开。

(3)对危重患者护士应予喂服，鼻饲患者应由胃管注入。若患者不在或因故不能当时服药者，将药品带回保管。换药或停药应及时告诉患者，如患者提出疑问，应耐心解释。

(4)抗生素及磺胺类药物需在血液内保持有效浓度，必须准时给药。

三、注意事项

(1)某些刺激食欲的健胃药宜在饭前服，因为刺激舌的味觉感受器会使胃液大量分泌。

(2)某些磺胺类药物经肾脏排出，尿少时即析出结晶引起肾小管堵塞，服药后指导患者多饮水，而对呼吸道黏膜起保护性作用的止咳合剂，服后则不宜立即饮水，以免冲淡药物降低药效。

(3)服用强心苷类药物如洋地黄、地高辛等，应先测脉率、心率，并注意其节律变化，脉率低于60次/分或节律不齐时则不可继续服用。

(4)某些药物对牙齿有腐蚀作用或使牙齿染色(如酸类或铁剂)，服用时避免与牙齿接触，可将药液由饮水管吸入，服后再漱口。

四、发药后处理

药杯用肥皂水和清水洗净，消毒擦干后，放回原处备用。油剂药杯应先用纸擦净后清洗再消毒，同时清洁药盘或发药车。

(李　慧)

第二节 中心静脉置管护理技术

一、概述

中心静脉置管(central venous catheter,CVC)是指经锁骨下静脉、颈内静脉、股静脉置管,尖端位于上腔静脉或下腔静脉的导管。作为需要大量补液的输注通道,同时监测大手术或危重患者血容量的动态变化,判断是否存在血容量不足或心功能不全。

二、病情观察与评估

(1)监测生命体征,观察患者有无发热、脉搏增快等表现。

(2)观察管路是否通畅。

(3)观察穿刺点有无发红、肿胀、脓性分泌物、破溃。

(4)评估患者有无因意识不清、烦躁导致非计划拔管的风险。

三、护理措施

(一)置管前准备

(1)告知患者及家属中心静脉置管的目的,签署《中心静脉置管知情同意书》。

(2)根据病情选择单腔、双腔或三腔中心静脉导管及准备好其他用物。

(二)置管时护理配合

(1)协助医师安置患者体位:颈内静脉置管,患者去枕平卧,头偏向一侧;锁骨下静脉置管,去枕平卧,肩部垫薄枕;股静脉置管,患者穿刺侧肢体外展,充分暴露穿刺部位。

(2)穿刺过程中密切观察患者心率、血压、血氧饱和度变化。

(三)置管后护理

(1)固定与标识:用无菌透明敷贴妥善固定导管,标识并记录导管的名称、留置时间和导管插入的深度,每班交接。更换敷贴后注明更换的日期。

(2)穿刺点护理:观察穿刺点有无红肿、渗血、渗液及脓性分泌物。一般每周更换无菌敷贴1次,如有污染、潮湿、松动、脱落及时更换。消毒穿刺点及周围皮肤(8～10 cm),操作时动作轻柔,防止导管移位或脱出。

(3)保持导管通畅:避免导管打折、移位。输液前回抽导管,如无回血,先用肝素盐水冲洗管道,经多次抽吸冲洗后仍无回血,阻力大,可能是导管阻塞,不得再使用该导管。输液完毕,用0.9%氯化钠注射液10～20 mL或0～10 U/mL肝素盐水脉冲式正压封管。

(4)预防非计划拔管:烦躁患者适当约束双上肢或遵医嘱镇静,翻身及其他操作治疗时避免牵拉导管,防止非计划拔管。

(四)拔管

每天评估留置导管的必要性,病情允许时及早拔出中心静脉导管。拔管后,用无菌纱布压迫穿刺点约5分钟,防止发生血肿。如怀疑导管相关感染,留取导管尖端5 cm做培养。

四、健康指导

（1）告知患者及家属留置中心静脉导管的目的。

（2）保持穿刺部位皮肤清洁干燥，勿抓挠。

（3）指导患者选用开衫衣服，正确穿脱上衣，防止管道拉出。

（王莉菲）

第三节　气管插管护理技术

一、概述

气管插管是指将特制的气管导管，通过口腔或鼻腔插入患者气管内，能迅速解除上呼吸道梗阻，进行有效的机械通气，为气道通畅、通气供氧、呼吸道吸引和防止误吸等提供最佳条件，是一种气管内麻醉和抢救患者的技术。

二、病情观察与评估

（1）监测生命体征，观察呼吸频率、深度及血氧饱和度变化。

（2）观察患者意识、面色、口唇及甲床有无发绀。

（3）评估有无喉头水肿、气道急性炎症等插管禁忌证。

（4）评估年龄、体重，选择与患者匹配的气管导管型号。

（5）评估患者有无因躁动导致意外拔管的危险。

三、护理措施

（一）插管前准备

1.抢救药品

盐酸肾上腺素、阿托品、镇静剂（常用丙泊酚）等。

2.用物准备

合适型号的导管、喉镜、牙垫、连接好管道的呼吸机、氧气设备、吸痰器、简易呼吸器等。

3.抢救人员

符合资质的医师至少 1 名、护士 2 名。

（二）插管时的护理配合

（1）评估患者意识、耐受程度；约束四肢，避免抓扯；遵医嘱使用镇静剂。

（2）判断插管成功的指标：呼气时导管口有气流，人工辅助通气时胸廓对称起伏，能闻及双肺呼吸音。

（3）妥善固定导管：选择适当牙垫或气管导管固定器固定导管。

（4）监测气囊压力：维持压力 2.5～2.9 kPa 为宜，避免误吸或气管黏膜的损伤。

(三)插管后护理

(1)体位:床头抬高 15°~30°,保持患者头后仰,减轻气管插管对咽、喉的压迫。

(2)每班观察、记录插管长度并交接,成人经口(22±2)cm,儿童为(12+年龄÷2)cm,经鼻插管时增加 2 cm。

(3)保持呼吸道通畅,按需吸痰,观察痰液颜色、量及黏稠度。痰液黏稠者持续气道湿化或遵医嘱雾化吸入。

(4)口腔护理:经口气管插管口腔护理由 2 人配合进行,1 人固定气管插管,1 人做口腔护理。口腔护理前吸净插管内及口鼻腔分泌物。

(5)防止非计划拔管:遵医嘱适当约束和镇静。使用呼吸机的患者更换体位时,专人负责管路固定,避免气管插管过度牵拉移位发生脱管。

(四)拔管护理

拔管前吸净口腔及气道内分泌物,气囊放气后拔管。密切观察患者呼吸频率、深度及血氧饱和度。

四、健康指导

(1)告知患者及家属气管插管的目的及配合要点。

(2)告知家属行保护性约束的目的及意义。

(3)指导并鼓励患者进行有效咳嗽,做深呼吸,以及早拔管。

(4)指导患者在插管期间通过写字板、图片、宣教卡等方式进行有效沟通。

(王　华)

第四节　气管切开套管护理技术

一、概述

气管切开套管护理技术是临床常用的急救手术之一,方法是在颈部切开皮肤及气管,将套管插入气管,以迅速解除呼吸道梗阻或下呼吸道分泌物潴留所致的呼吸困难。可经套管吸痰、给氧、进行人工通气,从而改善患者呼吸及氧合。

二、病情观察与评估

(1)监测生命体征,观察呼吸频率、深度及血氧饱和度情况。

(2)观察患者意识、面色、口唇及甲床有无发绀。

(3)评估气管套管位置、颈带松紧度、气囊压力。

(4)评估患者有无因躁动导致意外拔管的危险。

三、护理措施

(一)术前准备

(1)药品准备:利多卡因、盐酸肾上腺素、阿托品。

(2)用物准备:合适型号的导管、氧气设备、吸痰器、简易呼吸器等。

(3)抢救人员:符合资质的医师至少 1 名、护士 2 名。

(二)术中护理配合

(1)体位:去枕平卧,肩部垫软枕,使头部正中后仰,保持颈部过伸。

(2)气管前壁暴露后,协助医师拔除经口或鼻的气管插管。

(3)密切观察患者面色、口唇及肢端颜色、血氧饱和度。

(三)术后护理

(1)体位:床头抬高 30°～45°。

(2)妥善固定:系带牢固固定气管切开套管,松紧度以能伸进系带一小指为宜,防止套管脱出。

(3)保持气道通畅:按需吸痰,观察痰液颜色、量、黏稠度,导管口覆盖双层湿润无菌纱布。痰液黏稠时给予雾化吸入或持续气道湿化。

(4)切口护理:观察切口有无渗血、发红,切口及周围皮肤用 0.5%碘伏或 2%氯己定消毒,每天 2 次,无菌开口纱布或高吸收性敷料保护切口,保持敷料清洁干燥。

(5)内套管护理:金属气管内套管每天清洁消毒 2 次,清洁消毒顺序为清水洗净→碘伏浸泡 30 分钟或煮沸消毒→0.9%氯化钠注射液冲洗。

(6)口腔护理:2～6 小时 1 次,保持口腔清洁无异味。

(7)并发症观察:观察气管切口周围有无肿胀,出现皮下捻发音,可用头皮针穿刺皮下排气,嘱患者勿用力咳嗽,以免加重皮下气肿。

(8)心理护理:患者经气管切开后不能发音,指导患者采用手势、写字板、图片、文字宣教卡等方式进行沟通,满足其需求。

(四)拔管

首先试堵管,第一天封住 1/3,第二天封住 1/2,第三天全堵。堵管期间,严密观察呼吸变化,如堵管 24 小时后呼吸平稳、发音好、咳嗽排痰功能好可考虑拔管。拔管后密切观察患者呼吸及血氧饱和度变化。

四、健康指导

(1)告知患者及家属气管切开的目的及配合要点。

(2)指导并鼓励患者进行深呼吸及有效咳嗽排痰。

(3)教会患者有效的沟通方法。

(褚小娟)

第三章 心内科护理

第一节 高　血　压

一、疾病概述

(一)概念和特点

高血压是一种常见病、多发病，是心、脑血管病的重要病因和危险因素。根据病因常分为原发性高血压和继续发性高血压，95%以上的高血压患者属于原发性高血压，通常将原发性高血压简称为高血压。原发性高血压是以血压升高为主要临床表现伴或不伴有多种心血管危险因素的综合征。

高血压的标准是根据临床及流行病学资料界定的，目前我国高血压定义为收缩压≥18.7 kPa(140 mmHg)和/或舒张压≥12.0 kPa(90 mmHg)，根据血压升高水平，又进一步将高血压分为1～3级。

高血压在世界各国都是常见病，其患病率与工业化程度、地区和种族有关。根据我国4次大规模高血压患病率的人群抽样调查结果显示我国人群50年以来高血压患病率明显上升。目前，我国约有2亿多高血压患者，即每10个成年人中就有2个患高血压，约占全球高血压总人数的1/5。然而，我国高血压的总体情况是患病率高，知晓率、治疗率和控制率较低，其流行病学有两个显著特点，即从南方到北方高血压患病率递增，不同民族之间高血压患病率存在一些差异。

(二)相关病理生理

高血压的发病机制目前尚未形成统一认识，但其血流动力学特征主要是总外周血管阻力相对或绝对增高，从这一点考虑，高血压的发病机制主要存在于5个环节，即交感神经系统活性亢进、肾性水、钠潴留、肾素-血管紧张素-醛固酮系统(RAAS)激活、细胞膜离子转运异常及胰岛素抵抗。

相关病理改变主要集中在对心、脑、肾、视网膜的变化。

1.心

左心室肥厚和扩张。

2.脑

脑血管缺血与变性、粥样硬化，形成微动脉瘤或闭塞性病变，从而引发脑出血、脑血栓、腔隙性脑梗死。

3.肾

肾小球纤维化、萎缩、肾动脉硬化，引起肾实质缺血和肾单位不断减少，导致肾衰竭。

4.视网膜

视网膜小动脉痉挛、硬化，甚至可能引起视网膜渗血和出血。

（三）主要病因与诱因

高血压的病因为多因素，主要包括遗传和环境因素两个方面，两者互为结果。

1.遗传因素

高血压具有明显的家庭聚集性，基因对血压的控制是肯定的，这些与高血压产生有关的基因被称为原发性高血压相关基因。在遗传表型上，不仅血压升高发生率体现遗传性，在血压高度、并发症发生以及其他相关因素方面，如肥胖等也具有遗传性。

2.环境因素

（1）饮食：血压水平和高血压的患病率与钠盐平均摄入量显著相关，摄盐越多，血压水平和患病率越高。摄盐过多导致血压升高主要见于对盐敏感的人群。另外，膳食中充足的钾、钙、镁和优质蛋白可防止血压升高，素食为主者血压常低于肉食者。长期饮咖啡、大量饮酒、饮食中缺钙、饱和脂肪酸过多，不饱和脂肪酸与饱和脂肪酸比值降低等均可引起血压升高。

（2）精神心理：社会因素包括职业、经济、劳动种类、文化程度、人际关系等，对血压的影响主要是通过精神和心理因素起作用。因此脑力劳动者高血压发病率高于体力劳动者，从事精神紧张度高的职业和长期生活在噪声环境中的劳动者患高血压也较多。

3.其他因素

肥胖者高血压患病率是体重正常者2～3倍，超重是血压升高的重要独立危险因素。一般采用体重指数(BMI)来衡量肥胖程度，腰围反映向心性肥胖程度，血压与BMI呈显著正相关，腹型肥胖者容易发生高血压。服用避孕药的妇女血压升高发生率及程度与服用药物时间长短有关，但这种高血压一般较轻主，且停药后可逆转。睡眠呼吸暂停低通气综合征的患者50%有高血压，且血压的高度与睡眠呼吸暂停低通气综合征的病程有关。

（四）临床表现

大多数起病缓慢、渐进，缺乏特殊的临床表现。血压随着季节、昼夜、情绪等因素有较大波动。

1.一般表现

（1）症状：头痛是最常见的症状，较常见的还有头晕、头胀、耳鸣眼花、疲劳、注意力不集中、失眠等。这些症状在紧张或劳累后加重，典型的高血压头痛在血压下降后即可消失。

（2）体征：高血压的体征较少，血压升高时可闻及主动脉瓣区第二心音亢进及收缩期杂音。皮肤黏膜、四肢血压、周围血管搏动、血管杂音检查有助于继续性高血压的病因判断。

2.高血压急症和亚急症

高血压急症是指高血压患者在某些诱因作用下，血压急剧升高[一般超过24.0/16.0 kPa (180/120 mmHg)]，同时伴有进行性心、脑、肾等重要靶器官功能不全的表现。高血压急症的患者如不能及时降低血压，预后很差，常死于肾衰竭、脑卒中或心力衰竭。高血压亚急症是指血压显著升高但不伴靶器官损害，患者常有血压升高引起的症状。

(五)辅助检查

1.常规检查

尿常规、血糖、血脂、肾功能、血清电解质、心电图和 X 线胸片等检查，有助于发现相关危险因素和靶器官损害。必要时行超声心动图、眼底检查等。

2.特殊检查

为进一步了解患者血压节律和靶器官损害情况，可有选择地进行一些特殊检查。如 24 小时动态血压监测(ABPM)，踝/臂血压比值，心率变异，颈动脉内膜中层厚度(IMT)，动脉弹性功能测定，血浆肾素活性(PRA)等。

(六)治疗原则

1.治疗目标

高血压是一种以动脉血压持续升高为特征的进行性“心血管综合征”，常伴有其他危险因素、靶器官损害或临床疾病，需要进行综合干预。常常采用药物治疗与非药物治疗，以及防治各种心血管病危险因素等相结合。因此，高血压的治疗目标是尽可能地降低心血管事件的发生率和病死率。

2.非药物治疗

(1)合理膳食：低盐饮食，限制钠盐摄入；限制乙醇摄入量。

(2)控制体重：BMI 如超过 24 则需要限制热量摄入和增加体力活动。

(3)适宜运动：增加有氧运动。

(4)其他：定期测量血压，规范治疗，改善治疗依从性，尽可能实现降压达标，坚持长期平稳有效地控制血压。保持健康心态，减少精神压力，戒烟等。

治疗时根据年龄、病程、血压水平、心血管病危险因素、靶器官损害程度、血流动力学状态及并发症等来选择合适药物。

3.药物治疗

降压药物的选择一般应从一线药物、单一药物开始，疗效不佳时，才联合用药。若非血压较高，或高血压急症，降压时用药以小剂量开始，逐渐加量，使血压逐渐下降，老年患者更需如此。

(1)利尿剂：通过利钠排水、降低细胞外高血容量、减轻外周血管阻力发挥降压作用。作用较平稳、缓慢，持续时间相对较长，作用持久服药 2 周后作用达高峰，能增强其他降压的疗效，适用于轻、中度高血压。有噻嗪类、袢利尿剂和保钾利尿剂三类，以噻嗪类使用最多。

(2)β受体阻滞剂：通过抑制过度激活的交感神经活性、抑制心肌收缩力、减轻心率发挥降压作用。降压作用较迅速、强力，适用于不同严重程度的高血压，尤其是心率较快的中、青年患者或合并心绞痛的患者，对老年高血压疗效相对较差。二、三度心脏传导阻滞和哮喘患者禁用，慢性阻塞性肺病、运动员、周围血管病或糖耐量异常者慎用。有选择性(β_1)、非选择性(β_1和β_2)和兼有 α 受体阻滞 3 类，常用的有美托洛尔、阿替洛尔、比索洛尔、普萘洛尔等。

(3)钙通道阻滞剂：通过阻断血管平滑肌细胞上的钙离子通道，扩张血管降低血压。降压效果起效迅速，降压幅度相对较强，剂量和疗效呈正相关，除心力衰竭患者外较少有治疗禁忌证。分为二氢吡啶类和非三氢吡啶类，前者以硝苯地平为代表，后者有维拉帕米和地尔硫䓬。

(4)血管紧张素转换酶抑制剂：通过抑制血管紧张素转换酶阻断肾素血管紧张素系统，从而达到降压作用。降压起效缓慢，逐渐增强，在 3～4 周时达最大作用，限制摄入或联合使用利尿剂可使起效迅速和作用增强。常用的有卡托普利、依那普利、贝那普利等。

(5)血管紧张素Ⅱ受体阻滞剂:通过阻断血管紧张素Ⅱ受体发挥降压作用。起效缓慢,但持久而平稳,一般在6～8周达到最大作用,持续时间达24小时以上。常用的药物有氯沙坦、缬沙坦、厄贝沙坦、替米沙坦等。

(6)α受体阻滞剂:不作为一般高血压的首选药,适用于高血压伴前列腺增生患者,也用于难治性高血压的治疗。如哌唑嗪。

二、护理评估

(一)一般评估

1.生命体征

体温、脉搏、呼吸可正常,但血压测量值升高。必要时可测量立、卧位血压和四肢血压,监测24小时血压以判断血压节律变化情况。高血压诊断的主要依据是患者在静息状态下,坐位时上臂肱动脉部位血压的测量值。但必须是在未服用降压药的情况下,非同日3次测量血压,若收缩压≥18.7 kPa(140 mmHg)和/或舒张压≥12.0 kPa(90 mmHg)则诊断为高血压。患者既往有高血压史,目前正在使用降压药,血压虽然低于18.7/12.0 kPa(140/90 mmHg),也诊断为高血压。

2.病史和病程

询问患者有无高血压、糖尿病、血脂异常、冠心病、脑卒中或肾脏病的家庭史;患高血压的时间,血压最高水平,是否接受过降压治疗及其疗效与不良反应;有无合并其他相关疾病;是否服用引起血压升高的药物,如口服避孕药、甘珀酸、麻黄碱滴鼻药、可卡因、类固醇等。

3.生活方式

膳食脂肪、盐、酒摄入量,吸烟支数,体力活动量及体重变化等情况。

4.患者的主诉

约1/5患者无症状,常见的主诉有头痛、头晕、疲劳、心悸、耳鸣等症状,疲劳、激动或紧张、失眠时可加剧,休息后多可缓解。也可出现视力模糊、鼻出血等较重症状,患者主诉症状严重程度与血压水平有一定关联。有脏器受累的患者还会有胸闷、气短、心绞痛、多尿等主诉。

5.相关记录

身高、体重、腰围、臀围、饮食(摄盐量和饮酒量)、活动量、血压等记录结果。评估超重和肥胖最简便和常用的指标是BMI和腰围。BMI反映全身肥胖程度,腰围反映中心型肥胖的程度。BMI的计算公式为:BMI=体重(kg)/身高的平方(m^2),成年人正常BMI为18.5～23.9 kg/m^2,超重者BMI为24～27.9 kg/m^2,肥胖者BMI≥28 kg/m^2。成年人正常腰围<90/84 cm(男/女),如腰围≥90/85 cm(男/女),提示需要控制体重。

(二)身体评估

1.头颈部

部分患者有甲亢突眼征,颈部可听诊到血管杂音提示颈部血管狭窄、不完全性阻塞或代偿性血流量增多、加快。

2.胸背部

结合X线结果综合考虑心界有无扩大,心脏听诊可在主动脉瓣区闻及第二心音亢进、收缩期杂音或收缩早期喀喇音。

3.腹部和腰背部

背部两侧肋脊角、上腹部脐两侧、腰部肋脊处有血管杂音,提示存在血管狭窄。肾动脉狭窄的血管杂音常向腹两侧传导,大多具有舒张期成分。

4.四肢和其他

观察有无神经纤维瘤性皮肤斑,皮质醇增多症时可有向心性肥胖、紫纹与多毛的现象,下肢可见凹陷性水肿,观察四肢动脉搏动情况。

(三)心理-社会评估

评估患者家庭情况、工作环境、文化程度及有无精神创伤史;患者在疾病治疗过程中的心理反应与需求,家庭及社会支持情况,引导患者正确配合疾病的治疗与护理。

(四)辅助检查结果评估

1.常规检查

有无血液生化(钾、空腹血糖、总胆固醇、甘油三酯、高密度脂蛋白胆固醇、低密度脂蛋白胆固醇和尿酸、肌酐)、全血细胞计数、血红蛋白和血细胞比容、尿蛋白、尿糖的异常;心电图检查有无异常;24 小时动脉血压监测检查 24 小时血压情况及其节律变化。

2.推荐检查

超声心动图和颈动脉超声、餐后血糖、尿蛋白定量、眼底、胸部 X 线检查、脉搏波传导速度及踝臂血压指数等可帮助判断是否存在脏器受累。

3.选择检查项目

对怀疑继续性高血压患者可根据需要选择进行相应的脑功能、心功能和肾功能检查。

(五)血压水平分类和心血管风险分层评估

1.按血压水平分类

据血压升高水平,可将血压分为正常血压、正常高值、高血压(分为 1 级、2 级和 3 级)和单纯收缩期高血压(表 3-1)。

表 3-1 血压水平分类和定义

分类	收缩压(mmHg)		舒张压(mmHg)
正常血压	<120	和	<90
正常高值	120~139	和/或	89~90
高血压	≥140	和/或	≥90
1 级高血压(轻度)	140~159	和/或	90~99
2 级高血压(中度)	160~179	和/或	100~109
3 级高血压(重度)	≥180	和/或	≥110
单纯收缩期高血压	≥140	和	<90

注:1 mmHg=0.13 kPa。

2.心血管风险分层评估

虽然高血压及血压水平是影响心血管事件发生和预后的独立危险因素,但是并非唯一决定因素。大部分高血压患者还有血压升高以外的心血管危险因素。因此要准确确定降压治疗的时机和方案,实施危险因素的综合管理就应当对患者进行心血管风险的评估并分层。中国高血压防治指南根据血压水平、心血管危险因素、靶器官损害、伴临床疾病,将高血压患者的心血管风险分为低危、中危、高危和很高危 4 个层次(表 3-2)。

表 3-2　高血压患者心血管风险水平分层

其他危险因素和病史	1 级高血压	2 级高血压	3 级高血压
无	低危	中危	高危
1～2 个其他危险因素	中危	中危	很高危
≥3 个其他危险因素或靶器官损害	高危	高危	很高危
临床并发症或合并糖尿病	很高危	很高危	很高危

(六)常用药物疗效的评估

1.利尿剂

(1)准确记录患者出入量(尤其是 24 小时尿量):大量利尿可引起血容量过度降低,心排血量下降,血尿素氮增高。患者皮肤弹性减低,出现直立性低血压和少尿。

(2)血生化检查的结果:长期使用噻嗪类利尿剂有可能导致水、电解质紊乱,出现低钠、低氯和低钾血症。

2.β 受体阻滞剂

(1)患者自觉症状:疲乏、肢体冷感、激动不安、胃肠不适等症状。

(2)心动过缓或传导阻滞:因药物可抑制心肌收缩力、减慢心率,引起心动过缓或传导阻滞。

(3)反跳现象:长期服用该药患者突然停药可发生反跳现象,即原有的症状加重或出现新的表现,较常见的有血压反跳性升高,伴头痛、焦虑等,称为撤药综合征。

(4)液体潴留:可表现为体重增加、凹陷性水肿。

3.钙通道阻滞剂

(1)监测心率和心律的变化:二氢吡啶类钙通道阻滞剂可反射性激活交感神经,导致心率增加,发生心动过速。而非二氢吡啶类钙通道阻滞剂具有抑制心脏收缩功能和传导功能,有导致传导阻滞的不良反应。

(2)其他体征:可引起面部潮红、脚踝部水肿、牙龈增生等。

4.血管紧张素转换酶抑制剂

(1)患者自觉症状:持续性干咳、头晕、皮疹、味觉障碍及血管神经性水肿等情况。

(2)高血钾:长期应用该类药物可能导致血钾升高,应定期监测血钾和血肌酐的水平。

(3)肾功能的损害:定期监测肾功能。

5.血管紧张素Ⅱ受体拮抗剂

(1)患者自觉症状:有无腹泻等症状。

(2)高血钾:长期应用该类药物可能导致血钾升高,应定期监测血钾和血肌酐的水平。

(3)肾功能的损害:定期监测肾功能。

6.α 受体阻滞剂

直立性低血压:服用该类药物的患者可出现直立性晕厥现象,测量坐、立位血压是否差异过大。

三、主要护理诊断/问题

(一)疼痛

头痛与血压升高有关。

（二）有受伤的危险

有受伤的危险与头晕、视力模糊、意识改变或发生直立性低血压有关。

（三）营养失调

高于机体需要量与摄入过多，缺少运动有关。

（四）焦虑

焦虑与血压控制不满意、已发生并发症有关。

（五）知识缺乏

缺乏疾病预防、保健知识和高血压用药知识。

（六）潜在并发症

1.高血压急症

高血压急症与血压突然/显著升高并伴有靶器官损害有关。

2.电解质紊乱

电解质紊乱与长期应用降压药有关。

四、护理措施

（一）控制体重

超重和肥胖是导致血压升高的重要原因之一，而以腹部脂肪堆积为典型特征的中心性肥胖还会进一步增加高血压等心血管与代谢性疾病的风险，适当控制体重，减少脂肪含量，可显著降低血压。最有效的减重措施是控制能量摄入和增加运动。减重的速度因人而异，通常以每周减重 0.5～1.0 kg 为宜。

（二）合理饮食

合理饮食是控制体重的重要手段。高血压患者饮食需遵循平衡膳食的原则，控制高热量食物的摄入，如高脂肪食物、含糖饮料和酒类等；适当控制碳水化合物的摄入；减少钠盐的摄入。

钠盐可显著升高血压，增加高血压发病的风险，而钾盐可对抗钠盐升高血压的作用。世界卫生组织推荐每天钠盐摄入量应少于 5 g。高血压患者应尽可能减少钠盐的摄入，增加食物中钾盐的含量。烹调高血压患者的食物尽可能减少用盐、味精和酱油等调味品，可使用定量的盐勺；少食或不食含钠盐高的各类加工食品，如咸菜、火腿和各类炒货等；增加蔬菜、水果的摄入量；肾功能良好者可使用含钾的烹调用盐。

（三）制订康复运动计划

合理的运动计划不但能控制体重，降低血压，还能改善糖代谢。在运动方面应采用有规律的、中等强度的有氧运动。建议每天体力活动 30 分钟左右，每周至少进行 3 次有氧锻炼，如步行、慢跑、骑车、游泳、跳舞和非比赛性划船等。运动强度指标为运动时最大心率达到（170－年龄），运动的强度、时间和频度以不出现不适反应为度。

典型的运动计划包括 3 个阶段：5～10 分钟的轻度热身活动；20～30 分钟的耐力活动或有氧运动；放松运动 5 分钟，逐渐减少用力，使心脑血管系统的反应和身体产热功能逐渐稳定下来。运动的形式和运动量均应根据个人的兴趣和身体状况而定。

（四）监测血压的变化

血压测量是评估血压水平、诊断高血压和观察降压疗效的主要手段。在临床工作中主要采用诊室血压和动态血压测量，家庭血压测量因为可以测量长期血压变异，避免白大衣效应等作用越来越受到大家的重视。

1.诊室血压监测

由医护人员在诊室按统一规范进行测量，是目前评估血压水平和临床诊断高血压并进行分级的标准方法和主要依据。具体方法和要求如下：①选择符合计量标准的水银柱血压计，或经过验证的电子血压计。②使用大小合适的气囊袖带。③测压前患者至少安静休息 5 分钟，30 分钟内禁止吸烟、饮咖啡、茶，并排空膀胱。④测量时最好裸露上臂，上臂与心脏处于同一水平。怀疑有外周血管病者可测量四肢血压，老年人、糖尿病患者及有直立性低血压情况的应加测立、卧位血压。⑤袖带下缘在肘弯上 2.5 cm，听诊器听件置于肱动脉搏动处。⑥使用水银柱血压计时，应快速充气，当桡动脉搏动消失后将气囊压力再升高 4.0 kPa(30 mmHg)，以每秒 0.3～0.8 kPa(2～6 mmHg)的速度缓慢放气，获得舒张压后快速放气至零。⑦应间隔 1～2 分钟重复测量，取 2 次读数的平均值记录。如果 2 次读数相差 0.7 kPa(5 mmHg)以上，应再次测量，取 3 次读数的平均值。

2.动态血压监测

通过自动的血压测量仪器完成，测量次数较多，无测量者误差，可避免白大衣效应，并可监测夜间睡眠期间的血压。因此，可评估血压短时变异和昼夜节律。

3.家庭血压监测

家庭血压监测又称自测血压或家庭自测血压，是由患者本人或家庭成员协助完成测量，可避免白大衣效应。家庭血压监测还可用于评估数天、数周甚至数月、数年血压的长期变异或降压治疗效应，而且有助于增强患者的参与意识，改善治疗依从性，但不适用于精神高度焦虑的患者。

(五)降压目标的确立

帮助患者确立降压目标。在患者能耐受的情况下，逐步降压达标。一般高血压患者血压控制目标值至少＜18.7/12.0 kPa(140/90 mmHg)；如合并稳定性冠心病、糖尿病或慢性肾病的患者宜确立个体化降压目标，一般可将血压降至 17.3/10.7 kPa(130/80 mmHg)以下，脑卒中后高血压患者一般血压目标＜18.7 kPa(140 mmHg)；老年高血压降压目标收缩压＜20.0 kPa(150 mmHg)；对舒张压低于 8.0 kPa(60 mmHg)的冠心病患者，应在密切监测血压的前提下逐渐实现收缩压达标。

(六)用药护理

需要使用降压药物的患者：高血压 2 级或以上患者；高血压合并糖尿病，或已有心、脑、肾靶器官损害和并发症患者；凡血压持续升高，改善生活行为后血压仍未获得有效控制者。从心血管危险分层的角度，高危和极高危患者必须使用降压药物强化治疗。

应严格按医嘱用药，并注意观察常用药的毒副作用，发现问题及时处理，控制输液速度等。

(七)高血压急症的护理

1.避免诱因

安抚患者，避免情绪激动，保持轻松、稳定心态，必要时使用镇静剂。指导其按医嘱服用降压药，不可擅自减量或停服，以免血压急剧升高。另外，避免过度劳累和寒冷刺激。

2.病情监测

监测血压变化，一旦发现有高血压急症的表现，如血压急剧升高、剧烈头痛、呕吐、大汗、视力模糊、面色及神志改变、肢体运动障碍等，应立即通知医师。

3.高血压急症的护理

绝对卧床，抬高床头，避免一切不良刺激和不必要活动，协助生活护理。保持呼吸道通畅，吸氧。进行心电、血压和呼吸监测，建立静脉通道并遵医嘱用药，用药过程中监测血压变化，避免血压骤降。应用硝普钠、硝酸甘油时采用静脉泵入方式，密切观察药物不良反应。

(八)心理护理

长期、过度的心理应激会显著增加心血管风险。应向患者阐述不良情绪可诱发血压升高，帮助患者预防和缓解精神压力以及纠正和治疗病态心理，必要时可寻求专业心理辅导或治疗。

(九)健康教育

1.疾病知识指导

让患者了解自身病情，包括血压水平、危险因素及合并疾病等。告知患者高血压的风险和有效治疗的益处。对患者及家属进行高血压相关知识指导，提高护患配合度。

2.饮食指导

宜清淡饮食，控制能量摄入。营养均衡，减少脂肪摄入，少吃或不吃肥肉和动物内脏。控制钠盐的摄入，增加钾盐的摄入，学会正确烹调食物的要领，并选用定量盐勺。

3.戒烟限酒

吸烟是心血管病的主要危险因素之一，可导致血管内皮损害，显著增加高血压患者发生动脉粥样硬化性疾病的风险。应强烈建议并督促高血压患者戒烟，并指导患者寻求药物辅助戒烟。长期大量饮酒可导致血压升，限制饮酒量可显著降低高血压的发病风险。所有高血压患者均应控制饮酒量，每天饮酒量白酒、葡萄酒、啤酒的量分别应少于 50 mL、100 mL 和 300 mL。

4.适当运动计划

学会制订适当的运动计划，并能自我监测最大运动心率，控制运动强度，按运动计划的 3 个阶段实施运动。

5.用药原则

按时、正确服用相关药物，让患者了解常用药物不良反应及自我观察要点。

6.家庭血压监测

教会患者出院后进行血压的自我监测，提倡进行家庭血压监测，每次就诊携带监测记录。家庭血压监测适用于：一般高血压患者的血压监测，白大衣高血压识别，难治性高血压的鉴别，评价长期血压变异，辅助降压疗效评价，以及预测心血管风险及评估预后等。

对患者进行家庭血压监测的相关知识和技能培训：①使用经过验证的上臂式全自动或半自动电子血压计。②每天早晚各测 1 次，每次 2～3 遍，取平均值；血压控制平稳者可每周只测 1 天，初诊高血压或血压不稳定的高血压患者，建立连续测血压 7 天，取后 6 天血压平均值作为参考值。③详细记录每次测量血压的日期、时间及所有血压读数，尽可能向医师提供完整的血压记录。

7.及时就诊的指标

(1)血压过高或过低。

(2)出现弥漫性严重头痛、呕吐、意识障碍、精神错乱，甚至昏迷、局灶性或全身性抽搐。

(3)高血压急症和亚急症。

(4)出现脑血管病、心力衰竭、肾衰竭的表现。

(5)突发剧烈而持续且不能耐受的胸痛，两侧肢体血压及脉搏明显不对称，严重怀疑主动脉夹层动脉瘤。

(6)随访时间：依据心血管风险分层，低危或仅服 1 种药物治疗者每 1～3 个月随诊 1 次；新发现的高危或较复杂病例、高危者至少每2周随诊1次;血压达标且稳定者每个月随诊1次。

五、护理效果评估

(1)患者头痛减轻或消失,食欲增加。

(2)患者情绪稳定,了解自身疾病,并能积极配合治疗。服药依从性好,血压控制在降压目标范围内。

(3)患者能主动养成良好生活方式。

(4)患者掌握家庭血压监测的方法,有效记录监测数据并提供给医护人员。

(5)患者未受伤。

(6)患者未发生相关并发症,或并发症发生后能得到及时治疗与护理。

(于　晓)

第二节　感染性心内膜炎

感染性心内膜炎为心脏内膜表面的微生物感染,伴赘生物形成。赘生物为大小不等、形状不一的血小板和纤维素团块,内含大量微生物和少量炎性细胞。瓣膜为最常受累部位,但感染也可发生在间隔缺损部位、腱索或心壁内膜。根据病程分为急性和亚急性:①急性感染性心内膜炎的特征为中毒症状明显;病程进展迅速,数天至数周引起瓣膜破坏;感染迁移多见;病原体主要为金黄色葡萄球菌;②亚急性感染性心内膜炎的特征为中毒症状轻;病程数周至数月;感染迁移少见;病原体以草绿色链球菌多见,其次为肠球菌。

感染性心内膜炎又可分为自体瓣膜、人工瓣膜和静脉药瘾者的心内膜炎。

一、自体瓣膜心内膜炎

(一)病因及发病机制

1.病因

链球菌和葡萄球菌分别占自体心内膜炎病原微生物的65%和25%。急性自体瓣膜心内膜炎主要由金黄色葡萄球菌引起,少数由肺炎球菌、淋球菌、A族链球菌和流感杆菌等所致。亚急性自体瓣膜心内膜炎最常见的致病菌是草绿色链球菌,其次为D族链球菌、表皮葡萄球菌,其他细菌较少见。

2.发病机制

(1)亚急性病例至少占2/3,发病与下列因素有关。①血流动力学因素:亚急性者主要发生于器质性心脏病,首先为心脏瓣膜病,尤其是二尖瓣和主动脉瓣;其次为先天性心血管病,如室间隔缺损、动脉导管未闭、法洛四联症和主动脉瓣缩窄。赘生物常位于血流从高压腔经病变瓣口或先天缺损至低压腔产生高速射流和湍流的下游,可能与这些部位的压力下降和内膜灌注减少,有利于微生物沉积和生长有关。高速射流冲击心脏或大血管内膜处致局部损伤易于感染。②非细菌性血栓性心内膜炎病变:当心内膜的内皮受损暴露其下结缔组织的胶原纤维时,血小板在该处聚集,形成血小板微血栓和纤维蛋白沉着,成为结节样无菌性赘生物,称非细菌性血栓性心内膜病变，是细菌定居瓣膜表面的重要因素。③短暂性菌血症：各种感染或细菌寄居的皮肤黏膜的创伤常导致暂时性菌血症，循环中的细菌若定居在无菌性赘生物上，即可发生感染性心内膜炎。④细菌感染无菌赘生物：取决于发生菌血症之频度和循环中细菌的数量、细菌黏附于无菌性赘生物的能力。草绿色链球菌从口腔进入血流的机会频繁，黏附力强，因而成为亚急性感染性心内膜炎的最常见致病菌。

细菌定居后，迅速繁殖，促使血小板进一步聚集和纤维蛋白沉积，感染赘生物增大。当赘生物破裂时，细菌又被释放进入血流。

(2)急性自体瓣膜心内膜炎发病机制尚不清楚，主要累及正常心瓣膜，主动脉瓣常受累。病原菌来自皮肤、肌肉、骨骼或肺等部位的活动感染灶。循环中细菌量大，细菌毒力强，具有高度侵袭性和黏附于内膜的能力。

(二)临床表现

1.症状

从暂时的菌血症至出现症状的时间长短不一，多在2周以内。

(1)亚急性感染性心内膜炎起病隐匿，可有全身不适、乏力、食欲缺乏、面色苍白、体重减轻等非特异性症状，头痛、背痛和肌肉关节痛常见。发热是最常见的症状，多呈弛张热型，午后和夜间较高，伴寒战和盗汗。

(2)急性感染性心内膜炎以败血症为主要临床表现。起病急骤，进展迅速，患者出现高热、寒战、呼吸急促，伴有头痛、背痛、胸痛和四肢肌肉关节疼痛，突发心力衰竭者较为常见。

2.体征

(1)心脏杂音：80%～85%的患者可闻及心脏杂音，杂音性质的改变为本病特征性表现，急性者要比亚急性者更易出现杂音强度和性质的变化，可由基础心脏病和/或心内膜炎导致瓣膜损害所致，如赘生物的生长与破裂、脱落有关。腱索断裂或瓣叶穿孔是迅速出现新杂音的重要因素。

(2)周围体征：多为非特异性，近年已不多见。①瘀点，可出现于任何部位，以锁骨以上皮肤、口腔黏膜和睑结膜常见；②指和趾甲下线状出血；③Osler结节，为指和趾垫出现的豌豆大的红或紫色痛性结节，略高出皮肤，亚急性者较常见；④Roth斑，为视网膜的卵圆性出血斑块，其中心呈白色，亚急性者多见；⑤Janeway损害，是位于手掌或足底直径1～4 mm无压痛出血红斑，急性者常见。

(3)动脉栓塞：多见于病程后期，但约1/3的患者是首发症状。赘生物引起动脉栓塞占20%～40%，栓塞可发生在机体的任何部位。脑、心脏、脾、肾、肠系膜、四肢和肺为临床常见的动脉栓塞部位。脑栓塞可出现神志和精神改变、视野缺损、失语、吞咽困难、瞳孔大小不对称、偏瘫、抽搐或昏迷等表现。肾栓塞常出现腰痛、血尿等，严重者可有肾功能不全。脾栓塞时，患者出现左上腹剧痛，呼吸或体位改变时加重。肺栓塞常发生突然胸痛、气急、发绀、咯血。

(4)其他：贫血，较常见，主要由于感染导致骨髓抑制而引起，多为轻、中度，晚期患者可重度贫血。15%～50%病程超过6周的患者可有脾大；部分患者可见杵状指(趾)。

(三)并发症

(1)心脏并发症：心力衰竭为最常见并发症，其次为心肌炎。

(2)动脉栓塞和血管损害多见于病程后期，急性较亚急性者多见，部分患者中也可为首发症状。①脑：约1/3患者有神经系统受累，表现为脑栓塞、脑细菌性动脉瘤、脑出血(细菌性动脉瘤破裂引起)和弥漫性脑膜炎。患者出现神志和精神改变、失语、视野缺损、轻偏瘫、抽搐或昏迷等表现。②肾:大多数患者有肾脏损害,包括肾动脉栓塞和肾梗死、肾小球肾炎和肾脓肿。迁移性脓肿多见于急性患者。肾栓塞常出现血尿、腰痛等,严重者可有肾功能不全。③脾:发生脾栓塞,患者出现左上腹剧痛,呼吸或体位改变时加重。④肺:肺栓塞常出现突然胸闷、气急、胸痛、发绀、咯血等。⑤动脉:肠系膜动脉损害可出现急腹症症状;肢体动脉损害出现受累肢体变白或发绀、发冷、疼痛、跛行,甚至动脉搏动消失。⑥其他:可有细菌性动脉瘤,引起细菌性动脉瘤占3%～5%。迁移性脓肿多见于急性期患者。

二、人工瓣膜心内膜炎

发生于人工瓣膜置换术后60天以内者为早期人工瓣膜心内膜炎,60天以后发生者为晚期人工瓣膜心内膜炎。早期者常为急性暴发性起病,约1/2的致病菌为葡萄球菌,表皮葡萄球菌多于金黄色葡萄球菌;其次为革兰阴性杆菌和真菌。晚期者以亚急性表现常见,致病菌以链球菌最常见,其次为葡萄球菌。除赘生物形成外,常致人工瓣膜部分破裂、瓣周漏、瓣环周围组织和心肌脓肿,最常累及主动脉瓣。术后发热、出现心杂音、脾大或周围栓塞征,血培养同一种细菌阳性结果至少2次,可诊断本病。预后不良,难以治愈。

三、静脉药瘾者心内膜炎

静脉药瘾者心内膜炎多见于年轻男性。致病菌最常来源于皮肤,药物污染所致者较少见,金黄色葡萄球菌为主要致病菌,其次为链球菌、革兰阴性杆菌和真菌。大多累及正常心瓣膜,三尖瓣受累占50%以上,其次为主动脉瓣和二尖瓣。急性发病者多见,常伴有迁移性感染灶。亚急性表现多见于有感染性心内膜炎史者。年轻伴右心金黄色葡萄球菌感染者病死率在5%以下,而左心革兰阴性杆菌和真菌感染者预后不良。

四、护理

(一)护理目标

患者体温恢复正常,心功能改善,活动耐力增加;营养改善,抵抗力增强;焦虑减轻,未发生并发症或发生后被及时控制。

(二)护理措施

1.一般护理

(1)休息与活动:急性感染性心内膜炎患者应卧床休息,限制活动,保持环境安静,空气新鲜,减少探视。亚急性者,可适当活动,但应避免剧烈运动及情绪激动。

(2)饮食:给予清淡、高热量、高蛋白、高维生素、低胆固醇、易消化的半流质或软食,补充营养和水分。有心力衰竭者,适当限制钠盐的摄入。注意变换饮食口味,鼓励患者多饮水,做好口腔护理,以增进食欲。

2.病情观察

(1)观察体温及皮肤黏膜变化:每4～6小时测量体温1次,准确绘制体温曲线,以反映体温动态变化,判断病情进展及治疗效果。评估患者有无皮肤瘀点、指(趾)甲下线状出血、Osler结节等皮肤黏膜病损。

(2)栓塞的观察:注意观察脑、肾、肺、脾和肢体动脉等栓塞的表现,脑栓塞出现神志和精神改变、失语、偏瘫或抽搐等;肾栓塞出现腰痛、血尿等;肺栓塞发生突然胸痛、呼吸困难、发绀和咯血等；脾栓塞出现左上腹剧痛；肢体动脉栓塞表现为肢体变白或发绀、皮肤温度降低、动脉搏动减弱或消失等。有变化及时报告医师并协助处理。

3.发热护理

高热患者应卧床休息，注意病室的温度和相对湿度适宜。给予冰袋物理降温或温水擦浴等，准确记录体温变化。出汗较多时可在衣服和皮肤之间垫上柔软毛巾，便于潮湿后及时更换，增强舒适感，并防止因频繁更衣而导致患者受凉。保证被服干燥清洁，以增加舒适感。

4.用药护理

抗微生物药物治疗是最重要的治疗措施。遵医嘱给予抗生素治疗，观察用药效果。坚持大剂量全疗程长时间的抗生素治疗，严格按照时间点用药，以确保维持有效的血药浓度。注意保护静脉，可使用静脉留置针，避免多次穿刺而增加患者的痛苦。注意观察药物的不良反应。

5.正确采集血培养标本

告诉患者暂时停用抗生素和反复多次采血培养的必要性，以取得患者的理解与配合。本病的菌血症为持续性，无须在体温升高时采血。每次采血量 10～20 mL 做需氧和厌氧菌培养，至少应培养 3 周。

(1)未经治疗的亚急性患者，应在第一天每间隔 1 小时采血 1 次，共 3 次。如次日未见细菌生长，重复采血 3 次后，开始抗生素治疗。

(2)用过抗生素者，停药 2 天后采血。

(3)急性患者应在入院后立即安排采血，在 3 小时内每隔 1 小时采血 1 次，共取 3 次血标本后，按医嘱开始治疗。

6.心理护理

由于发热、感染不易控制，疗程长，甚至出现并发症，患者常出现情绪低落、恐惧心理，应加强与患者的沟通，耐心解释治疗目的与意义，安慰、鼓励患者，给予心理支持，使其积极配合治疗。

7.健康指导

告诉患者及家属有关本病的知识，坚持足够疗程的抗生素治疗的重要意义。患者在施行口腔手术、泌尿、生殖和消化道的侵入性检查或外科手术治疗前应预防性使用抗生素。嘱患者注意防寒保暖，保持口腔和皮肤清洁，少去公共场所，减少病原体入侵的机会。教会患者自我监测体温变化、有无栓塞表现，定期门诊随访。教育家属应给予患者以生活照顾，精神支持，鼓励患者积极治疗。

(三)护理评价

通过治疗和护理患者体温基本恢复正常，心功能得到改善，提高了活动耐力；营养状况改善，抵抗力增强；焦虑减轻，未发生并发症或发生后得到及时控制。

(张淑华)

第三节 心 肌 炎

心肌炎常是全身性疾病在心肌上的炎症性表现，由于心肌病变范围大小及病变程度的不同，轻者可无临床症状，严重可致猝死，诊断及时并经适当治疗者，可完全治愈，迁延不愈者，可形成慢性心肌炎或导致心肌病。

一、病因病机

(一)病因

细菌性白喉杆菌、溶血性链球菌、肺炎双球菌、伤寒杆菌等。病毒如柯萨奇病毒、艾柯病毒、肝炎病毒、流行性出血热病毒、流感病毒、腺病毒等,其他如真菌、原虫等均可致心肌炎。但目前以病毒性心肌炎较常见。

致病条件因素如下。①过度运动:运动可致病毒在心肌内繁殖复制加剧,加重心肌炎症和坏死。②细菌感染:细菌和病毒混合感染时,可能起协同致病作用。③妊娠:妊娠可以增强病毒在心肌内的繁殖,所谓围产期心肌病可能是病毒感染所致。④其他:营养不良、高热寒冷、缺氧、过度饮酒等,均可诱发病毒性心肌炎。

(二)发病机制

从动物实验、临床与病毒学、病理观察,发现有以下 2 种机制。

1.病毒直接作用

实验中将病毒注入血液循环后可致心肌炎。以在急性期,主要在起病 9 天以内,患者或动物的心肌中可分离出病毒,病毒荧光抗体检查结果阳性,或在电镜检查时发现病毒颗粒。病毒感染心肌细胞后产生溶细胞物质,使细胞溶解。

2.免疫反应

病毒性心肌炎起病 9 天后心肌内已不能再找到病毒,但心肌炎病变仍继续;有些患者病毒感染的其他症状轻微而心肌炎表现颇为严重;还有些患者心肌炎的症状在病毒感染其他症状开始一段时间以后方出现;有些患者的心肌中可能发现抗原抗体复合体。以上都提示免疫机制的存在。

(三)病理改变

病变范围大小不一,可为弥漫性或局限性。随病程发展可为急性或慢性。病变较重者肉眼见心肌非常松弛,呈灰色或黄色,心腔扩大。病变较轻者在大体检查时无发现,仅在显微镜下有所发现而赖以诊断,而病理学检查必须在多个部位切片,方使病变免于遗漏。在显微镜下,心肌纤维之间与血管四周的结缔组织中可发现细胞浸润,以单核细胞为主。心肌细胞可有变性、溶解或坏死。病变如在心包下区则可合并心包炎,成为病毒性心包心肌炎。病变可涉及心肌与间质,也可涉及心脏的起搏与传导系统如窦房结、房室结、房室束和束支,成为心律失常的发病基础。病毒的毒力越强,病变范围越广。在实验性心肌炎中,可见到心肌坏死之后由纤维组织替代。

二、临床表现

取决于病变的广泛程度与部位。重者可致猝死,轻者几无症状。老幼均可发病,但以年轻人较易发病。男多于女。

(一)症状

心肌炎的症状可能出现于原发的症状期或恢复期。如在原发病的症状期出现,其表现可被原发病掩盖。多数患者在发病前有发热、全身酸痛、咽痛、腹泻等症状,反映全身性病毒感染,但也有部分患者原发病症状轻而不显著,须仔细追问才被注意到,而心肌炎症状则比较显著。心肌炎患者常诉胸闷、心前区隐痛、心悸、乏力、恶心、头晕。临床上诊断的心肌炎中,90%左右以心律失常为主诉或首见症状，其中少数患者可由此而发生昏厥或阿-斯综合征。极少数患者起病后发展迅速，出现心力衰竭或心源性休克。

(二)体征

1.心脏扩大

轻者心脏不扩大，一般有暂时性扩大，不久即恢复。心脏扩大显著反映心肌炎广泛而严重。

2.心率改变

心率增速与体温不相称，或心率异常缓慢，均为心肌炎的可疑征象。

3.心音改变

心尖区第一音可减低或分裂。心音可呈胎心样。心包摩擦音的出现反映有心包炎存在。

4.杂音

心尖区可能有收缩期吹风样杂音或舒张期杂音，前者为发热、贫血、心腔扩大所致，后者因左心室扩大造成的相对性左心房、左心室瓣狭窄。杂音响度都不超过三级。心肌炎好转后即消失。

5.心律失常

极常见，各种心律失常都可出现，以房性与室性期前收缩最常见，其次为房室传导阻滞，此外，心房颤动、病态窦房结综合征均可出现。心律失常是造成猝死的原因之一。

6.心力衰竭

重症弥漫性心肌炎患者可出现急性心力衰竭，属于心肌泵血功能衰竭，左右心同时发生衰竭，引起心排血量过低，故除一般心力衰竭表现外，易合并心源性休克。

三、辅助检查

(一)心电图

心电图异常的阳性率高，且为诊断的重要依据，起病后心电图由正常可突然变为异常，随感染的消退而消失。主要表现有 ST 段下移，T 波低平或倒置。

(二)X 线检查

由于病变范围及病变严重程度不同，放射线检查也有较大差别，1/3～1/2 心脏扩大，多为轻中度扩大，明显扩大者多伴有心包积液，心影呈球形或烧瓶状，心搏动减弱，局限性心肌炎或病变较轻者，心界可完全正常。

(三)血液检查

白细胞计数在病毒性心肌炎可正常，偏高或降低，血沉大多正常，也可稍增快，C 反应蛋白大多正常，GOT、GPT、LDH、CPK 正常或升高，慢性心肌炎多在正常范围。有条件者可做病毒分离或抗体测定。

四、诊断

病毒性心肌炎的诊断必须建立在有心肌炎的证据和病毒感染的证据基础上。胸闷、心悸常可提示心脏波及，心脏扩大、心律失常或心力衰竭为心脏明显受损的表现，心电图上 ST-T 改变与异位心律或传导障碍反映心肌病变的存在。病毒感染的证据有以下各点：①有发热、腹泻或流感症状，发生后不久出现心脏症状或心电图变化。②血清病毒中和抗体测定阳性结果，由于柯萨奇 B 病毒最为常见，通常检测此组病毒的中和抗体，在起病早期和 2～4 周各取血标本 1 次，如 2 次抗体效价示 4 倍上升或其中 1 次≥1∶640，可作为近期感染该病毒的依据。③咽、肛拭病毒分离，如阳性有辅助意义，有些正常人也可阳性，其意义须与阳性中和抗体测定结果相结合。④用聚合酶链反应法从粪便、血清或心肌组织中检出病毒 RNA。⑤心肌活检，从取得的活组织做病毒检测，病毒学检查对心肌炎的诊断有帮助。

五、治疗

应卧床休息，以减轻组织损伤，病变加速恢复。伴有心律失常，应卧床休息 2～4 周，然后逐渐增加活动量，严重心肌炎伴有心脏扩大者，应休息 6 个月至 1 年，直到临床症状完全消失，心脏大小恢复正常。应用免疫抑制剂，激素的应用尚有争论，但重症心肌炎伴有房室传导阻滞，心源性休克心功能不全者均可应用激素。常用泼尼松，40～60 mg/d，病情好转后逐渐减量，6 周 1 个疗程。必要时也可用氢化可的松或地塞米松，静脉给药。心力衰竭者可用强心、利尿、血管扩张剂。心律失常者同一般心律失常的治疗。

六、病情观察

(1)定时测量体温、脉搏，其体温与脉率增速不成正比。

(2)密切观察患者呼吸频率、节律的变化，及早发现是否心功能不全。

(3)定时测量血压，观察记录尿量，以及早判断有无心源性休克的发生。

(4)密切观察心率与心律，及早发现有无心律失常，如室性期前收缩、不同程度的房室传导阻滞等，严重者可出现急性心力衰竭、心律失常等。

七、对症护理

(一)心悸、胸闷

保证患者休息，急性期卧床。按医嘱及时使用改善心肌营养与代谢的药物。

(二)心律失常

当急性病毒性心肌炎患者引起四度房室传导阻滞或窦房结病变引起窦房传导阻滞、窦房停搏而致阿-斯综合征者，应就地进行心肺复苏，并积极配合医师进行药物治疗或紧急做临时心脏起搏处理。

八、护理措施

(1)遵医嘱给予氧气吸入，给予药物治疗。注意心肌炎时心肌细胞对洋地黄的耐受性较差，应用洋地黄时应特别注意其毒性反应。

(2)休息与活动：反复向患者解释急性期卧床休息可减轻心脏负荷，减少心肌耗氧量，有利于心功能的恢复，防止病情恶化或转为慢性病程。患者常需卧床 2～3 周，待症状、体征和实验室检查恢复后，方可逐渐增加活动量。

(3)心理护理：告诉患者体力恢复需要一段时间，不要急于求成。当活动耐力有所增加时，应及时给予鼓励。对不愿意活动或害怕活动的患者，应给予心理疏导，督促患者完成范围内的活动量。

(4)病情观察：急性期严密监测患者的体温、心率、心律、血压的变化，发现心率突然变慢、血压偏低、频发期前收缩、房室传导阻滞及时报告。观察患者有无脉速、易疲劳、呼吸困难、烦躁及肺水肿的表现。

(5)活动中监测:病情稳定后,与患者及家属一起制订并实施每天活动计划,严密监测活动时心率、心律、血压变化,若活动后出现胸闷、心悸、呼吸困难、心律失常等,应停止活动,以此作为限制最大活动量的指征。

九、健康教育

(1)讲解充分休息的必要性及心肌营养药物的作用。指导患者进食高蛋白、高维生素、易消化饮食,尤其是补充富含维生素 C 的食物如新鲜蔬菜、水果,以促进心肌代谢与修复,戒烟酒。

(2)告诉患者经积极治疗后多数可以痊愈,少数可留有心律失常后遗症,极少数患者在急性期因严重心律失常、急性心力衰竭和心源性休克而死亡,有部分患者演变成慢性心肌炎。

(3)积极预防感冒,避免受凉及接触传染源,恢复期每天有一定时间的户外活动,以适应环境,增强体质。

(4)积极治疗和消除细菌感染灶,如慢性扁桃体炎、慢性鼻窦炎、中耳炎等。

(5)遵医嘱按时服药,定期复查。

(6)教会患者及家属测脉搏、节律,发现异常或有胸闷、心悸等不适应及时复诊。

(张淑华)

第四节 心 包 炎

心包炎是指心包因细菌、病毒、自身免疫、物理、化学等因素而发生急性炎性反应和渗液,以及心包粘连、增厚、缩窄、钙化等慢性病变。临床上主要有急性心包炎和慢性缩窄性心包炎。

一、急性心包炎

(一)病因和病理

1.病因

急性心包炎常继发于全身性疾病。可因感染、结缔组织异常、代谢异常、损伤心肌梗死或某些药物引起,或为非特异性,临床上以结核性、化脓性和风湿性心包炎多见。急性心包炎的病因,过去常见于风湿热、结核及细菌感染。近年来有了明显变化,病毒感染、肿瘤及心肌梗死性心包炎发病率明显增多。另外,自身免疫、代谢性疾病、物理因素等均可引起。

2.病理

急性心包炎的病理可分为纤维蛋白性和渗出性两种。

(1)纤维蛋白性:为急性心包炎的初级阶段,心包的脏层出现纤维蛋白,白细胞及少量内皮细胞组成的炎性渗出物,使心包壁呈绒毛状、不光滑、由于此期尚无明显液体积聚,心包的收缩和舒张功能不受限。

(2)渗出性:随着病情发展,心包腔渗出液增多,主要为浆液性纤维蛋白渗液。渗出液可呈血性、脓性,100~300 mL。积液一般数周至数月内吸收,可伴有壁层和脏层的粘连、增厚和缩窄。当短时间渗出液量增多,心包腔内压力迅速上升,限制心脏舒张期的血液充盈和收缩期的心排血量,超出心代偿能力时,可出现心脏压塞,发生休克。

(二)临床表现

1.纤维蛋白性心包炎

(1)症状:可由原发病引起,如结核可有午后潮热、盗汗。化脓性心包炎可有寒战、高热、大汗等。心包本身炎症,可见胸骨后疼痛、呼吸困难、咳嗽、声音嘶哑、吞咽困难等。由于炎症波及第5或6肋间水平以下的心包壁层,此阶段心前区疼痛为最主要症状。急性特异性心包炎及感染性心包炎等疼痛症状较明显,而缓慢发展的结核性或肿瘤性心包炎疼痛症状较轻。疼痛可为钝痛或尖锐痛,向颈部、斜方肌区(特别是左侧)或肩部放射,疼痛程度轻重不等,通常在胸部活动、咳嗽和呼吸时加重;坐起和前倾位缓解。冠脉缺血疼痛则不随胸部活动或卧位而加重,两者可鉴别。

(2)体征:心包摩擦音是纤维蛋白性心包炎的典型体征。由粗糙的壁层和脏层在心脏活动时相互摩擦而产生,呈刮抓样,与心音发生无相关性。典型的心包摩擦音以胸骨左缘第3、4肋间最清晰,常间歇出现并时间短暂,有时仅出现于收缩期,甚至仅在舒张期闻及。坐位时前倾和深吸气时听诊器加压更易听到。心包摩擦音可持续数小时到数天。当心包积液量增多将两层包膜分开时,摩擦音消失,如有粘连仍可闻及。

2.渗出性心包炎

(1)症状:呼吸困难是心包积液时最突出的症状,与支气管、肺受压及肺淤血有关。呼吸困难严重时,患者呈端坐呼吸,身体前倾、呼吸浅快、可有面色苍白、发绀等。急性心脏压塞时,出现烦躁不安、上腹部胀痛、水肿、头晕甚至休克。也可出现压迫症状:压迫支气管引起激惹性咳嗽;压迫食管引起吞咽困难;压迫喉返神经导致声音嘶哑。

(2)体征:具体如下。

1)心包积液体征:①心界向两侧增大,相对浊音界消失,患者由坐位变卧位时第2、3肋间心浊音界增宽。②心尖冲动弱,可在心浊音界左缘内侧处触及。③心音遥远、心率增快。④Ewart征,大量心包积液压迫左侧肺部,在左肩胛骨下区可出现浊音及支气管呼吸音。

2)心包叩击音:少数患者在胸骨左缘第3、4肋间可听到声音响亮呈拍击样的心包叩击音,因心脏舒张受到心包积液的限制,血流突然终止,形成漩涡和冲击心室壁产生震动所致。

3)心脏压塞体征:当心包积液聚集较慢时,可出现亚急性或慢性心包压塞,表现为体循环静脉淤血、奇脉等;快速的心包积液(仅100 mL)即可引起急性心脏压塞,表现为急性循环衰竭、休克等。其征象有:①体循环静脉淤血表现。颈静脉怒张,吸气时明显,静脉压升高、肝大伴压痛、腹水、皮下水肿等。②心排血量下降引起收缩压降低、脉压变小、脉搏细弱,重者心排血量降低发生休克。③奇脉指大量心包积液,触诊时桡动脉呈吸气性显著减弱或消失,呼气时声音复原的现象。

(三)辅助检查

1.实验室检查

原发病为感染性疾病可出现白细胞计数增加、红细胞沉降率增快。

2.X线检查

渗出性心包炎心包积液量>300 mL时,心脏阴影向两侧扩大,上腔静脉影增宽及右心膈角呈锐角,心缘的正常轮廓消失,呈水滴状或烧瓶状,心脏随体位而移动。心脏搏动减弱或消失。

3.心电图检查

其改变取决于心包脏层下心肌受累的范围和程度。

(1)常规12导联(aVR导联除外)有ST段弓背向下型抬高及T波增高,1天至数天后回到等电位线。

(2)T波低平、倒置,可持续数周至数月或长期存在。

(3)可有低电压,大量积液时见电交替。

(4)可出现心律失常,以窦性心动过速多见,部分发生房性心律失常,还可有不同程度的房室传导阻滞。

4.超声心动图检查

对诊断心包积液和观察心包积液量的变化有重要意义。M型或二维超声心动图均可见液性暗区可确诊。

5.心包穿刺

对心包炎性质的鉴别、解除心脏压塞及治疗心包炎均有重要价值。

(1)心包积液测定腺苷脱氨酶活性,≥30 U/L对结核性心包炎的诊断有高度的特异性。

(2)抽取定量的积液可解除心脏压塞症状。

(3)心包腔内注入抗生素或化疗药物可治疗感染性或肿瘤性心包炎。

6.心包活检

可明确病因。

(四)治疗

急性心包炎的治疗与预后取决于病因,所以诊治的开始应着眼于筛选能影响处理的特异性病因,检测心包积液和其他超声心动图异常,并给予对症治疗。胸痛可以服用布洛芬600～800 mg,每天3次,如果疼痛消失可以停用,如果对非甾体抗炎药不敏感,可能需要给予糖皮质激素治疗,泼尼松60 mg口服,每天1次,1周内逐渐减量至停服,也可以辅助性麻醉类止痛剂。急性非特异性心包炎和心脏损伤后综合征患者可有心包炎症反复发作成为复发性心包炎,可以给予秋水仙碱0.5～1 mg,每天1次,至少1年,缓慢减量停药。如果是心包积液影响了血流动力学稳定,可以行心包穿刺。病因明确后应该针对病因进行治疗。

(五)护理评估

1.健康史

评估患者有无结核病史和近期有无纵隔、肺部或全身其他部位的感染史;有无风湿性疾病、心肾疾病及肿瘤、外伤、过敏、放射性损伤的病史。

2.身体状况

(1)全身症状:多由原发病或心包炎症本身引起,感染性心包炎常有畏寒、发热、肌肉酸痛、出汗等全身感染症状,结核性心包炎还有低热、盗汗、乏力等。

(2)心前区疼痛:为最初出现的症状,是纤维蛋白性心包炎的重要表现,多见于急性非特异心包炎和感染性心包炎(不包括结核性心包炎)。部位常在心前区或胸骨后,呈锐痛或刺痛,可放射至颈部、左肩、左臂、左肩胛区或左上腹部,于体位改变、深呼吸、咳嗽、吞咽、左侧卧位时明显。

(3)呼吸困难:渗出性心包炎最突出的症状。心脏压塞时,可有端坐呼吸、呼吸浅快、身体前倾和口唇发绀等。

(4)心包摩擦音:心包炎特征性体征,在胸骨左缘第3、4肋间听诊最清楚,呈抓刮样粗糙音,与心音的发生无相关性。部分患者可在胸壁触到心包摩擦感。

(5)心包积液征及心脏压塞征:心浊音界向两侧扩大,并随体位改变而变化,心尖冲动弱而弥散或消失，心率快，心音低而遥远。颈静脉怒张、肝大、腹水、下肢水肿。血压下降、脉压变小、奇脉，甚至出现休克征象。

(6)其他：气管、喉返神经、食管等受压，可出现刺激性咳嗽、声音嘶哑、吞咽困难等。

3.心理状况

患者常因住院影响工作和生活，及心前区疼痛、呼吸困难而紧张、烦躁，急性心脏压塞时可出现晕厥，患者更感到恐慌不安。

(六)护理诊断

1.疼痛

心前区疼痛与心包纤维蛋白性炎症有关。

2.气体交换受损

气体交换受损与肺淤血及肺组织受压有关。

3.心排血量减少

心排血量减少与大量心包积液妨碍心室舒张充盈有关。

4.体温过高

体温过高与感染有关。

5.焦虑

焦虑与住院影响工作、生活及病情重有关。

(七)护理目标

(1)疼痛减轻或消失。

(2)呼吸困难减轻或消失。

(3)心排血量能满足机体需要，心排血量减少症状和肺淤血症状减轻或消失。

(4)体温降至正常范围。

(5)焦虑感消失，情绪稳定。

(八)护理措施

1.一般护理

(1)保持病房环境安静、舒适、空气新鲜，温湿度适宜；安置患者取半卧位或前倾坐位休息，提供床头桌便于伏案休息，以减轻呼吸困难。

(2)给予低热量、低动物脂肪、低胆固醇、适量蛋白质和富含维生素的食物，少食多餐，避免饱餐及刺激性食物、烟酒；有肺淤血症状时给低盐饮食。

(3)出现呼吸困难或胸痛时立即给予氧气吸入，一般为 1～2 L/min 持续吸氧，嘱患者少说话，以减少耗氧。

(4)心前区疼痛时，遵医嘱适当给予镇静剂以减轻疼痛，嘱患者勿用力咳嗽或突然改变体位，以免诱发或加重心前区疼痛。

(5)畏寒或寒战时，注意保暖；高热时，给予物理降温或按医嘱给予小剂量退热剂，退热时需补充体液，以防虚脱，及时揩干汗液、更换衣服床单，防止受凉。

(6)鼓励患者说出内心的感受，向患者简要介绍病情和进行必要的解释，给予心理安慰，使患者产生信任、安全感。

2.病情观察

(1)定时监测和记录生命体征了解患者心前区疼痛的变化情况，密切观察心脏压塞的表现。

（2）患者呼吸困难，血压明显下降、口唇发绀、面色苍白、心动过速，甚至休克时，应及时向医师报告，并做好心包穿刺的准备工作。

（3）对水肿明显和应用利尿剂治疗患者，需准确记录出入量，观察水肿部位的皮肤及有无乏力、恶心、呕吐、腹胀、心律不齐等低血钾表现，并定期复查血清钾，出现低血钾症时遵医嘱及时补充氯化钾。

3.心包穿刺术护理

（1）术前：应备好心包穿刺包，急救药品及器械；向患者做好解释工作，将治疗的意义、过程、术中配合等情况告诉患者（如术中勿剧烈咳嗽或深呼吸），必要时遵医嘱给予少量镇静剂。

（2）术中：应陪伴患者，给予支持、安慰；熟练地配合医师进行穿刺治疗，配合医师观察心电图，如出现 ST 段抬高或室性期前收缩提示针尖触及心室壁，出现 PR 段抬高和房性期前收缩，则提示针尖触及心房，应提醒医师立即退针。

（3）术后：应记录抽液量和积液性质，按要求留标本送检；嘱患者绝对卧床 4 小时，可采取半卧位或平卧位；密切观察患者的血压、呼吸、脉搏、心率及心律的变化，并做好记录，发现异常及时进行处理；如患者因手术刺激出现胸痛或精神紧张影响休息时，可给予镇静剂。

4.健康指导

告知急性心包炎患者，经积极病因治疗，大多数可以痊愈，仅极少数会演变成慢性缩窄性心包炎。因此，必须坚持足够疗程的有效药物治疗，以预防缩窄性心包炎的发生。指导患者充分休息，摄取高热量、高蛋白、高维生素的易消化饮食，限制钠盐摄入。防寒保暖，防止呼吸道感染。

（九）护理评价

（1）心前区疼痛有无缓解，能否随意调整体位，深呼吸、咳嗽、吞咽是否受影响，心包摩擦音是否消失。

（2）呼吸的频率及深度是否已恢复正常，发绀有无消失。

（3）血压和脉压是否已恢复正常，水肿、肝大等心脏压塞征象是否好转或已消失。

（4）体温有无下降或已恢复正常，血白细胞计数是否正常。

（5）紧张、烦躁、恐慌不安等不良心理反应有无消失，情绪是否稳定。

二、慢性缩窄性心包炎

（一）病因与病理

1.病因

慢性缩窄性心包继发于急性炎症，其原因为结核或其他感染、新生物、日光或声音的辐射、创伤和心脏手术等。在我国以结核性为最常见，其次为化脓性或创伤性心包炎后演变而来。少数与心包肿瘤、急性非特异性心包炎及放射性心包炎等有关。

2.病理

缩窄性心包炎继发于急性心包炎。急性心包炎后，随着积液逐渐吸收，可有纤维组织增生、心包增厚粘连、壁层与脏层融合钙化。心包缩窄使心室舒张期扩展受阻，心室舒张期充盈减少，使心搏量下降，导致动脉系统供血不足，进一步发展会影响心脏收缩功能，使静脉回流受阻，出现静脉系统淤血。

（二）临床表现

1.症状

起病隐匿，常于急性心包炎后数月至数年发生心包缩窄。早期症状为劳力性呼吸困难，严重时不能平卧，呈端坐呼吸。常见食欲缺乏、腹部胀满或疼痛、头晕、乏力等症状。

2.体征

（1）心脏体征：①心尖冲动减弱或消失。②心浊音界正常或稍大，心音低而遥远。③部分患者在胸骨左缘第3、4肋间于舒张早期可听到心包叩击音。④可出现期前收缩与房颤等。

（2）心包腔缩窄和心腔受压的表现：①出现静脉回流受限的体征，如颈静脉怒张、肝大、胸腔积液、腹水、下肢水肿等。②少数患者出现 Friedreich 征（舒张早期颈静脉突然塌陷现象）和 Kussmaul 征（吸气时颈静脉怒张明显，静脉压进一步上升），是因充盈压过高的右心房在三尖瓣开放时压力骤然下降所致。③收缩压降低，舒张压升高，脉压变小，脉搏细弱无力。由于心排血量减少，反射性引起周围小动脉痉挛。

（三）辅助检查

1.实验室检查

可有轻度贫血，肝淤血有肝功能损害血浆精蛋白生成减少，肾淤血可有蛋白尿、一过性尿素氮升高。

2.X 线检查

心搏减弱或消失，可出现心影增大，呈三角形，左、右心缘变直，主动脉弓小或难以辨认；上腔静脉扩张；心包钙化等征象。

3.心电图检查

常提示心肌受累的范围和程度。主要表现为 QRS 波群低电压和 T 波倒置或低平；T 波倒置越深，提示心肌损害越重。

4.超声心动图检查

可见心包增厚、钙化、室壁活动减弱等表现。

5.CT 及 MR 检查

CT 及 MR 检查是识别心包增厚和钙化可靠与敏感的方法，若见心室呈狭窄的管状畸形、心房增大和下腔静脉扩张，可提示心包缩窄。

6.右心导管检查

可见肺毛细血管压力、肺动脉舒张压力、右心室舒张末期压力及右心房压力均增高[＞33.3 kPa(250 mmHg)]等特征性表现。右心房压力曲线呈 M 型或 W 型，右心室压力曲线呈收缩压轻度升高、舒张早期下陷和舒张期的高原型曲线。

（四）治疗

慢性缩窄性心包炎是一个进展性疾病，其心包增厚、临床症状和血流动力学表现不会自动逆转，外科心包剥离术是唯一确切的治疗。内科治疗包括利尿、扩张静脉和限盐。窦性心动过速是一种代偿机制，所以 β 受体阻滞剂应该避免或谨慎使用。房颤伴快心室率，地高辛为首选，并应该在 β 受体阻滞剂和钙通道阻滞剂之前使用，心率控制在 80～90 次/分。

（五）护理评估

1.健康史

评估急性心包炎病史和治疗情况。

2.身体状况

起病缓慢，一般在急性心包炎后2～8个月逐渐出现明显的心脏压塞（体循环淤血和心排血量不足）征象。主要表现为不同程度的呼吸困难，头晕、乏力、衰弱、心悸、胸闷、咳嗽、腹胀、食欲缺乏、肝区疼痛等；体征主要有颈静脉怒张、肝大、腹水、下肢水肿等；心脏听诊有心音低钝，心包叩击音及期前收缩、心房颤动等心律失常；晚期可有收缩压下降，脉压变小等。

3.心理状况

患者因病程漫长、生活不能自理或需要做心包切开术等而焦虑不安。

（六）护理诊断

1.活动无耐力

活动无耐力与心排血量不足有关。

2.体液过多

体液过多与体循环淤血有关。

（七）护理目标

（1）活动耐力增强，能胜任正常体力活动。

（2）水肿减轻或消退。

（八）护理措施

1.一般护理

（1）患者需卧床休息至心慌、气短、水肿症状减轻后，方可起床轻微活动，并逐渐增加活动量。合理安排每天活动计划，以活动后不出现心慌、呼吸困难、水肿加重等为控制活动量的标准。

（2）给予高蛋白、高热量、高维生素饮食，适当限制钠盐摄入，防止因低蛋白血症及水、钠潴留而加重腹水及下肢水肿。

（3）因机体抵抗力低下及水肿部位循环不良、营养障碍，易形成压疮和继发感染，故应加强皮肤护理，以免产生压疮。

（4）加强与患者的心理沟通，体贴关怀患者，和家属共同做好思想疏导工作，消除患者的不良心理反应，使患者树立信心，以良好的精神状态配合各项治疗。

2.病情观察

定时监测和记录生命体征，准确记录出入量，密切观察心脏压塞症状的变化，发现病情变化尽快向医师报告，以便及时处理。

3.心包切开术的护理

心包切开引流术的目的是缓解压迫症状，防止心肌萎缩。

（1）术前向患者说明手术的意义和手术的必要性、可靠性，解除思想顾虑，使患者和家属增加对手术的心理适应性和对医护人员的信任感。

（2）术后做好引流管的护理，记录引流液的量和性质，并按要求留标本送检；同时严密观察患者的脉搏、心率、心律和血压变化，如有异常及时报告医师并协助处理。

4.健康指导

教育缩窄性心包炎患者应注意充分休息，加强营养，注意防寒保暖，防止呼吸道感染。指出应尽早接受手术治疗，以获得持久的血流动力学恢复和临床症状明显改善。

(九)护理评价

(1)活动后心慌、气短、乏力等症状有无减轻或缓解,日常生活能否自理。

(2)水肿有无减轻或已消失,颈静脉怒张、肝大、腹水等有无减轻或已恢复正常。

(于 晓)

第五节 心 绞 痛

一、稳定型心绞痛

(一)概念和特点

稳定型心绞痛也称劳力性心绞痛,是在冠状动脉固定性严重狭窄基础上,由于心肌负荷的增加引起心肌急剧的、暂时的缺血缺氧的临床综合征。其特点为阵发性的前胸压榨性疼痛或憋闷感觉,主要位于胸骨后部,可放射至心前区和左上肢尺侧,常发生于劳力负荷增加时,持续数分钟,休息或用硝酸酯制剂后疼痛消失。疼痛发作的程度、频度、性质及诱发因素在数周至数月内无明显变化。

(二)相关病理生理

患者在心绞痛发作之前,常有血压增高、心律增快、肺动脉压和肺毛细血管压增高的变化,反映心脏和肺的顺应性减低。发作时可有左心室收缩力和收缩速度降低、射血速度减慢、左心室收缩压下降、心搏量和心排血量降低、左心室舒张末期压和血容量增加等左心室收缩和舒张功能障碍的病理生理变化。左心室壁可呈收缩不协调或部分心室壁有收缩减弱的现象。

(三)主要病因及诱因

本病的基本病因是冠脉粥样硬化。正常情况下,冠脉循环血流量具有很大的储备力量,其血流量可随身体的生理情况有显著的变化,休息时无症状。当劳累、激动、心力衰竭等使心脏负荷增加,心肌耗氧量增加时,对血液的需求增加,而冠脉的供血已不能相应增加,即可引起心绞痛。

(四)临床表现

1.症状

心绞痛以发作性胸痛为主要临床表现,典型疼痛的特点如下。

(1)部位:主要在胸骨体中、上段之后,可波及心前区,界限不很清楚。常放射至左肩、左臂尺侧达无名指和小指,偶有至颈、咽或下颌部。

(2)性质:胸痛常有压迫、憋闷或紧缩感,也可有烧灼感,偶尔伴有濒死感。

(3)持续时间:疼痛出现后常逐步加重,持续 3 分钟,休息或含服硝酸甘油可迅速缓解,很少超过半小时。可数天或数周发作 1 次,也可 1 天内发作数次。

2.体征

心绞痛发作时,患者面色苍白、出冷汗、心率增快、血压升高、表情焦虑。心尖部听诊有时出现“奔马律”,可有暂时性心尖部收缩期杂音,是乳头肌缺血以致功能失调引起二尖瓣关闭不全所致。

3.诱因

发作常由体力劳动、情绪激动、饱餐、寒冷、吸烟、心动过速、休克等所致。

(五)辅助检查

1.心电图

(1)静息时心电图:约有半数患者在正常范围,也可有陈旧性心肌梗死的改变或非特异性ST段和T波异常。有时出现心律失常。

(2)心绞痛发作时心电图:绝大多数患者可出现暂时性心肌缺血引起的ST段压低(≥0.1 mV),有时出现T波倒置,在平时有T波持续倒置的患者,发作时可变为直立(假性正常化)。

(3)心电图负荷试验:运动负荷试验及24小时动态心电图可显著提高缺血性心电图的检出率。

2.X线检查

心脏检查可无异常,若已伴发缺血性心肌病可见心影增大、肺充血等。

3.放射性核素

利用放射性铊心肌显像所示灌注缺损,提示心肌供血不足或血供消失,对心肌缺血诊断较有价值。

4.超声心动图

多数稳定型心绞痛患者静息时超声心动图检查无异常,有陈旧性心肌梗死者或严重心肌缺血者二维超声心动图可探测到坏死区或缺血区心室壁的运动异常,运动或药物负荷超声心动图检查可以评价心肌灌注和存活性。

5.冠状动脉造影

冠状动脉造影可使左、右冠状动脉及主要分支得到清楚的显影,具有确诊价值。

(六)治疗原则

治疗原则是改善冠脉血供和降低心肌耗氧量以改善患者症状,提高生活质量,同时治疗冠脉粥样硬化,预防心肌梗死和死亡,以延长生存期。

1.发作时的治疗

(1)休息:发作时立即休息,一般患者停止活动后症状即可消失。

(2)药物治疗:宜选用作用快的硝酸酯制剂,这类药物除可扩张冠脉增加冠脉血流量外,还可扩张外周血管,减轻心脏负荷,从而缓解心绞痛。如硝酸甘油0.3~0.6 mg或硝酸异山梨酯3~10 mg舌下含化。

2.缓解期的治疗

缓解期一般不需卧床休息,应避免各种已知的诱因。

(1)药物治疗:以改善预后的药物和减轻症状、改善缺血的药物为主,如阿司匹林、氯吡格雷、β受体阻滞剂、他汀类药物、血管紧张素转换酶抑制剂、硝酸酯制剂,其他如代谢性药物、中医中药。

(2)非药物治疗:包括运动锻炼疗法、血管重建治疗、增强型体外反搏等。

二、不稳定型心绞痛

(一)概念和特点

目前已趋向将典型的稳定型劳力性心绞痛以外的缺血性胸痛统称为不稳定型心绞痛。不稳定型心绞痛根据临床表现可分为静息型心绞痛、初发型心绞痛、恶化型心绞痛 3 种类型。

(二)相关病理生理

与稳定型心绞痛的差别主要在于冠脉内不稳定的粥样斑块继发的病理改变,使局部的心肌血流量明显下降,如斑块内出血、斑块纤维帽出现裂隙、表面有血小板聚集和/或刺激冠脉痉挛,导致缺血性心绞痛,虽然也可因劳力负荷诱发,但劳力负荷终止后胸痛并不能缓解。

(三)主要病因及诱因

少部分不稳定型心绞痛患者心绞痛发作有明显的诱因。

1.增加心肌氧耗

感染、甲状腺功能亢进症或心律失常。

2.冠脉血流减少

低血压。

3.血液携氧能力下降

贫血和低氧血症。

(四)临床表现

1.症状

不稳定型心绞痛患者胸部不适的性质与典型的稳定型心绞痛相似,通常程度更重,持续时间更长,可达数十分钟,胸痛在休息时也可发生。

2.体征

体检可发现一过性第三心音或第四心音,以及由于二尖瓣反流引起的一过性收缩期杂音,这些非特异性体征也可出现在稳定型心绞痛和心肌梗死患者,但详细的体格检查可发现潜在的加重心肌缺血的因素,并成为判断预后非常重要的依据。

(五)辅助检查

1.心电图

(1)大多数患者胸痛发作时有一过性 ST 段(抬高或压低)和 T 波(低平或倒置)改变,其中 ST 段的动态改变(≥0.1 mV 的抬高或压低)是严重冠脉疾病的表现,可能会发生急性心肌梗死或猝死。

(2)连续心电监护:连续 24 小时心电监测发现,85%~90%的心肌缺血可不伴有心绞痛症状。

2.冠脉造影及其他侵入性检查

在长期稳定型心绞痛基础上出现的不稳定型心绞痛患者,常有多支冠脉病变,而新发作静息心绞痛患者,可能只有单支冠脉病变。在所有的不稳定型心绞痛患者中,3 支血管病变占 40%,2 支血管病变占 20%,左冠脉主干病变约占 20%,单支血管病变约占 10%,没有明显血管狭窄者占 10%。

3.心脏标志物检查

心肌 cTnT 及 cTnI 较传统的 CK 和 CK-MB 更为敏感、更可靠。

4.其他

胸部X线、心脏超声和放射性核素检查的结果与稳定型心绞痛患者的结果相似，但阳性发现率会更高。

(六)治疗原则

不稳定型心绞痛是严重、具有潜在危险的疾病，病情发展难以预料，应使患者处于监控之下，疼痛发作频繁或持续不缓解及高危组的患者应立即住院。其治疗包括抗缺血治疗、抗血栓治疗和根据危险度分层进行优创治疗。

1.一般治疗

发作时立即卧床休息，床边24小时心电监护，严密观察血压、脉搏、呼吸、心率、心律变化，有呼吸困难、发绀者应给氧吸入，维持血氧饱和度达到95%以上。如有必要，重测心肌坏死标志物。

2.止痛

烦躁不安、疼痛剧烈者，可考虑应用镇静剂如吗啡5～10 mg皮下注射；硝酸甘油或硝酸异山梨酯持续静脉滴注或微量泵输注，以10 μg/min开始，每3～5分钟增加10 μg/min，直至症状缓解或出现血压下降。

3.抗凝(栓)

抗血小板和抗凝治疗是不稳定型心绞痛治疗至关重要的措施，应尽早应用阿司匹林、氯吡格雷和肝素或低分子肝素，以有效防止血栓形成，阻止病情进展为心肌梗死。

4.其他

对于个别病情极严重患者，保守治疗效果不佳，心绞痛发作时ST段≥0.1 mV，持续时间>20分钟，或血肌钙蛋白升高者，在有条件的医院可行急诊冠脉造影，考虑经皮冠脉成形术。

三、护理评估

(一)一般评估

(1)患者有无面色苍白、出冷汗、心率加快、血压升高。

(2)患者主诉有无心绞痛发作症状。

(二)身体评估

(1)有无表情焦虑、皮肤湿冷、出冷汗。

(2)有无心律增快、血压升高。

(3)心尖区听诊是否闻及收缩期杂音，或听到第三心音或第四心音。

(三)心理-社会评估

患者能否控制情绪，避免激动或愤怒，以减少心悸耗氧量；家属能否做到给予患者安慰及细心的照顾，并督促定期复查。

(四)辅助检查结果的评估

(1)心电图有无ST段及T波异常改变。

(2)24小时连续心电监测有无心肌缺血的改变。

(3)冠脉造影检查结果有无显示单支或多支病变。

(4)心脏标志物cTnT的峰值是否超过正常对照值的百分位数。

（五）常用药物治疗效果的评估

1.硝酸酯类药物

心绞痛发作时，能及时舌下含化，迅速缓解疼痛。

2.他汀类药物

长期服用可以维持 LDL-C 的目标值＜70 mg/dL，且不出现肝酶和肌酶升高等不良反应。

四、主要护理诊断/问题

（一）胸痛

胸痛与心肌缺血、缺氧有关。

（二）活动无耐力

活动无耐力与心肌氧的供需失调有关。

（三）知识缺乏

缺乏控制诱发因素及预防心绞痛发作的知识。

（四）潜在并发症

心肌梗死。

五、护理措施

（一）休息与活动

1.适量运动

运动应以有氧运动为主，运动的强度和时间因病情和个体差异而不同，必要时在监测下进行。

2.心绞痛发作时

心绞痛发作时立即停止活动，就地休息。不稳定型心绞痛患者应卧床休息，并密切观察。

（二）用药的指导

1.心绞痛发作时

立即舌下含化硝酸甘油，用药后注意观察患者胸痛变化情况，如 3 分钟后仍不缓解，隔 3 分钟后可重复使用。对于心绞痛发作频繁者，静脉滴注硝酸甘油时，患者及家属不要擅自调整滴速，以防低血压发生。部分患者用药后出现面部潮红、头部胀痛、头晕、心动过速、心悸等不适，应告知患者是药物的扩血管作用所致，不必有顾虑。

2.应用他汀类药物时

应严密监测转氨酶及肌酸激酶等生化指标，以及时发现药物可能引起的肝脏损害和肌病。采用强化降脂治疗时，应注意监测药物的安全性。

（三）心理护理

安慰患者，消除紧张、不安情绪，改变急躁易怒性格，保持心理平衡。告知患者及家属过劳、情绪激动、饱餐、用力排便、寒冷刺激等都是心绞痛发作的诱因，应注意避免。

（四）健康教育

1.疾病知识指导

（1）合理膳食：宜摄入低热量、低脂、低胆固醇、低盐饮食，多食蔬菜、水果和粗纤维食物如芹菜、糙米等，避免暴饮暴食，应少食多餐。

(2)戒烟、限酒。

(3)适量运动:应以有氧运动为主,运动的强度和时间因病情和个体差异而不同,必要时在监测下进行。

(4)心理调适:保持心理平衡,可采取放松技术或与他人交流的方式缓解压力,避免心绞痛发作的诱因。

2.用药指导

指导患者出院后遵医嘱用药,不擅自增减药量,自我检测药物的不良反应。外出时随身携带硝酸甘油以备急用。硝酸甘油遇光易分解,应放在棕色瓶内存放于干燥处,以免潮解失效。药瓶开封后每6个月更换1次,以确保疗效。

3.病情检测指导

教会患者及家属心绞痛发作时的缓解方法,胸痛发作时应立即停止活动或舌下含服硝酸甘油。如连续含服3次仍不缓解,或心绞痛发作比以往频繁、程度加重、疼痛时间延长,应及时就医,警惕心肌梗死的发生。不典型心绞痛发作时,可能表现为牙痛、肩周炎、上腹痛等,为防误诊,应尽快到医院做相关检查。

4.及时就诊的指标

(1)心绞痛发作时,舌下含化硝酸酯类药物无效或重复用药仍未缓解。

(2)心绞痛发作比以往频繁、程度加重、疼痛时间延长。

六、护理效果评估

(1)患者能坚持长期遵医嘱用药物治疗。

(2)心绞痛发作时,患者能立即停止活动,并舌下含服硝酸甘油。

(3)患者能预防和控制缺血症状,减低心肌梗死的发生率。

(4)患者能戒烟、控制饮食和进行糖尿病治疗。

(5)患者能坚持定期门诊复查。

(于 晓)

第六节 心肌梗死

一、疾病概述

(一)概念和特点

心肌梗死是心肌长时间缺血导致的心肌细胞死亡,为在冠状动脉病变的基础上,发生冠状动脉血供急剧减少或中断,使相应心肌严重急性缺血导致的心肌细胞死亡。急性心肌梗死的临床表现有持久的胸骨后剧烈疼痛、发热、白细胞计数和血清心肌坏死标志物升高,心电图进行性改变;可发生心律失常、休克或心力衰竭,属急性冠脉综合征的严重类型。

(二)相关病理生理

患者主要出现左心室舒张和收缩功能障碍等血流动力学改变,其严重程度和持续时间取决于梗死的部位、程度和范围。心脏收缩力减弱，顺应性降低，心肌收缩不协调，左心室压力曲线最大上升速度(dp/dt)减小，左心室舒张末期压升高，舒张和收缩末期容量增大。射血分数降低，心搏量和心排血量下降，心率加快或有心律失常，血压下降。病情严重者，动脉血氧含量降低。急性大面积心肌梗死者，可发生泵衰竭——心源性休克或急性肺水肿。

(三)主要病因及诱因

急性心肌梗死的基本病因是冠状动脉粥样硬化，造成一支或多支管腔狭窄和心肌血供不足，而侧支循环未建立。在此基础上，一旦血供急剧减少或中断，使心肌严重急性缺血达20～30 分钟，即可发生急性心肌梗死。

促使斑块破溃出血及血栓形成的诱因：①晨起 6 时至 12 时，交感神经活动增加，机体应激反应增强，心肌收缩力、心率、血压升高，冠状动脉张力升高；②饱餐，特别是进食多量高脂食物；③进行重体力劳动，情绪过分激动，血压急剧升高或用力排便；④休克、脱水、出血、外科手术或严重心律失常。

(四)临床表现

临床表现与梗死的面积大小、部位、冠状动脉侧支循环情况密切相关。

1.先兆

50.0%～81.2%的患者在发病前数天有乏力、胸部不适、活动时心悸、气急、烦躁、心绞痛等前驱症状。以初发心绞痛或原有心绞痛加重突出。心绞痛发作较以往频繁、程度较大、持续较久，硝酸甘油疗效差，诱发因素不明显。

2.症状

(1)疼痛：出现最早、最突出，多发生于清晨，尤其是晨间运动或排便时。疼痛的性质和部位与心绞痛相似，但程度更剧烈，多伴有大汗、烦躁不安、恐惧及濒死感，持续时间可达数小时或数天，休息和服用硝酸甘油不缓解。部分患者疼痛可向上腹部放射，而被误诊为急腹症，或因疼痛向下颌、颈部、背部放射而误诊为其他疾病。少数患者无疼痛，一开始即表现为休克或急性心力衰竭。

(2)全身症状：一般在疼痛发生后 24～48 小时出现发热、心动过速、白细胞计数增多或/和血沉加快等。体温可升高至 38 ℃左右，很少超过 39 ℃，持续约 1 周。

(3)胃肠道症状：疼痛剧烈时常伴恶心、呕吐、上腹胀痛，也可有肠胀气或呃逆。

(4)心律失常：75%～95%的患者在起病 2 天内可发生心律失常，24 小时内发生心律失常最多见。

(5)低血压和休克：疼痛发作期间血压下降常见，但未必是休克。疼痛缓解而收缩压仍<10.7 kPa(80 mmHg)，且患者表现为烦躁不安、面色苍白、皮肤湿冷、脉细而快、大汗淋漓、少尿、神志迟钝，甚至晕厥，为休克表现。

(6)心力衰竭：发生率为 32%～48%，主要为急性左心衰竭。表现为呼吸困难、咳嗽、发绀、烦躁等症状，重者可发生肺水肿。随后可发生颈静脉怒张、肝大、水肿等右心衰竭表现，伴血压下降。

3.体征

心率多加快，也可减慢，心律不齐。心尖部第一心音减弱，可闻及奔马律；除急性心肌梗死早期血压可升高外，几乎所有患者都有血压下降。

4.并发症

并发症有乳头肌功能失调或乳头肌断裂、心脏破裂、栓塞、心室壁瘤、心肌梗死后综合征等。

(五)辅助检查

1.心电图

(1)ST 段抬高性心肌梗死心电图的特点:①ST 段抬高呈弓背向上型,在面向坏死区周围心肌损伤区的导联上出现。②宽而深的 Q 波(病理性 Q 波)在面向透壁心肌坏死区的导联上出现。③T 波倒置在面向损伤区周围心肌缺血区的导联上出现。

(2)非 ST 段抬高性心肌梗死心电图的特点:①无病理性 Q 波,有普遍性 ST 段压≥0.1 mV,但 aVR 导联 ST 段抬高,或有对称性 T 波倒置,为心内膜下心肌梗死所致。②无病理性 Q 波,也无 ST 段变化,仅有 T 波倒置变化。

(3)动态性改变:ST 段抬高心肌梗死的心电图演变过程如下。①在起病数小时内可无异常或出现异常高大的两支不对称的 T 波,为超急性期改变。②数小时后,ST 段明显抬高,弓背向上,与直立的 T 波连接,形成单向曲线;数小时至 2 天出现病理性 Q 波,同时 R 波降低,为急性期改变。③如果早期不进行治疗干预,抬高的 ST 段可在数天至 2 周逐渐回到基线水平,T 波逐渐平坦或倒置,为亚急性期改变。④数周至数月,T 波呈 V 形倒置,两支对称,为慢性期改变。T 波倒置可永久存在,也可在数月至数年逐渐恢复。

2.超声心动图

二维和 M 型超声心动图有助于了解心室壁的运动和左心室功能,诊断室壁瘤和乳头肌功能失调等。

3.放射性核检查

放射性核检查可显示心肌梗死的部位与范围,观察左心室壁的运动和左心室射血分数,有助于判定心室的功能,诊断梗死后造成的室壁运动失调和心室壁瘤。

(六)治疗原则

尽早使心肌血液再灌注(到达医院后 30 分钟内开始溶栓或 90 分钟内行介入治疗),以挽救濒死的心肌,防止梗死面积扩大和缩小心肌缺血范围,保护和维持心脏功能,以及时处理严重心律失常、泵衰竭和各种并发症,预防猝死,注重二级预防。

1.一般治疗

(1)休息:患者未行再灌注治疗前,应绝对卧床休息。应保持环境安静,防止不良刺激,解除患者的焦虑。

(2)给氧:常规给氧。

(3)监测:应把急性期患者常规安置于心脏重症监护病房(CCU),进行心电、血压、呼吸监测 3～5 天,除颤仪处于随时备用状态。

(4)建立静脉通道:保持给药途径畅通。

2.药物治疗

(1)吗啡或哌替啶:吗啡 2～4 mg 或哌替啶 50～100 mg,肌内注射以解除疼痛,必要时 5 分钟后重复注射。注意低血压和呼吸功能抑制。

(2)硝酸酯类药物:通过扩张冠状动脉增加冠状动脉血流以增加静脉容量。但下壁心肌梗死、可疑右心室心肌梗死或明显低血压[收缩压<12.0 kPa(90 mmHg)]的患者不适合使用。

(3)阿司匹林:无禁忌者立即口服水溶性阿司匹林或嚼服肠溶性阿司匹林。一般首次剂量为

150～300 mg，每天 1 次，3 天后，每次 75～150 mg，每天 1 次，长期维持。

3.再灌注心肌

(1)经皮冠状动脉介入治疗(percutaneous coronary intervention，PCI)：有条件的医院对具备适应证的患者应尽快实施 PCI，可获得更好的治疗效果。

(2)溶栓疗法：对无条件实行介入治疗或延误再灌注时机者，若无禁忌证应立即(接诊后 30 分钟之内)溶栓治疗。发病 3 小时内，心肌梗死溶栓治疗血流完全灌注率高，获益最大。对年龄≥75 岁者选择溶栓应慎重，并酌情减少溶栓药物剂量。

二、护理评估

(一)一般评估

1.本次发病特点与目前病情

评估患者本次发病有无明显的诱因，胸痛发作的特征，尤其是起病的时间、疼痛剧烈程度、是否进行性加重，有无恶心、呕吐、乏力、头晕、呼吸困难等伴随症状，是否有心律失常、休克、心力衰竭的表现。

2.患病及治疗经过

评估患者有无心绞痛发作史、患病的起始时间、患病后的诊治过程、是否遵医嘱治疗、目前用药及有关的检查等。

3.危险因素评估

危险因素评估包括患者的年龄、性别、职业；有无家族史；了解患者有无肥胖、血脂异常、高血压、糖尿病等危险因素；有无摄入高脂饮食、吸烟等不良生活习惯，是否有充足的睡眠，有无锻炼身体的习惯；排便情况；了解患者的工作与生活压力及性格特征等。

(二)身体评估

1.一般状态

观察患者的精神意识状态，尤其注意有无面色苍白、表情痛苦、大汗、神志模糊、反应迟钝甚至晕厥等表现。

2.生命体征

观察体温、脉搏、呼吸、血压有无异常及其程度。

3.心脏听诊

注意心率、心律、心音的变化，有无奔马律、心脏杂音及肺部啰音等。

(三)心理-社会评估

急性心肌梗死时患者胸痛异常剧烈，可有濒死感，或行紧急溶栓、介入治疗，由此产生恐惧心理。心肌梗死使患者的活动耐力和自理能力下降，生活上需要照顾；如患者入住 CCU，面对一系列检查和治疗，加上担心预后、对工作和生活的影响等，易产生焦虑。

(四)辅助检查结果的评估

1.心电图检查

检查是否有心肌梗死的特征性、动态性变化，对心肌梗死者应加做右胸导联，判断有无右心室梗死。连续心电图监测有无心律失常。

2.血液检查

定时抽血检测血清心肌标志物，评估血常规检查有无白细胞计数升高及血清电解质、血糖、血脂等异常。

(五)常用药物治疗效果的评估

1.硝酸酯类

遵医嘱给予舌下含化的硝酸酯类药物,动态评估患者胸疼是否缓解,注意血压及心电图的变化。

2.β受体阻滞剂

评估患者是否知晓该药不可以随意停药或漏服,否则可引起心绞痛加剧或心肌梗死。交代患者饭前服,以保证药物疗效及患者安全用药。用药过程中检测心率、血压、心电图,评估是否有诱发心力衰竭的可能性。

3.ACEI

该药常引起刺激性干咳,具有适量降低血压的作用,防止心室重构,预防心力衰竭。注意是否出现肾小球滤过率降低而引起尿少。评估该药的有效性。患者出现干咳时,应评估干咳的原因,可能有以下原因:①ACEI本身引起;②肺内感染引起,该原因引起的干咳往往伴有气促;③心力衰竭也可引起干咳。

三、主要护理诊断/问题

(一)疼痛

胸痛与心肌缺血坏死有关。

(二)活动无耐力

活动无耐力与氧的供需失调有关。

(三)有便秘的危险

有便秘的危险与进食少、活动少、不习惯在床上大小便有关。

(四)潜在并发症

潜在并发症为心力衰竭、猝死。

四、护理措施

(一)休息指导

患者发病12小时内应绝对卧床休息。护理人员应保持环境安静,限制探视,并告知患者和家属休息可以降低心肌耗氧量和交感神经的兴奋性,有利于缓解疼痛,以取得合作。

(二)饮食指导

护理人员应在患者起病后4~12小时给予流质饮食,以减轻其胃扩张;随后过渡到低脂、低胆固醇的清淡饮食,提倡少食多餐。

(三)给氧

护理人员应以鼻导管给氧,氧流量为2~5 L/min,以增加心肌氧的供应,减轻缺血和疼痛。

(四)心理护理

患者疼痛发作时应有专人陪伴。护理人员应允许患者表达感受,给予心理支持,鼓励患者树立战胜疾病的信心。护理人员应告知患者住进CCU后病情的任何变化都在护理人员的严密监护下,并能得到及时的治疗,以缓解患者的恐惧心理;简明扼要地解释疾病过程,说明不良情绪会增加心肌耗氧量而不利于病情的控制。护理人员应紧张有序地工作,避免忙乱给患者带来的不安全感。护理人员应尽量调低监护仪器的报警声，以免影响患者休息，增加患者的心理负担。

（五）止痛治疗的护理

护理人员应遵医嘱给予患者吗啡或哌替啶止痛，注意有无呼吸抑制等不良反应。护理人员给予硝酸酯类药物时应随时检测患者血压的变化，维持收缩压在 13.3 kPa(100 mmHg)及以上。

（六）溶栓治疗的护理

(1)护理人员应询问患者是否有溶栓禁忌证。

(2)护理人员应协助医师做好溶栓前血常规、出血时间、凝血时间和血型等检查。

(3)护理人员应迅速建立静脉通路，遵医嘱正确给予溶栓药物，注意观察患者有无不良反应：①变态反应，表现为寒战、发热、皮疹等；②低血压；③出血，包括皮肤黏膜出血、血尿、便血、咯血、颅内出血等，一旦出现应紧急处理。

(4)溶栓疗效观察，可根据下列指标间接判断溶栓是否成功：①胸痛在 2 小时内基本消失；②心电图 ST 段于 2 小时内回降＞50％；③2 小时内出现再灌注性心律失常；④cTnI 或 cTnT 峰值提前至发病后 12 小时内，血清 CK-MB 峰值提前出现(14 小时以内)。上述 4 项中②和④重要。也可根据冠脉造影直接判断溶栓是否成功。

（七）健康教育

除参见“心绞痛”的健康教育外，还应注意以下几点。

1.疾病知识指导

护理人员应指导患者积极进行二级预防，防止再次梗死和其他心血管事件。急性心肌梗死恢复后的患者应调节饮食(即低饱和脂肪和低胆固醇饮食)，要求饱和脂肪占总热量的 7％以下，胆固醇＜200 mg/d。戒烟是心肌梗死后的二级预防中的重要措施，研究表明，急性心肌梗死后继续吸烟，再梗死和死亡的危险升高 22％～47％。医师每次随诊都必须了解并登记患者的吸烟情况，积极劝导患者戒烟，实施戒烟计划。

2.心理指导

心肌梗死后患者的焦虑情绪多来自对今后工作及生活质量的担心，护理人员应予以充分理解并指导患者保持乐观、平和的心情，正确对待自己的病情。护理人员应告诉家属对患者要积极配合与支持，为其创造一个良好的休养环境，避免对其施加压力，当患者出现紧张、焦虑或烦躁等不良情绪时，应给予理解和疏导，必要时帮助患者争取工作单位领导和同事的支持。

3.康复指导

护理人员应与患者一起设计个体化运动方案，指导患者出院后的运动康复训练。家务劳动、娱乐活动等也对患者有益。无并发症的患者在心肌梗死后 6～8 周可恢复性生活，性生活以心率、呼吸加快持续 20～30 分钟，胸痛、心悸持续时间不超过 15 分钟为度。经 2～4 个月体力活动和锻炼后，患者可酌情恢复部分工作或从事轻体力工作，但对重体力劳动、驾驶、高空作业及其他精神紧张或工作量过大的工种，应更换。

4.用药指导与病情监测

心肌梗死后患者因用药多、时间久、药品贵等，往往用药依从性低。护理人员需要采取形式多样的健康教育途径，应强调药物治疗的必要性，指导患者按医嘱服药，列举不遵医行为导致严重后果的病例，让患者认识到遵医用药的重要性，告知药物的用法、作用和不良反应，并教会患者定时测脉搏、血压，发护嘱卡或个人用药手册，定期电话随访，使患者“知、信、行”统一，提高用药依从性。若患者胸痛发作频繁、程度较重、时间较长，服用硝酸酯制剂疗效较差，提示急性心血管事件，应及时就医。

5.照顾者指导

心肌梗死是心脏性猝死的高危因素，护理人员应教会家属心肺复苏的基本技术以备急用。

6.及时就诊的指标

(1)胸口剧痛。

(2)剧痛放射至头、手臂、下颌。

(3)出现出汗、恶心甚至气促。

(4)自测脉搏<60 次/分，应该暂停服药，来院就诊。

五、护理效果评估

(1)患者主诉疼痛症状消失。

(2)患者能叙述限制最大活动量的指征，参与制定并遵循活动计划，活动过程中无并发症，主诉活动时耐力增强。

(3)患者能陈述预防便秘的措施，未发生便秘。

(4)患者未发生猝死，或发生致命性心律失常时被及时发现，得到处理。

(5)患者能自觉避免心力衰竭的诱发因素，未发生心力衰竭或心力衰竭时被及时发现，得到及时处理。

(于　晓)

第七节　风湿性心脏瓣膜病

风湿性心脏瓣膜病多见于 20～40 岁，女性多于男性，约 1/3 的患者无典型风湿热病史。二尖瓣病变最常见，发生率达 95%～98%；主动脉瓣病变次之，发生率为 20%～35%；三尖瓣病变为 5%；肺动脉瓣病变仅为 1%；联合瓣膜病变占 20%～30%。非风湿性心脏瓣膜病见于老年瓣膜病、二尖瓣脱垂综合征、先天性瓣膜异常、感染性心内膜炎、外伤等。

一、二尖瓣狭窄

(一)病因和发病机制

二尖瓣狭窄(MS)几乎均为风湿性，2/3 为女性，急性风湿热一般 10 年后(至少 2 年)才出现杂音，常于 25～30 岁时出现症状。先天性 MS 罕见，患儿的存活时间一般不超过 2 年。老年性二尖瓣狭窄患者并不罕见。占位性病变，如左心房黏液瘤或血栓形成很少导致 MS。

MS 是一种进行性损害性病变，狭窄程度随年龄增加而逐渐加重。无症状期为 10～20 年。多数患者在风湿热发作后 10 年内无狭窄的临床症状。在随后的 10 年内，多数患者可做出二尖瓣狭窄的诊断，但患者常无症状。正常二尖瓣瓣口面积为 4～6 cm^2，当瓣口缩小到1.5～2.5 cm^2 时，才出现明显的血流动力学障碍，患者可感到劳累时心悸气促，此时患者一般在 20～40 岁。再过 10 年，当瓣口缩小到 1.1～1.5 cm^2 时，就会出现明显的左心衰竭症状。当瓣口小于 1.0 cm^2 时，肺动脉压明显升高，患者出现右心衰竭的症状和体征，随后因反复发作心力衰竭而死亡。

(二)临床表现

1.症状

MS的临床表现主要有呼吸困难、咯血、咳嗽、心悸,少数患者可有胸痛、晕厥。合并快速性心房颤动、肺部感染等,可发生急性左心衰竭。有胸痛者,常提示合并冠心病、严重主动脉瓣病变或肺动脉高压(致右心室缺血)等。出现晕厥者少见,如反复发生晕厥多提示合并主动脉瓣狭窄、左心房球形血栓、并发肺栓塞或左心房黏液瘤等。由于患者左心房扩大和肺动脉扩张而挤压左喉返神经而引起声音嘶哑,压迫食管可引起吞咽困难。肺水肿为重度二尖瓣狭窄的严重并发症,患者突然出现重度呼吸困难,不能平卧,咳粉红色泡沫样痰,双肺布满啰音,如不及时抢救,往往致死。长期的肺淤血可引起肺动脉高压、右心衰竭而使患者出现颈静脉怒张、肝大、直立性水肿和胸腔积液、腹水等;右心衰竭发生后患者的呼吸困难减轻,发生急性肺水肿和大咯血的危险性减少。

MS常并发心房颤动(发生率为20%～60%,平均为50%),主要见于病程晚期;房颤发生后心排血量减少20%左右,可诱发、加重心功能不全,甚至引起急性肺水肿。房颤发生后平均存活年限为5年左右,但也有存活长达25年以上者。由于房颤后心房内血流缓慢及淤滞,故易促发心房内血栓形成,血栓脱落后可引起栓塞。其他并发症有感染性心内膜炎(8%)、肺部感染等。

2.体征

查体可有二尖瓣面容——双颧绀红色,心尖区第一心音(S_1)亢进和开瓣音(如瓣膜钙化僵硬则第一心音减弱、开瓣音消失),心尖区有低调的隆隆样舒张中晚期杂音,常伴舒张期震颤。肺动脉高压时可有肺动瓣第二音(P_2)亢进,也可有肺动脉扩张及三尖瓣关闭不全的杂音。心房颤动特别是伴有较快心室率时,心尖区舒张期杂音可发生改变或暂时消失,心率变慢后杂音又重新出现。所谓"哑型MS"是指有MS存在,但临床上未能闻及心尖区舒张期杂音,这种情况可见于快速性心房颤动、合并重度二尖瓣反流或主动脉瓣病变、心脏重度转位、合并肺气肿、肥胖以及重度心功能不全等。

(三)诊断

1.辅助检查

(1)X线:典型表现为二尖瓣型心脏,左心房大、右心室大、主动脉结小,食管下段后移,肺淤血,间质性肺水肿和含铁血黄素沉着等征象。

(2)心电图:可出现二尖瓣型P波,PTFV1(+),心电轴右偏和右心室肥厚。

(3)超声心动图:可确定狭窄瓣口面积及形态,M型超声可见二尖瓣运动曲线呈典型"城垛样改变"。

2.诊断要点

查体发现心尖区隆隆样舒张期杂音、心尖区S_1亢进和开瓣音、P_2亢进,可考虑MS的诊断。辅助检查可明确诊断。

依瓣口大小,将MS分为轻、中、重度;其瓣口面积分别为1.5～2.0 cm^2、1.0～1.5 cm^2、小于1.0 cm^2。

3.鉴别诊断

临床上应与下列情况的心尖区舒张期杂音相鉴别,如功能性MS、左心房黏液瘤或左心房球形血栓、扩张型或肥厚型心肌病、三尖瓣狭窄、Austin-Flint杂音、Carey-Coombs杂音,以及甲状腺功能亢进、贫血、二尖瓣关闭不全、室缺等流经二尖瓣口的血流增加时产生的舒张期杂音。

(四)治疗

MS 患者左心室并无压力负荷或容量负荷过重，因此没有任何特殊的内科治疗。内科治疗的重点是针对房颤和防止血栓栓塞并发症。对出现肺淤血或肺水肿的患者，可慎用利尿剂和静脉血管扩张药，以减轻心脏前负荷和肺淤血。洋地黄仅适用于控制快速性房颤时的心室率。β 受体阻滞剂仅适用于心房颤动并快速心室率或有窦性心动过速时。MS 的主要治疗措施是手术。

二、二尖瓣关闭不全

(一)病因和发病机制

二尖瓣关闭(MR)包括急性和慢性两种类型。急性二尖瓣关闭不全起病急，病情重。急性 MR 多为腱索断裂或乳头肌断裂引起，此外，感染性心内膜炎所致的瓣膜穿孔、二尖瓣置换术后发生的瓣周漏、MS 的闭式二尖瓣分离术或球囊扩张术的瓣膜撕裂等也可引起。慢性 MR 在我国以风湿性心脏瓣膜病(简称风心病)为其最常见原因，在西方国家则以二尖瓣脱垂为常见原因。其他原因有冠心病、老年瓣膜病、感染性心内膜炎、左心室显著扩大、先天畸形、特发性腱索断裂、系统性红斑狼疮、类风湿关节炎、肥厚型梗阻性心肌病、心内膜心肌纤维化和左心房黏液瘤等。

急性 MR 时，左心房压急速上升，进而导致肺淤血，甚至急性肺水肿，相继出现肺动脉高压及右心衰竭；而左心室的前向排血量明显减少。慢性 MR 时，左心房顺应性增加，左心房扩大。同时扩大的左心房、左心室在较长时间内适应容量负荷增加，使左心房室压不至于明显上升，故肺淤血出现较晚。持续的严重过度负荷，终致左心衰竭，肺淤血、肺动脉高压、右心衰竭相继出现。

(二)临床表现

1.症状

轻度 MR 患者，如无细菌性心内膜炎等并发症，可无症状。最早症状常为活动后易疲乏，或体力活动后心悸、呼吸困难。当出现左心衰竭时，可表现为活动后呼吸困难或端坐呼吸，但较少发生肺水肿及咯血。一旦出现左心衰竭，多呈进行性加重，病情多难以控制。急性 MR 时，起病急，病情重，肺淤血，甚至急性肺水肿，相继出现肺动脉高压及右心衰竭。

2.体征

查体于心尖区可闻及全收缩期吹风样高调一贯性杂音，可伴震颤；杂音一般向左腋下和左肩胛下区传导。心尖冲动呈高动力型；瓣叶缩短所致重度关闭不全者，第一心音常减弱。

二尖瓣脱垂者的收缩期非喷射性喀喇音和收缩晚期杂音为本病的特征。凡使左心室舒张末期容积减少的因素，如从平卧位到坐位或直立位、吸入亚硝酸异戊酯等都可以使喀喇音提前和收缩期杂音延长；凡使左心室舒张末期容积增加的因素，如下蹲、握拳、使用普萘洛尔(心得安)等均使喀喇音出现晚和收缩期杂音缩短。严重的二尖瓣脱垂产生全收缩期杂音。

(三)诊断

1.辅助检查

(1)左心室造影：为本病半定量反流严重程度的金标准。

(2)多普勒超声：诊断 MR 敏感性几乎达 100%，一般将左心房内最大反流面积$<4\ cm^2$为轻度反流，$4\sim8\ cm^2$为中度反流，$>8\ cm^2$为重度反流。

(3)超声心动图：可显示二尖瓣形态特征，并提供心腔大小、心功能及并发症等情况。

2.诊断要点

MR 的主要诊断依据为心尖区响亮而粗糙的全收缩期杂音，伴左心房、左心室增大。确诊有赖于超声心动图等辅助检查。

3.鉴别诊断

因非风湿性 MR 占全部 MR 的 55%，加之其他心脏疾病也可在心尖区闻及收缩期杂音，故应注意鉴别。非风湿性 MR 杂音可见于房缺合并 MR、乳头肌功能不全或断裂、室间隔缺损、三尖瓣关闭不全、主动脉瓣狭窄及关闭不全、二尖瓣腱索断裂或瓣叶穿孔、二尖瓣脱垂、二尖瓣环钙化、扩张型心肌病、直背综合征等。

（四）治疗

1.二尖瓣关闭不全

无症状的慢性 MR、左心室功能正常时，并无公认的内科治疗。如无高血压，也无应用扩血管药或 ACEI 的指征。主要的治疗措施是手术。

2.二尖瓣脱垂

二尖瓣脱垂不伴有 MR 时，内科治疗主要是预防心内膜炎和防止栓塞。β 受体阻滞剂可应用于二尖瓣脱垂患者伴有心悸、心动过速或伴交感神经兴奋增加的症状以及有胸痛、忧虑的患者。

三、主动脉瓣狭窄

（一）病因和发病机制

主动脉瓣狭窄（AS）的主要原因是风湿性、先天性和老年退行性瓣膜病变。风湿性 AS 约占慢性风湿性心脏瓣膜病的 25%，男性多见，几乎均伴发二尖瓣病变和主动脉瓣关闭不全。

正常瓣口面积为大于或等于 3.0 cm^2。当瓣口面积减少一半时，收缩期无明显跨瓣压差；小于或等于 1.0 cm^2 时，左心室收缩压明显增高，压差显著。左心室对慢性 AS 所致后负荷增加的代偿机制为进行性左心室壁向心性肥厚，顺应性降低，左心室舒张末期压力进行性增高；进而导致左心房代偿性肥厚，最终由于室壁应力增高、心肌缺血和纤维化而致左心衰竭。严重的 AS 致心肌缺血。

（二）临床表现

1.症状

AS 可多年无症状，一旦出现症状平均寿命仅 3 年。典型的 AS 三联症是晕厥、心绞痛和劳力性呼吸困难。呼吸困难是最常见的症状，约见于 90%的患者，先是劳力性呼吸困难，进而发生端坐呼吸、阵发性夜间呼吸困难和急性肺水肿。心绞痛见于 60%的有症状患者，多发生于劳累或卧床时，3%～5%的患者可发生猝死。晕厥或晕厥先兆可见于 1/3 的有症状患者，可发生于用力或服用硝酸甘油时，表明 AS 严重。晕厥也可由心室纤颤引起。少部分患者可发生心律失常、感染性心内膜炎、体循环栓塞、胃肠道出血和猝死等。

2.体征

查体心尖部抬举性搏动十分有力且有滞留感，心尖部向左下方移位。80%的患者于心底部主动脉瓣区可能触及收缩期震颤，反映跨膜压差＞5.3 kPa（40 mmHg）。典型的 AS 收缩期杂音在 3/6 级以上，为喷射性，呈递增-递减型，菱峰位于收缩中期，在胸骨右缘第 2 肋间及胸骨左缘第 3～4 肋间最清楚。主动脉瓣区第二心音减弱或消失。收缩压显著降低，脉压小，脉搏弱。高度主动脉瓣狭窄时，杂音可不明显，而心尖部可闻及第四心音，提示狭窄严重，跨膜压差在 9.3 kPa(70 mmHg)以上。

(三)诊断

1.辅助检查

(1)心电图：可表现为左心室肥厚、伴 ST-T 改变和左心房增大。

(2)超声心动图：有助于确定瓣口狭窄的程度和病因诊断。

(3)心导管检查：可测出跨瓣压差并据此计算出瓣口面积，＞1.0 cm^2 为轻度狭窄，0.75～1.0 cm^2 为中度狭窄，＜0.75 cm^2 为重度狭窄。根据压差判断，则平均压差＞6.7 kPa(50 mmHg)或峰压差＞9.3 kPa(70 mmHg)为重度狭窄。

2.诊断和鉴别诊断

根据病史、主动脉瓣区粗糙而响亮的喷射性收缩期杂音和收缩期震颤，诊断多无困难。应鉴别是风湿性、先天性、老年钙化性 AS 或特发性肥厚型主动脉瓣下狭窄(IHSS)。病史、超声心动图等可助鉴别。

(四)治疗

无症状的 AS 患者并无特殊内科治疗。有症状的 AS 则必须手术。有肺淤血的患者，可慎用利尿剂。ACEI 具有血管扩张作用，应慎用于瓣膜狭窄的患者，以免前负荷过度降低致心排血量减少，引起低血压、晕厥等。AS 患者也应避免应用 β 受体阻滞剂等负性肌力药物。重度 AS 患者应选用瓣膜置换术。经皮主动脉球囊成形术尚不成熟，仅适用于不能手术患者的姑息治疗。

四、主动脉瓣关闭不全

(一)病因和发病机制

主动脉瓣关闭不全(AR)是由主动脉瓣和主动脉根部病变所引起，分急性与慢性两类。慢性 AR 的病因有风湿性、先天性畸形、主动脉瓣脱垂、老年瓣膜病变、主动脉瓣黏液变性、梅毒性 AR、升主动脉粥样硬化与扩张、马方综合征、强直性脊柱炎、特发性升主动脉扩张、严重高血压和/或动脉粥样硬化等，其中2/3的 AR 为风心病引起，单纯风湿性 AR 少见。

急性 AR 的原因有感染性心内膜炎、主动脉根部夹层或动脉瘤、由外伤或其他原因导致的主动脉瓣破裂或急性脱垂、AS 行球囊成形术或瓣膜置换术的并发症。

急性 AR 时，心室舒张期血流从主动脉反流入左心室，左心室同时接受左心房和主动脉反流的血液，左心室急性扩张以适应容量过度负荷的能力有限，故左心室舒张压急剧上升，随之左心房压升高、肺淤血、肺水肿。同时，AR 使心脏前向排血量减少。

慢性 AR 时，常缓慢发展、逐渐加重，故左心室有充足的时间进行代偿；使左心室能够在反流量达心排血量 80%左右的情况下，多年不出现严重循环障碍的症状；晚期才出现心室收缩功能降低，左心衰竭。

(二)临床表现

1.症状

急性 AR，轻者可无症状，重者可出现急性左心衰竭和低血压。慢性 AR 可多年(5～10 年)无症状，首发症状可为心悸、胸壁冲撞感、心前区不适、头部强烈搏动感；随着左心功能减退，出现劳累后气急或呼吸困难，左心衰竭逐渐加重后，可随时发生阵发性夜间呼吸困难、肺水肿及端坐呼吸，随后发生右心衰竭。也可发生心绞痛(较主动脉瓣狭窄少见)和晕厥。在出现左心衰竭后，病情呈进行性恶化，常于1～2年死亡。

2.体征

查体在胸骨左缘第3～4肋间或胸骨右缘第2肋间闻及哈气样递减型舒张期杂音。该杂音沿胸骨左缘向下传导，达心尖部及腋前线，取坐位、前倾、深呼气后屏气最清楚。主动脉瓣区第二心音减弱或消失。脉压升高，有水冲脉，周围血管征常见。

（三）诊断

1.辅助检查

(1)X线胸片：表现为左心室、左心房大，心胸比率增大，左心室段延长及隆突，心尖向下延伸，心腰凹陷，心脏呈主动脉型，主动脉继发性扩张。

(2)心电图：表现为左心室肥厚伴劳损。

(3)超声心动图：可见主动脉增宽，AR时存在裂隙或瓣膜撕裂、穿孔等，二尖瓣前叶舒张期纤细扑动或震颤（为AR的可靠征象，但敏感性只有43%），左心室扩大，室间隔活动增强并向右移动等。

(4)心脏多普勒超声心动图：可显示血液自主动脉反流入左心室。

(5)主动脉根部造影：是诊断本病的金标准，若注射造影剂后，造影剂反流到左心室，可确定AR的诊断，若左心室造影剂浓度低于主动脉内造影剂浓度，则提示为轻度AR；若两者浓度相近，则提示中度反流；若左心室浓度高于主动脉浓度，则提示重度反流。

2.诊断要点

如在胸骨左缘或主动脉瓣区有哈气样舒张期杂音，左心室明显增大，并有周围血管征，则AR之诊断不难确立。超声心动图、心脏多普勒超声心动和主动脉根部造影可明确诊断。风湿性AR常与AS并存，同时合并二尖瓣病变。

3.鉴别诊断

风湿性AR需与老年性和梅毒性AR、马方综合征及瓣膜松弛综合征、先天性主动脉瓣异常、细菌性心内膜炎、高血压和动脉粥样硬化性主动脉瓣病变、主动脉夹层、动脉瘤及外伤等所致的AR相鉴别。

（四）治疗

有症状的AR患者必须手术治疗，而不是长期内科治疗的对象。血管扩张药（包括ACEI）应用于慢性AR患者，目的是减轻后负荷，增加前向心排血量而减轻反流，但是否能有效降低左心室舒张末容量，增加LVEF尚不肯定。

五、护理措施

注意休息，劳逸结合，避免过重体力活动。但在心功能允许情况下，可进行适量的轻体力活动或轻体力的工作。预防感冒、防止扁桃体炎、牙龈炎等。如果发生感染可选用青霉素治疗。对青霉素过敏者可选用红霉素或林可霉素治疗。心功能不全者应控制水分的摄入，饮食中适量限制钠盐，每天以10 g以下为宜，切忌食用盐腌制品。服用利尿剂者应吃些水果，如香蕉、橘子等。房颤的患者不宜做剧烈活动。应定期门诊随访；在适当时期要考虑行外科手术治疗，何时进行，应由医师根据具体情况定。如需拔牙或做其他小手术，术前应采用抗生素预防感染。

（张淑华）

第八节 扩张型心肌病

扩张型心肌病也称为充血性心肌病，是心肌病中常见的临床类型，以心肌广泛纤维化、心肌收缩力减弱、心脏扩大、双侧心室扩张为基本病变的心肌病。

一、病因与病理

（一）病因

病因尚不明确，近年来心肌病有增加趋势，青年男性发病多，男女之比为2.5：1，目前主要与以下因素有关。

（1）遗传与基因。

（2）持续病毒感染。

（3）细胞免疫。

（4）血管活性物质和心肌微血管痉挛。

（5）代谢异常、中毒等。

（二）病理

其主要以心腔扩张为主，室壁变薄，纤维瘢痕形成，常伴有附壁血栓形成。

二、临床表现

（一）无症状期

无明显临床症状，心脏轻度增大，射血分数40％～50％。

（二）症状期

主要是疲劳乏力、气促、心悸等，舒张早期奔马律，射血分数20％～40％。

（三）充血性心力衰竭期

出现劳力性呼吸困难、端坐呼吸、水肿和淤血性肝大等全心衰竭的表现。主要体征为心脏扩大、心律失常及肺循环淤血，常可听到奔马律。

三、辅助检查

（一）胸部X线片

肺淤血，心影增大，心胸比例＞50％。

（二）心电图

多种异常心电图改变，如心房颤动、传导阻滞、ST-T改变、肢导低电压、R波减低、病理性Q波等。

（三）超声心动图

心腔扩大以左心室为主。因心室扩大致二、三尖瓣的相对关闭不全，而瓣膜本身无病变；室壁运动普遍减弱，心肌收缩功能下降。

(四)放射性核素检查

核素血池显像可见左心室容积增大,左心室射血分数降低;心肌显像表现放射性分布不均匀或呈“条索样”“花斑样”改变。

(五)心导管检查和心血管造影

心室舒张末压、肺毛细血管楔压增高;心室造影见心腔扩大、室壁运动减弱、射血分数下降。冠状动脉造影正常。

(六)心内膜心肌活检

心肌细胞肥大、变性,间质纤维化等。

四、治疗

本病原因未明,尚无特殊防治方法,主要是控制充血性心力衰竭和心律失常。

(一)一般治疗

限制体力活动,低盐饮食。

(二)抗心力衰竭治疗

长期应用β受体阻滞剂,可以控制心力衰竭、延长生存时间。其他药物包括血管紧张素转换酶抑制药、利尿剂、洋地黄药物和扩张血管药物。但本病易发生洋地黄中毒,故应慎重使用。

(三)抗栓治疗

本病易发生附壁血栓,对于合并心房颤动、深静脉血栓等有栓塞性疾病风险的患者,预防性口服阿司匹林;已经出现附壁血栓或发生血栓栓塞的患者,需长期口服华法林抗凝,保持国际标准化凝血酶原时间比值(INR)在2～2.5。

(四)心脏再同步化治疗(CRT)

通过双心室起搏同步刺激左右心室,调整左右心室收缩程序,达到心脏收缩同步化,对改善心脏功能有一定疗效。需满足以下条件:左心室射血分数(LVEF)＜35%,心功能NYHA Ⅲ～Ⅳ级,QRS增宽超过120毫秒,左右心室收缩不同步。

(五)植入性心脏电复律除颤器(ICD)

对于有严重的、危及生命的心律失常,药物治疗不能控制,LVEF＜30%,伴轻至中度心力衰竭症状、预期临床预后尚好的患者可选择ICD预防猝死。

(六)其他治疗

中药黄芪、生脉散和牛磺酸等具有一定的抗病毒、调节免疫、改善心功能作用,可作为辅助治疗手段。此外,还可考虑左心机械辅助循环、左心室成形术、心脏移植。

五、护理评估

(一)病史评估

详细询问患者起病情况,了解有无感染,过度劳累、情绪激动等诱因;了解患者心律失常的类型,评估发生栓塞和猝死的风险;了解患者既往健康状况,评估有无其他心血管疾病,如冠心病、风湿性心脏瓣膜病等。

(二)身体状况

观察生命体征及意识状况,注意监测心律、心率、血压等变化。心脏扩大:听诊时常可闻及第三或第四心音,心率快时呈奔马律。肥厚性心肌病患者评估有无头晕、黑矇、心悸、胸痛、劳力性呼吸困难，了解肥厚梗阻情况评估猝死的风险。

（三）心理-社会状况评估

了解患者有无情绪低落、消沉、烦躁、焦虑、恐惧、绝望等心理；患者反复发作心力衰竭，经常住院治疗，了解患者亲属的心理压力和经济负担。

六、护理诊断

（一）心输出血量减少

心输出血量减少与心功能不全有关。

（二）气体交换受损

气体交换受损与充血性心力衰竭、肺水肿有关。

（三）焦虑

焦虑与病程长、疗效差、病情逐渐加重有关。

（四）潜在并发症

栓塞。

七、护理目标

（1）能维持良好的气体交换状态，活动后呼吸困难减轻或消失。

（2）胸痛减轻或消失。

（3）活动耐力逐渐增加。

（4）情绪稳定，焦虑程度减轻或消失。

八、护理措施

（一）一般护理

急性期保证患者充足睡眠、休息，限制探视，促进躯体和心理恢复。随着病情好转，逐渐增加活动量，尽量满足生活需要。给予清淡、营养、易消化、低盐饮食。防止辛辣、刺激性食物和饮料摄入，戒烟、戒酒。

（二）病情观察

监测血压及血流动力学参数变化，注意有无咳嗽加剧，气促明显等心力衰竭发作先兆及心排血量降低的早期表现，应随时观察有无偏瘫、失语、血尿、胸痛、咯血等症状，如有异常，马上报告医师，及时做出处理。

（三）对症护理

气促时需吸氧，保持鼻导管通畅。抬高床头 30°～60°，采用半坐位或端坐位利于呼吸。指导患者有效呼吸技巧，如腹式呼吸等。

（四）用药护理

遵医嘱给予洋地黄药物，药量要准确，密切观察有无洋地黄药物毒性反应；控制输液量及静脉输液速度，记录出水量；使用抗心律失常药时，要加强巡视，观察生命体征，必要时给予心电监护。

（五）心理护理

患者出现呼吸困难、胸闷不适时，守护在患者身旁，给予安全感；耐心解答患者提出的问题，进行健康教育;与患者和家属建立融洽关系,避免精神刺激,护理操作细致、耐心;尽量减少外界压力刺激、创造轻松和谐的气氛。

(六)健康宣教

1.指导患者合理安排休息与活动

应限制活动,督促其卧床休息。因休息可使轻度心力衰竭缓解,重度心力衰竭减轻。待心力衰竭控制后,仍需限制患者的活动量,使心脏大小恢复至正常。

2.合理饮食

宜低盐、高维生素及增加纤维食物饮食,少量多餐,避免高热量及刺激性食物。防止因饮食不当造成水、钠潴留,心肌耗氧量、便秘等,导致心脏负荷增加。

3.避免诱因

向患者及家属讲解预防感染的知识,如定时开窗通风,洗手;因避免劳累、乙醇中毒及其他毒素对心肌的损害。

4.坚持药物治疗

注意洋地黄素和抗心律失常等药物的毒性反应,并定期复查,以便随时调整药物剂量。

5.密切观察病情变化

如症状加重时应立即就医。

九、护理评价

(1)活动后呼吸困难症状有无减轻或消失。

(2)心前区疼痛发作的次数是否减少或已消失。发作时疼痛程度是否减轻。

(3)乏力和活动后心悸、气促症状有无减轻或消失,心律和心率是否恢复正常。

(4)情绪是否稳定,烦躁不安或悲伤失望心理是否减轻。

(张淑华)

第四章

呼吸内科护理

第一节 急性气管-支气管炎

一、概述

(一)疾病概述

急性气管-支气管炎是由生物、物理、化学刺激或过敏等因素引起的急性气管-支气管黏膜炎症。多为散发,无流行倾向,年老体弱者易感。临床症状主要为咳嗽和咳痰。常发生于寒冷季节或气候突变时,也可由急性上呼吸道感染迁延不愈所致。

(二)相关病理生理

由病原体、吸入冷空气、粉尘、刺激性气体或因吸入致敏原引起气管-支气管急性炎症反应。其共同的病理表现为气管、支气管黏膜充血水肿,淋巴细胞和中性粒细胞浸润;同时可伴纤毛上皮细胞损伤,脱落;黏液腺体肥大增生。合并细菌感染时,分泌物呈脓性。

(三)急性气管-支气管炎的病因与诱因

病原体导致的感染是最主要病因,过度劳累、受凉、年老体弱是常见诱因。

1.病原体

病原体与上呼吸道感染类似。常见病毒为腺病毒、流感病毒(甲、乙)、冠状病毒、鼻病毒、单纯疱疹病毒、呼吸道合胞病毒和副流感病毒。常见细菌为流感嗜血杆菌、肺炎链球菌、卡他莫拉菌等,近年来衣原体和支原体感染明显增加,在病毒感染的基础上继发细菌感染也较多见。

2.物理、化学因素

冷空气、粉尘、刺激性气体或烟雾(如二氧化硫、二氧化氮、氨气、氯气等)的吸入,均可刺激气管-支气管黏膜引起急性损伤和炎症反应。

3.变态反应

常见的吸入致敏原包括花粉、有机粉尘、真菌孢子、动物毛皮排泄物;或对细菌蛋白质的过敏,钩虫、蛔虫的幼虫在肺内的移行均可引起气管-支气管急性炎症反应。

(四)临床表现

临床主要表现为咳嗽咳痰。一般起病较急,通常全身症状较轻,可有发热。初为干咳或少量黏液痰，随后痰量增多，咳嗽加剧，偶伴血痰。咳嗽、咳痰可延续 2～3 周，如迁延不愈，可演变成慢性支气管炎。伴支气管痉挛时，可出现程度不等的胸闷气促。

（五）辅助检查

1.血液检查

病毒感染时，血常规检查白细胞计数多正常；细菌感染较重时，白细胞计数和中性粒细胞计数增高。血沉检查可有血沉快。

2.胸部 X 线检查

多无异常，或仅有肺纹理的增粗。

3.痰培养

细菌或支原体衣原体感染时，可明确病原体；药敏试验可指导临床用药。

（六）治疗要点

1.对症治疗

咳嗽无痰或少痰，可用右美沙芬、喷托维林（咳必清）镇咳。咳嗽有痰而不易咳出，可选用盐酸氨溴索、溴己新（必嗽平），桃金娘油提取物化痰，也可雾化帮助祛痰。较为常用的为兼顾止咳和化痰的棕色合剂，也可选用中成药止咳祛痰。发生支气管痉挛时，可用平喘药如茶碱类、β_2受体激动剂等。发热可用解热镇痛药对症处理。

2.抗菌药物治疗

有细菌感染证据时应及时使用。可以首选新大环内酯类、青霉素类，也可选用头孢菌素类或喹诺酮类等药物。多数患者口服抗菌药物即可，症状较重者可经肌内注射或静脉滴注给药，少数患者需要根据病原体培养结果指导用药。

3.一般治疗

多休息，多饮水，避免劳累。

二、护理评估

（一）病因评估

主要评估患者健康史和发病史，近期是否有受凉、劳累，是否有粉尘过敏史，是否有吸入冷空气或刺激性气体史。

（二）一般评估

1.生命体征

患者体温可正常或发热；有无呼吸频率加快或节律异常。

2.患者主诉

有无发热、咳嗽、咳痰、喘息等症状。

3.相关记录

体温，痰液颜色、性状和量等情况。

（三）身体评估

听诊有无异常呼吸音；有无双肺呼吸音变粗，两肺可否闻及散在的干、湿啰音，湿啰音部位是否固定，咳嗽后湿啰音是否减少或消失。有无闻及哮鸣音。

（四）心理-社会评估

患者在疾病治疗过程中的心理反应与需求，家庭及社会支持情况，引导患者正确配合疾病的治疗与护理。

(五)辅助检查结果评估

1.血液检查

有无白细胞总数和中性粒细胞百分比升高,有无血沉加快。

2.胸部 X 线检查

有无肺纹理增粗。

3.痰培养

有无致病菌生长,药敏试验结果如何。

(六)治疗常用药效果的评估

1.应用抗生素的评估要点

(1)记录每次给药的时间与次数,评估有无按时,按量给药,是否足疗程。

(2)评估用药后患者发热、咳嗽、咳痰等症状有否缓解。

(3)评估用药后患者是否出现皮疹、呼吸困难等变态反应。

(4)评估用药后患者有无较明显的恶心、呕吐、腹泻等不良反应。

2.应用止咳祛痰剂效果的评估

(1)记录每次给药的时间与药量。

(2)评估用祛痰剂后患者痰液是否变稀,是否较易咳出。

(3)评估用止咳药后,患者咳嗽频繁是否减轻,夜间睡眠是否改善。

3.应用平喘药后效果的评估

(1)记录每次给药的时间与量。

(2)评估用药后,患者呼吸困难是否减轻,听诊哮鸣音有否消失。

(3)如应用氨茶碱时间较长,需评估有无茶碱中毒表现。

三、主要护理诊断/问题

(一)清理呼吸道无效

清理呼吸道无效与呼吸道感染、痰液黏稠有关。

(二)气体交换受损

气体交换受损与过敏、炎症引起支气管痉挛有关。

四、护理措施

(一)病情观察

观察生命体征及主要症状,有无咳嗽,痰液的颜色、性质、量等的变化;有无呼吸困难与喘息等表现;监测体温情况。

(二)休息与保暖

急性期应减少活动,增加休息时间,室内空气新鲜,保持适宜的温度和湿度。

(三)保证充足的水分及营养

鼓励患者多饮水,必要时由静脉补充。给予易消化营养丰富的饮食,发热期间进食流质或半流质食物为宜。

(四)保持口腔清洁

由于患者发热、咳嗽、痰多且黏稠，咳嗽剧烈时可引起呕吐，故要保持口腔卫生，以增加舒适感，增进食欲，促进毒素的排泄。

(五)发热护理

热度不高不需特殊处理，高热时要采取物理降温或药物降温措施。

(六)保持呼吸道通畅

观察呼吸道分泌物的性质及能否有效地咳出痰液，指导并鼓励患者有效咳嗽；若为细菌感染所致，按医嘱使用敏感的抗生素。若痰液黏稠，可采用超声雾化吸入或蒸气吸入稀释分泌物；对于咳嗽无力的患者，宜经常更换体位，拍背，使呼吸道分泌物易于排出，促进炎症消散。

(七)给氧与解痉平喘

有咳喘症状者可给予氧气吸入或按医嘱采用雾化吸入平喘解痉剂，严重者可口服。

(八)健康教育

1.疾病预防指导

预防急性上呼吸道感染的诱发因素。增强体质，可选择合适的体育活动，如健康操、打太极拳、跑步等，可进行耐寒训练，如冷水洗脸、冬泳等。

2.疾病知识指导

患病期间增加休息时间，避免劳累；饮食宜清淡、富含营养；按医嘱用药。

3.就诊指标

如 2 周后症状仍持续应及时就诊。

五、护理效果评估

(1)患者自觉症状好转(咳嗽、咳痰、喘息、发热等症状减轻)。

(2)患者体温恢复正常。

(3)患者听诊时双肺有无闻及干、湿啰音。

(张淑华)

第二节　慢性支气管炎

慢性支气管炎是由于感染或非感染因素引起气管、支气管黏膜及其周围组织的慢性非特异性炎症。临床以咳嗽、咳痰或伴有喘息反复发作为特征，每年持续 3 个月以上，且连续 2 年以上。

一、病因和发病机制

慢性支气管炎的病因极为复杂，迄今尚有许多因素还不够明确，往往是多种因素长期相互作用的综合结果。

(一)感染

病毒、支原体和细菌感染是本病急性发作的主要原因。病毒感染以流感病毒、鼻病毒、腺病毒和呼吸道合胞病毒常见；细菌感染以肺炎链球菌、流感嗜血杆菌和卡他莫拉菌及葡萄球菌常见。

(二)大气污染

化学气体如氯气、二氧化氮、二氧化硫等刺激性烟雾,空气中的粉尘等均可刺激支气管黏膜,使呼吸道清除功能受损,为细菌入侵创造条件。

(三)吸烟

吸烟为本病发病的主要因素。吸烟时间的长短与吸烟量决定发病率的高低,吸烟者的患病率较不吸烟者高2~8倍。

(四)过敏因素

喘息型支气管患者多有过敏史。患者痰中嗜酸性粒细胞和组胺的含量及血中IgE明显高于正常。此类患者实际上应属慢性支气管炎合并哮喘。

(五)其他因素

气候变化,特别是寒冷空气对慢性支气管炎的病情加重有密切关系。自主神经功能失调,副交感神经功能亢进,老年人肾上腺皮质功能减退,慢性支气管炎的发病率增加。维生素C缺乏、维生素A缺乏,易患慢性支气管炎。

二、临床表现

(一)症状

患者常在寒冷季节发病,出现咳嗽、咳痰,尤以晨起显著,白天多于夜间。病毒感染痰液为白色黏液泡沫状,继发细菌感染,痰液转为黄色或黄绿色黏液脓性,偶可带血。慢性支气管炎反复发作后,支气管黏膜的迷走神经感受器反应性增高,副交感神经功能亢进,可出现过敏现象而发生喘息。

(二)体征

早期多无体征。急性发作期可有肺底部闻及干、湿性啰音。喘息型支气管炎在咳嗽或深吸气后可闻及哮鸣音,发作时,有广泛哮鸣音。

(三)并发症

(1)阻塞性肺气肿:为慢性支气管炎最常见的并发症。

(2)支气管肺炎:慢性支气管炎蔓延至支气管周围肺组织中,患者表现寒战、发热、咳嗽加剧、痰量增多且呈脓性;白细胞总数及中性粒细胞增多;X线胸片显示双下肺野有斑点状或小片阴影。

(3)支气管扩张症。

三、诊断

(一)辅助检查

1.血常规

白细胞总数及中性粒细胞数可升高。

2.胸部X线

单纯型慢性支气管炎,X线片检查阴性或仅见双下肺纹理增多、增粗、模糊、呈条索状或网状。继发感染时为支气管周围炎症改变,表现为不规则斑点状阴影,重叠于肺纹理之上。

3.肺功能检查

早期病变多在小气道，常规肺功能检查多无异常。

(二)诊断要点

凡咳嗽、咳痰或伴有喘息，每年发作持续3个月，连续2年或2年以上者，并排除其他心、肺疾病(如肺结核、肺尘埃沉着病、支气管哮喘、支气管扩张症、肺癌、肺脓肿、心脏病、心功能不全等)、慢性鼻咽疾病后，即可诊断。如每年发病不足3个月，但有明确的客观检查依据(如胸部X线片、肺功能等)也可诊断。

(三)鉴别诊断

1.支气管扩张

支气管扩张多于儿童或青年期发病，常继发于麻疹、肺炎或百日咳后，并有咳嗽、咳痰反复发作的病史，合并感染时痰量增多，并呈脓性或伴有发热，病程中常反复咯血。在肺下部周围可闻及不易消散的湿性啰音。晚期重症患者可出现杵状指(趾)。胸部X线上可见双肺下野纹理粗乱或呈卷发状。薄层高分辨CT(HRCT)检查有助于确诊。

2.肺结核

活动性肺结核患者多有午后低热、消瘦、乏力、盗汗等中毒症状。咳嗽痰量不多，常有咯血。老年肺结核的中毒症状多不明显，常被慢性支气管炎的症状所掩盖而误诊。胸部X线上可发现结核病灶，部分患者痰结核菌检查可获阳性。

3.支气管哮喘

支气管哮喘常为特质性患者或有过敏性疾病家族史，多于幼年发病。一般无慢性咳嗽、咳痰史。哮喘多突然发作，且有季节性，血和痰中嗜酸性粒细胞常增多，治疗后可迅速缓解。发作时双肺布满哮鸣音，呼气延长，缓解后可消失，且无症状，但气道反应性仍增高。慢性支气管炎合并哮喘的患者，病史中咳嗽、咳痰多发生在喘息之前，迁延不愈较长时间后伴有喘息，且咳嗽、咳痰的症状多较喘息更为突出，平喘药物疗效不如哮喘等可资鉴别。

4.肺癌

肺癌多发生于40岁以上男性，并有多年吸烟史的患者，刺激性咳嗽常伴痰中带血和胸痛。X线胸片检查肺部常有块影或反复发作的阻塞性肺炎。痰脱落细胞及支气管镜等检查，可明确诊断。

5.慢性肺间质纤维化

慢性咳嗽，咳少量黏液性非脓性痰，进行性呼吸困难，双肺底可闻及爆裂音(Velcro啰音)，严重者发绀并有杵状指。X线胸片见中下肺野及肺周边部纹理增多紊乱呈网状结构，其间见弥漫性细小斑点阴影。肺功能检查呈限制性通气功能障碍，弥散功能减低，动脉血氧分压(PaO_2)下降。肺活检是确诊的手段。

四、治疗

(一)急性发作期及慢性迁延期的治疗

以控制感染、祛痰、镇咳为主，同时解痉平喘。

1.抗感染药物

及时、有效、足量，感染控制后及时停用，以免产生细菌耐药或二重感染。一般患者可按常见致病菌用药。可选用青霉素G 80×10^4 U肌内注射；复方磺胺甲噁唑，每次2片，2次/天；阿莫西林 2～4 g/d,3～4 次口服;氨苄西林 2～4 g/d,分 4 次口服;头孢氨苄 2～4 g/d 或头孢拉定 1～2 g/d,分 4 次口服;头孢呋辛 2 g/d 或头孢克洛 0.5～1 g/d,分 2～3 次口服。也可选择新一代大环内酯类抗生素,如罗红霉素,0.3 g/d,2 次口服。抗菌治疗疗程一般 7～10 天,反复感染病例可适当延长。严重感染时,可选用氨苄西林、环丙沙星、氧氟沙星、阿米卡星、奈替米星或头孢菌素类联合静脉滴注给药。

2.祛痰镇咳药

刺激性干咳者不宜单用镇咳药物,否则痰液不易咳出。可给盐酸溴环己胺醇 30 mg 或羧甲基半胱氨酸 500 mg,3 次/天,口服。乙酰半胱氨酸(富露施)及氯化铵甘草合剂均有一定的疗效。α-糜蛋白酶雾化吸入也有消炎祛痰的作用。

3.解痉平喘

解痉平喘主要为解除支气管痉挛,利于痰液排出。常用药物为氨茶碱 0.1～0.2 g,8 次/小时口服;丙卡特罗50 mg,2 次/天;特布他林 2.5 mg,2～3 次/天。慢性支气管炎有可逆性气道阻塞者应常规应用支气管舒张剂,如异丙托溴铵(异丙阿托品)气雾剂、特布他林等吸入治疗。阵发性咳嗽常伴不同程度的支气管痉挛,应用支气管扩张药后可改善症状,并有利于痰液的排出。

(二)缓解期的治疗

应以增强体质,提高机体抗病能力和预防发作为主。

(三)中药治疗

采取扶正固本原则,按肺、脾、肾的虚实辨证施治。

五、护理措施

(一)常规护理

1.环境

保持室内空气新鲜、流通,安静,舒适,温湿度适宜。

2.休息

急性发作期应卧床休息,取半卧位。

3.给氧

持续低流量吸氧。

4.饮食

给予高热量、高蛋白、高维生素易消化饮食。

(二)专科护理

(1)解除气道阻塞,改善肺泡通气。及时清除痰液,神志清醒患者应鼓励咳嗽,痰稠不易咳出时,给予雾化吸入或雾化泵药物喷入,减少局部淤血水肿,以利痰液排出。危重体弱患者,定时更换体位,叩击背部,使痰易于咳出,餐前应给予胸部叩击或胸壁震荡。方法:患者取侧卧位,护士两手手指并拢,手背隆起,指关节微屈,自肺底由下向上,由外向内叩拍胸壁,震动气管,边拍边鼓励患者咳嗽,以促进痰液的排出,每侧肺叶叩击 3～5 分钟。对神志不清者,可进行机械吸痰,需注意无菌操作,抽吸压力要适当,动作轻柔,每次抽吸时间不超过 15 秒,以免加重缺氧。

(2)合理用氧,减轻呼吸困难。根据缺氧和二氧化碳潴留的程度不同,合理用氧,一般给予低流量、低浓度、持续吸氧,如病情需要提高氧浓度,应辅以呼吸兴奋剂刺激通气或使用呼吸机改善通气,吸氧后如呼吸困难缓解、呼吸频率减慢、节律正常、血压上升、心率减慢、心律正常、发绀减轻、皮肤转暖、神志转清、尿量增加等，表示氧疗有效。若呼吸过缓，意识障碍加深，需考虑二氧化碳潴留加重，必要时采取增加通气量措施。

（张淑华）

第三节 肺 栓 塞

一、概述

肺栓塞(pulmonary embolism，PE)是由内源性或外源性栓子堵塞肺动脉或其分支引起肺循环和右心功能障碍的一组临床和病理生理综合征，包括肺血栓栓塞症(pulmonary thromboembolism，PTE)、脂肪栓塞综合征、羊水栓塞、空气栓塞、肿瘤栓塞等。

来自静脉系统或右心的血栓堵塞肺动脉或其分支引起肺循环和呼吸功能障碍的临床和病理综合征称为 PTE，临床上 95%以上的 PE 是由于 PTE 所致，是最常见的 PE 类型，因此，临床上所说的 PE 通常指的是 PTE。PE 中 80%～90%的栓子来源于下肢或骨盆深静脉血栓，临床上又把 PE 和深静脉血栓形成(deep venous thrombosis，DVT)划归于静脉血栓栓塞症(venous thromboembolism，VTE)，并认为 PE 和 DVT 具有相同的易患因素，大多数情况下二者伴随发生，为 VTE 的两种不同临床表现形式。PE 可单发或多发，但常发生于右肺和下叶。当栓子堵塞肺动脉，如果其支配区的肺组织因血流受阻或中断而发生坏死，称为肺梗死(pulmonary infarction，PI)。由于肺组织同时接受肺动脉、支气管动脉和肺泡内气体三重供氧，因此肺动脉阻塞时临床上较少发生肺梗死。如存在基础心肺疾病或病情严重，影响到肺组织的多重氧供，才有可能导致 PI。

经济舱综合征(economy class syndrome，ECS)是指由于长时间空中飞行，静坐在狭窄而活动受限的空间内，双下肢静脉回流减慢，血液淤滞，从而发生 DVT 和/或 PTE，又称为机舱性血栓形成。长时间坐车(火车、汽车、马车等)旅行也可以引起 DVT 和/或 PTE，故广义的 ECS 又称为旅行者血栓形成。

“e 栓塞”是指上网时间比较长而导致的下肢静脉血栓形成并栓塞的事件，与现代工作中电脑普及及相应工作习惯有关。

二、病因与发病机制

PE 的栓子 99%是属血栓性质的，因此，导致血栓形成的危险因素均为 PE 的病因。这些危险因素包括自身因素(多为永久性因素)和获得性因素(多为暂时性因素)。自身因素一般指的是血液中一些抗凝物质及纤溶物质先天性缺损，如蛋白 C 缺乏、蛋白 S 缺乏、抗凝血酶Ⅲ(ATⅢ)缺乏，以及凝血因子 V Leiden 突变和凝血酶原(PTG)20210A 突变等，为明确的 VTE 危险因素，常以反复静脉血栓形成和栓塞为主要临床表现，称为遗传性血栓形成倾向或遗传性易栓症。若 40 岁以下的年轻患者无明显诱因反复发生 DVT 和 PTE，或发病呈家族聚集倾向，应注意检测这些患者的遗传缺陷。获得性因素临床常见包括高龄、长期卧床、长时间旅行、动脉疾病(含颈动脉及冠状动脉病变)、近期手术史、创伤或活动受限(如卒中、肥胖、真性红细胞增多症、管状石膏固定患肢)、VTE病史、急性感染、抗磷脂抗体综合征、恶性肿瘤、妊娠、口服避孕药或激素替代治疗等。另外,随着医学科学技术的发展,心导管、有创性检查及治疗技术(如ICD植入和中心静脉置管等)的广泛开展,也大大增加了DVT-PE的发生,因此,充分重视上述危险因素将有助于对PE的早期识别。

引起PTE的血栓可以来源于下腔静脉径路、上腔静脉径路或右心腔,其中大部分来源于下肢深静脉,尤其是从腘静脉上端到髂静脉段的下肢近端深静脉(占50%~90%)。盆腔静脉丛也是血栓的重要来源。

由于PE致肺动脉管腔阻塞,栓塞部位肺血流量减少或中断,机械性肺毛细血管前动脉高压,加之肺动脉、冠状动脉反射性痉挛,使肺毛细血管床减少,肺循环阻力增加,肺动脉压力上升,使右心负荷加重,心排血量下降。由于右心负荷加重致右心压力升高,右心室扩张致室间隔左移,导致左心室舒张末期容积减少和充盈减少,使主动脉与右心室压力阶差缩小及左心室功能下降,进而心排血量减少,体循环血压下降,冠状动脉供血减少及心肌缺血,致脑动脉及冠状动脉供血不足,患者可发生脑供血不足、脑梗死、心绞痛、急性冠状动脉综合征、心功能不全等。肺动脉压力升高程度与血管阻塞程度有关。由于肺血管床具备强大的储备能力,对于原无心肺异常的患者,肺血管床面积减少25%~30%时,肺动脉平均压轻度升高;肺血管床面积减少30%~40%时,肺动脉平均压可达4.0 kPa(30 mmHg)以上,右心室平均压可升高;肺血管床面积减少40%~50%时,肺动脉平均压可达5.3 kPa(40 mmHg),右心室充盈压升高,心排血指数下降;肺血管床面积减少50%~70%时,可出现持续性肺动脉高压;肺血管床面积减少达85%以上时,则可发生猝死。PE时由于低氧血症及肺血管内皮功能损伤,释放内皮素、血管紧张素Ⅱ,加之血栓中的血小板活化脱颗粒释放5-羟色胺、缓激肽、血栓素A、二磷酸腺苷、血小板活化因子等大量血管活性物质,均进一步使肺动脉血管收缩,致肺动脉高压等病理生理改变。PE后堵塞部位肺仍保持通气,但无血流,肺泡不能充分地进行气体交换,致肺泡无效腔增大,导致肺通气/血流比例失调,低氧血症发生。由于右心房与左心房之间压差倒转,约1/3的患者超声可检测到经卵圆孔的右向左分流,加重低氧血症,同时也增加反常栓塞和卒中的风险。较小的和远端的栓子虽不影响血流动力学,但可使肺泡出血致咯血、胸膜炎和轻度的胸膜渗出,临床表现为"肺梗死"。

若急性PE后肺动脉内血栓未完全溶解,或反复发生PTE,则可能形成慢性血栓栓塞性肺动脉高压(chronic thromboembolic pulmonary hypertension,CTEPH),继而出现慢性肺心病,右心代偿性肥厚和右心衰竭。

三、临床表现

PE发生后临床表现多种多样,可涉及呼吸、循环及神经系统等多个系统,但是缺乏特异性。其表现主要取决于栓子的大小、数量,与肺动脉堵塞的部位、程度、范围,也取决于过去有无心肺疾病、血流动力学状态、基础心肺功能状态、患者的年龄及全身健康状况等。较小栓子可能无任何临床症状。小范围的PE(面积小于肺循环50%的PE)一般没有症状或仅有气促,以活动后尤为明显。当肺循环>50%突然发生栓塞时,就会出现严重的呼吸功能和心功能障碍。

多数患者因呼吸困难、胸痛、先兆晕厥、晕厥和(或)咯血而疑诊为急性肺栓塞。常见症状如下:①不明原因的呼吸困难及气促,尤以活动后明显,为PE最重要、最常见症状,发生率为80%~90%。②胸痛为PE常见的症状,发生率为40%~70%,可分为胸膜炎性胸痛(40%~70%)及心绞痛样胸痛(4%~12%)。胸膜炎性胸痛常为较小栓子栓塞周边的肺小动脉,局部肺组织中的血管活性物质及炎性介质释放累及胸膜所致。胸痛多与呼吸有关，吸气时加重，并随炎症反应消退或胸腔积液量的增加而消失。心绞痛样胸痛常为较大栓子栓塞大的肺动脉所致，是梗死面积较大致血流动力学变化，引起冠状动脉血流减少，患者发生典型心绞痛样发作，发生时间较早，往往在栓塞后迅速出现。③晕厥发生率为 11%～20%，为大面积 PE 所致心排血量降低致脑缺血，值得重视的是临床上晕厥可见于 PE 首发或唯一临床症状。出现晕厥往往提示预后不良，有晕厥症状的 PTE 病死率高达 40%，其中部分患者可猝死。④咯血占 10%～30%，多于梗死后 24 小时内发生，常为少量咯血，大咯血少见，多示肺梗死发生。⑤烦躁不安、惊恐甚至濒死感，多提示梗死面积较大，与严重呼吸困难或胸痛有关。⑥咳嗽、心悸等。各病例可出现以上症状的不同组合。临床上有时出现所谓“三联征”，即同时出现呼吸困难、胸痛及咯血，但仅见于 20% 的患者，常常提示肺梗死患者。急性肺栓塞也可完全无症状，仅在诊断其他疾病或尸检时意外发现。

（一）症状

常见体征如下。①呼吸系统：呼吸频率增加（>20 次/分）最常见；发绀；肺部有时可闻及哮鸣音和/或细湿啰音；合并肺不张和胸腔积液时出现相应的体征。②循环系统：心率加快（>90 次/分），主要表现为窦性心动过速，也可发生房性心动过速、心房颤动、心房扑动或室性心律失常；多数患者血压可无明显变化，低血压和休克罕见，但一旦发生常提示中央型急性肺栓塞和/或血流动力学受损；颈静脉充盈、怒张或搏动增强；肺动脉瓣区第二心音亢进或分裂，三尖瓣可闻及收缩期杂音。③其他：可伴发热，多为低热，提示肺梗死。

（二）体征

下肢 DVT 的主要表现为患肢肿胀、周径增大、疼痛或压痛、皮肤色素沉着，行走后患肢易疲劳或肿胀加重。但半数以上的下肢 DVT 患者无自觉症状和明显体征。应测量双侧下肢的周径来评价其差别。

（三）DVT 的症状与体征

周径的测量点分别为髌骨上缘以上 15 cm 处，髌骨下缘以下 10 cm 处。双侧相差>1 cm 即考虑有临床意义。

四、辅助检查

尽管血气分析的检测指标不具有特异性，但有助于对 PE 的筛选。为提高血气分析对 PE 诊断的准确率，应以患者就诊时卧位、未吸氧、首次动脉血气分析的测量值为准。由于动脉血氧分压随年龄的增长而下降，所以血氧分压的正常预计值应按照公式 $PaO_2(mmHg)=106-0.14\times$ 年龄（岁）进行计算。70%～86% 的患者示低氧血症及呼吸性碱中毒，93% 的患者有低碳酸血症，86%～95% 的患者肺泡-动脉血氧分压差 $P_{(A-a)}O_2$ 增加[>2.0 kPa（15 mmHg）]。

（一）动脉血气分析

动脉血气分析为目前诊断 PE 及 DVT 的常规实验室检查方法。急性血栓形成时，凝血和纤溶系统同时激活，引起血浆 *D*-二聚体水平升高，如>500 μg/L 对诊断 PE 有指导意义。*D*-二聚体水平与血栓大小、堵塞范围无明显关系。由于血浆中 2%～3% 的血浆纤维蛋白原转变为血浆蛋白，故正常人血浆中可检测到微量 *D*-二聚体，正常时 *D*-二聚体<250 μg/L。*D*-二聚体测定敏感性高而特异性差，阴性预测价值很高，水平正常多可以排除急性 PE 和 DVT。在某些病理情况下也可以出现 *D*-二聚体水平升高，如肿瘤、炎症、出血、创伤、外科手术及急性心肌梗死和主动脉夹层，所以 *D*-二聚体水平升高的阳性预测价值很低。本项检查的主要价值在于急诊室排除

急性肺栓塞，尤其是低度可疑的患者，而对确诊无益。中度急性肺栓塞可疑的患者，即使检测D-二聚体水平正常，仍需要进一步检查。高度急性肺栓塞可疑的患者，不主张检测D-二聚体水平，此类患者不论检测的结果如何，均不能排除急性肺栓塞，需行超声或CT肺动脉造影进行评价。

（二）血浆D-二聚体测定

心电图改变是非特异性的，常为一过性和多变性，需动态比较观察有助于诊断。窦性心动过速是最常见的心电图改变，其他包括电轴右偏，右心前导联及Ⅱ、Ⅲ、aVF导联T波倒置（此时应注意与非ST段抬高性急性冠脉综合征进行鉴别），完全性或不完全性右束支传导阻滞等；最典型的心电图表现是$S_{Ⅰ}Q_{Ⅲ}T_{Ⅲ}$（Ⅰ导联S波变深，S波＞1.5 mm，Ⅲ导联有Q波和T波倒置），但比较少见。房性心律失常，尤其是心房颤动也比较多见。

（三）心电图

心电图在提示诊断、预后评估及除外其他心血管疾病方面有重要价值。超声心动图具有快捷、方便和适合床旁检查等优点，尤其适用于急诊，可提供急性肺栓塞的直接和间接征象，直接征象为发现肺动脉近端或右心腔（包括右心房和右心室）的血栓，如同时患者临床表现符合PTE，可明确诊断。间接征象多是右心负荷过重的表现，如右心室壁局部运动幅度降低；右心室和/或右心房扩大；室间隔左移和运动异常；近端肺动脉扩张；三尖瓣反流速度增快等。既往无心肺疾病的患者发生急性肺栓塞，右心室壁一般无增厚，肺动脉收缩压很少超过4.7～5.3 kPa（35～40 mmHg）。因此在临床表现的基础上，结合超声心动图的特点，有助于鉴别急、慢性肺栓塞。

（四）超声心动图

PE时X线检查可有以下征象。①肺动脉阻塞征：区域性肺血管纹理纤细、稀疏或消失，肺野透亮度增加。②肺动脉高压征及右心扩大征：右下肺动脉干增宽或伴截断征，肺动脉段膨隆及右心室扩大。③肺组织继发改变：肺野局部片段阴影，尖端指向肺门的楔形阴影，肺不张。

（五）胸部X线检查

胸部X线检查或膨胀不全，肺不张侧可见膈肌抬高，有时合并胸腔积液。CT肺动脉造影具有无创、快捷、图像清晰和较高的性价比等特点，同时由于可以直观的判断肺动脉阻塞的程度和形态，以及累及的部位和范围，因此是目前急诊确诊PE最主要确诊手段之一。CT肺动脉造影可显示主肺动脉、左右肺动脉及其分支的血栓或栓子，不仅能够发现段以上肺动脉内的栓子，对亚段或以上的PE的诊断价值较高，其诊断敏感度为83%，特异度为78%～100%，但对亚段以下的肺动脉内血栓的诊断敏感性较差。PE的直接征象为肺动脉内的低密度充盈缺损，部分或完全包围在不透光的血流之间（轨道征），或者呈完全充盈缺损，远端血管不显影。间接征象包括肺野楔形密度增高影，条带状的高密度区或盘状肺不张，中心肺动脉扩张及远端血管分支减少或消失等。同时也可以对右心室的形态和室壁厚度等右心室改变的征象进行分析。

（六）CT肺动脉造影

本项检查是二线诊断手段，在急诊的应用价值有限，通常禁用于肾功能不全、造影剂过敏或者妊娠妇女。严重肺动脉高压，中度以上心脏内右向左分流及肺内分流者禁用此诊断方法。典型征象是与通气显像不匹配的肺段分布灌注缺损。其诊断肺栓塞的敏感性为92%，特异性为87%，且不受肺动脉直径的影响，尤其在诊断亚段以下肺动脉血栓栓塞中具有特殊意义。

（七）放射性核素肺通气灌注扫描

放射性核素肺通气灌注扫描是公认诊断PE的金标准，属有创性检查，不作为PTE诊断的常规检查方法。肺动脉造影可显示直径1.5 mm的血管栓塞，其敏感性为98%，特异性为95%～

98%。肺动脉造影影像特点如下:直接征象为血管腔内造影剂充盈缺损,伴或不伴轨道征的血流阻断;间接征象为栓塞区域血流减少及肺动脉分支充盈及排空延迟。多在患者需要介入治疗如导管抽吸栓子、直接肺动脉内溶栓时应用。

(八)肺动脉造影

单次屏气 20 秒内完成磁共振肺动脉造影扫描,可直接显示肺动脉内栓子及肺栓塞所致的低灌注区。与 CT 肺动脉造影相比,磁共振肺动脉造影的一个重要优势在于可同时评价患者的右心功能,对于无法进行造影的碘过敏患者也适用,缺点在于不能作为独立排除急性肺栓塞的检查。

(九)磁共振肺动脉造影

对于 PE 来讲这项检查十分重要,可寻找 PE 栓子的来源。血管超声多普勒检查为首选方法,可对血管腔大小、管壁厚度及管腔内异常回声均可直接显示。除下肢静脉超声外,对可疑的患者应推荐加压静脉超声成像(compression venous ultrasonography,CUS)检查,即通过探头压迫静脉等技术诊断 DVT,静脉不能被压陷或静脉腔内无血流信号为 DVT 的特定征象。CUS 诊断近端血栓的敏感度为 90%,特异度为 95%。

五、病情观察与评估

(1)监测生命体征,观察患者有无呼吸、脉搏增快,血压下降。

(2)观察有无剧烈胸痛、晕厥、咯血“肺梗死三联征”。

(3)观察有无口唇及肢端发绀、鼻翼翕动、三凹征、辅助呼吸肌参与呼吸等呼吸困难的表现。

(4)观察患者有无下肢肿胀、疼痛或压痛,皮肤发红或色素沉着等深静脉血栓的表现。

(5)评估辅助检查结果 D-二聚体在肺血栓栓塞症急性期升高;动脉血气分析表现为低氧血症、低碳酸血症、肺泡-动脉血氧分压差增大;深静脉超声检查发现血栓。

(6)评估有无活动性出血、近期自发颅内出血等溶栓禁忌证。

六、护理措施

(一)体位与活动

抬高床头,绝对卧床休息。

(二)氧疗

根据缺氧严重程度选择鼻导管或面罩给氧。如患者有意识改变,氧分压(PaO_2)<8.0 kPa(60 mmHg),二氧化碳分压($PaCO_2$)>6.7 kPa(50 mmHg)时行机械通气。

(三)用药护理

1.溶栓药

常用尿激酶、链激酶、重组纤溶酶原激活物静脉输注。

2.抗凝药物

常用普通肝素输注、低分子肝素皮下注射、华法林口服。

3.镇静止痛药物

常用吗啡或哌替啶止痛。

4.用药注意事项

溶栓、抗凝治疗期间观察大小便颜色,有无皮下、口腔黏膜、牙龈、鼻腔、穿刺点出血等。观察患者神志，警惕颅内出血征象。使用吗啡者观察有无呼吸抑制。定时测定国际标准化比值（INR）、活化部分凝血活酶时间（APTT）、凝血酶原时间（PT）及血小板。

七、健康指导

（1）告知患者避免挖鼻、剔牙及肌内注射，禁用硬毛牙刷，以免引起出血。

（2）禁食辛辣、坚硬、多渣饮食，服用华法林期间，避免食用萝卜、菠菜、咖啡等食物。

（3）告知患者戒烟，控制体重、血压、血脂、血糖。

（4）告知下肢静脉血栓患者患肢禁止按摩及冷热敷。

（5）定期随访，定时复查 INR、APTT、PT 及血小板。

（张淑华）

第四节 急性呼吸窘迫综合征

急性呼吸窘迫综合征（acute respiratory distress syndrome，ARDS）是指严重感染、创伤、休克等非心源性疾病过程中，肺毛细血管内皮细胞和肺泡上皮细胞损伤造成弥漫性肺间质及肺泡水肿，导致的急性低氧性呼吸功能不全或衰竭，属于急性肺损伤（acute lung injury，ALI）的严重阶段。以肺容积减少、肺顺应性降低、严重的通气/血流比例失调为病理生理特征。临床上表现为进行性低氧血症和呼吸窘迫，肺部影像学表现为非均一性的渗出性病变。本病起病急、进展快、病死率高。

ALI 和 ARDS 是同一疾病过程中的两个不同阶段，ALI 代表早期和病情相对较轻的阶段，而 ARDS 代表后期病情较为严重的阶段。发生 ARDS 时患者必然经历过 ALI，但并非所有的 ALI 都要发展为 ARDS。引起 ALI 和 ARDS 的原因和危险因素很多，根据肺部直接和间接损伤对危险因素进行分类，可分为肺内因素和肺外因素。肺内因素是指致病因素对肺的直接损伤，包括：①化学性因素，如吸入毒气、烟尘、胃内容物及氧中毒等。②物理性因素，如肺挫伤、放射性损伤等。③生物性因素，如重症肺炎。肺外因素是指致病因素通过神经体液因素间接引起肺损伤，包括严重休克、感染中毒症、严重非胸部创伤、大面积烧伤、大量输血、急性胰腺炎、药物或麻醉品中毒等。ALI 和 ARDS 的发生机制非常复杂，目前尚不完全清楚。多数学者认为，ALI 和 ARDS 是由多种炎性细胞、细胞因子和炎性介质共同参与引起的广泛肺毛细血管急性炎症性损伤过程。

一、临床特点

ARDS 的临床表现可以有很大差别，取决于潜在疾病和受累器官的数目和类型。

（一）症状体征

（1）发病迅速：ARDS 多发病迅速，通常在发病因素攻击（如严重创伤、休克、败血症、误吸）后 12～48 小时发病，偶尔有长达 5 天者。

（2）呼吸窘迫：是 ARDS 最常见的症状，主要表现为气急和呼吸频率增快，呼吸频率大多在 25～50 次/分。其严重程度与基础呼吸频率和肺损伤的严重程度有关。

(3)咳嗽、咳痰、烦躁和神志变化：ARDS可有不同程度的咳嗽、咳痰，可咳出典型的血水样痰，可出现烦躁、神志恍惚。

(4)发绀：是未经治疗ARDS的常见体征。

(5)ARDS患者也常出现呼吸类型的改变，主要为呼吸浅快或潮气量的变化。病变越严重，这一改变越明显，甚至伴有吸气时鼻翼翕动及三凹征。在早期自主呼吸能力强时，常表现为深快呼吸，当呼吸肌疲劳后，则表现为浅快呼吸。

(6)早期可无异常体征，或仅有少许湿啰音；后期多有水泡音，也可出现管状呼吸音。

(二)影像学表现

1.X线胸片检查

早期病变以间质性为主，胸部X线片常无明显异常或仅见血管纹理增多，边缘模糊，双肺散在分布的小斑片状阴影。随着病情进展，上述的斑片状阴影进一步扩展，融合成大片状，或两肺均匀一致增加的毛玻璃样改变，伴有支气管充气征，心脏边缘不清或消失，称为“白肺”。

2.胸部CT检查

与X线胸片相比，胸部CT尤其是高分辨CT(HRCT)可更为清晰地显示出肺部病变分布、范围和形态，为早期诊断提供帮助。由于肺毛细血管膜通透性一致性增高，引起血管内液体渗出，两肺斑片状阴影呈现重力依赖性现象，还可出现变换体位后的重力依赖性变化。在CT上表现为病变分布不均匀：①非重力依赖区(仰卧时主要在前胸部)正常或接近正常。②前部和中间区域呈毛玻璃样阴影。③重力依赖区呈现实变影。这些提示肺实质的实变出现在受重力影响最明显的区域。无肺泡毛细血管膜损伤时，两肺斑片状阴影均匀分布，既不出现重力依赖现象，也无变换体位后的重力依赖性变化。这一特点有助于与感染性疾病鉴别。

(三)实验室检查

1.动脉血气分析

PaO_2<8.0 kPa(60 mmHg)，有进行性下降趋势，在早期$PaCO_2$多不升高，甚至可因过度通气而低于正常；早期多为单纯呼吸性碱中毒；随病情进展可合并代谢性酸中毒，晚期可出现呼吸性酸中毒。氧合指数较动脉氧分压更能反映吸氧时呼吸功能的障碍，而且与肺内分流量有良好的相关性，计算简便。氧合指数参照范围为53.2～66.5 kPa(400～500 mmHg)，在ALI时≤40.0 kPa(300 mmHg)，ARDS时≤26.7 kPa(200 mmHg)。

2.血流动力学监测

通过漂浮导管，可同时测定并计算肺动脉压(PAP)、肺动脉楔压(PAWP)等，不仅对诊断、鉴别诊断有价值，而且对机械通气治疗也为重要的监测指标。肺动脉楔压一般<1.6 kPa(12 mmHg)，若>2.4 kPa(18 mmHg)，则支持左侧心力衰竭的诊断。

3.肺功能检查

ARDS发生后呼吸力学发生明显改变，包括肺顺应性降低和气道阻力增高，肺无效腔/潮气量是不断增加的，肺无效腔/潮气量增加是早期ARDS的一种特征。

二、诊断及鉴别诊断

中华医学会呼吸病学分会制定的诊断标准如下。

(1)有ALI和/或ARDS的高危因素。

(2)急性起病、呼吸频数和/或呼吸窘迫。

(3)低氧血症：ALI 时氧合指数≤40.0 kPa(300 mmHg)；ARDS 时氧合指数≤26.7 kPa(200 mmHg)。

(4)胸部 X 线检查显示两肺浸润阴影。

(5)肺动脉楔压≤2.4 kPa(18 mmHg)或临床上能除外心源性肺水肿。

符合以上 5 项条件者，可以诊断 ALI 或 ARDS。必须指出，ARDS 的诊断标准并不具有特异性，诊断时必须排除大片肺不张、自发性气胸、重症肺炎、急性肺栓塞和心源性肺水肿(表 4-1)。

表 4-1 ARDS 与心源性肺水肿的鉴别

类别	ARDS	心源性肺水肿
特点	高渗透性	高静水压
病史	创伤、感染等	心脏疾病
双肺浸润阴影	+	+
重力依赖性分布现象	+	+
发热	+	可能
白细胞计数增多	+	可能
胸腔积液	−	+
吸纯氧后分流	较高	可较高
肺动脉楔压	正常	高
肺泡液体蛋白	高	低

三、急诊处理

ARDS 是呼吸系统的一个急症，必须在严密监护下进行合理治疗。治疗目标是改善肺的氧合功能，纠正缺氧，维护脏器功能和防治并发症。治疗措施如下。

(一)氧疗

应采取一切有效措施尽快提高 PaO_2，纠正缺氧。可给高浓度吸氧，使 PaO_2≥8.0 kPa(60 mmHg)或 SaO_2≥90%。轻症患者可使用面罩给氧，但多数患者需采用机械通气。

(二)去除病因

病因治疗在 ARDS 的防治中占有重要地位，主要是针对涉及的基础疾病。感染是 ALI 和 ARDS 常见原因，也是首位高危因素，而 ALI 和 ARDS 又易并发感染。如果 ARDS 的基础疾病是脓毒症，除了清除感染灶外，还应选择敏感抗生素，同时收集痰液或血液标本分离培养病原菌和进行药敏试验，指导下一步抗生素的选择。一旦建立人工气道并进行机械通气，即应给予广谱抗生素，以预防呼吸道感染。

(三)机械通气

机械通气是最重要的支持手段。如果没有机械通气，许多 ARDS 患者会因呼吸衰竭在数小时至数天内死亡。机械通气的指征目前尚无统一标准，多数学者认为一旦诊断为 ARDS，就应进行机械通气。在 ALI 阶段可试用无创正压通气，使用无创机械通气治疗时应严密监测患者的生命体征及治疗反应。神志不清、休克、气道自洁能力障碍的 ALI 和 ARDS 患者不宜应用无创机械通气。如无创机械通气治疗无效或病情继续加重，应尽快建立人工气道，行有创机械通气。

为了防止肺泡萎陷，保持肺泡开放，改善氧合功能，避免机械通气所致的肺损伤，目前常采用肺保护性通气策略，主要措施包括以下两方面。

1.呼气末正压

适当加用呼气末正压可使呼气末肺泡内压增大，肺泡保持开放状态，从而达到防止肺泡萎陷，减轻肺泡水肿，改善氧合功能和提高肺顺应性的目的。应用呼气末正压应首先保证有效循环血容量足够，以免因胸内正压增加而降低心排血量，而减少实际的组织氧运输；呼气末正压先从低水平 0.3～0.5 kPa(3～5 cmH_2O)开始，逐渐增加，直到 PaO_2＞8.0 kPa(60 mmHg)、SaO_2＞90％时的呼气末正压水平，一般呼气末正压水平为 0.5～1.8 kPa(5～18 cmH_2O)。

2.小潮气量通气和允许性高碳酸血症

ARDS 患者采用小潮气量(6～8 mL/kg)通气，使吸气平台压控制在 3.0 kPa(30 cmH_2O)以下，可有效防止因肺泡过度充气而引起的肺损伤。为保证小潮气量通气的进行，可允许一定程度的 CO_2 潴留[$PaCO_2$ 一般不宜高于 10.7 kPa(80 mmHg)]和呼吸性酸中毒(pH 7.25～7.30)。

(四)控制液体入量

在维持血压稳定的前提下，适当限制液体入量，配合利尿剂，使出入量保持轻度负平衡(每天 500 mL 左右)，使肺脏处于相对“干燥”状态，有利于肺水肿的消除。液体管理的目标是在最低[0.7～1.1 kPa(5～8 mmHg)]的肺动脉楔压下维持足够的心排血量及氧运输量。在早期可给予高渗晶体液，一般不推荐使用胶体液。存在低蛋白血症的 ARDS 患者，可通过补充清蛋白等胶体溶液和应用利尿剂，有助于实现液体负平衡，并改善氧合。若限液后血压偏低，可使用多巴胺和多巴酚丁胺等血管活性药物。

(五)加强营养支持

营养支持的目的在于不但纠正现有患者的营养不良，还应预防患者营养不良的恶化。营养支持可经胃肠道或胃肠外途径实施。如有可能应尽早经胃肠补充部分营养，不但可以减少补液量，而且可获得经胃肠营养的有益效果。

(六)加强护理、防治并发症

有条件时应在 ICU 中动态监测患者的呼吸、心律、血压、尿量及动脉血气分析等，及时纠正酸碱失衡和电解质紊乱。注意预防呼吸机相关性肺炎的发生，尽量缩短病程和机械通气时间，加强物理治疗，包括体位、翻身、拍背、排痰和气道湿化等。积极防治应激性溃疡和多器官功能障碍综合征。

(七)其他治疗

糖皮质激素、肺泡表面活性物质替代治疗、吸入一氧化氮在 ALI 和 ARDS 的治疗中可能有一定价值，但疗效尚不肯定。不推荐常规应用糖皮质激素预防和治疗 ARDS。糖皮质激素既不能预防 ARDS 的发生，对早期 ARDS 也没有治疗作用。ARDS 发病＞14 天应用糖皮质激素会明显增加病死率。感染性休克并发 ARDS 的患者，如合并肾上腺皮质功能不全，可考虑应用替代剂量的糖皮质激素。肺表面活性物质有助于改善氧合，但是还不能将其作为 ARDS 的常规治疗手段。

四、急救护理

在救治 ARDS 过程中，急救护理是抢救成功的重要环节。护士应做到及早发现病情，迅速协助医师采取有力的抢救措施。密切观察患者生命体征，做好各项记录，准确完成各种治疗，备齐抢救器械和药品，防止机械通气和气管切开的并发症。

(一)护理目标

(1)及早发现 ARDS 的迹象,及早有效地协助抢救。维持生命体征稳定,挽救患者生命。

(2)做好人工气道的管理,维持患者最佳气体交换,改善低氧血症,减少机械通气并发症。

(3)采取俯卧位通气护理,缓解肺部压迫,改善心脏的灌注。

(4)积极预防感染等各种并发症,提高救治成功率。

(5)加强基础护理,增加患者舒适感。

(6)减轻患者心理不适,使其合作、平静。

(二)护理措施

1.及早发现病情变化

ARDS 通常在疾病或严重损伤的最初 24 小时后发生。首先出现呼吸困难,通常呼吸浅快。吸气时可存在肋间隙和胸骨上窝凹陷。皮肤可出现发绀和斑纹,吸氧不能使之改善。

护士发现上述情况要高度警惕,及时报告医师,进行动脉血气和胸部 X 线等相关检查。一旦诊断考虑 ARDS,立即积极治疗。若没有机械通气的相应措施,应尽早转至有条件的医院。患者转运过程中应有专职医师和护士陪同,并准备必要的抢救设备,氧气必不可少。若有指征行机械通气治疗,可以先行气管插管后转运。

2.密切监护

迅速连接监测仪,密切监护心率、心律、血压等生命体征,尤其是呼吸的频率、节律、深度及血氧饱和度等。观察患者意识、发绀情况、末梢温度等。注意有无呕血、黑便等消化道出血的表现。

3.氧疗和机械通气的护理治疗

ARDS 最紧迫问题在于纠正顽固性低氧,改善呼吸困难,为治疗基础疾病赢得时间。需要对患者实施氧疗甚至机械通气。

(1)严密监测患者呼吸情况及缺氧症状。若单纯面罩吸氧不能维持满意的血氧饱和度,应予辅助通气。首先可尝试采用经面罩持续气道正压吸氧等无创通气,但大多需要机械通气吸入氧气。遵医嘱给予高浓度氧气吸入或使用呼气末正压呼吸(positive end expiratory pressure,PEEP)并根据动脉血气分析值的变化调节氧浓度。

(2)使用 PEEP 时应严密观察,防止患者出现气压伤。PEEP 是在呼气终末时给予气道以一恒定正压使之不能恢复到大气压的水平。可以增加肺泡内压和功能残气量改善氧合,防止呼气使肺泡萎陷,增加气体分布和交换,减少肺内分流,从而提高 PaO_2。由于 PEEP 使胸腔内压升高,静脉回流受阻,致心搏减少,血压下降,严重时可引起循环衰竭,另外正压过高,肺泡过度膨胀、破裂有导致气胸的危险。所以在监护过程中,注意 PEEP 观察有无心率增快、突然胸痛、呼吸困难加重等相关症状,发现异常立即调节 PEEP 压力并报告医师处理。

(3)帮助患者采取有利于呼吸的体位,如端坐位或高枕卧位。

(4)人工气道的管理有以下几方面。

妥善固定气管插管,观察气道是否通畅,定时对比听诊双肺呼吸音。经口插管者要固定好牙垫,防止阻塞气道。每班检查并记录导管刻度,观察有无脱出或误入一侧主支气管。套管固定松紧适宜,以能放入一指为准。

气囊充气适量。充气过少易产生漏气,充气过多可压迫气管黏膜导致气管食管瘘,可以采用最小漏气技术,用来减少并发症发生。方法:用 10 mL 注射器将气体缓慢注入,直至在喉及气管部位听不到漏气声,向外抽出气体每次 0.25～0.5 mL,至吸气压力到达峰值时出现少量漏气为止，再注入 0.25～0.5 mL 气体，此时气囊容积为最小封闭容积，气囊压力为最小封闭压力，记录注气量。观察呼吸机上气道峰压是否下降及患者能否发音说话，长期机械通气患者要观察气囊有无破损、漏气现象。

保持气道通畅。严格无菌操作，按需适时吸痰。过多反复抽吸会刺激黏膜，使分泌物增加。先吸气道再吸口、鼻腔，吸痰前给予充分气道湿化、翻身叩背、吸纯氧 3 分钟，吸痰管最大外径不超过气管导管内径的 1/2，迅速插吸痰管至气管插管，感到阻力后撤回吸痰管 1～2 cm，打开负压边后退边旋转吸痰管，吸痰时间不应超过 15 秒。吸痰后密切观察痰液的颜色、性状、量及患者心率、心律、血压和血氧饱和度的变化，一旦出现心律失常和呼吸窘迫，立即停止吸痰，给予吸氧。

用加温湿化器对吸入气体进行湿化，根据病情需要加入盐酸氨溴索、异丙托溴铵等，每天 3 次雾化吸入。湿化满意标准为痰液稀薄、无泡沫、不附壁能顺利吸出。

呼吸机使用过程中注意电源插头要牢固，不要与其他仪器共用一个插座；机器外部要保持清洁，上端不可放置液体；开机使用期间定时倒掉管道及集水瓶内的积水，集水瓶安装要牢固；定时检查管道是否漏气、有无打折、压缩机工作是否正常。

4.维持有效循环，维持出入液量轻度负平衡

循环支持治疗的目的是恢复和提供充分的全身灌注，保证组织的灌流和氧供，促进受损组织的恢复。在能保持酸碱平衡和肾功能前提下达到最低水平的血管内容量。①护士应迅速帮助完成该治疗目标。选择大血管，建立 2 个以上的静脉通道，正确补液，改善循环血容量不足。②严格记录出入量、每小时尿量。出入量管理的目标是在保证血容量、血压稳定前提下，24 小时出量大于入量 1 000 mL，利于肺内水肿液的消退。充分补充血容量后，护士遵医嘱给予利尿剂，消除肺水肿。观察患者对治疗的反应。

5.俯卧位通气护理

由仰卧位改变为俯卧位，可使 75%ARDS 患者的氧合改善。可能与血流重新分布，改善背侧肺泡的通气，使部分萎陷肺泡再膨胀达到“开放肺”的效果有关。随着通气/血流比例的改善进而改善了氧合。但存在血流动力学不稳定、颅内压增高、脊柱外伤、急性出血、骨科手术、近期腹部手术、妊娠等为禁忌实施俯卧位。①患者发病 24 小时后取俯卧位，翻身前给予纯氧吸入 3 分钟。预留足够的管路长度，注意防止气管插管过度牵拉致脱出。②为减少特殊体位给患者带来的不适，用软枕垫高头部 15°～30°，嘱患者双手放在枕上，并在髋、膝、踝部放软枕，每 1～2 小时更换 1 次软枕的位置，每 4 小时更换 1 次体位，同时考虑患者的耐受程度。③注意血压变化，因俯卧位时支撑物放置不当，可使腹压增加，下腔静脉回流受阻而引起低血压，必要时在翻身前提高吸氧浓度。④注意安全、防坠床。

6.预防感染的护理

护理方法如下：①注意严格无菌操作，每天更换气管插管切口敷料，保持局部清洁干燥，预防或消除继发感染。②加强口腔及皮肤护理，以防护理不当而加重呼吸道感染及发生压疮。③密切观察体温变化，注意呼吸道分泌物的情况。

7.心理护理

减轻恐惧，增加心理舒适度：①评估患者的焦虑程度，指导患者学会自我调整心理状态，调控不良情绪。主动向患者介绍环境，解释治疗原则，解释机械通气、监测及呼吸机的报警系统，尽量消除患者的紧张感。②耐心向患者解释病情，对患者提出的问题要给予明确、有效和积极的信息，消除心理紧张和顾虑。③护理患者时保持冷静和耐心，表现出自信和镇静。④如果患者由于

呼吸困难或人工通气不能讲话，可提供纸笔或以手势与患者交流。⑤加强巡视，了解患者的需要，帮助患者解决问题。⑥帮助并指导患者及家属应用松弛疗法、按摩等。

8.营养护理

ARDS 患者处于高代谢状态，应及时补充热量和高蛋白、高脂肪营养物质。能量的摄取既应满足代谢的需要，又应避免糖类的摄取过多，蛋白摄取量一般为每天 1.2～1.5 g/kg。

尽早采用肠内营养，协助患者取半卧位，充盈气囊，证实胃管在胃内后，用加温器和输液泵匀速泵入营养液。若有肠鸣音消失或胃潴留，暂停鼻饲，给予胃肠减压。一般留置 5 天后拔除，更换到对侧鼻孔，以减少鼻窦炎的发生。

(三)健康指导

在疾病的不同阶段，根据患者的文化程度做好有关知识的宣传和教育，让患者了解病情的变化过程。

(1)提供舒适安静的环境以利于患者休息，指导患者正确卧位休息，讲解由仰卧位改变为俯卧位的意义，尽可能减少特殊体位给患者带来的不适。

(2)向患者解释咳嗽、咳痰的重要性，指导患者掌握有效咳痰的方法，鼓励并协助患者咳嗽，排痰。

(3)指导患者自己观察病情变化，如有不适及时通知医护人员。

(4)嘱患者严格按医嘱用药，按时服药，不要随意增减药物剂量及种类。服药过程中，需密切观察患者用药后反应，以指导用药剂量。

(5)出院指导：指导患者出院后仍以休息为主，活动量要循序渐进，注意劳逸结合。此外，患者病后生活方式的改变需要家人的积极配合和支持，应指导患者家属给患者创造一个良好的身心休养环境。出院后 1 个月内来院复查 1～2 次，出现情况随时来院复查。

(张淑华)

第五章

消化内科护理

第一节　消化性溃疡

消化性溃疡是一种常见的胃肠道疾病，简称溃疡病，通常指发生在胃或十二指肠球部的溃疡，并分别称为胃溃疡或十二指肠溃疡。事实上，本病可以发生在与酸性胃液相接触的其他胃肠道部位，包括食管下端、胃肠吻合术后的吻合口及其附近的肠袢，以及含有异位胃黏膜的Meckel 憩室。

消化性溃疡是一组常见病、多发病，人群中患病率高达 5%～10%，严重危害人们的健康。本病可见于任何年龄，以 20～50 岁为多，占 80%，10 岁以下或 60 岁以上者较少。胃溃疡(GU)常见于中年和老年人，男性多于女性，二者之比约为 3∶1。十二指肠溃疡(DU)多于胃溃疡，患病率是胃溃疡的 5 倍。

一、病因和发病机制

消化性溃疡病因和发病机制尚不十分明确，学说甚多，归纳起来有 3 个方面：损害因素的作用，即化学性、药物性等因素的直接破坏作用；保护因素的减弱；易感及诱发因素(遗传、性激素、工作负荷等)。目前认为胃溃疡多以保护因素减弱为主，而十二指肠球部溃疡则以损害因素的作用为主。

(一)损害因素作用

1.胃酸及胃蛋白酶分泌异常

31%～46%的 DU 患者胃酸分泌率高于正常高限(正常男 11.6～60.6 mmol/h，女 8.0～40.1 mmol/h)。因胃蛋白酶原随胃酸分泌，故患者中胃蛋白酶原分泌增加的百分比大致与胃酸分泌增加的百分比相同。

多数 GU 患者酸分泌率正常或低于正常，仅少数患者(如卓-艾综合征)酸分泌率高于正常。虽然如此，并不能排除胃酸及胃蛋白酶是某些 GU 的病因。通常认为在胃酸分泌高的溃疡患者中，胃酸和胃蛋白酶是导致发病的重要因素。

基础胃酸分泌增加可由下列因素所致：①胃泌素分泌增加(卓-艾综合征等)。②乙酰胆碱刺激增加(迷走神经功能亢进)。③组织胺刺激增加(系统性肥大细胞病或嗜碱性粒细胞白血病)。

2.药物性因素

阿司匹林、糖皮质激素、非甾体抗炎药等可直接破坏胃黏膜屏障，被认为与消化性溃疡的发病有关。

3.胆汁及胰液反流

胆酸、溶血卵磷脂及胰酶是引起一些消化性溃疡的致病因素，尤其见于某些 GU。这些 GU 患者幽门括约肌功能不全，胆汁和/或胰酶反流入胃造成胃炎，继发 GU。

胆汁及胰液损伤胃黏膜的机制可能是改变覆盖上皮细胞表面的黏液，损伤胃黏膜屏障，使黏膜更易受胃酸和胃蛋白酶的损害。

(二)保护因素减弱

1.黏膜防护异常

胃黏膜屏障由黏膜上皮细胞顶端的一层脂蛋白膜所组成，使黏膜免受胃内容损伤或在损伤后迅速地修复。黏液的分泌减少或结构异常均能使凝胶层黏液抵抗力减弱。胃黏膜血流减少导致细胞损伤与溃疡。胃黏膜缺血是严重内、外科疾病患者发生急性胃黏膜损伤的直接原因。胃小弯处易发溃疡可能与其侧支血管较少有关。黏膜碳酸氢盐和前列腺素分泌减少也可使黏膜防御功能降低。

2.胃肠道激素

胃肠道黏膜与胰腺的内分泌细胞分泌多种肽类和胺类胃肠道激素(胰泌素、缩胆囊素、血管活性肠肽、高血糖素、肠抑胃肽、生长抑素、前列腺素等)。它们具有一定生理作用，主要参与食物消化过程，调节胃酸/胃蛋白酶分泌，并能营养和保护胃肠黏膜，一旦这些激素分泌和调节失衡，即易产生溃疡。

(三)易感及诱发因素

1.遗传倾向

消化性溃疡有相当高的家族发病率。曾有报道 20%～50%的患者有家族史，而一般人群的发病率仅为 5%～10%。许多临床调查研究表明，DU 患者的血型以“O”型多见，消化性溃疡伴并发症者也以“O”型多见，这与 50%DU 患者和 40%GU 患者不分泌 ABH 血型物质有关。DU 与 GU 的遗传易感基因不同。提示 GU 与 DU 是两种不同的疾病。GU 患者的子女患 GU 风险为一般人群的 3 倍，而 DU 患者的子女患 DU 的风险并不比一般人群高。曾有报道 62%的儿童 DU 患者有家族史。消化性溃疡的遗传因素还直接表现为某些少见的遗传综合征。

2.性腺激素因素

国内报道消化性溃疡的男女性别比(3.9～8.5)∶1，这种差异被认为与性激素作用有关。女性激素对消化道黏膜具有保护作用。生育期妇女罹患消化性溃疡明显少于绝经期后妇女，妊娠期妇女的发病率也明显低于非妊娠期。现认为女性性腺激素，特别是孕酮，能阻止溃疡病的发生。

3.心理-社会因素

研究认为，消化性溃疡属于心理生理疾病的范畴，特别是 DU 与心理-社会因素的关系尤为密切。与溃疡病的发生有关的心理-社会因素主要有以下几方面。

(1)长期的精神紧张：不良的工作环境和劳动条件，长期的脑力活动造成的精神疲劳，加之睡眠不足，缺乏应有的休息和调节导致精神过度紧张。

(2)强烈的精神刺激：重大的生活事件，生活情景的突然改变，社会环境的变迁，如丧偶、离婚、自然灾害、战争动乱等造成的心理应激。

(3)不良的情绪反应:指不协调的人际关系,工作生活中的挫折,无所依靠而产生的心理上的"失落感"和愤怒、抑郁、忧虑、沮丧等不良情绪。消化系统是情绪反应的敏感器官系统,所以这些心理-社会因素就会在其他一些内外致病因素的综合作用下,促使溃疡病的发生。

4.个性和行为方式

个性特点和行为方式与本病的发生也有一定关系,它既可作为本病的发病基础,又可改变疾病的过程,影响疾病的转归。溃疡病患者的个性和行为方式有以下几个特点。

(1)竞争性强,雄心勃勃。有的人在事业上虽取得了一定成就,但其精神生活往往过于紧张,即使在休息时,也不能取得良好的精神松弛。

(2)独立和依赖之间的矛盾,生活中希望独立,但行动上又不愿吃苦,因循守旧、被动、顺从、缺乏创造性、依赖性强,因而引起心理冲突。

(3)情绪不稳定,遇到刺激,内心情感反应强烈,易产生挫折感。

(4)惯于自我克制。情绪虽易波动,但往往喜怒不形于色,即使在愤怒时,也常常是"怒而不发",情绪反应被阻抑,导致更为强烈的自主神经系统功能紊乱。

(5)其他,性格内向、孤僻、过分关注自己、不好交往、自负、焦虑、易抑郁、事无巨细等。

5.吸烟

吸烟与溃疡发病是否有关,尚不明确。但流行病学研究发现溃疡患者中吸烟比例较对照组高;吸烟量与溃疡病流行率呈正相关;吸烟者死于溃疡病者比不吸烟者多;吸烟者的 DU 较不吸烟者难愈合;吸烟者的 DU 复发率比不吸烟者高。吸烟与 GU 的发病关系则不清楚。

6.乙醇及咖啡饮料

两者都能刺激胃酸分泌,但缺乏引起胃十二指肠溃疡的确定依据。

二、症状和体征

(一)疼痛

溃疡疼痛的确切机制尚不明确。较早曾提出胃酸刺激是溃疡疼痛的直接原因。因溃疡疼痛发生于进餐后一段时期,此时胃内胃酸浓度达到最高水平。然而,以酸灌注溃疡病患者却不能诱发疼痛;"酸理论"也不能解释十二指肠溃疡疼痛。由于溃疡痛与胃内压力的升高同步,故胃壁肌紧张度增高与十二指肠球部痉挛均被认为是溃疡痛的原因。溃疡周围水肿与炎症区域的肌痉挛,或溃疡基底部与胃酸接触可引起持续烧灼样痛。给溃疡病患者服用安慰剂,发现其具有与抗酸剂同样的缓解疼痛疗效,进食在有些患者反而会加重疼痛,因此溃疡疼痛的另一种机制可能与胃、十二指肠运动功能异常有关。

1.疼痛的性质与强度

溃疡痛常为绞痛、针刺样痛、烧灼样痛和钻痛,也可仅为烧灼样感或类似饥饿性胃收缩感以至难与饥饿感相区别。疼痛的程度因人而异,多数呈钝痛,可忍受,无须立即停止工作。老年人感觉迟钝,疼痛往往较轻。少数则剧痛,需使用止痛剂才可缓解。约 10% 的患者在病程中不觉疼痛,直至出现并发症时才被诊断,故被称为无痛性溃疡。

2.疼痛的部位和放射

无并发症的 GU 的疼痛部位常在剑突下或上腹中线偏左;DU 多在剑突下偏右,范围较局限。疼痛常不放射。一旦发生穿透性溃疡或溃疡穿孔,则疼痛向背部、腹部其他部位,甚至肩部放射。有报道在一些吸烟的溃疡病患者，疼痛可向左下胸放射，类似心绞痛，称为胃心综合征。患者戒烟和溃疡治愈后，左下胸痛即消失。

3.疼痛的节律性

消化性溃疡病中一项最特别的表现是疼痛的出现与消失呈节律性，这与胃的充盈和排空有关。疼痛常与进食有明显关系。GU 疼痛多在餐后 0.5～2 小时出现，至下餐前消失，即有“进食→疼痛→舒适”的规律。DU 疼痛多在餐后 3～4 小时出现，进食后可缓解，即有“进食→舒适→疼痛”的规律。疼痛还可出现在晚间睡前或半夜痛醒，称为夜间痛。

4.疼痛的周期性

消化性溃疡的疼痛发作可延续数天或数周后自行缓解，称为溃疡痛小周期。每逢深秋至冬春季节交替时疼痛发作，构成溃疡痛的大周期。溃疡病病程的周期性原因不明，可能与机体全身反应，特别是神经系统兴奋性的改变有关，也与气候变化和饮食失调有关。一般饮食不当，情绪波动，气候突变等可加重疼痛；进食、饮牛奶、休息、局部热敷、服制酸药物可缓解疼痛。

(二)胃肠道症状

1.恶心、呕吐

溃疡病的呕吐为胃性呕吐，属反射性呕吐。呕吐前常有恶心且与进食有关。但恶心与呕吐并非是单纯性胃十二指肠溃疡的症状。消化性溃疡患者发生呕吐很可能伴有胃潴留或与幽门附近溃疡刺激有关。刺激性呕吐于进食后迅速发生，患者在呕吐大量胃内容物后感觉轻松。幽门梗阻胃潴留所致呕吐很可能发生于清晨，呕吐物中含有隔宿的食物，并带有酸馊气味。

2.嗳气与胃灼热

(1)嗳气可见于溃疡病患者，此症状无特殊意义。多见于年轻的 DU 患者，可伴有幽门痉挛。

(2)胃灼热(也称烧心)是位于心窝部或剑突后的发热感，见于 60%～80%溃疡病患者，患者多有高酸分泌。可在消化性溃疡发病之前多年发生。胃灼热与溃疡痛相似，有在饥饿时与夜间发生的特点，且同样具有节律性与周期性。胃灼热发病机制仍有争论，目前多认为是由于反流的酸性胃内容物刺激下段食管的黏膜引起。

3.其他消化系统症状

消化性溃疡患者食欲一般无明显改变，少数有食欲亢进。由于疼痛常与进食有关，往往不敢多食。有些患者因长期疼痛或并发慢性胃十二指肠炎，胃分泌与运动功能减退，导致食欲减退，这较多见于慢性 GU。有些 DU 患者有周期性唾液分泌增多，可能与迷走神经功能亢进有关。

痉挛性便秘是消化性溃疡常见症状之一，但其原因与溃疡病无关，而与迷走神经功能亢进，严重偏食使纤维食物摄取过少以及药物(铝盐、铋盐、钙盐、抗胆碱能药)的不良反应有关。

(三)全身性症状

除胃肠道症状外，患者可有自主神经功能紊乱的症状，如缓脉、多汗等。久病更易出现焦虑、抑郁和失眠等精神症状。疼痛剧烈影响进食者可有消瘦及贫血。

三、并发症

约 1/3 的消化性溃疡患者病程中出现出血、穿孔或梗阻等并发症。

(一)出血

出血是消化性溃疡最常见的并发症，见于 15%～20%的 DU 和 10%～15%GU 患者。它标志着溃疡病变处于高度活动期。发生出血的危险率与病期长短无关，1/4～1/3 患者发生出血时无溃疡病史。出血多见于寒冷季节。

出血是溃疡腐蚀血管所致。急性出血最常见现象为黑便和呕血。仅 50～75 mL 的少量出血即可表现为黑便。GU 者大量出血时有呕血伴黑便。DU 则多为黑便，量多时反流入胃也可表现为呕血。如大量血流快速通过胃肠道，粪色则为暗红或酱色。大量出血导致急性循环血量下降，出现体位性心动过速、血压脉压减小和直立性低血压，严重者发生休克。

（二）穿孔

溃疡严重，穿破浆膜层可致：十二指肠内容物经过溃疡穿孔进入腹膜腔即游离穿孔；溃疡侵蚀穿透胃、十二指肠壁，但被胰、肝、脾等实质器官所封闭而不形成游离穿孔；溃疡扩展至空腔脏器如胆总管、胰管、胆囊或肠腔形成瘘管。

6%～11%的 DU 和 2%～5%的 GU 患者发生游离穿孔，甚至以游离穿孔为起病方式。老年男性及服用非甾体抗炎药者较易发生游离穿孔。十二指肠前壁溃疡容易穿孔，偶有十二指肠后壁溃疡穿孔至小网膜囊引起背痛而非弥漫性腹膜炎症。GU 穿孔多位于小弯处。

游离穿孔的特点为突然出现、发展很快，有持续的剧烈疼痛。痛始于上腹部，很快发展为全腹痛，活动可加剧，患者多取仰卧不动的体位。腹部触诊压痛明显，腹肌广泛板样强直。由于体液向腹膜腔内渗出，常有血压降低、心率加快、血液浓缩及白细胞增高，而少有发热。16%患者血清淀粉酶轻度升高。75%患者的直立位胸腹部 X 线可见游离气体。经鼻胃管注入 400～500 mL空气或碘造影剂后摄片，更易发现穿孔。

有时，游离穿孔的临床表现可不典型：如穿孔很快闭合，腹腔细菌污染很轻，临床症状可很快自动改善；老年或有神经精神障碍者，腹痛及腹部体征不明显，仅表现为原因不明的休克；体液缓慢渗漏入腹膜腔而集积于右结肠旁沟，临床表现似急性阑尾炎。

溃疡穿孔至胰腺者通常有难治性溃疡疼痛。十二指肠后壁穿透者血清淀粉酶及脂酶水平可升高。偶尔，穿孔可引起瘘管，如十二指肠穿孔至胆总管瘘管，胃溃疡穿通至结肠或十二指肠瘘管。

穿孔死亡率为 5%～15%，而靠近贲门的高位胃溃疡的死亡率更高。

（三）幽门梗阻

约 5%DU 和幽门溃疡患者出现幽门梗阻。梗阻由水肿、平滑肌痉挛、纤维化或诸种因素合并所致，梗阻多为溃疡病后期表现。消化性溃疡并发梗阻的死亡率为 7%～26%。

由于梗阻使胃排空延缓，患者常出现恶心、呕吐、上腹部饱满、胀气、食欲减退、早饱、畏食和体重明显下降。上腹痛经呕吐后可暂时缓解。呕吐多在进食后 1 小时或更长时间后出现，吐出量大，为不含胆汁的未消化食物，此种症状可持续数周至数月。体格检查可见血容量不足征象(低血压、心动过速、皮肤黏膜干燥)，上腹部蠕动波及胃部振水音。

实验室检查常有血液浓缩、肾前性氮质血症等血容量不足征象及呕吐引起的低钾低氯代谢性碱中毒。若体重丧失明显，可出现低蛋白血症。

（四）癌变

少数 GU 发生癌变，发生率不详。凡 45 岁以上患者，内科积极治疗无效者以及营养状态差、贫血、粪便隐血试验持续阳性者均应做钡餐、纤维胃镜检查及活组织病理检查，以尽早发现癌变。

四、检查

（一）血清胃泌素含量

放免法检测胃泌素可检出卓-艾综合征及其他高胃酸分泌性消化性溃疡。未服过大剂量的抗酸剂、H_2 受体拮抗剂或质子泵抑制剂等药者，如空腹血清胃泌素水平＞200 pg/mL，应测定胃酸分泌量，以明确是否由于恶性贫血、萎缩性胃炎、胃癌或迷走神经切除等因素胃泌素反馈性增高。血清胃泌素含量及基础酸排量均增加仅见于少数疾病。测定静脉注射胰泌素后的血清胃泌素浓度，有助于确诊诊断不明的卓-艾综合征。

（二）胃酸分泌试验方法

胃酸分泌试验方法是在透视下将胃管置入胃内，管端位于胃窦，以吸引器吸取胃液，测定每次吸取的胃液量及酸浓度。健康人胃酸分泌量见表 5-1。GU 的酸排量与正常人相似，而 DU 则空腹和夜间均维持较高水平。胃酸分泌幅度在正常人和消化性溃疡患者之间重叠，GU 与 DU 之间也有重叠，故胃酸分泌检查对溃疡病的定性诊断意义不大。对缺乏胃酸的溃疡病，应疑有癌变；胃酸很高，基础酸排量和最高酸排量明显增高，则提示胃泌素瘤可能。

表 5-1 健康男女性正常胃酸分泌的高限及低限值

类别	基础(mmol/h)	最高(mmol/h)	最大(mmol/h)	基础/最大(mmol/h)
男性(N=172)高限值	10.5	60.6	47.7	0.31
男性(N=172)低限值	0	11.6	9.3	0
女性(N=76)高限值	5.6	40.1	31.2	0.29
女性(N=76)低限值	0	8.0	5.6	0

（三）X 线钡餐检查

X 线钡餐检查是确定诊断的有效方法，尤其对临床表现不典型者。消化性溃疡在 X 线征象上出现形态和功能的改变，即直接征象与间接征象。由钡剂充填溃疡形成龛影为直接征象，是最可靠的诊断依据。溃疡病周围组织的炎性病变与局部痉挛产生钡餐检查时的局部压痛或激惹现象及溃疡愈合形成瘢痕收缩使局部变形均属于间接征象。

（四）纤维胃镜检查

胃镜检查对消化性溃疡的诊断和鉴别诊断有很大价值。该检查可以发现 X 线所难以发现的浅小溃疡，确切地判断溃疡的部位、数目、大小、深浅、形态及病期（活动期、愈合期、瘢痕期），对随访溃疡的过程和判定治疗的效果有价值。胃镜检查还可在直视下做胃黏膜活组织检查等，故对溃疡良性、恶性的鉴别价值较大。

（五）粪便隐血试验

溃疡活动期，溃疡面有微量出血，粪隐血试验大都阳性，治疗 1 周后多转为阴性。如持续阳性，则疑有癌变。

（六）幽门螺杆菌（Hp）感染检查

近年来 Hp 在消化性溃疡发病中的重要作用备受重视。我国人群中 Hp 感染率为 40%～60%。Hp 在 GU 和 DU 中的检出率更是分别高达 70%～80%和 90%～100%。诊断 Hp 方法有多种：①直接从活检胃黏膜中细菌培养、组织涂片或切片染色查 Hp。②用尿素酶试验、^{14}C尿素呼吸试验、胃液尿素氮检测等方法测定胃内尿素酶活性。③血清学查抗 Hp 抗体。④聚合酶链式反应技术查 Hp。

五、护理

(一)护理观察

1.腹痛

观察腹痛的部位、性质、强度,有无放射痛,与进食、服药的关系,腹痛有无周期性。

2.呕吐

观察呕吐物性质、气味、量、颜色、呕吐次数及与进食关系,注意有无因呕吐而致脱水和低钾、低钠血症及低氯性碱中毒。

3.呕血和黑粪

观察呕血、便血的量、次数和性质。注意出血前有无恶心、呕吐、上腹不适、血中是否混有食物,以便与咯血相区别。半数以上溃疡出血者有 38.5 ℃以下的低热,持续时间与出血时间一致,可作为出血活动的一个标志,故应每天多次测体温。

4.穿孔

由于老年人常有其他慢性病,穿孔时腹痛、腹肌紧张不明显,可无显著压痛和反跳痛,常易误诊,死亡率高,应予密切观察生命体征和腹部情况。

5.幽门梗阻观察以下情况可了解胃潴留程度

餐后 4 小时后胃液量(正常＜300 mL),禁食 12 小时后胃液量(正常＜200 mL),空腹胃注入 750 mL 生理盐水 30 分钟后胃液量(正常＜400 mL)。

6.其他

注意观察有无影响溃疡愈合的焦虑和忧郁、饮食不节、熬夜、过度劳累、服药不正规,服用阿司匹林和肾上腺皮质激素、吸烟等。

(二)常规护理

1.休息

消化性溃疡属于典型的心身疾病,心理-社会因素对发病起着重要作用。因此,规律的生活和劳逸结合的工作安排,无论在本病的发作期或缓解期都十分重要。休息是消化性溃疡基本和重要的护理。休息包括精神休息和躯体休息。病情轻者可边工作边治疗,较重者应卧床数天至 2 周,继之休息 1～2 月。平卧休息时胆汁反流明显减少,对胃溃疡患者有利。另外,应保证充足的睡眠,服用适量镇静剂。

2.戒烟、酒及其他嗜好

吸烟者,消化性溃疡的发病率较不吸烟者多。吸烟可使溃疡恶化或延迟溃疡愈合。吸烟会削弱十二指肠液中和胃酸的能力,还能引起十二指肠液反流入胃。患者戒烟后溃疡症状明显改善。有研究认为就 DU 患者而言,戒烟比服西咪替丁更重要。

乙醇能损坏胃黏膜屏障引起胃炎而加重症状,延迟愈合。此外,还能减弱胰泌素对胰外分泌腺分泌水和碳酸氢根的作用,降低了胰液中和胃酸的能力。临床观察也显示消化性溃疡患者停止饮酒后症状减轻,故应劝患者戒酒。

咖啡等物质能刺激胃酸与胃蛋白酶分泌,还可使胃黏膜充血,加剧溃疡病症状。故应不饮或少饮咖啡、可乐、茶、啤酒等。

(三)饮食护理原则

饮食护理是消化性溃疡病治疗的重要组成部分。饮食护理的目的是减轻机械性和化学性刺激、缓解和减轻疼痛。合理营养有利改善营养状况、纠正贫血,促进溃疡愈合,避免发生并发症。

1.宜少量多餐,定时、定量进餐

每天 5～7 餐,每餐量不宜过饱,约为正常量的 2/3。因少量多餐可中和胃酸,减少胃酸对溃疡面的刺激,又可供给足够营养。少量多餐在急性消化性溃疡时更为适宜。

2.宜选食营养价值高、质软而易于消化的食物

如牛奶、鸡蛋、豆浆、鱼、嫩的瘦猪肉等食物,经加工烹调变得细软易消化,对胃肠无刺激。同时注意补充足够的热量及蛋白质和维生素。

3.蛋白质、脂肪、碳水化合物的供给要求

蛋白质按每天每千克体重 1～1.5 g 供给;脂肪按每天 70～90 g 供给,选择易消化吸收的乳融状脂肪(如奶油、牛奶、蛋黄、黄油、奶酪等),也可用适量的植物油,碳水化合物按每天 300～350 g 供给。选择易消化的糖类如粥、面条、馄饨等,但蔗糖不宜供给过多,否则可使胃酸增加,且易胀气。

4.避免化学性和机械性刺激的食物

化学性刺激的食物有咖啡、浓茶、可可、巧克力等,这些食物可刺激胃酸分泌增加;机械性刺激的食物有油炸猪排、花生米、粗粮、芹菜、韭菜、黄豆芽等,这些食物可刺激胃黏膜表面血管和溃疡面。总之溃疡病患者不宜吃过咸、过甜、过酸、过鲜、过冷、过热及过硬的食物。

5.食物烹调必须切碎制烂

可选用蒸、煮、氽、烧、烩、焖等的烹调方法。不宜采用爆炒、滑溜、干炸、油炸、生拌、烟熏、腌腊等烹调方法。

6.必须预防便秘

溃疡病饮食中含粗纤维少,食物细软,易引起便秘,宜经常吃些润肠通便的食物如果子冻、果汁、菜汁等,可预防便秘。

溃疡病急性发作或出血刚停止后,进流质饮食,每天 6～7 餐。无消化道出血且疼痛较轻者宜进厚流质或少渣半流质饮食,每天 6 餐。病情稳定、自觉症状明显减轻或基本消失者,每天 6 餐进细软半流质饮食。基本愈合者每天 3 餐普食加 2 餐点心,不宜进食油煎、炸和粗纤维多的食物。

出现呕血、幽门梗阻严重或急性穿孔患者均应禁食。

(四)心理护理

在治疗护理过程中应注重教育,应把防病治病的基本知识介绍给患者,如让患者注意避免精神紧张和不良情绪的刺激,注意精神卫生,注意锻炼身体、增强体质,培养良好的生活习惯,生活有规律,注意劳逸结合,节制烟酒,慎用对胃黏膜有损害的药物等,使患者了解本病的规律性,治疗原则和方法,从而坚定战胜疾病的信心,自觉配合治疗和护理。在心理护理过程中,护士应当了解患者在疾病的不同时期所出现的心理反应,如否认、焦虑、抑郁、孤独感、依赖心理等心理反应,护理上重点要给患者以心理支持,特别帮助他们克服紧张、焦虑、抑郁等常见的心理问题,帮助他们进行认识重建,即认识个人、认识社会,调整和处理好人与人、个人与社会之间的关系,重新找到自己新的起点,减少疾病造成的痛苦和不安。心理护理中,护士应当实施针对性、个性化的心理护理。如对那些具有明显心理素质上弱点的患者,有易暴怒、抑郁、孤僻及多疑倾向者应

及早通过心理指导加强其个性的培养，对那些有明显行为问题者，如酗酒、吸烟、多食、缺少运动及A型行为等，应用心理学技术指导其进行矫正；对那些工作和生活环境里存在明显应激源的患者，应及时帮助其进行适当的调整，减少不必要的心理刺激。

（五）药物治疗护理

1.制酸剂

胃酸、胃蛋白酶对消化性溃疡的发病有重要作用。制酸药能中和胃酸从而缓解疼痛并降低胃蛋白酶的活性。常用的制酸药分可溶性和不溶性两种。可溶性抗酸药主要为碳酸氢钠，该药止痛效果快，但自肠道吸收迅速，大量及长期应用可引起钠潴留和代谢性碱中毒，且与胃酸相遇可产生CO_2，引起腹胀和继发胃酸增高，故不宜单独使用，而应减小剂量与其他抗酸药混合服用。不溶性抗酸药有氢氧化铝、碳酸铝、氧化铝、三硅酸镁等，作用缓慢而持久，肠道不吸收，可单独或联合用药。各种抗酸剂均有其特点，临床上常联合应用，以提高疗效，减少不良反应。抗酸药对缓解溃疡疼痛十分有效，是否能促进溃疡愈合，尚无肯定结论。

使用抗酸药应注意：①在饭后1～2小时服，可延长中和作用时间，而不可在餐前或就餐时服药。睡前加服1次，可中和夜间所分泌的大量酸。②片剂嚼碎后服用效果较好，因药物颗粒越小溶解越快，中和酸的作用越大，因此凝胶或溶液的效果最好，粉剂次之，片剂较差。③抗酸药除可引起便秘、腹泻外，尚可引起一些其他不良反应，特别是当患者有肾功能不全或心力衰竭时，如碳酸氢钠可造成钠潴留和碱中毒；碳酸钙剂量过大时，高血钙可刺激G细胞分泌大量胃泌素，引起胃酸分泌反跳而加重上腹痛；长期大量服用氢氧化铝后，因铝结合饮食中的磷，使肠道对磷的吸收减少，严重缺磷可引起食欲缺乏、软弱无力等，甚至导致软骨病或骨质疏松。

2.抗胆碱能药

这类药物可抑制迷走神经功能，因而具有减少胃酸分泌、解除平滑肌和血管痉挛、改善局部营养和延缓胃排空等作用，后者有利于延长抗酸药和食物对胃酸的中和，达到止痛目的。但其延缓胃排空引起胃窦部潴留，可促使胃酸分泌所以认为不宜用于胃溃疡。抗胆碱能药服后2小时出现最大药理作用，故常于餐后6小时及睡前服用。抗胆碱能药物最大缺点是不但能抑制胃酸分泌，也抑制乙酰胆碱在全身的生理作用，故有口干、视力模糊、心动过速、汗闭、便秘和尿潴留等不良反应，故溃疡出血、幽门梗阻、反流性食管炎、青光眼、前列腺肥大等患者均不宜使用。常用的药物有普鲁苯辛、阿托品、贝那替秦、山莨菪碱、阿托品等。

3.H_2受体拮抗剂

组织胺通过两种受体而产生效应，其中与胃酸分泌有关的是H_2受体。阻滞H_2受体能抑制胃酸的分泌。代表药是西咪替丁，它对胃酸的分泌具有强大抑制作用。口服后很快被小肠所吸收，在1～2小时血液浓度达高峰，可完全抑制由饮食或胃泌素所引起的胃酸分泌达6～7小时。该药常于进餐时与食物同服。年龄大，伴有肾功能和其他疾病者易发生不良反应。常见的不良反应有头痛、腹泻、嗜睡、疲劳、肌痛、便秘等。其他常用的药物还有雷尼替丁、法莫替丁等。西咪替丁会影响华法林、茶碱或苯妥英的药物代谢，与抗酸剂合用时，间隔时间不小于2小时。

4.丙谷胺及其他减少胃酸分泌药

丙谷胺的分子结构与胃泌素的末端相似，能抑制基础酸排量和最大酸排量，竞争性抑制胃泌素受体，并对胃黏膜有保护和促进愈合作用，其抑酸和缓解症状的作用较西咪替丁弱。该药常于饭前15分钟服，无明显不良反应。哌仑西平能选择性拮抗乙酰胆碱的促胃分泌效应而不拮抗其他效应，很少有不良反应，宜餐前90分钟服用。甲氧氯普胺为胃运动促进剂，能增强胃窦蠕动加速胃排空，减少食糜等对胃窦部的刺激而使胃酸分泌减少，还可减少胆汁反流，减轻胆汁对胃黏膜的损害。一般用药后 60～90 分钟可达作用高峰，故宜在餐前 30 分钟服用，严重的不良反应为锥体外系反应。

5.细胞保护剂

临床常用的细胞保护剂有多种。甘珀酸能加强胃黏液分泌，强固胃黏膜屏障，促进胃黏膜再生。但具有醛固酮样效应，可引起高血压、水肿、低血钾和水、钠潴留等不良反应，故高血压、心脏病、肾脏病和肝脏病患者慎用。服药的最佳时间为餐前 15～30 分钟和睡前服。胶态次枸橼酸铋在酸性胃液中与溃疡坏死组织螯合，形成保护性铋蛋白凝固物，使溃疡面与胃酸、胃蛋白酶隔离，宜在餐前 1 小时和睡前服。严重肾功能不全者忌用，少数人服药后便秘、转氨酶升高。硫糖铝可与胃蛋白酶直接络合或结合，使酶失去活性而发挥作用，宜餐前 30 分钟及睡前服，偶见口干、便秘、恶心等不良反应。米索前列腺醇抑制胃酸分泌，保护黏膜屏障，主要用于非甾体抗炎药合用者，最常见不良反应是腹泻和腹痛，孕妇忌用。

6.质子泵抑制剂

奥美拉唑直接抑制质子泵，有强烈的抑酸能力，疗效明显起效快，不良反应少而轻，无严重不良反应。

(六)急性大量出血的护理

1.急诊处理

首先按医嘱插入鼻胃管，建立静脉通道，输液开始宜快，可选用等渗盐水、林格液、右旋糖酐或其他血浆代用品，一般不用高渗溶液。观察患者意识、血压、脉搏、体温、面色、鼻胃管引出胃液量和颜色、皮肤(干、湿、温度)、肠鸣、上腹压痛、出入量。

2.重症监护

急诊处理后，应给予患者重症监护。除密切观察生命体征和出血情况外，应抽血查血红蛋白、血细胞比容(出血 4 小时后才开始变化)、血型和交叉反应、凝血酶原时间、部分凝血酶原时间或激活部分凝血酶原时间、血钠(开始代偿性升高，补液后降低)、血钾(大量呕吐后降低。多次输液后可增高)、尿素氮(急性出血后 24～48 小时升高，一般丢失 1 000 mL 血，尿素氮升高为正常值的 2～5 倍)、肌酐(肾灌注不足致肌酐升高)。向患者介绍为了确诊可能需做的钡餐、纤维胃镜、胃液分析等检查的过程，使患者受检时更好地合作。告知患者检查时体位、术前服镇静药可能会产生昏睡感，喉部喷局麻药会引起不适。及时了解胃镜检查结果，如无严重再出血应拔除鼻胃管以减少机械刺激。在恶心反射出现前，仍予禁食。

3.再出血

首先观察鼻胃管引出血量、颜色、患者生命体征。再次确定鼻胃管位置是否正确、引流瓶处于低位持续吸引、压力为 10.7 kPa(80 mmHg)。如明确再次出血，安慰患者不必紧张，使患者相信医护人员可以很好地处理再次出血。

4.胃管灌注

为使血管收缩，减少黏膜血流量，达到一过性止血效果，常经胃管灌注冰生理盐水或冷开水。灌注时抬高患者头位 30°～45°，关闭吸引管。灌注时应加快滴注速度，观察患者血压、体温、脉搏、寒战。发生寒战可多盖被，给患者解释不必紧张。注意寒战易诱发心律失常。灌注后注意有无输液过多的症状(呼吸困难)和体征(脉搏快，颈静脉怒张，肺部捻发音)。

(七)急性穿孔的护理

任何消化性溃疡均可发生穿孔,穿孔前常无明显诱因,有些可能由服肾上腺皮质激素、阿司匹林、饮酒和过度劳累诱发。上腹部难以忍受的剧痛及恶心、呕吐,常是穿孔引起腹膜炎的症状。患者两腿卷曲,腹肌强直伴反跳痛,甚至出现面色苍白、出冷汗、脉搏细速、血压下降、休克。一般在穿孔后 6 小时内及时治疗,疗效较佳,若不及时抢救可危及生命。一经确诊,患者就应绝对卧床休息,禁食并留置胃管抽吸胃内容物进行胃肠减压。补液、应用抗生素控制腹腔感染。密切观察生命体征,及时发现和纠正休克,迅速做好各种术前准备。

(八)幽门梗阻的护理

功能性或器质性幽门梗阻的早期处理基本相同,包括:①纠正体液和电解质紊乱,严格正确记录每天出入量,抽血测定血清钾、钠、氯及血气分析,了解电解质及酸碱失衡情况,及时补充液体和电解质。②幽门梗阻者每天清晨和睡前用 3%盐水或苏打水洗胃,保留 1 小时后排出。必要时行胃肠减压,连续 72 小时吸引胃内容物,可解除胃扩张和恢复胃张力,抽出胃液也可减轻溃疡周围的炎症和水肿。若对梗阻的性质不明,应做上消化道内镜或钡餐检查,同时也可估计治疗效果。病情好转给流质饮食,每晚餐后4 小时洗胃 1 次,测胃内潴留量,准确记录颜色、气味、性质。临床操作过程中常遇胃管不畅的情况,通常原因是胃管扭曲在口腔或咽部;胃管置入深度不够;胃管置入过深至幽门部或十二指肠内;胃管侧孔紧贴胃壁;食物残渣或凝血块阻塞。有报道胃肠减压过程中发生少见的并发症,如下胃管困难致环杓关节脱位,减压器故障大量气体入胃致腹膜炎,蛔虫堵塞致无效减压,胃管结扎致拔管困难等。③能进流质时,同时服用抗酸剂、西咪替丁等药物治疗。禁用抗胆碱能药物。

对并发症观察经处理后病情是否好转,若未见改善,做好手术准备,考虑外科手术。

(李　慧)

第二节　反流性食管炎

反流性食管炎(reflux esophagitis,RE)是指胃、十二指肠内容物反流入食管所引起的食管黏膜炎症、糜烂、溃疡和纤维化等病变,甚至引起咽喉、气道等食管以外的组织损害。其发病男性多于女性,男女比例为(2～3)∶1,发病率为 1.92%。随着年龄的增长,食管下段括约肌收缩力的下降,胃、十二指肠内容物自发性反流,而使老年人反流性食管炎的发病率有所增加。

一、病因与发病机制

(一)抗反流屏障削弱

食管下括约肌是指食管末端 3～4 cm 长的环形肌束。正常人静息时压力为 1.3～4.0 kPa (10～30 mmHg),为一高压带,防止胃内容物反流入食管。由于年龄的增长,机体老化导致食管下括约肌的收缩力下降引起食物反流。一过性食管下括约肌松弛也是反流性食管炎的主要发病机制。

(二)食管清除作用减弱

正常情况下,一旦发生食物的反流,大部分反流物通过 1～2 次食管自发和继发性的蠕动性收缩将食管内容物排入胃内，即容量清除，剩余的部分则由唾液缓慢地中和。老年人食管蠕动缓慢和唾液产生减少，影响了食管的清除作用。

(三)食管黏膜屏障作用下降

反流物进入食管后，可以凭借食管上皮表面黏液、不移动水层和表面 HCO_3^-、复层鳞状上皮等构成上皮屏障，以及黏膜下丰富的血液供应构成的后上皮屏障，发挥其抗反流物对食管黏膜损伤的作用。随着机体老化，食管黏膜逐渐萎缩，黏膜屏障作用下降。

二、护理评估

(一)健康史

询问患者的饮食结构及习惯、有无长期服用药物史。

(二)身体评估

1.反流症状

反酸、反食、反胃(指胃内容物在无恶心和不用力的情况下涌入口腔)、嗳气等，多在餐后明显或加重，平卧或躯体前屈时易出现。

2.反流物引起的刺激症状

胸骨后或剑突下烧灼感、胸痛、吞咽困难等。常由胸骨下段向上伸延，常在餐后 1 小时出现，平卧、弯腰或腹压增高时可加重。反流物刺激食管痉挛导致胸痛，常发生在胸骨后或剑突下。严重时可为剧烈刺痛，可放射到后背、胸部、肩部、颈部、耳后，有的酷似心绞痛的特点。

3.其他症状

咽部不适，有异物感、棉团感或堵塞感，可能与酸反流引起食管上段括约肌压力升高有关。

4.并发症

(1)上消化道出血：因食管黏膜炎症、糜烂及溃疡可以导致上消化道出血。

(2)食管狭窄：食管炎反复发作致使纤维组织增生，最终导致瘢痕性狭窄。

(3)Barrett 食管：在食管黏膜的修复过程中，食管-贲门交界处 2 cm 以上的食管鳞状上皮被特殊的柱状上皮取代，称为 Barrett 食管。Barrett 食管发生溃疡时，又称 Barrett 溃疡。Barrett 食管是食管癌的主要癌前病变，其腺癌的发生率较正常人高 30～50 倍。

(三)辅助检查

1.内镜检查

内镜检查是反流性食管炎最准确、最可靠的诊断方法，能判断其严重程度和有无并发症，结合活检可与其他疾病相鉴别。

2. 24 小时食管 pH 监测

应用便携式 pH 记录仪在生理状态下对患者进行 24 小时食管 pH 连续监测，可提供食管是否存在过度酸反流的客观依据。在进行该项检查前 3 天，应停用抑酸药与促胃肠动力的药物。

3.食管吞钡 X 线检查

对不愿意接受或不能耐受内镜检查者行该检查。严重患者可发现阳性 X 线征。

(四)心理-社会状况

反流性食管炎长期持续存在，病情反复、病程迁延，因此患者会出现食欲缺乏，体重下降，导致患者心情烦躁、焦虑；合并消化道出血时会使患者紧张、恐惧。应注意评估患者的情绪状态及对本病的认知程度。

三、常见护理诊断及问题

(一)疼痛

胸痛与胃食管黏膜炎性病变有关。

(二)营养失调

低于机体需要量与害怕进食、消化吸收不良等有关。

(三)有体液不足的危险

体液不足的危险与合并消化道出血引起活动性体液丢失、呕吐及液体摄入量不足有关。

(四)焦虑

焦虑与病情反复、病程迁延有关。

(五)知识缺乏

缺乏对反流性食管炎病因和预防知识的了解。

四、诊断要点与治疗原则

(一)诊断要点

临床上有明显的反流症状;内镜下有反流性食管炎的表现,食管过度酸反流的客观依据即可做出诊断。

(二)治疗原则

以药物治疗为主,对药物治疗无效或发生并发症者可做手术治疗。

1.药物治疗

目前多主张采用递减法,即开始使用质子泵抑制剂加促胃肠动力药,迅速控制症状,待症状控制后再减量维持。

(1)促胃肠动力药:目前主要常用的药物是西沙必利。常用量为每次 5～15 mg,每天 3～4 次,疗程8～12周。

(2)抑酸药。①H_2 受体拮抗剂(H_2RA):西咪替丁 400 mg、雷尼替丁 150 mg、法莫替丁 20 mg,每天2 次,疗程 8～12 周;②质子泵抑制剂(PPI):奥美拉唑 20 mg、兰索拉唑 30 mg、泮托拉唑 40 mg、雷贝拉唑 10 mg 和埃索美拉唑 20 mg,每天 1 次,疗程 4～8 周;③抗酸药:仅用于症状轻、间歇发作的患者作为临时缓解症状用。反流性食管炎有并发症或停药后很快复发者,需要长期维持治疗。H_2RA、西沙必利、PPI 均可用于维持治疗,其中以 PPI 效果最好。维持治疗的剂量因患者而异,以调整至患者无症状的最低剂量为合适剂量。

2.手术治疗

手术为不同术式的胃底折叠术。手术指征为:①严格内科治疗无效。②虽经内科治疗有效,但患者不能忍受长期服药。③经反复扩张治疗后仍反复发作的食管狭窄。④确证由反流性食管炎引起的严重呼吸道疾病。

3.并发症的治疗

(1)食管狭窄:大部分狭窄可行内镜下食管扩张术治疗。扩张后予以长程 PPI 维持治疗可防止狭窄复发。少数严重瘢痕性狭窄需行手术切除。

(2)Barrett 食管:药物治疗是预防 Barrett 食管发生和发展的重要措施,必须使用 PPI 治疗及长期维持。

五、护理措施

(一)一般护理

为减少平卧时及夜间反流可将床头抬高 15～20 cm。避免睡前 2 小时内进食，白天进餐后也不宜立即卧床。应避免食用使食管下括约肌压力降低的食物和药物，如高脂肪、巧克力、咖啡、浓茶及硝酸甘油、钙通道阻滞剂等。应戒烟及禁酒。减少一切影响腹压增高的因素，如肥胖、便秘、紧束腰带等。

(二)用药护理

遵医嘱给予药物治疗，注意观察药物的疗效及不良反应。

1.H_2 受体拮抗剂

药物应在餐中或餐后即刻服用，若需同时服用抗酸药，则两药应间隔 1 小时以上。若静脉给药应注意控制速度，过快可引起低血压和心律失常。西咪替丁对雄性激素受体有亲和力，可导致男性乳腺发育、勃起功能障碍及性功能紊乱，应做好解释工作。该药物主要通过肾排泄，用药期间应监测肾功能。

2.质子泵抑制剂

奥美拉唑可引起头晕，应嘱患者用药期间避免开车或做其他必须高度集中注意力的工作。兰索拉唑的不良反应包括荨麻疹、皮疹、瘙痒、头痛、口苦、肝功能异常等，轻度不良反应不影响继续用药，较严重时应及时停药。泮托拉唑的不良反应较少，偶可引起头痛和腹泻。

3.抗酸药

该药在饭后 1 小时和睡前服用。服用片剂时应嚼服，乳剂给药前应充分摇匀。

抗酸剂应避免与奶制品、酸性饮料及食物同时服用。

(三)饮食护理

(1)指导患者有规律地定时进餐，饮食不宜过饱，选择营养丰富、易消化的食物。避免摄入过咸、过甜、过辣的刺激性食物。

(2)制订饮食计划：与患者共同制订饮食计划，指导患者及家属改进烹饪技巧，增加食物的色、香、味，刺激患者食欲。

(3)观察并记录患者每天进餐次数、量、种类，以了解其摄入营养素的情况。

六、健康指导

(一)疾病知识的指导

向患者及家属介绍本病的有关病因，避免诱发因素。保持良好的心理状态，平时生活要有规律，合理安排工作和休息时间，注意劳逸结合，积极配合治疗。

(二)饮食指导

指导患者加强饮食卫生和饮食营养，养成有规律的饮食习惯；避免过冷、过热、辛辣等刺激性食物及浓茶、咖啡等饮料；嗜酒者应戒酒。

(三)用药指导

根据病因及病情进行指导，嘱患者长期维持治疗，介绍药物的不良反应，如有异常及时复诊。

(李　慧)

第三节 慢性胃炎

慢性胃炎是指由多种原因引起的胃黏膜慢性炎症。其发病率在各种胃病中居首位，男性多于女性，各个年龄段均可发病，且随年龄增长发病率逐渐增高。慢性胃炎的分类方法很多，全国慢性胃炎研讨会共识意见中采纳了国际上新悉尼系统的分类方法，将慢性胃炎分为浅表性（又称非萎缩性）、萎缩性和特殊类型三大类。慢性浅表性胃炎是指不伴有胃黏膜萎缩性改变的慢性炎症，幽门螺杆菌感染是其主要病因；慢性萎缩性胃炎是指胃黏膜已经发生了萎缩性改变，常伴有肠上皮化生，又分为多灶萎缩性胃炎和自身免疫性胃炎两大类；特殊类型胃炎种类很多，临床上较少见。

一、病因及诊断检查

（一）致病因素

1.幽门螺杆菌感染

幽门螺杆菌感染是慢性浅表性胃炎最主要的病因。幽门螺杆菌具有鞭毛，其分泌的黏液素可直接侵袭胃黏膜，释放的尿素酶可分解尿素产生 NH_3 中和胃酸，使幽门螺杆菌在胃黏膜定居和繁殖，同时可损伤上皮细胞膜；幽门螺杆菌产生的细胞毒素还可引起炎症反应和菌体壁诱导自身免疫反应的发生，导致胃黏膜慢性炎症。

2.饮食因素

高盐饮食，长期饮烈酒、浓茶、咖啡，摄取过热、过冷、过于粗糙的食物等，均易引起慢性胃炎。

3.自身免疫

患者血液中存在自身抗体，如抗壁细胞抗体和抗内因子抗体，可使壁细胞数目减少，胃酸分泌减少或缺失，还可使维生素 B_{12} 吸收障碍导致恶性贫血。

4.其他因素

各种原因引起的十二指肠液反流入胃，削弱或破坏胃黏膜的屏障功能；老年胃黏膜退行性变；胃黏膜营养因子缺乏，如促胃液素（胃泌素）缺乏；服用非甾体抗炎药等，均可引起慢性胃炎。

（二）身体状况

慢性胃炎起病缓慢，病程迁延，常反复发作，缺乏特异性症状。由幽门螺杆菌感染引起的慢性胃炎患者多数无症状；部分患者有上腹不适、腹部隐痛、腹胀、食欲缺乏、恶心和呕吐等消化不良的表现；少数患者可有少量上消化道出血；自身免疫性胃炎患者可出现明显厌食、体重减轻和贫血。体格检查可有上腹部轻压痛。

（三）心理-社会状况

病情反复、病程迁延不愈可使患者出现烦躁、焦虑等不良情绪。

（四）实验室及其他检查

1.胃镜及活组织检查

胃镜及活组织检查是诊断慢性胃炎最可靠的方法。慢性浅表性胃炎可见红斑（点、片状或条状）、黏膜粗糙不平、出血点或出血斑；慢性萎缩性胃炎可见黏膜呈颗粒状、黏膜血管显露、色泽灰暗、皱襞细小。

2.幽门螺杆菌检测

可通过侵入性(如快速尿素酶试验、组织学检查和幽门螺杆菌培养等)和非侵入性(如^{13}C或^{14}C尿素呼气试验、粪便幽门螺杆菌抗原检测和血清学检查等)方法检测幽门螺杆菌。

3.胃液分析

自身免疫性胃炎时,胃酸缺乏;多灶萎缩性胃炎时,胃酸分泌正常或偏低。

4.血清学检查

自身免疫性胃炎时,血清抗壁细胞抗体和抗内因子抗体可呈阳性,血清胃泌素水平明显升高;多灶萎缩性胃炎时,血清胃泌素水平正常或偏低。

二、护理诊断及医护合作性问题

(一)疼痛

腹痛与胃黏膜炎性病变有关。

(二)营养失调

营养失调与厌食、消化吸收不良等有关。

(三)焦虑

焦虑与病情反复、病程迁延有关。

(四)潜在并发症

癌变。

(五)知识缺乏

缺乏对慢性胃炎病因和预防知识的了解。

三、治疗及护理措施

(一)治疗要点

治疗原则是积极祛除病因,根除幽门螺杆菌感染,对症处理,防治癌前病变。

1.病因治疗

根除幽门螺杆菌感染:目前多采用的治疗方案是以胶体铋剂或质子泵抑制药为基础加上2种抗生素的三联治疗方案。如常用奥美拉唑或枸橼酸铋钾,与阿莫西林及甲硝唑或克拉霉素3种药物联用,2周为1个疗程。治疗失败后再治疗比较困难,可换用2种抗生素,或采用胶体铋剂和质子泵抑制药合用的四联疗法。

其他病因治疗:因非甾体抗炎药引起者,应立即停药并给予制酸药或硫糖铝;因十二指肠液反流引起者,应用硫糖铝或氢氧化铝凝胶吸附胆汁;因胃动力学改变引起者,应给予多潘立酮或莫沙必利等。

2.对症处理

有胃酸缺乏和贫血者,可用胃蛋白酶合剂等以助消化;对于上腹胀满者,可选用胃动力药、理气类中药;有恶性贫血时可肌内注射维生素B_{12}。

3.胃黏膜异型增生的治疗

异型增生是癌前病变,应定期随访,给予高度重视。对不典型增生者可给予维生素C、维生素E、β-胡萝卜素、叶酸和微量元素硒预防胃癌的发生;对已经明确的重度异型增生可手术治疗,目前多采用内镜下胃黏膜切除术。

(二)护理措施

1.病情观察

主要观察有无上腹不适、腹胀、食欲缺乏等消化不良的表现;观察腹痛的部位、性质,呕吐物与大便的颜色、量及性状;评估实验室及胃镜检查结果。

2.饮食护理

(1)营养状况评估:观察并记录患者每天进餐次数、量和品种,以了解机体的营养摄入状况。定期监测体重,监测血红蛋白浓度、血清蛋白等有关营养指标的变化。

(2)制订饮食计划:①与患者及其家属共同制订饮食计划,以营养丰富、易消化、少刺激为原则。②胃酸低者可适当食用刺激胃酸分泌或酸性的食物,如浓肉汤、鸡汤、山楂、食醋等;胃酸高者应指导患者避免食用酸性和多脂肪食物,可进食牛奶、菜泥、面包等。③鼓励患者养成良好的饮食习惯,进食应规律,少食多餐,细嚼慢咽。④避免摄入过冷、过热、过咸、过甜、辛辣和粗糙的食物,戒除烟酒。⑤提供舒适的进餐环境,改进烹饪技巧,保持口腔清洁卫生,以促进患者的食欲。

3.药物治疗的护理

(1)严格遵医嘱用药,注意观察药物的疗效及不良反应。

(2)枸橼酸铋钾:宜在餐前半小时服用,因其在酸性环境中方起作用;服药时要用吸管直接吸入,防止将牙齿、舌染黑;部分患者服药后出现便秘或黑粪,少数患者有恶心、一过性血清转氨酶升高,停药后可自行消失,极少数患者可能出现急性肾衰竭。

(3)抗菌药物:服用阿莫西林前应详细询问患者有无青霉素过敏史,用药过程中要注意观察有无变态反应的发生;服用甲硝唑可引起恶心、呕吐等胃肠道反应及口腔金属味、舌炎、排尿困难等不良反应,宜在餐后半小时服用。

(4)多潘立酮及西沙必利:应在餐前服用,不宜与阿托品等解痉药合用。

4.心理护理

护理人员应主动安慰、关心患者,向患者说明不良情绪会诱发和加重病情,经过正规的治疗和护理慢性胃炎可以康复。

5.健康指导

向患者及家属介绍本病的有关知识、预防措施等;指导患者避免诱发因素,保持愉快的心情,生活规律,养成良好的饮食习惯,戒除烟酒;向患者介绍服用药物后可能出现的不良反应,指导患者按医嘱坚持用药,定期复查,如有异常及时复诊。

(李　慧)

第四节　炎症性肠病

炎症性肠病是一种病因不明的肠道慢性非特异性炎症性疾病。包括溃疡性结肠炎(ulcerative colitis,UC)和克罗恩病(Crohn's disease,CD)。一般认为,UC 和 CD 是同一疾病的不同亚类,组织损伤的基本病理过程相似,但可能由于致病因素不同,发病的具体环节不同,最终导致组织损害的表现不同。

一、溃疡性结肠炎

UC是一种病因不明的直肠和结肠慢性非特异性炎症性疾病。病变主要位于大肠的黏膜与黏膜下层。主要症状有腹泻、黏液脓血便和腹痛，病程漫长，病情轻重不一，常反复发作。本病多见于20～40岁，男女发病率无明显差别。

（一）病理

病变主要位于直肠和乙状结肠，可延伸到降结肠，甚至整个结肠。病变一般仅限于黏膜和黏膜下层，少数重症者可累及肌层。活动期黏膜呈弥漫性炎症反应，可见水肿、充血与灶性出血，黏膜脆弱，触之易出血。由于黏膜与黏膜下层有炎性细胞浸润，大量中性粒细胞在肠腺隐窝底部聚集，形成小的隐窝脓肿。当隐窝脓肿融合破溃，黏膜即出现广泛的浅小溃疡，并可逐渐融合成不规则的大片溃疡。结肠炎症在反复发作的慢性过程中，大量新生肉芽组织增生，常出现炎性息肉。黏膜因不断破坏和修复，丧失其正常结构，并且由于溃疡愈合形成瘢痕，黏膜肌层与肌层增厚，使结肠变形缩短，结肠袋消失，甚至出现肠腔狭窄。少数患者有结肠癌变，以恶性程度较高的未分化型多见。

（二）临床分型

临床上根据本病的病程、程度、范围和病期进行综合分型。

1.根据病程经过分型

(1)初发型：无既往史的首次发作。

(2)慢性复发型：最多见，发作期与缓解期交替。

(3)慢性持续型：病变范围广，症状持续半年以上。

(4)急性暴发型：少见，病情严重，全身毒血症状明显，易发生大出血和其他并发症。

上述后三型可相互转化。

2.根据病情程度分型

(1)轻型：多见，腹泻每天4次以下，便血轻或无，无发热、脉速，贫血轻或无，血沉正常。

(2)重型：腹泻频繁并有明显黏液脓血便，有发热、脉速等全身症状，血沉加快、血红蛋白下降。

(3)中型：介于轻型和重型之间。

3.根据病变范围分型

可分为直肠炎、直肠乙状结肠炎、左半结肠炎、全结肠炎及区域性结肠炎。

4.根据病期分型

可分为活动期和缓解期。

（三）临床表现

起病多数缓慢，少数急性起病，偶见急性暴发起病。病程长，呈慢性经过，常有发作期与缓解期交替，少数症状持续并逐渐加重。

1.症状

(1)消化系统表现：主要表现为腹泻与腹痛。①腹泻为最主要的症状，黏液脓血便是本病活动期的重要表现。腹泻主要与炎症导致大肠黏膜对水钠吸收障碍以及结肠运动功能失常有关。粪便中的黏液或黏液脓血，为炎症渗出和黏膜糜烂及溃疡所致。排便次数和便血程度可反映病情程度，轻者每天排便2～4 次，粪便呈糊状，可混有黏液、脓血，便血轻或无，重者腹泻每天可达10 次以上，大量脓血，甚至呈血水样粪便。病变限于直肠和乙状结肠的患者，偶有腹泻与便秘交替的现象，此与病变直肠排空功能障碍有关。②腹痛，轻者或缓解期患者多无腹痛或仅有腹部不适，活动期有轻或中度腹痛，为左下腹的阵痛，也可涉及全腹。有疼痛一便意一便后缓解的规律，大多伴有里急后重，为直肠炎症刺激所致。若并发中毒性巨结肠或腹膜炎，则腹痛持续且剧烈。③其他症状可有腹胀、食欲缺乏、恶心、呕吐等。

(2)全身表现：中、重型患者活动期有低热或中等度发热，高热多提示有并发症或急性暴发型。重症患者可出现衰弱、消瘦、贫血、低清蛋白血症、水和电解质平衡紊乱等表现。

(3)肠外表现：本病可伴有一系列肠外表现，包括口腔黏膜溃疡、结节性红斑、外周关节炎、坏疽性脓皮病、虹膜睫状体炎等。

2.体征

患者呈慢性病容，精神状态差，重者呈消瘦贫血貌。轻者仅有左下腹轻压痛，有时可触及痉挛的降结肠和乙状结肠。重症者常有明显腹部压痛和鼓肠。若有反跳痛、腹肌紧张、肠鸣音减弱等应注意中毒性巨结肠和肠穿孔等并发症。

(四)护理

1.护理目标

患者大便次数减少，粪质正常；腹痛缓解，营养改善，体重恢复，未发生并发症，焦虑减轻。

2.护理措施

(1)一般护理。①休息与活动：在急性发作期或病情严重时均应卧床休息，缓解期适当休息，注意劳逸结合。②合理饮食：指导患者食用质软、易消化、少纤维素又富含营养、有足够热量的食物，以利于吸收、减轻对肠黏膜的刺激并供给足够的热量，以维持机体代谢的需要。避免食用冷饮、水果、多纤维的蔬菜及其他刺激性食物，忌食牛乳和乳制品。急性发作期患者，应进流质或半流质饮食，病情严重者应禁食，按医嘱给予静脉高营养，以改善全身状况。应注意给患者提供良好的进餐环境，避免不良刺激，以增进患者食欲。

(2)病情观察：观察患者腹泻的次数、性质，腹泻伴随症状，如发热、腹痛等，监测粪便检查结果。严密观察腹痛的性质、部位及生命体征的变化，以了解病情的进展情况，如腹痛性质突然改变，应注意是否发生大出血、肠梗阻、中毒性巨结肠、肠穿孔等并发症。观察患者进食情况，定期测量患者的体重，监测血红蛋白、血清电解质和清蛋白的变化，了解营养状况的变化。

(3)用药护理：遵医嘱给予柳氮磺吡啶(SASP)、糖皮质激素、免疫抑制剂等治疗，以控制病情，使腹痛缓解。注意药物的疗效及不良反应，如应用 SASP 时，患者可出现恶心、呕吐、皮疹、粒细胞减少及再生障碍性贫血等。应嘱患者餐后服药，服药期间定期复查血常规，应用糖皮质激素者，要注意激素不良反应，不可随意停药，防止反跳现象，应用硫唑嘌呤或巯嘌呤时患者可出现骨髓抑制的表现，应注意监测白细胞计数。

(4)心理护理：安慰鼓励患者，向患者解释病情，使患者以平和的心态应对疾病，自觉地配合治疗。

(5)健康指导。①心理指导：由于病情反复发作，迁延不愈，常给患者带来痛苦，尤其是排便次数的增加，给患者的精神和日常生活带来很多困扰，易产生自卑、忧虑，甚至恐惧心理。应鼓励患者以平和的心态应对疾病，积极配合治疗。②指导患者合理饮食及活动：指导患者食用质软、易消化、少纤维素又富含营养、有足够热量的食物，避免食用冷饮、水果、多纤维的蔬菜及其他刺激性食物，忌食牛乳和乳制品。在急性发作期或病情严重时均应卧床休息，缓解期适当休息，注意劳逸结合。③用药指导：嘱患者坚持治疗，不要随意更换药物或停药。教会患者识别药物的不良反应，出现异常症状要及时就诊，以免耽搁病情。

3.护理评价

患者腹泻、腹痛缓解，营养改善，体重恢复。

二、克罗恩病

CD是一种病因尚不十分清楚的胃肠道慢性炎性肉芽肿性疾病。病变多见于末段回肠和邻近结肠，但从口腔至肛门各段消化道均可受累，呈节段性或跳跃式分布。临床上以腹痛、腹泻、体重下降、腹块、瘘管形成和肠梗阻为特点，可伴有发热等全身表现，以及关节、皮肤、眼、口腔黏膜等肠外损害。本病有终身复发倾向，重症患者迁延不愈，预后不良。

(一)病理

病变表现为同时累及回肠末段与邻近右侧结肠者，只涉及小肠者，局限在结肠者。病变可涉及口腔、食管、胃、十二指肠，但少见。

大体形态上，克罗恩病特点为：①病变呈节段性或跳跃性，而不呈连续性。②黏膜溃疡早期呈鹅口疮样溃疡，随后溃疡增大、融合，形成纵行溃疡和裂隙溃疡，将黏膜分割呈鹅卵石样外观。③病变累及肠壁全层，肠壁增厚变硬，肠腔狭窄。

组织学上，克罗恩病的特点为：①非干酪性肉芽肿，由类上皮细胞和多核巨细胞构成，可发生在肠壁各层和局部淋巴结。②裂隙溃疡，呈缝隙状，可深达黏膜下层甚至肌层。③肠壁各层炎症，伴固有膜底部和黏膜下层淋巴细胞聚集、黏膜下层增宽、淋巴管扩张及神经节炎等。肠壁全层病变致肠腔狭窄，可发生肠梗阻。溃疡穿孔引起局部脓肿，或穿透至其他肠段、器官、腹壁，形成内瘘或外瘘。肠壁浆膜纤维素渗出、慢性穿孔均可引起肠粘连。

(二)临床分型

区别本病不同临床情况，有助全面估计病情和预后，制订治疗方案。

1.临床类型

依疾病行为分型，可分为狭窄型(以肠腔狭窄所致的临床表现为主)、穿通型(有瘘管形成)和非狭窄非穿通型(炎症型)。各型可有交叉或互相转化。

2.病变部位

参考影像和内镜结果确定，可分为小肠型、结肠型、回结肠型。如消化道其他部分受累也应注明。

3.严重程度

根据主要临床表现的程度及并发症计算CD活动指数(CDAI)，用于疾病活动期与缓解期区分、病情严重程度估计(轻、中、重度)和疗效评定。

(三)临床表现

起病大多隐匿、缓慢，从发病早期症状出现至确诊往往需数月至数年。病程呈慢性，长短不等的活动期与缓解期交替，有终身复发倾向。少数急性起病，可表现为急腹症，酷似急性阑尾炎或急性肠梗阻。腹痛、腹泻和体重下降三大症状是本病的主要临床表现。但本病的临床表现复杂多变，这与临床类型、病变部位、病期及并发症有关。

1.消化系统表现

(1)腹痛:为最常见症状。多位于右下腹或脐周,间歇性发作,常为痉挛性阵痛伴腹鸣。常于进餐后加重,排便或肛门排气后缓解。腹痛的发生可能与进餐引起胃肠反射或肠内容物通过炎症、狭窄肠段,引起局部肠痉挛有关。体检常有腹部压痛,部位多在右下腹。腹痛也可由部分或完全性肠梗阻引起,此时伴有肠梗阻症状。出现持续性腹痛和明显压痛,提示炎症波及腹膜或腹腔内脓肿形成。全腹剧痛和腹肌紧张,提示病变肠段急性穿孔。

(2)腹泻:也为本病常见症状,主要由病变肠段炎症渗出、蠕动增加及继发性吸收不良引起。腹泻先是间歇发作,病程后期可转为持续性。粪便多为糊状,一般无脓血和黏液。病变涉及下段结肠或肛门直肠者,可有黏液血便及里急后重。

(3)腹部包块:见于10%～20%患者,由于肠粘连、肠壁增厚、肠系膜淋巴结肿大、内瘘或局部脓肿形成所致。多位于右下腹与脐周。固定的腹块提示有粘连,多已有内瘘形成。

(4)瘘管形成:是克罗恩病的特征性临床表现,因透壁性炎性病变穿透肠壁全层至肠外组织或器官而成。瘘分内瘘和外瘘,前者可通向其他肠段、肠系膜、膀胱、输尿管、阴道、腹膜后等处,后者通向腹壁或肛周皮肤。肠段之间内瘘形成可致腹泻加重及营养不良。肠瘘通向的组织与器官因粪便污染可致继发性感染。外瘘或通向膀胱、阴道的内瘘均可见粪便与气体排出。

(5)肛门周围病变:包括肛门周围瘘管、脓肿形成及肛裂等病变,见于部分患者,有结肠受累者较多见。有时这些病变可为本病的首发或突出的临床表现。

2.全身表现

(1)发热:为常见的全身表现之一,与肠道炎症活动及继发感染有关。间歇性低热或中度热常见,少数呈弛张高热伴毒血症。少数患者以发热为主要症状,甚至较长时间不明原因发热之后才出现消化道症状。

(2)营养障碍:由慢性腹泻、食欲减退及慢性消耗等因素所致。主要表现为体重下降,可有贫血、低蛋白血症和维生素缺乏等表现。青春期前患者常有生长发育迟滞。

3.肠外表现

本病肠外表现与溃疡性结肠炎的肠外表现相似,但发生率较高,据我国统计报道以口腔黏膜溃疡、皮肤结节性红斑、关节炎及眼病为常见。

(四)护理

1.护理目标

患者腹泻、腹痛缓解,营养改善,体重恢复,无并发症。

2.护理措施

(1)一般护理。①休息与活动:在急性发作期或病情严重时均应卧床休息,缓解期适当休息,注意劳逸结合。必须戒烟。②合理饮食:一般给高营养低渣饮食,适当给予叶酸、维生素 B_{12} 等多种维生素。重症患者酌情应用要素饮食或全胃肠外营养,除营养支持外还有助诱导缓解。

(2)病情观察:观察患者腹泻的次数、性质,腹泻伴随症状,如发热、腹痛等,监测粪便检查结果。严密观察腹痛的性质、部位及生命体征的变化,测量患者的体重,监测血红蛋白、血清电解质和清蛋白的变化,了解营养状况的变化。

(3)用药护理:遵医嘱腹痛、腹泻可使用抗胆碱能药物或止泻药,合并感染者静脉途径给予广谱抗生素。给予柳氮磺吡啶(SASP)、糖皮质激素、免疫抑制剂等治疗,以控制病情,使腹痛缓解。注意避免药物的不良反应,如应嘱患者餐后服药,服药期间定期复查血常规,不可随意停药,防止反跳现象等。

(4)心理护理:向患者解释病情,使患者树立战胜疾病信心,自觉地配合治疗。

(5)健康指导。①疾病知识指导:指导患者合理休息与活动,戒烟,食用质软、易消化、少纤维素又富含营养、有足够热量的食物,避免食用冷饮、水果、多纤维的蔬菜及其他刺激性食物,忌食牛乳和乳制品。②安慰鼓励患者:使患者树立信心,积极地配合治疗。③用药指导:嘱患者坚持服药并了解药物的不良反应,病情有异常变化要及时就诊。

3.护理评价

患者腹泻、腹痛缓解,无发热、营养不良,体重增加。

(李　慧)

第五节　肠易激综合征

肠易激综合征(IBS)是一种以腹痛或腹部不适伴排便习惯改变为特征的功能性肠病,经检查排除可引起这些症状的器质性疾病。本病是最常见的一种功能性肠道疾病,患者以中青年居多,50 岁以后首次发病少见。男女比例约 1∶2。

一、常见病因

本病病因尚不清楚,与多种因素有关。目前认为,IBS 的病理生理学基础主要是胃肠动力学异常和内脏感觉异常,而造成这些变化的机制则尚未阐明。肠道感染后和精神心理障碍是 IBS 发病的重要因素。

二、临床表现

起病隐匿,症状反复发作或慢性迁延,病程可长达数年至数十年,但全身健康状况却不受影响。精神、饮食等因素常诱使症状复发或加重。最主要的临床表现是腹痛与排便习惯和粪便性状的改变。

(一)症状

1.腹痛

以下腹和左下腹多见,多于排便或排气后缓解,睡眠中痛醒者极少。

2.腹泻

一般每天 3～5 次,少数严重发作期可达十数次。大便多呈稀糊状,也可为成形软便或稀水样,多带有黏液;部分患者粪质少而黏液量很多,但绝无脓血。排便不干扰睡眠。部分患者腹泻与便秘交替发生。

3.便秘

排便困难,粪便干结、量少,呈羊粪状或细杆状,表面可附黏液。

4.其他消化道症状

多伴腹胀感,可有排便不净感、排便窘迫感。部分患者同时有消化不良症状。

5.全身症状

相当部分患者可有失眠、焦虑、抑郁、头晕、头痛等精神症状。

(二)体征

无明显体征,可在相应部位有轻压痛,部分患者可触及腊肠样肠管,直肠指检可感到肛门痉挛、张力较高,可有触痛。

三、治疗原则

主要是积极寻找并去除促发因素和对症治疗,强调综合治疗和个体化的治疗原则。

(一)一般治疗

详细询问病史以求发现促发因素,并设法予以去除。告知患者 IBS 的诊断并详细解释疾病的性质,以解除患者顾虑和提高对治疗的信心,是治疗最重要的一步。教育患者建立良好的生活习惯。饮食上避免诱发症状的食物,一般而言宜避免产气的食物如乳制品、大豆等。高纤维食物有助改善便秘。对失眠、焦虑者可适当给予镇静药。

(二)针对主要症状的药物治疗

(1)胃肠解痉药:抗胆碱药物可作为缓解腹痛的短期对症治疗使用。

(2)止泻药:洛哌丁胺或地芬诺酯止泻效果好,适用于腹泻症状较重者,但不宜长期使用。

(3)对便秘型患者酌情使用泻药:宜使用作用温和的轻泻剂以减少不良反应和药物依赖性。

(4)抗抑郁药:对腹痛症状重、上述治疗无效且精神症状明显者可适用。

(5)其他肠道菌群调节药:如双歧杆菌、乳酸杆菌、酪酸菌等制剂,可纠正肠道菌群失调,据报道对腹泻、腹胀有一定疗效,但确切临床疗效尚待证实。

(三)心理和行为疗法

症状严重而顽固,经一般治疗和药物治疗无效者应考虑予以心理行为治疗,包括心理治疗、认知疗法、催眠疗法和生物反馈疗法等。

四、护理

(一)评估

1.一般情况

患者的年龄、性别、职业、婚姻状况、健康史、心理、既往史,饮食习惯等。

2.身体状况

主要是评估腹部不适的部位、性状、时间等;了解腹泻的次数、性状、量、色、诱因及便秘的情况。

(二)护理要点及措施

1.饮食的护理

IBS 不论哪种类型都或多或少与饮食有关,腹泻为主型 IBS 患者 80%的症状发作与饮食有密切的相关性。因此,应避免食用诱发症状的食物,因个人而异,通常应避免产气的食物,如牛奶、大豆等。早期应尽量低纤维素饮食,但便秘型患者可进高纤维素饮食,以改善便秘症状。

2.排便及肛周皮肤护理

可以通过人为干预,尽量改变排便习惯。对于腹泻型患者,观察粪便的量、性状、排便次数并记录。多卧床休息,少活动。避免受凉,注意腹部及下肢保暖。做好肛门及周围皮肤护理,便后及时用温水清洗，勤换内裤，保持局部清洁、干燥。如肛周皮肤有淹红、糜烂，可使用抗生素软膏涂擦，或行紫外线理疗。对于便秘型患者可遵医嘱给予开塞露等通便药物。

3.心理护理

IBS多发生于中青年，尤以女性居多。多数患者由于工作、家庭、生活等引起长期而过度的精神紧张，因此应该给予患者更多的关怀，自入院开始尽可能给予他们方便，使他们对新的环境产生信任感和归属感。在明确诊断后更要耐心细致的给他们讲解病情，使他们对所患疾病有深刻的认识，避免对疾病产生恐惧，消除紧张情绪。耐心细致的讲解，也会使患者产生信任感和依赖感，有利于病情缓解。

(三)健康教育

(1)指导患者应保持良好的精神状态，注意休息，适当运动(如散步、慢跑等)，以增强体质，保持心情舒畅。

(2)纠正不良的饮食及生活习惯，戒除烟酒，作息规律，保证足够的睡眠时间，睡前温水泡脚，不饮咖啡、茶等兴奋性的饮料。

(3)如再次复发时应首先通过心理、饮食调整。效果不佳者应到医院就诊治疗。

(李　慧)

第六节　肝　硬　化

肝硬化是长期肝细胞坏死继发广泛纤维化伴结节形成的结果。一种或多种致病因子长期或反复损伤肝实质，致使肝细胞弥漫性变性、坏死和再生，进而引起肝脏结缔组织弥漫性增生和肝细胞再生，最后导致肝小叶结构破坏和重建，肝内血液循环发生障碍。肝功能损害和门脉高压为本病的主要临床表现，晚期常出现严重的并发症。

肝硬化是世界性疾病，所有种族、不论国籍、年龄或性别均可罹患。男性和中年人易罹患。

在我国主要为肝炎后肝硬化。血吸虫病性、单纯酒精性、心源性、胆汁性肝硬化均少见。

一、病因

引起肝硬化的病因很多，以病毒性肝炎最为常见。同一病例可由一种、两种或两种以上病因同时或先后作用引起，有些病例则原因不明。

(一)病毒性肝炎

病毒性肝炎经慢性活动性肝炎阶段逐步演变为肝硬化，称为肝炎后肝硬化。乙型肝炎和丙型肝炎常见，甲型肝炎一般不发展为肝硬化。由急性或亚急性重型肝炎演变的肝硬化称为坏死后肝硬化。

(二)寄生虫感染

感染血吸虫病时，大量血吸虫卵进入肝窦前的门脉小血管内，刺激结缔组织增生引起门脉高压。肝细胞的坏死和增生一般不明显，没有肝细胞的结节再生。但如伴发慢性乙型肝炎，其结果多为混合结节型肝硬化。

（三）酒精中毒

主要由乙醇的中间代谢产物（乙醛）对肝脏的直接损害引起。酗酒引起长期营养失调，使肝脏对某些毒性物质的抵抗力降低，在发病机制上也起一定作用。

（四）胆汁淤积

肝外胆管阻塞或肝内胆汁淤积持续存在时，高浓度的胆酸和胆红素对肝细胞有损害作用，久之可发展为肝硬化。由于肝外胆管阻塞引起的肝硬化称为继发性胆汁性肝硬化。由原因未明的肝内胆汁淤积引起的肝硬化称为原发性胆汁性肝硬化。

（五）循环障碍

慢性充血性心力衰竭、缩窄性心包炎和各种病因引起肝小静脉阻塞综合征等，导致肝脏充血、肝细胞缺氧，引起小叶中央区肝细胞坏死及纤维组织增生，最终发展为肝硬化。

（六）药物和化学毒物

长期服用某些药物如双醋酚汀、辛可芬、异烟肼、甲基多巴、PAS和利福平等或反复接触化学毒物如四氯化碳、磷、砷、氯仿等均可损伤肝脏，引起中毒性肝炎，最后演变为肝硬化。

（七）遗传和代谢性疾病

血友病、肝豆状核变性、半乳糖血症、糖原贮积等遗传代谢性疾病，也可发展为肝硬化，称为代谢性肝硬化。

（八）慢性肠道感染和营养不良

慢性菌痢、溃疡性结肠炎等常引起消化和吸收障碍，发生营养不良，同时肠内的细菌毒素及蛋白质腐败的分解产物等经门静脉到达肝内，引起肝细胞损害，演变为肝硬化。

（九）隐匿性肝硬化

病因难以肯定的称为隐匿性肝硬化，其中很大部分病例可能与隐匿性无黄疸型肝炎有关。

二、临床表现

肝硬化的病程一般比较缓慢，可能隐伏数年至数十年之久。由于肝脏具有很强的代偿功能，因此，早期临床表现常不明显或缺乏特征性。肝硬化的临床分期为肝功能代偿期和肝功能失代偿期。

（一）肝功能代偿期

一般症状较轻，缺乏特征性。常有乏力、食欲减退、消化不良、恶心、厌油、腹胀、中上腹隐痛或不适及腹泻，部分有踝部水肿、鼻出血、齿龈出血等。上述症状多呈间歇性，常因过度疲劳而发病，经适当休息及治疗可缓解。体征一般不明显，肝脏可轻度肿大，无或有轻度压痛，部分患者可有脾脏肿大。肝功能检查结果多在正常范围内或有轻度异常。

（二）肝功能失代偿期

随着疾病的进展，症状逐渐明显，肝脏常逐渐缩小，质变硬。临床表现主要是肝功能减退和门脉高压。

1.肝功能减退

（1）营养障碍：表现为消瘦、贫血、乏力、水肿、皮肤干燥而松弛、面色灰暗、黝黑、口角炎、毛发稀疏无光泽等。

（2）消化道症状：早期出现的食欲缺乏、腹胀、恶心、腹泻等消化道症状逐渐明显，稍进油腻肉食，即引起腹泻。部分患者还可出现轻度黄疸。

(3)出血倾向:轻者有鼻出血、齿龈出血,重者有胃肠道黏膜弥漫性出血及皮肤紫癜。这与肝脏合成凝血因子减少,脾大及脾功能亢进引起血小板减少有关。毛细血管脆性增加是出血倾向的附加因素。

(4)发热:部分患者可有低热,多为病变活动及肝细胞坏死时释出的物质影响体温调节中枢所致。此类发热用抗生素治疗无效,只有肝病好转时才能消失。如持续发热或高热,则提示合并有感染、血栓性门静脉炎、原发性肝癌等。

(5)黄疸:表现为巩膜浅黄、尿色黄。如巩膜甚至全身皮肤黏膜呈深度金黄色,应考虑有肝硬化伴肝内胆汁瘀积的可能。

(6)内分泌功能失调的表现:肝对雌激素灭活作用减退导致脸、颈、肩、手背及上胸处的蜘蛛痣和/或毛细血管扩张。肝掌表现为大、小鱼际和指尖斑点状发红,加压后褪色。可出现男性乳房发育、睾丸萎缩、性功能减退,女性月经不调、闭经、不孕等。皮肤色素沉着,面色污黑、晦暗,可能由继发性肾上腺皮质功能减退所致,也可能与肝脏不能代谢黑色素有关。继发性醛固酮、抗利尿激素增加导致水、钠潴留,尿量减少,对水肿与腹水的形成也起重要促进作用。

2.门脉高压症

在肝硬化发展过程中,肝细胞的坏死、再生结节的形成、结缔组织增生和肝细胞结构的改建,使门静脉小分支闭塞、扭曲,门静脉血流障碍,导致门脉压力增高。

(1)脾大及脾功能亢进:门脉压力增高时,脾脏淤血、纤维结缔组织及网状内皮细胞增生,使脾脏肿大(多为正常的2～3倍,部分可平脐或达脐下)。脾大时常伴有脾功能亢进,表现为末梢血中白细胞和血小板减少,红细胞也可减少。胃底静脉破裂出血时脾缩小,输血、补液后渐增大。关于脾功能亢进的原因,可能由于增生的网状内皮细胞对血细胞的吞噬、破坏作用加强;或由于脾脏产生某些体液因素抑制骨髓造血功能或加速血细胞的破坏。

(2)侧支循环的形成:因门静脉回流受阻,门静脉与腔静脉间的吻合支渐次扩张开放,形成侧支循环。胃冠状静脉与食管静脉丛吻合,形成食管下段和胃底静脉曲张。这些静脉位于黏膜下疏松组织中,常由于腹压突然增高或消化液反流侵蚀及食物的摩擦而破裂出血。脐旁静脉与脐周腹壁静脉沟通,形成脐周腹壁静脉曲张,有时该处可听到连续的静脉杂音。直肠上静脉与直肠中、下静脉吻合扩张形成内痔。门静脉回流受阻时,侧支循环血流方向(图5-1)。

(3)腹水:腹水的产生表明肝硬化病情较重。初起时有腹胀感,体检可发现移动性浊音(腹水量＞500 mL)。大量腹水可使横膈抬高而致呼吸困难和心悸,腹部膨隆,腹壁皮肤紧张发亮,有移动性浊音和水波感。腹压力明显增高时,脐可突出而形成脐疝。在腹水出现的同时,常可发生肠胀气。部分腹水患者伴有胸腔积液,其中以右侧多见,两侧者较少。胸腔积液为腹水通过横膈淋巴管进入胸腔所致。腹水为草黄色漏出液。腹水形成的主要因素:清蛋白合成减少、蛋白质摄入和吸收障碍,当血浆清蛋白＜23 g/L时,血浆胶体渗透压降低,促使血浆外渗;门脉压力增高至2.94～5.88 kPa(正常为0.785～1.18 kPa),腹腔毛细血管的滤过压增高,组织液回吸收减少而漏入腹腔;进入肝静脉血流受阻使肝淋巴液增加与回流障碍,淋巴管内压增高,造成大量淋巴液从肝包膜及肝门淋巴管溢出;肝脏对醛固酮、抗利尿激素灭活作用减退;腹水形成后循环血容量减少,通过肾小球旁器使肾素分泌增加,产生肾素-血管紧张素-醛固酮系统反应,醛固酮分泌增多,导致肾远曲小管水、钠潴留作用加强,腹水进一步加重。

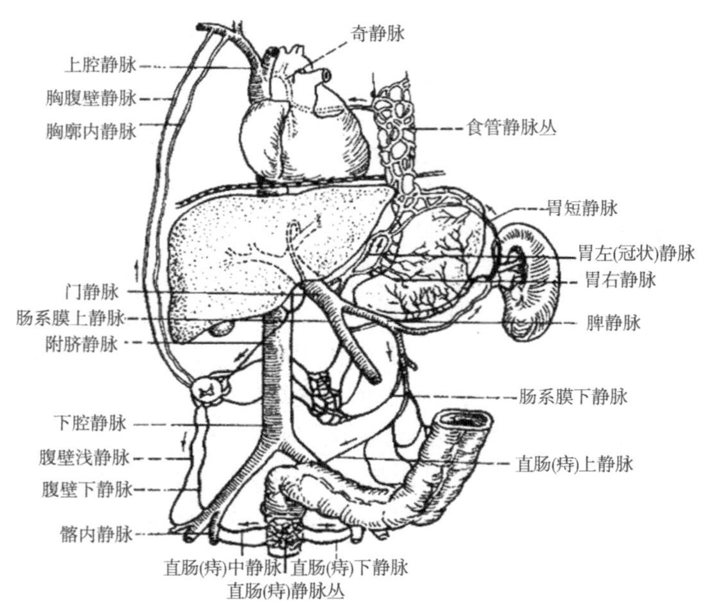

图 5-1　门静脉回流受阻时，侧支循环血流方向

(4)食管和胃底曲张静脉破裂出血：是门脉高压症的主要并发症，死亡率为 30%～60%。当门静脉压力超过下腔静脉压力达 1.47～1.60 kPa 时，曲张静脉就可发生出血。曲张静脉大者比曲张静脉小者更易破裂出血。最常见的表现是呕血。出血可以是大量的，并迅速发生休克；也可自行停止，以后再发。偶尔仅表现为便血或黑便。

3.肝肾综合征

肝肾综合征(功能性肾衰竭)指严重肝病患者出现肾功能不良，并排除其他引起肾功能不良的原因。肝肾综合征的发病机制尚未明确。肝肾综合征通常见于严重的肝脏疾病患者。主要表现为少尿、蛋白尿、尿钠低(<10 mmol/L)，尿与血浆肌酐比值≥30∶1，尿与血浆渗透压比值>1。这些尿的改变与急性肾小管坏死不同。肾功能损害的发展不一，一些患者于数天内肾功能完全丧失，另一些患者血清肌酐随肝脏功能逐渐恶化而缓慢上升达数周之久。

4.肝性脑病

肝性脑病指肝脏功能衰竭而导致代谢紊乱、中枢神经系统功能失调的综合征。肝性脑病是晚期肝硬化的最严重表现，也是常见致死原因。临床上以意识障碍和昏迷为主要表现。

肝硬化是肝性脑病的最主要原发病因。常见的诱发因素：上消化道出血，感染，摄入高蛋白饮食、含氮药物、大量利尿或放腹水、大手术、麻醉、安眠药和饮酒等。肝性脑病的发病机制尚未明了。主要有氨和硫醇中毒学说，假性神经介质学说、γ-氨基丁酸能神经传导功能亢进等学说。

临床上按意识障碍、神经系统表现和脑电图改变分为 4 期(表 5-2)。

表 5-2　肝性脑病分期

分 期	精神状况	运动改变
亚临床期	常规检查无变化；完成工作或驾驶能力受损	完成常规精神运动试验或床边实验，如画图或数字连接的能力受损
Ⅰ期(前驱期)	思维紊乱、淡漠、激动、欣快、不安、睡眠紊乱	细震颤，协调动作缓慢，扑翼样震颤

续表

分期	精神状况	运动改变
Ⅱ期(昏迷前期)	嗜睡、昏睡、定向障碍、行为失常	扑翼样震颤,发音困难,初级反射出现
Ⅲ期(昏睡期)	思维显著紊乱,言语费解	反射亢进,巴宾斯基征,尿便失禁,肌阵挛,过度换气
Ⅳ期(昏迷期)	昏迷	去大脑体位,短促的眼头反射,疼痛刺激反应早期存在,进展为反应减弱和刺激反应消失

肝性脑病患者呼气中常具有一种类似烂苹果样臭味,这与肝脏不能分解甲硫氨酸中间产物二甲基硫和甲基硫醇有关,肝臭可在昏迷前出现,是一种预后不良的征象。

5.其他

肝硬化患者常因抵抗力降低,并发各种感染,如支气管炎、肺炎、自发性腹膜炎、结核性腹膜炎、尿路感染等。腹膜炎发生的机制可能是细菌通过血液或淋巴液播散入腹腔,并可穿过肠壁而入腹腔。腹水患者易于发生,死亡率高,早期诊断非常重要。自发性腹膜炎起病较急者常为腹痛和腹胀。起病缓者则多为低热或不规则的发热,伴有腹部隐痛、恶心、呕吐及腹泻。体检可发现腹膜刺激征,腹水性质由漏出液转为渗出液。

长期低钠盐饮食,利尿及大量放腹水易发生低钠血症和低钾血症。长期使用高渗葡萄糖溶液与肾上腺糖皮质激素、呕吐及腹泻也可使钾、氯减少,而产生低钾、低氯血症,并致代谢性碱中毒和肝性脑病。

(三)肝脏体征

肝脏大小不一,早期肝大,质地中等或中等偏硬,晚期缩小、坚硬、表面呈颗粒状或结节状。一般无压痛,但在肝细胞进行性坏死或并发肝炎或肝周围炎时,则可有触痛与叩击痛。肝边缘锐利提示无炎症活动,边缘圆钝表明有炎症、水肿、脂肪浸润或纤维化。肝硬化时右叶下缘不易触及而左叶增大。

三、检查

(一)血常规

白细胞和血小板计数明显减少。失血、营养障碍、叶酸及维生素 B_{12} 缺乏导致缺铁性或巨幼红细胞性贫血。

(二)肝功能检查

早期蛋白电泳即显示球蛋白增高,而清蛋白到晚期才降低。絮状及浊度试验在肝功能代偿期可正常或轻度异常,而在失代偿期多为异常。失代偿期转氨酶活力可呈轻、中度升高,一般以SGPT 活力升高较显著,肝细胞有严重坏死时,则 SGOT 活力常高于 SGPT。

静脉注射磺溴酞 5 mg/kg 体重 45 分钟后,正常人血内滞留量应低于 5%,肝硬化时多有不同程度的增加。磺溴酞可有变态反应,检查前应做皮内过敏试验。吲哚靛青绿也是一种染料,一般静脉注射0.5 mg/kg体重 15 分钟后,正常人血中滞留量<10%,肝硬化尤其是结节性肝硬化患者的潴留值明显增高,在 30%以上。本试验为诊断肝硬化的最好的方法,比溴磺酞试验更敏感,更安全可靠。

肝功能代偿期,血中胆固醇多正常或偏低;失代偿期,血中胆固醇下降,特别是胆固醇酯部分常低于正常水平。凝血酶原时间测定在代偿期可正常,失代偿期则呈不同程度延长,虽注射维生素 K 也不能纠正。

(三)影像学检查

B 超检查可探查肝、脾大小及有无腹水。可显示脾静脉和门静脉增宽,有助于诊断。食管静脉曲张时,吞钡 X 线检查可见蚯蚓或串珠状充盈缺损,纵行黏膜皱襞增宽。胃底静脉曲张时,可见菊花样充盈缺损。放射性核素肝脾扫描可见肝摄取减少、分布不规则,脾摄取增加,脾脏增大可明显显影。

(四)纤维食管镜

纤维食管镜检查可见食管钡餐检查阴性的食管静脉曲张。

(五)肝穿刺活组织检查

肝穿刺活组织检查常可明确诊断,但此为创伤性检查,仅在临床诊断确有困难时才选用。

(六)腹腔镜检查

腹腔镜检查可直接观察肝脏表面、色泽、边缘及脾脏等改变,并可在直视下进行有目的穿刺活组织检查,对鉴别肝硬化、慢性肝炎和原发性肝癌以及明确肝硬化的病因很有帮助。

四、基本护理

(一)观察要点

一般症状和体征的观察:观察患者全身情况,有无消瘦、贫血、乏力、面色灰暗黝黑、口角炎、毛发稀疏无光泽等营养障碍表现。观察皮肤黏膜、巩膜有无黄染,尿色有无变化。注意蜘蛛痣、杵状指、色素沉着、肝臭、水肿、男性乳房发育等体征。了解有无肝区疼痛、食欲缺乏、厌油、恶心、呕吐、排便不规则、腹胀等消化道症状。

(二)并发症的观察

1.门脉高压症

观察腹水、腹胀和其他压迫症状,腹壁静脉曲张、痔出血、贫血以及鼻出血、齿龈出血、瘀点、瘀斑、呕血、黑便。

2.腹水

观察尿量、腹围、体重变化和有无水肿。

3.肝性脑病

注意意识和精神活动,有无嗜睡、昏睡、昏迷、定向障碍、胡言乱语,有无睡眠节律紊乱和扑翼样震颤。

(三)一般护理

1.合理的休息

研究证明卧位与站立时肝脏血流量有明显差异,前者比后者多 40%以上。因此合理的休息既可减少体能消耗,又能降低肝脏负荷,增加肝脏血流量,防止肝功能进一步受损和促进肝细胞恢复。肝功能代偿期患者应适当减少活动和工作强度,注意休息,避免劳累。若病情不稳定、肝功能试验异常,则应减少活动,充分休息。有发热、黄疸、腹水等表现的失代偿患者,应以卧床休息为主,并保证充足的睡眠。

2.正确的饮食

饮食营养是改善肝功能的基本措施之一。正确的进食和合理的营养,能促进肝细胞再生,反之则会加重病情,诱发上消化道出血、肝昏迷、腹泻等。肝硬化患者应以高热量、高蛋白、高维生素且易消化的食物为宜。适当限制动物脂肪的摄入。不食增加肝脏解毒负荷的食物和药物。一般要求每天总热量在10.46～12.55 kJ(2.5～3.0 kcal)。蛋白质每天 100～150 g,蛋白食物宜多样化、易消化、含有丰富的必需氨基酸。脂肪每天 40～50 g。要有足量的 B 族维生素、维生素 C 等。为防便秘,可给含纤维素多的食物。肝功能显著减退的晚期患者或有肝昏迷先兆者给予低蛋白饮食,限制蛋白每天在 30 g 左右。伴有腹水者按病情给予低盐(每天 3～5 g)和无盐饮食。腹水严重时应限制每天的入水量。黄疸患者补充胆盐。禁忌饮酒、咖啡、烟草和高盐食物。避免有刺激性及粗糙坚硬的食物,进食时应细嚼慢咽,以防引起食管或胃底静脉破裂出血。教育患者和家属认识到正确饮食和合理营养的意义,并且理解饮食疗法必须长期持续,要有耐心和毅力,使患者能正确的掌握、家属能予以监督。

(四)心理护理

肝硬化患者病程漫长,久治不愈,尤其进入失代偿期后,患者心身遭受很大痛苦,承受的心理压力大,心理变化也大,因此在常规治疗护理中更应强调心理护理,须做好以下几方面:①保持病房的整洁、安静、舒适,从视、听、嗅、触等方面消除不良刺激,使患者在生活起居感到满意。②对病情稳定者,要主动指导患者和家属掌握治疗性自我护理方法,包括通过多种形式宣教有关医疗知识,消除他们恐惧悲观感,树立信心;帮助分析并发症发生的诱因,增强患者预防能力;对心理状态稳定型患者可客观地介绍病情及检查化验结果,以取得其配合。③对病情反复发作者,要热情帮助其恢复生活自理能力,增加战胜疾病的信心。对忧郁悲观型患者应有同情心,充分理解他们,帮助他们解决困难。对怀疑类型的患者应明确告知诊断无误,客观介绍病情,并使其冷静面对现实。④根据病情需要适当安排娱乐活动。

(五)药物治疗的护理

严重患者特别是老年患者进食少时,可静脉供给能量,以补充机体所需。研究表明,80%～100%的肝硬化患者存在程度不同的蛋白质能量营养不足。因此老年人按每天每千克体重摄入 1.0 g 蛋白质作为基础要量,附加由疾病相关因素造成的额外丢失。补充蛋白质(氨基酸)时,应提供以必需氨基酸为主的氨基酸溶液。若肝功能损害严重,则以含丰富支链氨基酸(45%)的溶液作为氨源为佳。目前冰冻血浆的使用越来越广泛,使用过程中应注意掌握正确的融化方法和输注不良反应的观察。一般融化后不再复冻。

使用利尿剂时,应教会患者正确服用利尿剂物。通常需向患者讲述常用利尿剂的作用及不良反应。指导患者掌握利尿剂观察方法,如体重每天减少 0.5 kg,尿量每天达 2 000～2 500 mL,腹围逐渐缩小。

(李　慧)

第七节　胆囊结石

一、概述

胆囊结石是指原发于胆囊的结石,是胆石症中最多的一种疾病。近年来随着卫生条件的改善以及饮食结构的变化,胆囊结石的发病率呈升高趋势,已高于胆管结石。胆囊结石以女性多见，男女之比为1∶(3～4)；其以胆固醇结石或以胆固醇为主要成分的混合性结石为主。少数结石可经胆囊管排入胆总管，大多数存留于胆囊内，且结石越聚越大，可呈多颗小米粒状，在胆囊内可存在数百粒小结石，也可呈单个巨大结石；有些终身无症状而在尸检中发现(静止性胆囊结石)，大多数反复发作腹痛症状，一般小结石容易嵌入胆囊管发生阻塞引起胆绞痛症状，发生急性胆囊炎。

二、诊断

(一)症状

1.胆绞痛

胆绞痛是胆囊结石并发急性胆囊炎时的典型表现，多在进油腻食物后胆囊收缩，结合移位并嵌顿于胆囊颈部，胆囊压力升高后强力收缩而发生绞痛。小结石通过胆囊管或胆总管时可发生典型的胆绞痛，疼痛位于右上腹，呈阵发性，可向右肩背部放射，伴恶心、呕吐，呕吐物为胃内容物，吐后症状并不减轻。存留在胆囊内的大结石堵塞胆囊腔时并不引起典型的胆绞痛，故胆绞痛常反映结石在胆管内的移动。急性发作特别是坏疽性胆囊炎时还可出现高热、畏寒等显著的感染症状，严重患者由于炎性渗出或胆囊穿孔可引起局限性腹膜炎，从而出现腹膜刺激症状。胆囊结石一般无黄疸，但30%的患者因伴有胆管炎或肿大的胆囊压迫胆管，肝细胞损害时也可有一过性黄疸。

2.胃肠道症状

大多数慢性胆囊炎患者有不同程度的胃肠道功能紊乱，表现为右上腹隐痛不适、厌食油腻、进食后上腹饱胀感，常被误认为"胃病"。有近半数的患者早期无症状，称为静止性胆囊结石，此类患者在长期随访中仍有部分出现腹痛等症状。

(二)体征

1.一般情况

无症状期间患者大多一般情况良好，少数急性胆囊炎患者在发作期可有黄疸，症状重时可有感染中毒症状。

2.腹部情况

如无急性发作，患者腹部常无明显异常体征，部分患者右上腹可有深压痛；急性胆囊炎患者可有右上腹饱满、呼吸运动受限、右上腹触痛及肌紧张等局限性腹膜炎体征，Murphy征阳性。有1/3～1/2的急性胆囊炎患者，在右上腹可扪及肿大的胆囊或由胆囊与大网膜粘连形成的炎性肿块。

(三)检查

1.化验检查

胆囊结石合并急性胆囊炎有白细胞计数升高，少数患者丙氨酸氨基转移酶也升高。

2.B超检查

B超检查简单易行，价格低廉，且不受胆囊大小、功能、胆管梗阻或结石含钙多少的影响，诊断正确率可达96%，是首选的检查手段。典型声像特征是胆囊腔内有强回声光团并伴声影，改变体位时光团可移动。

3.胆囊造影检查

能显示胆囊的大小及形态并了解胆囊收缩功能，但易受胃肠道功能、肝功能及胆囊管梗阻的影响,应用很少。

4.X 线检查

腹部 X 线平片对胆囊结石的显示率为 10%～15%。

5.十二指肠引流

有无胆汁可确定是否有胆囊管梗阻,胆汁中出现胆固醇结晶提示结石存在,但此项检查目前已很少用。

6.CT、MRI、ERCP、PTC 检查

在 B 超不能确诊或者怀疑有肝内胆管、肝外胆管结石或胆囊结石术后多年复发又疑有胆管结石者,可选用其中某一项或几项诊断方法。

(四)诊断要点

1.症状

20%～40%的胆囊结石可终身无症状,称静止性胆囊结石。有症状胆囊结石的主要临床表现:进食后,特别是进油腻食物后,出现上腹部或右上腹部隐痛不适、饱胀,伴嗳气、呃逆等。

2.胆绞痛

胆囊结石的典型表现,疼痛位于上腹部或右上腹部,呈阵发性,可向肩胛部和背部放射,多伴恶心、呕吐。

3.Mirizzi 综合征

持续嵌顿和压迫胆囊壶腹部和颈部的较大结石,可引起肝总管狭窄或胆囊管瘘,以及反复发作的胆囊炎、胆管炎及梗阻性黄疸,称 Mirizzi 综合征。

4.Murphy 征

右上腹部局限性压痛、肌紧张,Murphy 征阳性。

5.B 超

胆囊暗区有一个或多个强回声光团,并伴声影。

(五)鉴别诊断

1.肾绞痛

胆绞痛需与肾绞痛相鉴别,后者疼痛部位在腰部,疼痛向外生殖器放射,伴有血尿,或尿路刺激症状。

2.胆囊非结石性疾病

胆囊良性肿瘤、恶性肿瘤、胆囊息肉样病变等,B 超、CT 等影像学检查可提供鉴别线索。

3.胆总管结石

可表现为高热、黄疸、腹痛,超声等影像学检查可以鉴别,但有时胆囊结石可与胆总管结石并存。

4.消化性溃疡性穿孔

多有溃疡病史,腹痛发作突然并很快波及全腹,腹壁呈板状强直,腹部 X 线平片可见膈下游离气体。较小的十二指肠穿孔,或穿孔后很快被网膜包裹,形成一个局限性炎性病灶时,易与急性胆囊炎混淆。

5.内科疾病

一些内科疾病如肾盂肾炎、右侧胸膜炎、肺炎等,也可发生右上腹疼痛症状,根据实验室检查可鉴别。

三、治疗

(一)一般治疗

饮食宜清淡，防止急性发作，对无症状的胆囊结石应定期B超随诊；伴急性炎症者宜进食，注意维持水、电解质平衡。

(二)药物治疗

溶石疗法服用鹅去氧胆酸或熊去氧胆酸对胆固醇结石有一定溶解效果，主要用于胆固醇结石。但此种药物有肝毒性，服药时间长，反应大，价格贵，停药后结石易复发。其适应证为：胆囊结石直径在2 cm以下；结石为含钙少的X线能够透过的结石；胆囊管通畅；患者的肝脏功能正常，无明显的慢性腹泻史。目前多主张采取熊去氧胆酸单用或与鹅去氧胆酸合用，不主张单用鹅去氧胆酸。鹅去氧胆酸总量为15 mg/(kg·d)，分次口服。熊去氧胆酸为8～10 mg/(kg·d)，分餐后或晚餐后2次口服。疗程1～2年。

(三)手术治疗

对于无症状的静止胆囊结石，一般认为无须施行手术切除胆囊。但有下列情况时，应进行手术治疗：①胆囊造影胆囊不显影；②结石直径超过3 cm；③并发糖尿病且在糖尿病已控制时；④老年人或有心肺功能障碍者。

腹腔镜胆囊切除术适于无上腹创伤及手术史者，无急性胆管炎、胰腺炎和腹膜炎及腹腔脓肿的患者。对并发胆总管结石的患者应同时行胆总管探查术。

1.术前准备

胆囊切除术手后引起死亡的最常见原因是心血管疾病。这强调了详细询问病史发现心绞痛和仔细进行心电图检查注意有无心肌缺血或以往心肌梗死证据的重要性。此外，还应寻找脑血管疾病特别是一过性缺血发作的症状。若病史阳性或有问题时应做非侵入性颈动脉血流检查。此时胆囊切除术应当延期，按照指征在冠状动脉架桥或颈动脉重新恢复血管流通后施行。除心血管病外，引起胆囊切除术后第2位的死亡原因是肝胆疾病，主要是肝硬化。除了术中出血外，还可发生肝衰竭和败血症。自从在特别挑选的患者中应用预防性措施以来，胆囊切除术后感染中毒性并发症的发生率已有显著下降。慢性胆囊炎患者胆汁内的细菌滋生率占10%～15%；而在急性胆囊炎消退期患者中则高达50%。细菌菌种为肠道菌如大肠埃希菌、产气克雷伯菌和粪链球菌，其次也可见到产气荚膜杆菌、类杆菌和变形杆菌等。胆管内细菌的发生率随年龄而增长，故主张年龄在60岁以上、曾有过急性胆囊炎发作刚恢复，术前应预防性使用抗生素。

2.手术治疗

已成定论对有症状胆石症的治疗是建议腹腔镜胆囊切除术。虽然此技术的常规应用时间尚短，但是其结果十分突出，以致仅在不能施行腹腔镜手术或手术不安全时，才选用开腹胆囊切除术，包括无法安全地进入腹腔完成气腹，或者由于腹内粘连，或者解剖异常不能安全地暴露胆囊等。外科医师在遇到胆囊和胆管解剖不清以及遇到止血或胆汁渗漏而不能满意地控制时，应当及时中转开腹。目前，中转开腹率在5%以下。

(四)其他治疗

体外震波碎石适用于胆囊内胆固醇结石，直径不超过3 cm，且胆囊具有收缩功能。治疗后部分患者可发生急性胆囊炎或结石碎片进入胆总管而引起胆绞痛和急性胆管炎，此外碎石后仍不能防止结石的复发。因并发症多，疗效差，现已基本不用。

四、护理措施

(一)术前护理

1.饮食

指导患者选用低脂肪、高蛋白质、高糖饮食。因为脂肪饮食可促进胆囊收缩排出胆汁,加剧疼痛。

2.术前用药

严重的胆石症发作性疼痛可使用镇痛剂和解痉剂,但应避免使用吗啡,因吗啡有收缩胆总管的作用,可加重病情。

3.病情观察

应注意观察胆石症急性发作患者的体温、脉搏、呼吸、血压、尿量及腹痛情况,及时发现有无感染性休克征兆。注意患者皮肤有无黄染及粪便颜色变化,以确定有无胆管梗阻。

(二)术后护理

1.症状观察及护理

定时监测患者生命体征的变化,注意有无血压下降、体温升高及尿量减少等全身中毒症状,及时补充液体,保持出入量平衡。

2.T形管护理

胆总管切开放置T形管的目的是为了引流胆汁,使胆管减压:①T形管应妥善固定,防止扭曲、脱落;②保持T形管无菌,每天更换引流袋,下地活动时引流袋应低于胆囊水平,避免胆汁回流;③观察并记录每天胆汁引流量、颜色及性质,防止胆汁淤积引起感染;④如果T形管引流通畅,胆汁色淡黄、清澄、无沉渣且无腹痛无发热等症状,术后10～14天可夹闭管道。开始每天夹闭2～3小时,无不适可逐渐延长时间,直至全天夹管。在此过程中要观察患者有无体温增高,腹痛,恶心,呕吐及黄疸等。经T形管造影显示胆管通畅后,再引流2～3天,以及时排出造影剂。经观察无特殊反应,可拔除T形管。

3.健康指导

进少油腻、高维生素、低脂饮食。烹调方式以蒸煮为宜,少吃油炸类的食物。

(李　慧)

第六章 妇产科护理

第一节　盆腔炎性疾病

盆腔炎性疾病(PID)是指女性上生殖道的一组炎性疾病，主要包括子宫内膜炎、输卵管炎、输卵管卵巢脓肿、盆腔腹膜炎。最常见的是输卵管炎及输卵管卵巢脓肿。

女性生殖系统具有比较完善的自然防御功能，当自然防御功能遭到破坏，或机体免疫力降低、内分泌发生变化或外源性病原体入侵而导致子宫内膜、输卵管、卵巢、盆腔腹膜、盆腔结缔组织发生炎症。感染严重时，可累及周围器官和组织，当病原体毒性强、数量多、患者抵抗力低时，常发生败血症及脓毒血症，若未得到及时治疗可能发生盆腔炎性疾病后遗症。

一、护理评估

(一)健康史

(1)了解既往疾病史、用药史、月经史及药物过敏史。

(2)了解流产、分娩的时间、经过及处理。

(3)了解本次患病的起病时间、症状、疼痛性质、部位、有无全身症状。

(二)生理状况

1.症状

(1)轻者无症状或症状轻微不易被发现，常表现为持续性下腹痛，活动或性交后加重；发热、阴道分泌物增多等。

(2)重者可表现为寒战、高热、头痛、食欲减退；月经期发病者可表现为经量增多、经期延长；腹膜炎者出现消化道症状，如恶心、呕吐、腹胀等；若脓肿形成，可有下腹包块及局部刺激症状。

2.体征

(1)急性面容、体温升高、心率加快。

(2)下腹部压痛、反跳痛及肌紧张。

(3)检查见阴道充血；大量脓性臭味分泌物从宫颈口外流；穹隆有明显触痛；宫颈充血、水肿、举痛明显；子宫体增大有压痛且活动受限；一侧或双侧附件增厚，有包块，压痛。

3.辅助检查

(1)实验室检查:宫颈黏液脓性分泌物,或阴道分泌物0.9%氯化钠溶液湿片中见到大量白细胞;红细胞沉降率升高;血C反应蛋白升高;宫颈分泌物培养或革兰染色涂片淋病奈瑟菌阳性或沙眼衣原体阳性。

(2)阴道超声检查:显示输卵管增粗,输卵管积液,伴或不伴有盆腔积液、输卵管卵巢肿块。

(3)腹腔镜检查:输卵管表面明显充血;输卵管壁水肿;输卵管伞端或浆膜面有脓性渗透物。

(4)子宫内膜活组织检查证实子宫内膜炎。

(三)高危因素

1.年龄

盆腔炎性疾病高发年龄为15~25岁。

2.性活动及性卫生

初次性交年龄小、有多个性伴侣、性交过频及性伴侣有性传播疾病;有使用不洁的月经垫、经期性交等。

3.下生殖道感染

性传播疾病,如淋病奈瑟菌性宫颈炎、衣原体性宫颈炎及细菌性阴道病。

4.子宫腔内手术操作后感染

刮宫术、输卵管通液术、子宫输卵管造影术、宫腔镜检查、人工流产、放置宫内节育器等手术时,消毒不严格或术前适应证选择不当,导致感染。

5.邻近器官炎症直接蔓延

如阑尾炎、腹膜炎等蔓延至盆腔。

6.复发

盆腔炎性疾病再次发作。

(四)心理-社会因素

1.对健康问题的感受

是否存在因无明显症状或症状轻,而不重视致延误治疗。

2.对疾病的反应

是否由于慢性疾病过程长,患者思想压力大而产生焦虑、烦躁情绪;若病情严重,则担心预后,患者往往有恐惧、无助感。

3.家庭、社会及经济状况

是否存在因炎症反复发作,严重影响妇女生殖健康甚至导致不孕,且增加家庭与社会经济负担。

二、护理诊断

(一)疼痛

其与感染症状有关。

(二)体温过高

其与盆腔急性炎症有关。

(三)睡眠型态紊乱

其与疼痛或心理障碍有关。

(四)焦虑

其与病程长治疗效果不明显或不孕有关。

(五)知识缺乏

其与缺乏经期卫生知识有关。

三、护理措施

(一)症状护理

1.密切观察

分泌物增多,观察阴道分泌物颜色、性状、气味及量,选择合适的药液进行阴道冲洗。在不清楚阴道炎的种类时,不可滥用冲洗液,指导患者勤换会阴垫及内裤,保持外阴清洁干燥。

2.支持疗法

卧床休息,取半卧位,有利于脓液积聚于直肠子宫陷凹,使炎症局限;给高热量、高蛋白、高维生素饮食或半流质饮食,及时补充丢失的液体;对出现高热的患者,采取物理降温,出汗时及时更衣,保持身体清洁舒服;若患者腹胀严重,应行胃肠减压。

3.症状观察

密切监测生命体征,测体温、脉搏、呼吸、血压,每 4 小时 1 次;物理降温后 30 分钟测体温,以观察降温效果。若患者突然出现腹痛加剧,寒战、高热、恶心、呕吐、腹胀,应立即报告医师,同时做好剖腹探查的准备。

(二)用药护理

1.门诊治疗

指导患者遵医嘱用药,了解用药方案并告知注意事项。常用方案:头孢西丁钠 2 g,单次肌内注射,同时口服丙磺舒 1 g,然后改为多西环素 100 mg,每天 2 次,连服 14 天,可同时加服甲硝唑 400 mg,每天 2～3 次,连服 14 天;或选用其他第三代头孢菌素与多西环素、甲硝唑合用。

2.住院治疗

严格遵医嘱用药,了解用药方案并密切观察用药反应。

(1)头孢霉素类或头孢菌素类药物:头孢西丁钠 2 g,静脉滴注,每 6 小时 1 次。头孢替坦二钠 2 g,静脉滴注,每 12 小时 1 次。加多西环素 100 mg,每 12 小时 1 次,静脉输注或口服。对不能耐受多西环素者,可用阿奇霉素替代,每次 500 mg,每天 1 次,连用 3 天。对输卵管卵巢脓肿患者,可加用克林霉素或甲硝唑。

(2)克林霉素与氨基糖苷类药物联合方案:克林霉素 900 mg,每 8 小时 1 次,静脉滴注;庆大霉素先给予负荷量(2 mg/kg),然后给予维持量(1.5 mg/kg),每 8 小时 1 次,静脉滴注;临床症状、体征改善后继续静脉应用 24～48 小时,克林霉素改口服,每次 450 mg,1 天 4 次,连用 14 天;或多西环素 100 mg,每 12 小时 1 次,连续用药 14 天。

3.观察药物疗效

若用药后 48～72 小时,体温持续不降,患者症状加重,应及时报告医师处理。

4.中药治疗

主要为活血化瘀、清热解毒药物。可遵医嘱指导服中药或用中药外敷腹部,若需进行中药保留灌肠,按保留灌肠操作规程完成。

(三)手术护理

1.药物治疗无效

经药物治疗 48～72 小时,体温持续不降,患者中毒症状加重或包块增大者。

2.脓肿持续存在

经药物治疗病情好转,继续控制炎症数天(2～3 周),包块仍未消失但已局限化。

3.脓肿破裂

突然腹痛加剧,寒战、高热、恶心、呕吐、腹胀,检查腹部拒按或有中毒性休克表现。

(四)心理护理

(1)关心患者,倾听患者诉说,鼓励患者表达内心感受,通过与患者进行交流,建立良好的护患关系,尽可能满足患者的合理需求。

(2)加强疾病知识宣传,解除患者思想顾虑,增加其对治疗的信心。

(3)与家属沟通,指导家属关心患者,与患者及家属共同探讨适合个人的治疗方案,取得家人的理解和帮助,减轻患者心理压力。

四、健康指导

(一)讲解疾病知识

向患者讲解盆腔炎性疾病的疾病知识,告知及时就诊和规范治疗的重要性。

(二)个人卫生指导

保持会阴清洁做好经期、孕期及产褥期的卫生宣传。

(三)性生活指导及性伴侣治疗

注意性生活卫生,月经期禁止性交。

(四)饮食生活指导

给高热量、高蛋白、高维生素饮食,增加营养,积极锻炼身体,注意劳逸结合,不断提高机体抵抗力。

(五)随访指导

对于抗生素治疗的患者,应在 72 小时内随诊,明确有无体温下降、反跳痛减轻等临床症状改善。若无改善,需做进一步检查。对沙眼衣原体,以及淋病奈瑟菌感染者,可在治疗后 4～6 周复查病原体。

五、注意事项

(一)倾听患者主诉

应仔细倾听患者主诉,全面了解患者疾病史,认真阅读治疗方案,制订相应的护理计划,配合完成相应治疗和处理。

(二)预防宣传

(1)注意性生活卫生,减少性传播疾病。

(2)及时治疗下生殖道感染。

(3)进行公共卫生教育,提高公民对生殖道感染的认识,明白预防感染的重要性。

(4)严格掌握妇科手术指征,做好术前准备,严格无菌操作,预防感染。

(5)及时治疗盆腔炎性疾病,防止后遗症发生。

(于 晓)

第二节 妊娠剧吐

妊娠剧吐是指妊娠期恶心，频繁呕吐，不能进食，导致脱水，酸、碱平衡失调，以及水、电解质紊乱，甚至肝、肾功能损害，严重可危及孕妇生命。其发生率为0.3%～1%。

一、病因

病因尚未明确，可能与下列因素有关。

(一)绒毛膜促性腺激素(HCG)水平增高

因早孕反应的出现和消失的时间与孕妇血清HCG值上升、下降的时间一致；另外，多胎妊娠、葡萄胎患者HCG值，显著增高，发生妊娠剧吐的比率也增高；而终止妊娠后，呕吐消失。但症状的轻重与血HCG水平并不一定呈正相关。

(二)精神及社会因素

恐惧妊娠、精神紧张、情绪不稳、经济条件差的孕妇易患妊娠剧吐。

(三)幽门螺杆菌感染

近年研究发现妊娠剧吐的患者与同孕周无症状孕妇相比，血清抗幽门螺杆菌的IgG浓度升高。

(四)其他因素

维生素缺乏，尤其是维生素B_6缺乏可导致妊娠剧吐；变态反应；研究发现几种组织胺受体亚型与呕吐有关，临床上抗组胺治疗呕吐有效。

二、病理生理

(1)频繁呕吐导致失水、血容量不足、血液浓缩、细胞外液减少，钾、钠等离子丢失使电解质平衡失调。

(2)不能进食，热量摄入不足，发生负氮平衡，使血浆尿素氮及尿酸升高；由于机体动用脂肪组织供给热量，脂肪氧化不全，导致丙酮、乙酰乙酸及β-羟丁酸聚集，产生代谢性酸中毒。

(3)由于脱水、缺氧血转氨酶值升高，严重时血胆红素升高。机体血液浓缩及血管通透性增加，另外，钠盐丢失，不仅尿量减少，尿中可出现蛋白及管型。肾脏继发性损害，肾小管有退行性变，部分细胞坏死，肾小管的正常排泄功能减退，终致血浆中非蛋白氮、肌酐、尿酸的浓度迅速增加。肾功能受损和酸中毒使细胞内钾离子较多地移到细胞外，出现高钾血症，严重时心脏停搏。

(4)病程长达数周者，可致严重营养缺乏，由于维生素C缺乏，血管脆性增加，可致视网膜出血。

三、临床表现

(一)恶心、呕吐

恶心、呕吐多见于年轻初孕妇，一般停经6周左右出现恶心、呕吐，逐渐加重直至频繁呕吐不能进食。

(二)水电解质紊乱

严重呕吐、不能进食导致失水、电解质紊乱，使氢、钠、钾离子大量丢失，出现低钾血症。营养摄入不足可致负氮平衡，使血浆尿素氮及尿素增高。

(三)酸、碱平衡失调

机体动用脂肪组织供给能量，使脂肪代谢中间产物酮体增多，引起代谢性酸中毒。病情发展，可出现意识模糊。

(四)维生素缺乏

频繁呕吐、不能进食可引起维生素 B_1 缺乏，导致 Wernicke-Korsakoff 综合征。维生素 K 缺乏，可致凝血功能障碍，常伴血浆蛋白及纤维蛋白原减少，增加孕妇出血倾向。

四、辅助检查

(1)尿液检查：患者尿比重增加，尿酮体阳性，肾功能受损时，尿中可出现蛋白和管型。

(2)血液检查：血液浓缩，红细胞计数增多，血细胞比容上升，血红蛋白值增高；血酮体可为阳性，二氧化碳结合力降低；肝、肾功能受损害时胆红素、转氨酶、肌酐和尿素氮升高。

(3)眼底检查：严重者出现眼底出血。

五、诊断及鉴别诊断

根据病史、临床表现及妇科检查，诊断并不困难。可用 B 超检查排除滋养叶细胞疾病，此外尚需与可引起呕吐的疾病，如急性病毒性肝炎、胃肠炎、胰腺炎、胆管疾病、脑膜炎、脑血管意外及脑肿瘤等鉴别。

六、并发症

(一)Wernicke-Korsakoff 综合征

其发病率为妊娠剧吐患者的 10%，是由于妊娠剧吐长期不能进食，导致维生素 B_1 缺乏引起的中枢系统疾病，Wernicke 脑病和 Korsakoff 综合征是一个病程中的先后阶段。

维生素 B_1 是糖代谢的重要辅酶，参与糖代谢的氧化脱羧代谢，维生素 B_1 缺乏时，体内丙酮酸及乳酸堆积，发生糖代谢的三羧酸循环障碍，使得主要靠糖代谢供给能量的神经组织、骨骼肌和心肌代谢出现严重障碍。病理变化主要发生在丘脑、下丘脑的脑室旁区域、中脑导水管的周围区灰质、乳头体、第四脑室底部，迷走神经运动背核，可出现不同程度的神经细胞和神经纤维轴索或髓鞘的丧失，伴有星形细胞和小胶质细胞的增生。毛细血管扩张，血管的外膜和内皮细胞明显增生，有散在小出血灶。

Wernicke 脑病表现为眼球震颤、眼肌麻痹等眼部症状，躯干性共济失调及精神障碍，可同时出现，但大多数患者精神症状迟发。Korsakoff 综合征表现为严重的近事记忆障碍，表情呆滞、缺乏主动性，产生虚构与错构。部分伴有周围神经病变。严重时发展为永久性的精神、神经功能障碍，出现神经错乱、昏迷甚至死亡。

(二)Mallory-Weis 综合征

胃-食管连接处的纵向黏膜撕裂出血，引起呕血和黑粪。严重时，可使食管穿孔，表现为胸痛、剧吐、呕血，需急症手术治疗。

七、治疗与护理

治疗原则：休息，适当禁食，计出入量，纠正脱水、酸中毒及电解质紊乱，补充营养，并需要良好的心理支持。

（一）补液治疗

每天应补充葡萄糖液、生理盐水、平衡液，总量 3 000 mL 左右，加维生素 B_6 100 mg。维生素 C 2～3 g，维持每天尿量大于等于 1 000 mL，肌内注射维生素 B_1，每天 100 mg。为了更好地利用输入的葡萄糖，可适当加用胰岛素。根据血钾、血钠情况决定补充剂量。根据二氧化碳结合力值或血气分析结果，予以静脉滴注碳酸氢钠溶液。

一般经上述治疗 2 天后，病情大多迅速好转，症状缓解。待呕吐停止后，可试进少量流食，以后逐渐增加进食量，调整静脉输液量。

（二）终止妊娠

经上述治疗后，若病情不见好转，反而出现下列情况，应迅速终止妊娠：①持续黄疸。②持续尿蛋白；③体温升高，持续在 38 ℃以上。④心率大于 120 次/分。⑤多发性神经炎及神经性体征。⑥出现Wernicke-Korsakoff 综合征。

（三）妊娠剧吐并发 Wernicke-Korsakoff 综合征的治疗

如不紧急治疗，该综合征的死亡率高达 50%，即使积极处理，死亡率约 17%。在未补给足量维生素 B_1 前，静脉滴注葡萄糖会进一步加重三羧酸循环障碍，使病情加重，导致患者昏迷甚至死亡。对长期不能进食的患者应给维生素 B_1，400～600 mg 分次肌内注射，以后每天 100 mg 肌内注射至能正常进食为止，然后改口服，并给予多种维生素。同时应对其内分泌及神经状态进行评价，对病情严重者及时终止妊娠。早期大量维生素 B_1 治疗，上述症状可在数天至数周内有不同程度的恢复，但仍有 60%患者不能得到完全恢复，特别是记忆恢复往往需要 1 年左右的时间。

八、预后

绝大多数妊娠剧吐患者预后良好，仅少数病例因病情严重而需终止妊娠。然而对胎儿方面，曾有报道妊娠剧吐发生酮症者，所生后代的智商较低。

（于　晓）

第三节　胎儿窘迫

胎儿窘迫是指孕妇、胎儿、胎盘等各种原因引起的胎儿宫内缺氧，影响胎儿健康甚至危及生命。胎儿窘迫是一种综合征，主要发生在临产过程。也可发生在妊娠后期。发生在临产过程者，可以是妊娠后期的延续和加重。

一、病因

胎儿窘迫的病因涉及多方面，可归纳为三大类。

(一)母体因素

妊娠妇女患有高血压疾病、慢性肾炎、妊娠高血压综合征、重度贫血、心脏病、肺源性心脏病、高热、吸烟、产前出血性疾病和创伤、急产或子宫不协调性收缩、缩宫素使用不当、产程延长、子宫过度膨胀、胎膜早破等;或者产妇长期仰卧位,镇静药、麻醉药使用不当等。

(二)胎儿因素

胎儿心血管系统功能障碍、胎儿畸形,如严重的先天性心血管疾病、母婴血型不合引起的胎儿溶血、胎儿贫血、胎儿宫内感染等。

(三)脐带、胎盘因素

脐带因素有长度异常、缠绕、打结、扭转、狭窄、血肿、帆状附着;胎盘因素有植入异常、形状异常、发育障碍、循环障碍等。

二、病理生理

胎儿窘迫的基本病理生理变化是缺血、缺氧引起的一系列变化。缺氧早期或者一过性缺氧时。机体主要通过减少胎盘和自身耗氧量代偿,胎儿则通过减少对肾与下肢血供等方式来保证心脑血流量,不产生严重的代偿障碍及器官损害。缺氧严重则可引起严重的并发症。缺氧初期通过自主神经反射兴奋交感神经,使肾上腺儿茶酚胺及皮质醇分泌增多,引起血压上升及心率加快。此时胎儿的大脑、肾上腺、心脏及胎盘血流增加,而肾、肺、消化系统等血流减少,出现羊水减少、胎儿发育迟缓等。若缺氧继续加重,则转为兴奋迷走神经,血管扩张,有效循环血量减少,主要器官的功能由于血流不能保证而受损,于是胎心率减慢。缺氧继续发展下去可引起严重的器官功能损害,尤其可以引起缺血缺氧性脑病甚至胎死宫内。此过程基本是低氧血症至缺氧,然后至代谢性酸中毒,主要表现为胎动减少、羊水少、胎心监护基线变异差、出现晚期减速甚至呼吸抑制。由于缺氧时肠蠕动加快,肛门括约肌松弛引起胎粪排出。此过程可以形成恶性循环,更加重母体及胎儿的危险。不同原因引起的胎儿窘迫表现过程可以不完全一致,所以应加强监护、积极评价、及时发现高危征象并积极处理。

三、临床表现

胎儿窘迫的主要表现为胎心音改变、胎动异常及羊水胎粪污染或羊水过少,严重者胎动消失。根据其临床表现,胎儿窘迫可以分为急性胎儿窘迫和慢性胎儿窘迫。急性胎儿窘迫多发生在分娩期,主要表现为胎心率加快或减慢;CST 或者 OCT 等出现频繁的晚期减速或变异减速;羊水胎粪污染和胎儿头皮血 pH 下降,出现酸中毒。羊水胎粪污染可以分为三度:Ⅰ度羊水呈浅绿色;Ⅱ度羊水呈黄绿色,浑浊;Ⅲ度羊水呈棕黄色,稠厚。慢性胎儿窘迫发生在妊娠末期,常延续至临产并加重,主要表现为胎动减少或消失、NST 基线平直、胎儿发育受限、胎盘功能减退、羊水胎粪污染等。

四、处理原则

急性胎儿窘迫者,应积极寻找原因并给予及时纠正。若宫颈未完全扩张、胎儿窘迫情况不严重者,给予吸氧,嘱产妇左侧卧位,若胎心率变为正常,可继续观察;若宫口开全、胎先露部已达坐骨棘平面以下3 cm者,应尽快助产经阴道娩出胎儿;若因缩宫素使宫缩过强造成胎心率减慢者。应立即停止使用,继续观察,病情紧迫或经上述处理无效者立即剖宫产结束分娩。慢性胎儿窘迫者，应根据妊娠周、胎儿成熟度和窘迫程度决定处理方案。首先应指导妊娠妇女采取左侧卧位，间断吸氧，积极治疗各种并发症或并发症，密切监护病情变化。若无法改善，则应在促使胎儿成熟后迅速终止妊娠。

五、护理评估

(一)健康史

了解妊娠妇女的年龄、生育史、内科疾病史如高血压疾病、慢性肾炎、心脏病等；本次妊娠经过，如妊娠高血压综合征、胎膜早破、子宫过度膨胀(如羊水过多和多胎妊娠)；分娩经过，如产程延长(特别是第二产程延长)、缩宫素使用不当。了解有无胎儿畸形、胎盘功能的情况。

(二)身心状况

胎儿窘迫时，妊娠妇女自感胎动增加或停止。在窘迫的早期可表现为胎动过频(每 24 小时大于20 次)；若缺氧未纠正或加重，则胎动转弱且次数减少，进而消失。胎儿轻微或慢性缺氧时，胎心率加快(＞160 次/分)；若长时间或严重缺氧。则会使胎心率减慢。若胎心率＜100 次/分则提示胎儿危险。胎儿窘迫时主要评估羊水量和性状。

孕产妇夫妇因为胎儿的生命遭遇危险而产生焦虑，对需要手术结束分娩产生犹豫、无助感。对于胎儿不幸死亡的孕产妇夫妇，其感情上受到强烈的创伤，通常会经历否认、愤怒、抑郁、接受的过程。

(三)辅助检查

1.胎盘功能检查

出现胎儿窘迫的妊娠妇女一般 24 小时尿 E_3 值急骤减少 30%～40%，或于妊娠末期连续多次测定在每 24 小时 10 mg 以下。

2.胎心监测

胎动时胎心率加速不明显，基线变异率＜3 次/分，出现晚期减速、变异减速等。

3.胎儿头皮血血气分析

pH＜7.20。

六、护理诊断/诊断问题

(一)气体交换受损(胎儿)

气体交换受损(胎儿)与胎盘子宫的血流改变、血流中断(脐带受压)或血流速度减慢(子宫-胎盘功能不良)有关。

(二)焦虑

焦虑与胎儿宫内窘迫有关。

(三)预期性悲哀

预期性悲哀与胎儿可能死亡有关。

七、预期目标

(1)胎儿情况改善，胎心率在 120～160 次/分。

(2)妊娠妇女能运用有效的应对机制控制焦虑。

(3)产妇能够接受胎儿死亡的现实。

八、护理措施

(1)妊娠妇女左侧卧位,间断吸氧。严密监测胎心变化,一般每 15 分钟听 1 次胎心或进行胎心监护,注意胎心变化。

(2)为手术者做好术前准备,如宫口开全、胎先露部已达坐骨棘平面以下 3 cm 者,应尽快阴道助产娩出胎儿。

(3)做好新生儿抢救和复苏的准备。

(4)心理护理。①向孕产妇提供相关信息,包括医疗措施的目的、操作过程、预期结果及孕产妇需做的配合;将真实情况告知孕产妇,有助于其减轻焦虑,也可帮助产妇面对现实。必要时陪伴产妇,对产妇的疑虑给予适当的解释。②对于胎儿不幸死亡的父母亲,护理人员可安排一个远离其他婴儿和产妇的单人房间,陪伴他们或安排家人陪伴他们,勿让其独处;鼓励其诉说悲伤,接纳其哭泣及抑郁的情绪,陪伴在旁提供支持及关怀;若他们愿意,护理人员可让他们看看死婴并同意他们为死产婴儿做一些事情,包括沐浴、更衣、命名、拍照或举行丧礼,但事先应向他们描述死婴的情况,使之有心理准备。解除“否认”的态度而进入下一个阶段,提供足印卡、床头卡等作为纪念,帮助他们使用适合自己的压力应对技巧和方法。

九、结果评价

(1)胎儿情况改善,胎心率在 120～160 次/分。

(2)妊娠妇女能运用有效的应对机制来控制焦虑,叙述心理和生理上的感受。

(3)产妇能够接受胎儿死亡的现实。

(李索奎)

第七章

儿科护理

第一节　小儿化脓性脑膜炎

小儿化脓性脑膜炎(简称化脑)是指由各种化脓性细菌引起的脑膜炎症,常继发于败血症或为败血症的一部分,约 30%的新生儿败血症可并发脑膜炎。临床以急性发热、惊厥、意识障碍、颅内压增高和脑膜刺激征及脑脊液脓性改变为特征。

80%以上的化脓性脑膜炎是由肺炎链球菌、流感嗜血杆菌、脑膜炎双球菌引起。2 个月以下婴幼儿和新生儿、原发或继发性免疫缺陷病者,易发生肠道革兰阴性杆菌和金黄色葡萄球菌脑膜炎,前者以大肠埃希菌最多见,其次如变形杆菌、铜绿假单胞菌或产气杆菌等。出生 2 个月至儿童时期以流感嗜血杆菌、脑膜炎双球菌、肺炎链球菌致病为主。

随着抗生素的合理应用,小儿化脓性脑膜炎的病死率明显下降,病死率在 5%～15%,约 1/3 幸存者会遗留各种神经系统后遗症,6 个月以下幼婴患本病预后更为严重。部分患儿可遗留脑积水、耳聋、癫痫、智力低下和肢体瘫痪。

化脓性脑膜炎包括脑膜炎双球菌性脑膜炎、肺炎链球菌脑膜炎、流感嗜血杆菌脑膜炎、金黄色葡萄球菌脑膜炎、革兰阴性菌脑膜炎和新生儿脑膜炎。

一、病因和发病机制

(一)病因

化脑在 0～2 月龄内婴儿,其致病病原常反映母亲的带菌情况和婴儿的生活环境,常见病原有 B 族链球菌和革兰阴性肠杆菌等,偶尔也有流感嗜血杆菌 b 型(Hib)或不定型菌株。在2 月龄至 12 岁的儿童组中,其致病菌常是肺炎链球菌、脑膜炎双球菌或 Hib。在美国,没有应用 Hib 疫苗之前,约 70%小于5 岁儿童的化脑是由 Hib 引起。之后,化脑的平均发病年龄为15 个月。另外,在一些有解剖结构缺陷或免疫功能缺陷的人群中,少见病原引起脑膜炎的病例增加,如铜绿假单胞菌、金黄色葡萄球菌、凝固酶阴性葡萄球菌、沙门菌属和李斯特菌等。

细菌性脑膜炎的重要危险因素:其一为年幼儿对感染的病原缺乏免疫力;其二为近期有致病细菌的携带。有密切接触史、居住拥挤、贫穷、小婴儿缺乏母乳喂养都是诱发因素。传播方式是经接触呼吸道分泌物和飞沫传播,脾功能不全如镰状细胞贫血、无脾的患者易患肺炎链球菌脑膜炎，有时也易患 Hib 脑膜炎。

1.肺炎链球菌

肺炎链球菌脑膜炎的发病率为 1/10 万～3/10 万，一生都可以感染此菌，2 岁以下婴幼儿和老年人中的发病率最高。其危险性同感染的肺炎链球菌血清型有关，血清型分布在不同国家和地区也不相同。

2.流感嗜血杆菌

流感嗜血杆菌是广泛寄居在正常人上呼吸道的微生物，在健康儿童中，30%～80%都带有 Hib，绝大多数是无荚膜不定型，无致病性的，仅少数为有荚膜菌株，而侵袭性疾病大多数为 Hib 菌株引起。其中流感嗜血杆菌 b 型（Hib）带菌的高峰年龄主要在 6 个月至 2 岁半，然后很快下降，4 岁后很少带菌。Hib 的传播方式主要由呼吸道经空气、飞沫或经手传染，主要感染 5 岁以下的儿童，引起多器官、组织的侵袭性感染，其中占第一位而且危害最大的是脑膜炎。在美国未用此菌苗前，5 岁以下儿童 Hib 脑膜炎发病率为60/10 万，病死率为 5%～10%，而中枢神经损伤所造成的后遗症发生率为 30%～50%。近年来人们发现，由于耐药菌株的出现，尽管使用了有效的抗生素，仍有 5%的患者死亡，30%的患者有中枢神经系统后遗症。

3.脑膜炎双球菌

脑膜炎球菌性脑膜炎至今仍是全球性疾病，世界各地都有发病。高发地区是非洲、亚洲和南美洲，这些地区平均发病率为 10/10 万，在流行年代可能增加到 500/10 万。在非洲脑脊髓膜炎的流行，A 群脑膜炎球菌仍是最常见的病原菌。此外，在巴西、马里、尼日利亚等地，C 群脑膜炎球菌引起过大爆发。在智利、古巴、挪威等地，B 群脑膜炎球菌也和一些爆发有联系，而且由这种血清群引起的病例最近几年在北美已明显增多了。据世界卫生组织报告近十年来各大洲发病率波动在 10/10 万～30/10 万，美洲的发病率波动在 2/10 万～5/10 万，欧洲、北美、大洋洲发病率较低，平均约 1/10 万，亚洲除我国外发病率也在1/10 万～2/10 万。

（二）发病机制

细菌抵达脑膜可通过多种途径，如外伤或手术直接接种、淋巴或血流播散等。通常脑膜炎是由菌血症发展而来。细菌多由上呼吸道侵入，先在鼻咽部隐匿、繁殖，继而进入血流，直接抵达营养中枢神经系统的血管，或在该处形成局部血栓，并释放出细菌栓子到血液循环中。由于小儿防御、免疫功能均较成人弱，病原菌容易通过血-脑屏障到达脑膜引起化脑。婴幼儿的皮肤、黏膜、肠胃道以及新生儿的脐部也常是感染侵入门户。鼻旁窦炎、中耳炎、乳突炎既可作为病灶窝藏细菌，也可因病变扩展直接波及脑膜。颅骨外伤、骨折的并发症，特别是那些涉及鼻旁窦的骨折，更可形成颅内与外界的直接通道，成为细菌侵入的门户。先天性免疫球蛋白缺陷，细胞免疫缺陷或联合免疫缺陷，均影响婴儿预防感染的能力，容易发生严重感染乃至脑膜炎。具有大量荚膜的细菌在血流中生存力加强，在缺乏免疫力的年幼儿中，血清低浓度的抗荚膜 IgM 与 IgG 抗体、血清备解素、血清补体成分（如 C_{19}、C_3 和 C_5）也缺乏或减少，都影响对细菌有效的调理吞噬作用，使其容易发生脑膜炎。细菌通过血-脑屏障进入脑脊液循环，因为脑脊液中的补体、抗体浓度明显低于血液循环，细菌可迅速繁殖，而化学趋化因子、肿瘤坏死因子、白细胞介素-1、前列腺素 E 和其他细胞因子或炎性介质的局部产生引起了局部炎症，细菌的细胞壁成分也可引起强烈的炎症反应。继而，炎症造成白细胞浸润、血管通透性增加、血管梗死，破坏了血-脑屏障。在脑脊液中已无菌生长时，细胞因子引起的炎症还在继续，这也就造成了慢性炎症后遗症。

二、临床表现

（一）症状及体征

各种细菌所致化脑的临床表现大致相仿，可归纳为感染、颅内压增高及脑膜刺激症状。其临床表现在很大程度上取决于患儿的年龄。年长儿与成人的临床表现相似。婴幼儿症状一般较隐匿或不典型。

化脑一般发病急，有高热、头痛、呕吐、食欲缺乏及精神萎靡等症状。起病时神志一般清醒，病情进展可发生嗜睡、谵妄、惊厥和昏迷。严重者在24小时内即出现惊厥、昏迷。体检可见意识障碍、昏迷、颈强直、克氏征与布氏征阳性。如未及时治疗，颈强直加重、头后仰、背肌僵硬甚至角弓反张。

婴幼儿期化脑起病急缓不一。由于前囟尚未闭合，骨缝可以裂开，而使颅内压增高及脑膜刺激症状出现较晚，临床表现不典型。常先以易激惹、烦躁不安、面色苍白、食欲减低开始，然后出现发热及呼吸系统或消化系统症状，如呕吐、腹泻、轻微咳嗽，继之嗜睡、头向后仰、感觉过敏、哭声尖锐、眼神发呆、双目凝视，有时用手打头、摇头。往往在发生惊厥后才引起家长注意和就诊。前囟饱满、布氏征阳性是重要体征，有时皮肤划痕试验阳性。

新生儿特别是未成熟儿的临床表现明显不同。起病隐匿，常缺乏典型症状和体征。由于宫内感染引起的，可表现为出生时即呈不可逆性休克或呼吸暂停，很快死亡。较常见的情况是出生时婴儿正常，数天后出现肌张力低下、少动、哭声微弱、吸吮力差、拒食、呕吐、黄疸、发绀、呼吸不规则等非特异性症状。发热或有或无，甚至体温不升。体格检查仅见前囟张力增高，而少有其他脑膜刺激征。前囟隆起也出现较晚，极易误诊。唯有腰穿检查脑脊液才能确诊。有些患儿直到尸检时才发现其为化脑。

（二）并发症和后遗症

1.硬膜下积液

婴儿肺炎球菌和流感杆菌脑膜炎时多见。经治疗病情好转而体温持续不退，或体温下降后再升高；前囟持续隆起或第二次隆起，颅透照试验光圈持续超过2 cm或进行性增大；症状好转，又重复出现惊厥等症状。此时应作硬膜下穿刺。如穿刺得黄色或带血微浊液体在1 mL以上，可以确诊。涂片可找到细菌。

2.脑室管膜炎

具备以下两项者，应怀疑并发脑室膜炎：①病情危重，频繁惊厥，呼吸衰竭。②经合理治疗1周，化脑症状持续加重。③脑超声或CT示脑室明显扩大。④中枢神经系统畸形或化脑复发。如脑室穿刺液白细胞数≥50个/mm^3，糖＜30 mg/dL或蛋白定量＞40 mg/dL即可确诊。脑脊液细菌培养或涂片结果与腰穿结果一致也可确诊。

3.脑积水

梗阻性脑积水。

4.脑性低钠血症

并发抗利尿激素分泌过多，又因呕吐、进食差等致使血钠降低或发生水中毒。主要表现为意识障碍加重，惊厥。血化验可证实低钠血症。

5.其他

继发癫痫，智力低下，视、听、运动功能障碍等。

三、实验室及辅助检查

(一)血常规

白细胞总数及中性粒细胞明显增加。贫血常见于流感嗜血杆菌脑膜炎。

(二)血培养

早期、未用抗生素治疗者可得阳性结果,能帮助确定病原菌。

(三)咽培养

对分离出致病菌有参考价值。

(四)瘀点涂片

流脑患儿皮肤瘀点涂片查见细菌阳性率在50%以上。

(五)脑脊液常规、涂片、培养

脑脊液检查可见典型化脓性改变。其外观浑浊或稀米汤样,压力增高(当脓液黏稠、流出困难时,无法测量压力)。显微镜下检查白细胞计数甚多,每立方毫米自数百至数万,每升可达数亿个,其中以多核白细胞为主。糖定量试验,含量常在150 mg/L以下。糖定量不但可协助鉴别细菌或病毒感染,还能反映治疗效果。蛋白定性试验多为强阳性,定量试验明显增高。将脑脊液离心沉淀,作涂片染色,常能查见病原菌,可作为早期选用抗生素治疗的依据。涂片检查用革兰染色,必要时加用美兰染色协助观察细菌形态。

(六)特异性细菌抗原测定

利用免疫学技术检查患儿脑脊液、血、尿中细菌抗原为快速确定病原菌的特异方法。特别是脑脊液抗原检测最重要。血、尿抗原阳性也有参考价值。国外在十余年前即已广泛开展此项工作,由于缺乏优质抗血清,我国尚未普遍使用。常用的方法有以下几种。

1.对流免疫电泳(CIE)

此法是以已知抗体(特定的抗血清)检测脑脊液中的抗原如可溶性荚膜多糖,特异性高,1小时内即能获得结果,常用作流脑快速诊断,也用以检查嗜血流感杆菌、肺炎链球菌等,阳性率可达80%。

2.乳胶凝集试验(LA)

LA是用已知抗体检测未知抗原(或用已知抗原检测抗体)。对脑膜炎双球菌与流感杆菌检测结果与用CIE方法所测结果相似。但对肺炎链球菌敏感性较差。此法较CIE敏感,但有假阳性可能。所用标本量较CIE多,试剂盒也较昂贵。

3.免疫荧光试验

用荧光素标记已知抗体,再加入待检抗原(如脑脊液、血液标本),然后用荧光显微镜观察抗原抗体反应。此法特异性高、敏感性强,可快速作出诊断,但需一定设备。

4.酶联免疫吸附试验(ELISA)

用酶标记已知抗体(或抗原)测定相应抗原(或抗体)。

四、主要护理诊断

(一)体温过高

体温过高与细菌感染有关。

(二)合作性问题

颅内高压症。

(三)营养失调

低于机体需要量与摄入不足、机体消耗增多有关。

(四)有受伤的危险

有受伤的危险与抽搐或意识障碍有关。

(五)恐惧、焦虑

家长的恐惧、焦虑与疾病重、预后不良有关。

五、护理措施

(一)高热的护理

1.休息

保持病室安静、空气新鲜，绝对卧床休息。

2.病情观察

每 4 小时测体温 1 次，并观察热型及伴随症状。体温超过 38 ℃时，及时给予物理降温；如超过 39 ℃，按医嘱及时给予药物降温，以减少大脑氧的消耗，防止高热惊厥。记录降温效果。

3.其他护理

鼓励患儿多饮水，必要时静脉补液。出汗后及时更衣，注意保暖。

(二)饮食护理

保证足够热量摄入，按患儿热量需要制定饮食计划，给予高热量、清淡、易消化的流质或半流质饮食。少量多餐，防止发生呕吐。注意食物的调配，增加患儿食欲。频繁呕吐不能进食者，应注意观察呕吐情况并静脉输液，维持水、电解质平衡。偶有吞咽障碍者，应及早鼻饲，以防窒息。监测患儿每天热量摄入量，及时给予适当调整。

(三)体位

给予舒适的卧位，颅内高压者抬高头部 15°～30°，保持中位线，避免扭曲颈部。有脑疝发生时，应选择平卧位。呕吐时须将头侧向一边，防止窒息。

(四)加强基础护理

做好口腔护理，呕吐后帮助患儿漱口，保持口腔清洁，及时清除呕吐物，减少不良刺激。做好皮肤护理，及时清除大小便，保持臀部干燥，必要时使用气垫等抗压力器材，预防压疮的发生。

(五)安全护理

注意患儿安全，躁动不安或惊厥时防坠床及舌咬伤。

(六)生活护理

协助患儿进行洗漱、进食、大小便及个人卫生等生活护理。

(七)病情观察

(1)监测生命体征，密切观察病情，注意精神状态、意识、瞳孔、前囟等变化。若患儿出现意识障碍、前囟紧张、躁动不安、频繁呕吐、四肢肌张力增高等，提示有脑水肿、颅内压升高的可能。若呼吸节律不规则、瞳孔忽大忽小或两侧不等大、对光反应迟钝、血压升高，应注意脑疝及呼吸衰竭的存在。

(2)并发症的观察：如患儿在治疗中发热不退或退而复升，前囟饱满、颅缝裂开、呕吐不止、频繁惊厥，应考虑有并发症存在。可做颅骨透照法、头颅超声波检查、头颅 CT 扫描检查等，以便早确诊，及时处理。

（八）用药护理

了解各种药物的使用要求及不良反应。如静脉用药的配伍禁忌；青霉素应现配现用，防止破坏，影响疗效；注意观察氯霉素的骨髓抑制作用，定期做血常规检查；甘露醇须快速输注，避免药物渗出血管外，如有渗出须及时处理，可用 50%硫酸镁湿敷；除甘露醇外，其他液体静脉输注速度不宜太快，以免加重脑水肿；保护好静脉，有计划地选择静脉，保证输液通畅；记录 24 小时出入液量。

（九）心理护理

对患儿及家长给予安慰、关心和爱护，使其接受疾病的事实，鼓励战胜疾病的信心。根据患儿及家长的接受程度，介绍病情、治疗、护理的目的与方法，以取得患儿及家长的信任，使其主动配合。

（十）健康教育

(1)根据患儿和家长的接受程度介绍病情和治疗、护理方法，使其主动配合，并鼓励患儿和家长共同参与制定护理计划。关心家长，爱护患儿，鼓励其战胜疾病，以取得患儿和家长的信任。

(2)在治疗过程中提供相应的护理知识，如吞咽不良、使用鼻饲者，注意鼻饲后的正确卧位，鼻饲后避免立即翻身和剧烈运动；小婴儿要耐心喂养，给予喂养知识及饮食指导；向患儿及家长解释腰穿后须去枕平卧、禁食 2 小时的意义，以取得患儿和家长的合作；注意保暖，预防感冒；减少陪护，预防交叉感染，以期尽早康复。

(3)对有并发症患儿，向患儿和家长解释原因，在处理过程中需要患儿和家长配合的都应一一说明，以取得患儿和家长的配合。

（十一）出院指导

(1)饮食应根据患儿不同年龄给予饮食指导，给予高热量、富含维生素、易消化饮食，并注意饮食的调配，增进食欲。

(2)注意劳逸结合，根据天气变化及时增减衣服，预防感冒。搞好环境卫生，室内经常开窗通风，充分利用日光。注意个人卫生。小儿尽量少去拥挤的公共场所。流行性脑膜炎流行期间避免大型集会，减少人员流动，外出戴口罩，不去疫区。

(3)有后遗症者，应给予相应的功能训练和康复指导。肢体瘫痪者应每天做各关节的被动活动，鼓励患儿主动运动，加强锻炼。恢复期宜做按摩、理疗、体疗、运动功能锻炼等康复治疗。有失语者宜进行语言训练。有癫痫者应指导患儿按时有规律的服药，注意安全，避免过度劳累和情绪激动，定期复查。

（侯艳杰）

第二节 小儿病毒性心肌炎

一、概念

病毒性心肌炎是病毒侵犯心脏，以心肌炎性病变为主要表现的疾病，有的可伴有心包或心内膜炎症改变。本病临床表现轻重不一，预后大多良好，但少数患者可发生心力衰竭、心源性休克，甚至猝死。

二、临床表现

（一）症状

（1）多有轻重不等的前驱症状，如发热、乏力、全身不适、咳嗽、咽痛、肌痛、腹泻、皮疹等表现。

（2）病前曾患流行性感冒、流行性腮腺炎、肝炎、水痘等病毒性感染。

（3）可有心悸、胸闷、心前区不适、气急、头晕、晕厥及抽搐史。

（4）排除中毒性心肌炎、先天性心脏病、风湿热、心包疾病、代谢性疾病、结缔组织病、原发性心肌病等疾病。

（二）查体

（1）心脏大小正常或增大。

（2）心音低钝，可出现奔马律。

（3）心率增快，偶有心动过缓，常有心律不齐。

（4）心尖部可有轻度柔和的收缩期杂音，有心包炎时可有心包摩擦音。

（5）重症病例可出现充血性心力衰竭或心源性休克体征。

三、辅助检查

（一）特殊检查

1.心电图

ST 段下移，T 波低平或倒置，低电压，窦房、房室或室内传导阻滞，期前收缩或其他异位心律，Q-T 间期延长，异常 Q 波等，也可有房室肥大表现。

2.酶学检查

血清 ALT、AST、CK-MB 和 LDH 活性增高，$LDH_1>LDH_2$，$LDH_1>40\%$，心肌肌钙蛋白(cTnI 或 cTnT)阳性。

3.X 线检查

心影大小正常或增大，可有少量胸腔积液。

4.超声波检查

可有房室增大，左心室收缩功能和舒张功能减低或有心包积液。

5.病原学检查

以咽拭子、尿、粪、血液、心包液进行病毒分离，或在恢复期做血清补体结合试验、中和试验等，可有特异性病毒抗体明显升高。

（二）诊断标准

1.临床诊断依据

（1）心功能不全、心源性休克或心脑综合征。

（2）心脏扩大（X 线、超声心动图检查具有表现之一）。

（3）心电图改变：以 R 波为主的两个或两个以上主要导联（Ⅰ、Ⅱ、aVF、V_5）的 ST-T 改变持续 4 天以上伴动态变化，窦房、房室传导阻滞，完全性右或左束支传导阻滞，成联律、多形、多源、成对或并行期前收缩，非房室结及房室折反引起的异位性心动过速，低电压（新生儿除外）及异常

Q 波。

(4)CK-MB 升高或心肌肌钙蛋白(cTnI 或 cTnT)阳性。

2.病原学诊断依据

(1)确诊指标:自心内膜、心肌、心包(活检、病理)或心包穿刺液检查发现以下之一者可确诊。①分离到病毒;②用病毒核酸探针查到病毒核酸;③特异性病毒抗体阳性。

(2)参考依据:有以下之一者结合临床表现可考虑心肌炎由病毒引起。①自粪便、咽拭子或血液中分离到病毒,且恢复期血清同型抗体滴度较第一份血清升高或降低 4 倍以上。②病程早期血中特异性 IgM 抗体阳性。③用病毒核酸探针自患儿血中查到病毒核酸。

(3)确诊依据:①如具备临床诊断依据两项,可做心肌炎临床诊断。发病同时或发病前1~3 周有病毒感染的证据,则支持病毒性心肌炎诊断。②同时具备病原学确诊依据之一者,可确诊为病毒性心肌炎。③具备病原学参考依据之一者,可临床诊断为病毒性心肌炎。④凡不具备确诊依据,应给予必要的治疗或随诊,根据病情变化,确诊或除外病毒性心肌炎。⑤应除外风湿性心肌炎、中毒性心肌炎、先天性心脏病、结缔组织病以及代谢性疾病的心肌损害、甲状腺功能亢进症、原发性心肌病、原发性心内膜弹力纤维增生症、先天性房室传导阻滞、心脏自主神经功能异常、β 受体功能亢进及药物等引起的心电图改变。

四、治疗

(一)休息

急性期应卧床休息,一般 3~4 周,有心脏扩大和心力衰竭时,一般应休息 3~6 个月,随后逐渐恢复至正常活动。

(二)防治诱因

控制继发细菌感染。

(三)改善心肌代谢、增进心肌营养

(1)维生素 C:每次 100~200 mg/kg,稀释成 10%~12.5%溶液,静脉注射,每天 1 次,疗程 1/2~1 个月。

(2)辅酶 Q_{10}:剂量 10~30 mg/d,分次服用,疗程 1~3 个月。

(3)1,6-二磷酸果糖:剂量每次 1~2.5 mL/kg,每天 1 次,静脉缓慢滴注,每 10~15 天为 1 个疗程。

(四)肾上腺皮质激素

重症可用地塞米松静脉滴注,或泼尼松口服 1~1.5 mg/(kg・d),分次口服,用 3~4 周,症状缓解后逐渐减量停药。

(五)对症治疗

(1)控制心力衰竭:应用强心药、利尿剂和血管扩张药。对洋地黄类药物较敏感,剂量宜小,一般总量减少 1/3~1/2,首次剂量不超过总量 1/3。

(2)纠正心律失常:根据心律失常种类选用不同的抗心律失常药物。

(3)抢救心源性休克:用地塞米松每次 0.5~1.0 mg/kg 静脉注射或静脉滴注,大剂量维生素 C 每次2~5 g,静脉注射,每 2~6 小时 1 次,病情好转后改为每天 1~2 次,多巴胺和/或多巴酚丁胺静脉滴注,5~15 μg/(kg・min),根据血压调节滴注速度,可并用硝普钠静脉滴注,0.5~5 μg/(kg・min)。

五、护理措施

(一)病情观察

密切观察并记录心率、脉搏的强弱和节律，注意血压、体温、呼吸及精神状态的变化，如突然发现面色苍白、恶心、呕吐、烦躁不安、气急、脉搏异常，应立即通知医师，进行抢救。

(二)饮食护理

给予高热量、高维生素、低脂肪饮食，适当增加水果，少量多餐，切忌饱餐。心功能不全时应适当限制食盐和水分的摄入。

(三)用药护理

静脉给药速度宜慢，有条件者可用输液泵。应用洋地黄类药物治疗心力衰竭时应注意由于心肌炎导致对洋地黄制剂较敏感，容易中毒，在用药期间应密切观察心率、心律。若心率过缓或其他不良反应出现时，应立即报告医师妥善处理。

(四)活动与休息

急性期患儿绝对卧床休息，至热退后 3～4 周基本恢复正常时逐渐增加活动量。恢复期继续限制活动量，一般总休息时间不少于 3～6 个月。重症患儿心脏扩大者、有心力衰竭者，应延长卧床时间，待心力衰竭控制、心脏情况好转后再逐渐开始活动。

(五)健康教育

适量的体育锻炼，注意劳逸结合，积极预防病毒性感冒，加强营养，增强抵抗力。嘱咐患儿及家长出院后定期到门诊复查。

(侯艳杰)

第三节　小儿急性上呼吸道感染

一、概念

急性上呼吸道感染简称上感，俗称“感冒”，是小儿时期最常见的疾病。主要侵犯鼻、咽和鼻咽部，常诊断为“急性鼻咽炎、急性咽炎、急性扁桃体炎”等，也可统称为上呼吸道感染。冬春季多发，各种病毒和细菌均可引起，以病毒为多见，约占 90%以上，主要有鼻病毒、流感病毒、副流感病毒、呼吸道合胞病毒、腺病毒及冠状病毒、柯萨奇病毒、埃可病毒等。其次为细菌感染，如链球菌、流感嗜血杆菌等，肺炎支原体也可引起。

二、临床表现

(一)一般类型的上感

(1)年长儿症状较轻，常于受凉后 1～3 天出现鼻塞、打喷嚏、流涕、干咳、咽痛、发热等；婴幼儿局部症状不显著而全身症状重，可骤然起病，高热、咳嗽、食欲差、烦躁，甚至高热惊厥。

(2)有些患儿可伴有呕吐、腹泻、阵发性脐周疼痛。

(3)查体：咽部充血，扁桃体肿大，颌下淋巴结肿大、触痛等，肺部呼吸音正常；部分患儿可有不同形态的皮疹。

(4)可伴有中耳炎、鼻窦炎、咽后壁脓肿、颈淋巴结炎、喉炎、气管炎、支气管肺炎等。年长儿若患链球菌性上感可引起急性肾炎、风湿热等。

(5)血常规:病毒性感染时白细胞总数正常或偏低,分类以淋巴细胞增多为主。如为细菌感染或合并细菌感染,白细胞总数大多升高,分类以中性粒细胞增多为主。

(6)C反应蛋白:取微量血样送检,可辅助鉴别感染源。细菌性感染早期可升高,单纯病毒性感染时正常。

(二)特殊类型的上感

1.疱疹性咽峡炎

疱疹性咽峡炎是柯萨奇A组病毒所致,好发于夏秋季。表现为急起高热、咽痛,流涎、厌食、呕吐等;咽部充血,咽腭弓、悬雍垂、软腭等处有2～4 mm大小的疱疹,周围有红晕,疱疹破溃后形成小溃疡,病程1周左右。

2.咽-结合膜热

咽-结合膜热由腺病毒3、7型所致,常发生于春夏季,可在儿童集体机构中流行。以发热、咽炎、结膜炎为特征;咽部充血,一侧或两侧滤泡性眼结膜炎;颈部、耳后淋巴结肿大,有时伴胃肠道症状。病程1～2周。

三、鉴别诊断

(一)流行性感冒

流行性感冒是流感病毒、副流感病毒所致,有明显的流行病史。全身症状重,如发热、头痛、咽痛、肌肉酸痛等。上呼吸道卡他症状可不明显。

(二)急性传染病早期

上感常为各种传染病的前驱症状,如麻疹、流行性脑脊髓膜炎、百日咳、猩红热、脊髓灰质炎等,应结合流行病史、临床表现及实验室资料等综合分析,并观察病情演变加以鉴别。

(三)急性阑尾炎

上感伴腹痛者应与本病鉴别。本病腹痛常先于发热,腹痛部位以右下腹为主,呈持续性,有腹肌紧张和固定压痛点;白细胞及中性粒细胞增高。

四、治疗

(一)一般治疗

休息、多饮水;保持室内通风,适宜的温湿度(室内温度20 ℃,相对湿度60%);注意呼吸道隔离;预防并发症。

(二)对症治疗

1.发热

低热可给物理降温;体温≥38.5 ℃可口服对乙酰氨基酚或布洛芬(如百服宁糖浆、泰诺林滴剂或美林糖浆、滴剂);如发生高热惊厥可给予镇静、止惊等处理;如既往有复杂性惊厥史,体温≥38 ℃即可给予药物退热治疗。常用退热药:泰诺林混悬滴剂口服。

2.鼻塞

严重者可给予小儿呋麻液滴鼻。

3.其他

复方锌布颗粒剂，具有良好、迅速的解热、镇痛、消炎、抗过敏及缓解全身症状的作用。用法：小于3 岁半包或酌减；3～5 岁半包/次；6～14 岁 1 包/次；>14 岁 1～2 包/次，每天 3 次。儿童每天最大量不超过 3 包。

(三)病因治疗

常用抗病毒药物

1.利巴韦林

广谱抗病毒作用，疗程 5～7 天。剂量为 10～15 mg/(kg·d)，分 3～4 次口服。

2.中药

可选用小儿感冒冲剂、小儿热速清口服液、柴胡饮冲剂、双黄连口服液等。

如病情严重、有继发细菌感染或有并发症者可选用抗生素，常用者有青霉素类、头孢一代、头孢二代抗生素，疗程 3～5 天。如证实为链球菌感染、化脓性扁桃体炎，或既往有风湿热、肾炎史者，青霉素疗程应为 10～14 天。病毒性结膜炎可用 0.1%阿昔洛韦滴眼。

五、护理措施

(一)一般护理

保持口腔清洁，避免口唇干燥，及时清除鼻腔及咽喉部分泌物和干痂，并用凡士林、液状石蜡等涂抹鼻翼部的黏膜及鼻下皮肤，以减轻分泌物的刺激。适当休息，减少活动。

(二)病情观察与护理

(1)体温、脉搏、呼吸及精神状态的观察。

(2)有无恶心、呕吐、烦躁等某些传染病的先兆症状。

(3)有可能发生高热惊厥的患儿，备好急救物品和药品，加强巡视，及时发现、及时处理、及时记录，并密切监测体温变化，采取有效措施维持正常体温。

(三)去除和避免诱发因素护理

积极治疗原发病，避免二重感染。

(四)饮食护理

给予富含营养、易消化的饮食，保证水分的供给。根据患儿的年龄，采取适宜的喂养方式，避免饮食用力或呛咳，加重病情。

(五)用药护理

应用解热药后注意补充水分，并观察降温效果。高热惊厥者应用镇静药应观察镇静的效果及药物的不良反应。抗感染药物，注意观察有无变态反应，并及时处理。

(六)心理护理

强化沟通效果，解除患儿及其家长的焦虑情绪。

(侯艳杰)

第四节 小儿急性支气管炎

一、概念

急性支气管炎是由病毒、细菌或混合感染引起的气管、支气管黏膜发生炎症。常继发于上呼吸道感染后，或为急性传染病的一种临床表现。婴幼儿多见。常见的诱发因素有免疫功能失调、营养不良、佝偻病、特异性体质、鼻炎、鼻窦炎等。

二、临床表现

(一)症状

大多先有上呼吸道感染症状，咳嗽为主要症状，开始为干咳，以后有痰。发热可有可无、体温可高可低。婴幼儿常有呕吐、腹泻等症状；年长儿常述头痛、胸痛。

(二)查体

双肺呼吸音粗，可有不固定的、散在的干湿啰音；一般无气促、发绀。

(三)胸片

显示正常，或肺纹理增粗，肺门阴影增深。

(四)特殊类型的支气管炎-哮喘性支气管炎

特殊类型的支气管炎-哮喘性支气管炎是指婴幼儿时期有哮喘表现的支气管炎。除上述临床表现外，其特点如下。

(1)多见于 3 岁以下，有湿疹或其他过敏史者。

(2)有类似哮喘的症状，如呼气性呼吸困难，肺部叩诊呈鼓音，听诊两肺布满哮鸣音及少量粗湿啰音。

(3)有反复发作倾向。一般随年龄增长而发作逐渐减少，多数痊愈，少数于数年后发展为支气管哮喘。

三、治疗

(一)一般治疗

同上呼吸道感染，经常变换体位，多饮水，使呼吸道分泌物易于咳出。

(二)控制感染

由于病原体多为病毒，一般不采用抗生素；对婴幼儿有发热、脓痰、白细胞增多者、病毒性感染病程≥7 天者或考虑有细菌感染时可适当选用抗生素(如青霉素类、头孢类)。青霉素类首选，如青霉素过敏可选大环内酯类等广谱抗生素。疗程 7～10 天。病原为肺炎支原体、衣原体者平均疗程常需 2 周以上。

(三)对症治疗

(1)化痰止咳：痰稠者可选用棕色合剂(每岁 1 mL)、乙酰半胱氨酸、氨溴索等；刺激干咳为主者，可用愈美甲麻敏糖浆、右美沙芬；如干咳严重、影响休息者可短期选用复方可待因(可愈糖浆)。

(2)止喘:对喘憋严重者可口服特布他林每次 0.1 mg/kg 或雾化吸入硫酸沙丁胺醇溶液或复方异丙托溴铵溶液,剂量见表 7-1。

表 7-1 雾化吸入药物用量表

年龄	5%吸入用硫酸沙丁胺醇溶液(mL)	0.025%吸入用异丙托溴铵溶液(mL)	NS(mL)	总量(mL)	吸入用复方异丙托溴铵溶液(每支 2.5 mL)
1~4 岁	0.25	0.5	1.25	2	每次 1.25 mL+NS 2 mL 稀释
4~7 岁	0.5	0.75	1.75	3	
≥8 岁	0.75	1.0	1.25	3	

(3)喘息严重时可加用泼尼松,1 mg/(kg·d),或静脉滴注氢化可的松,共 1~3 天。

四、护理措施

(一)一般护理

卧床休息,减少活动,卧床时需经常变换体位,以便于排除呼吸道分泌物。保持口腔清洁;保持呼吸道通畅,指导并鼓励患儿有效咳嗽、咳痰,加强体位引流,必要时吸痰。

(二)病情观察与护理

观察生命体征的变化,尤其注意体温及呼吸,体温升高者按发热护理常规护理,有呼吸困难、喘憋、发绀者,遵医嘱及时给予适宜的吸氧方式吸氧,并协助医师积极处理。

(三)去除和避免诱发因素护理

积极治疗原发病,避免二重感染。

(四)饮食护理

给予富含营养、易消化的饮食,保证水分的供给。根据患儿的年龄,采取适宜的营养供给方式,应少食多餐,以免因咳嗽引起呕吐,严重者导致误吸。

(五)用药护理

应用解热药后注意补充水分,口服止咳糖浆后不能立即饮水,镇咳药不应常规应用,支气管扩张药应用时观察患儿心率变化,抗感染药物应用时观察有无变态反应等,经常巡视观察用药效果及不良反应,以便及时处理。

(六)心理护理

根据各年龄段患儿及其家长心理特点,采取个性化的沟通技巧,解除患儿及其家长的焦虑情绪。

(侯艳杰)

第五节 小儿支气管哮喘

一、概念

支气管哮喘是由肥大细胞、嗜酸性粒细胞和 T 淋巴细胞等多种炎性细胞参与的气道慢性炎症。这种炎症使易感者对各种激发因子具有气道高反应性，并可引起气道缩窄，表现为反复发作性的喘息、呼吸困难、胸闷和咳嗽等症状，常在夜间和/或清晨发作、加剧。常出现广泛多变的可逆性气流受限，多数患儿可自行缓解或经治疗缓解。

二、诊断

(一)婴幼儿哮喘诊断标准

(1)年龄<3 岁，喘息发作≥3 次。

(2)发作时双肺闻及呼气相哮鸣音，呼气相延长。

(3)具有特应性体质，如过敏性湿疹、过敏性鼻炎等。

(4)父母有哮喘病等过敏史。

(5)除外其他引起喘息的疾病。

凡具有以上第(1)、(2)、(5)条即可诊断哮喘。如喘息发作 2 次并具有第(2)、(5)条诊断为可疑哮喘或喘息性支气管炎。如同时具有第(3)和/或第(4)条时，可考虑给予哮喘治疗性诊断。

(二)儿童哮喘诊断标准

(1)年龄≥3 岁，喘息呈反复发作者(或可追寻与某种变应原或刺激因素有关)。

(2)发作时双肺闻及呼气相为主的哮鸣音，呼气相延长。

(3)支气管扩张剂有明显疗效。

(4)除外其他引起喘息、胸闷和咳嗽的疾病。

对各年龄组疑似哮喘同时肺部有哮鸣音者，可做以下支气管舒张试验。①用 β_2 受体激动剂的气雾剂或溶液雾化吸入。②0.1%肾上腺素 0.01 mL/kg 皮下注射，每次最大不超过 0.3 mL。在做以上任何一项试验后 15 分钟，如果喘息明显缓解及肺部哮鸣音明显减少，或一秒钟用力呼气容积(FEV_1)上升率≥15%，支气管舒张试验阳性，可做哮喘诊断。

(三)变异性哮喘诊断标准(儿童年龄不分大小)

(1)咳嗽持续或反复发作>1 个月，常在夜间和/或清晨发作、运动后加重，痰少，临床无感染征象，或经较长期抗生素治疗无效。

(2)气管舒张剂治疗可使咳嗽缓解(基本诊断条件)。

(3)有个人过敏史或家族过敏史，变应原试验阳性可做辅助诊断。

(4)气道呈高反应性特征，支气管激发试验阳性可做辅助诊断。

(5)除外其他原因引起的慢性咳嗽。

三、哮喘分期与病情评价

(一)哮喘分期

根据临床表现支气管哮喘可分为发作期(急性发作期和非急性发作期)及缓解期。缓解期是指经过治疗或未经过治疗症状、体征消失，儿童肺功能恢复到 FEV_1 或 PEF≥80%预计值，并维持 4 周以上。

(二)病情评价

1.非急性发作期

许多患儿即使没有急性发作，但在相当长的时间内总是不同频度和/或不同程度的出现症状(喘息、咳嗽、胸闷)，因此需要依据就诊前临床表现、肺功能对其病情评价(表 7-2)。

表 7-2　非急性发作期哮喘病情的评价

病情	四级(重度持续)	三级(中度持续)	二级(轻度持续)	一级(间歇发作)
症状(日间)	连续有症状,体力活动受限	每天有症状影响体力活动	症状≥1次/周,但<1次/天	症状<1次/周短期发作(数小时~数天)
症状(夜间)	频繁	发作>1次/周	发作>2次/周	发作≤2次/月,发作间期无症状
PEF	≤60%预计值	≤60%~80%预计值	≥80%预计值	肺功能正常≥80%
FEV_1/PEF变异率	>30%	>30%	>20%~30%	<20%

诊断注意:①患儿出现某级严重度中的任何一种征象,就足够将患儿归入该级内。②患儿属于任何一级严重度,甚至间歇发作的哮喘,都可以发生严重的哮喘发作。

2.急性发作期

哮喘急性发作时严重程度的评价(表 7-3)。

表 7-3　哮喘急性发作时严重度的评价

临床特点	轻度	中度	重度	急性呼吸暂停
呼吸急促	走路时可以平卧	说话时喜坐位	休息时前弓位	
谈话	能成句	能短语	单字	
意识	可能出现激惹	经常出现激惹	经常出现激惹	嗜睡或意识模糊
呼吸频率	增快	增快	常>30次/分	反常呼吸

四、治疗

(一)治疗

坚持长期、持续、规范、个体化的治疗原则。

1.发作期

快速缓解症状、抗炎、平喘。

2.缓解期

长期控制症状、抗炎、降低气道高反应性、避免触发因素、自我保健。

(二)哮喘的治疗方案

1.缓解期的处理

(1)坚持每天定时测量 PEF、记录哮喘日记。

(2)注意有无发作先兆,一旦出现及时用药以减轻发作症状。

(3)病情缓解后继续吸入维持量激素,至少 6 个月至 2 年或更长时间。

(4)根据患儿具体情况,包括诱因和以往发作规律,与患儿家长共同研究,提出采取一切必要的切实可行的预防措施,包括避免接触变应原、避免哮喘发作,保持长期稳定。

2.哮喘药物

(1)控制药物:吸入型糖皮质激素、全身型糖皮质激素、色甘酸钠、甲基黄嘌呤、吸入型长效 β_2 激动剂、口服长效 β_2 激动剂、抗白三烯类药物。

(2)缓解药物:吸入型短效 β_2 激动剂、全身型糖皮质激素、抗胆碱能药物、口服短效 β_2 激动剂。

3.哮喘药物的临床应用

(1)糖皮质激素:最有效的抗炎药物。

(2)肥大细胞稳定剂:色甘酸钠是一种非激素类抗炎制剂,主要用于预防运动、冷空气等引起的急性气道收缩及季节性发作。色甘酸钠气雾剂每次5~10 mg,每天3~4次。连续吸入4~6周才能决定其最大的药效。

(3)白三烯受体拮抗剂:是新一代非激素类抗炎药物,对速发、迟发相炎症反应均有抑制作用。但不适用于哮喘发作期的解痉治疗。目前上市的有两种为口服用药,一种是扎鲁司特每片20 mg,每天1次,用于12岁以上儿童。另一种是孟鲁司特,每片5 mg,主要用于儿童,6~14岁儿童每次5 mg,每天1次,睡前服用。

(4)β_2受体激动剂:按需应用,如需要每天增加应用的次数、剂量才能控制病情,提示哮喘加重,需合用激素或增加激素的剂量;每天吸入用药4次以上者,改用长效制剂。常用药物剂量如下。①静脉注射:A.沙丁胺醇,学龄儿童每次4~5 μg/kg,静脉注射(学龄前儿童剂量减半);B.盐酸沙丁胺醇2 mg入10%GS 250 mL静脉滴注,速度为1 mL/min(速率保持8 μg/min),起效时间为20~30分钟。病情好转速度减慢,维持时间4~6小时。静脉注射可能引起严重的低钾,应及时补充,最好做心电监护。注意滴速,防止心律失常和心肌缺血的发生。除重症哮喘,一般不主张静脉用药。②口服。A.短效β_2激动剂:硫酸特布他林片,每片2.5 mg,每天3次,每次0.1 mg/kg。B.长效β_2激动剂:美普清,每片25 μg,每次1 μg/kg,每12小时1次(不良反应:心悸、震颤、低血钾);盐酸班布特罗,2~6岁儿童每次5 mg或5 mL,6岁以上可增至10 mL或10 mg,睡前服。主要用于夜喘为主、非急性期的患儿,或短效应用无效时改用。③吸入。A.沙丁胺醇(气雾剂、雾化溶液):5%沙丁胺醇雾化溶液0.01~0.03 mL/kg用生理盐水稀释至2 mL,5~10分钟起效,维持4~6小时,常与异丙托溴铵气雾剂合用;B.硫酸沙丁胺醇吸入气雾剂:每喷200 μg,儿童1喷/次,每天3~4次;C.特布他林:特布他林气雾剂,儿童1喷/次,3~4次/天;D.沙美特罗替卡松气雾剂:每吸含50 μg沙美特罗和100 μg丙酸氟替卡松,适用于4岁及4岁以上的儿童,适用于中、重度持续性哮喘。

(5)茶碱:由于有效剂量与中毒剂量相近,儿科患者少用。①口服用药:A.氨茶碱片,每次4~5 mg/kg,6~8小时1次;B.控释型茶碱:血药浓度稳定、作用持久,尤其适用于控制夜间发作。慎与口服β_2激动剂联合,易诱发心律失常。应用剂量为每次8~12 mg/kg,12小时1次;C.优喘平:血药浓度为5~15 mg/L,应用剂量为每次0.2~0.4 mg,每天1次,用于12岁以上儿童。②静脉用药:用于急性发作、24小时内未用过茶碱者。对于2岁以下或6小时内用过茶碱者,静脉剂量减半。血药浓度5~15 μg/mL。首剂:3~5 mg/kg+5%GS 30 mL静脉滴注(20~30分钟内),维持:0.6~0.9 mg/(kg·h)(重症病例需维持)。如不维持用药可每6小时重复原剂量。病情好转,每隔6小时静脉注射1次4~5 mg/kg。用药3天后、给药后2小时测血药浓度。症状完全控制后,可用茶碱缓释片。

(6)抗胆碱药:作用弱于β_2激动剂,起效较慢,不良反应少。适用于夜间哮喘及痰多的患儿吸入用药。①溴化异丙托品雾化吸入液:成人每次2.0 mL,3~4次/天;6~14岁每次1.0 mL;6岁以下每次0.4~1.0 mL。异丙托溴铵气雾剂:每喷0.02 mg,成人2~3喷/次,2小时后可重复。②吸入用复方异丙托溴铵溶液(气雾剂、雾化溶液):为异丙托溴铵和硫酸沙丁胺醇的混合制剂。应用方便。

(7)其他药物。①抗 H_1受体药物:近年发现这类药物不仅能抗组胺,还有抗气道炎症作用。急性期可选用、缓解期有协同激素作用。氯雷他定:体重≤30 kg,5 mg,每天 1 次;>30 kg,10 mg,每天 1 次。西替利嗪:6~12 岁 10 mg/d,每天 1 次或每天两次;2~5 岁 5 mg/d,每天 1 次或每天两次。②抗原特异免疫疗法:变态反应科检查变应原,进行特异性脱敏治疗。③免疫调节剂:因反复呼吸道感染诱发喘息发作者可酌情加用免疫调节剂。如核酪口服液、中医中药治疗。

五、护理措施

(一)一般护理

病室温度、相对湿度适宜,病室布置力求简单,避免有害气体及强光刺激,护理操作集中进行。加强口腔护理。保持呼吸道通畅,缓解呼吸困难,保持排便通畅。急性期卧床休息,取半坐卧位,恢复期可下床活动。

(二)病情观察与护理

急性期发作期严密监测生命体征,记 24 小时出入量。根据病情监测血气分析,随时调整给氧浓度,保持 PaO_2在 9.3~12.0 kPa(70~90 mmHg)。观察有无哮喘持续状态,气胸、肺不张、水电解质失衡、呼吸衰竭等并发症发生,一旦发生,应立即通知医师,并做好抢救配合。

(三)去除和避免诱发因素护理

积极治疗原发病,防治并发症,避免感染。

(四)饮食护理

发作时不宜多说话,勿勉强进食,缓解后可给高热量、高维生素、清淡易消化流食或半流食,保证水分的供给,必要时给静脉营养。

(五)用药护理

静脉用药时,根据患儿年龄、病情和药物性质调整合适的输液速度,必要时使用输液泵控制速度。如茶碱类注射不可过快,用量不可过大(静脉注射不得<10 分钟)。观察药物的作用与不良反应。按患儿出现症状的轻重,遵医嘱应用支气管扩张药和激素类呼吸道局部雾化吸入。教会患儿正确使用手持定量雾化(MDI)吸入的操作方法,也可应用储雾罐。激素吸入后,指导患儿正确漱口、洗脸。

(六)心理护理

急性发作时,守护并安抚患儿,尽量满足患儿合理的需求,减轻患儿焦虑、恐惧,以免加重呼吸困难。允许患儿及其家长表达感情,向患儿家长解释哮喘的诱因、治疗过程及预后,指导他们正确的态度对待患儿,采取措施缓解患儿的恐惧心理。

(侯艳杰)

第六节 小儿贫血

一、概述

贫血是指单位体积的外周血中红细胞、血红蛋白和血细胞比容低于正常或其中一项明显低于正常。贫血本身不是一种疾病，而是多种疾病的伴随症状。世界卫生组织指出：6 个月～6 岁儿童 Hb＜110 g/L；6～14 岁儿童 Hb＜120 g/L 为诊断儿童贫血的标准。我国小儿血液病学会暂定 6 个月以下婴儿贫血标准：新生儿 Hb＜145 g/L；1～4 个 Hb＜90 g/L；4～6 个月 Hb＜100 g/L者为贫血。贫血是儿童时期特别是婴幼儿时期的常见病，不但影响小儿生长发育，而且是一些感染性疾病的诱因。

临床上多根据红细胞和血红蛋白的数量分为轻、中、重、极重度贫血，见表 7-4。

表 7-4 贫血的分类

类别	轻度	中度	重度	极重度
Hb(g/L)	120～90	90～60	60～30	＜30
RBC($\times 10^{12}$/L)	1～3	3～2	2～1	＜1

根据病因分为造血原料缺乏性贫血、红细胞生成不良性贫血、溶血性贫血和失血性贫血。

形态上根据红细胞平均容积（MCV）、红细胞平均血红蛋白量（MCH）、红细胞平均血红蛋白浓度（MCHC）的测定结果分类（表 7-5）。

表 7-5 贫血的形态分类

贫血类型	MCV(fl)	MCH(pg)	MCHC(%)	疾病
大细胞性	＞94	＞32	32～38	巨幼红细胞贫血
正常细胞	80～94	28～32	32～38	急性失血
单纯小细胞性	＜80	＜28	32～38	遗传性球形红细胞增多症
小细胞低色素性	＜80	＜28	＜28	缺铁性贫血

二、护理评估

（一）临床症状评估与观察

（1）询问患儿的病史及喂养史，起病的急和缓；发病年龄；喂养史，是否有偏食、挑食，是否未及时添加辅食；既往史，有无消化系统疾病如消化道溃疡和畸形、慢性、肾病、反复鼻出血、钩虫病等疾病。

（2）评估患儿有无贫血表现。①一般表现：皮肤黏膜苍白，以口唇、结膜、甲床最明显。年长儿可诉全身无力、头晕、耳鸣、眼前发黑等。病程长者可出现易疲乏、毛发枯黄、营养低下及体格发育迟缓等。②造血器官反应：尤其是婴幼儿常出现骨髓外造血，导致肝、脾、淋巴结增大，且年龄越小、病程越长、贫血越严重增大越明显，末梢血出现有核红细胞、幼稚粒细胞。③呼吸循环系统：心悸、血压增高、呼吸加快。重度失代偿时，可出现心脏扩大和充血性心力衰竭。④消化系统：胃肠道蠕动和消化酶的分泌功能均受影响，可出现腹胀、便秘、食欲减退、恶心等。⑤神经系统：表现为精神不振、注意力不集中，头痛、眩晕或耳鸣等。

（3）评估不同贫血的表现特点。①缺铁性贫血：发生隐匿。皮肤、黏膜苍白。易疲乏，活动后气短。消化系统可出现食欲缺乏、恶心、腹泻、口腔炎、舌乳头萎缩等，少数有异嗜癖；神经系统可出现萎靡不振或易激惹、注意力不易集中、记忆力减退、学习成绩下降等，循环系统可出现心率增快，重者出现心脏扩大及心前区收缩期杂音，甚至发生心力衰竭；其他如细胞免疫功能降低；因上皮组织异常而出现指甲扁平、反甲等。②巨幼细胞性贫血：神经精神症状主要是表情呆滞、对周围反应迟钝，嗜睡、少哭不笑，智力、动作发育落后甚至出现倒退现象；维生素 B_1 缺乏可出现乏力、手足对称性麻木、感觉障碍、下肢步态不稳、行走困难，年幼儿表现为精神异常、无欲状。③溶血性贫血：A.急性溶血，起病急骤，常伴发热、寒战、恶心、腹痛及腰背痛、苍白、黄疸、血红蛋白尿或胆红素尿。重者可发生心力衰竭、急性肾衰竭甚至休克。B.慢性溶血，贫血多为轻至中度，有时重度，但一般情况下能耐受。多伴轻度黄疸，肝脾轻、中度肿大，血管外溶血多以脾大为主，血管内溶血肝脾大不明显，部分免疫性溶血肝大明显。C.慢性溶血因感染等诱因而呈急性发作时，为溶血"危象"。细小病毒 B19 感染而表现贫血加重、网织红细胞减少、骨髓红系增生受抑制的现象是"再生障碍危象"。贫血突然加重伴黄疸、网织红细胞增高为"溶血危象"。红细胞葡萄糖-6-磷酸脱氢酶(G-6-PD)缺乏症常在服药、吃蚕豆、感染及接触樟脑丸等诱因作用下发生溶血，除贫血表现外，有黄疸、血红蛋白尿，严重者可出现少尿、无尿、酸中毒和急性肾衰竭。④遗传性球形红细胞增多症以不同程度贫血、晚发性黄疸、脾大、球形红细胞增多及红细胞渗透脆性增加为特征。地中海贫血多表现为慢性进行性溶血性贫血，严重者出现地中海贫血特殊面容，即头颅变大、额部隆起、颧骨增高、鼻梁塌陷、两眼距增宽。

（二）辅助检查评估

（1）血常规：根据红细胞和血红蛋白可判断贫血程度，根据红细胞大小、形态及染色情况判断疾病，如红细胞较小、染色浅、中央淡染区扩大，多提示缺铁性贫血；红细胞大、中央淡染区不明显多提示巨幼细胞性贫血；红细胞大小不等、染色浅并有异形、靶形，多提示地中海贫血等。

（2）骨髓常规：除再生障碍性贫血表现为增生低下外，其他贫血表现为增生活跃。缺铁性贫血为早幼红及中幼红细胞比例增高，染色质颗粒致密，血红蛋白形成差。粒系和巨核细胞系正常。巨幼细胞性贫血骨髓增生活跃，红系明显增多，有巨幼变，核浆发育不平衡。

（3）血生化检查：缺铁性贫血患儿血清铁降低＜50 μg/d，总铁结合力增高＞360 μg/d，转铁蛋白饱和度降低＜15%，铁蛋白减低＜15 g/L。巨幼细胞性贫血患儿血清叶酸水平减低＜2.5 ng/mL，维生素 B_{12}＜100 pg/mL。

（4）特殊检查：红细胞脆性试验示脆性增高考虑遗传性球形红细胞增多症，减低则见于地中海贫血；红细胞酶活力测定对溶血性贫血有诊断意义等。

三、护理问题

（1）营养失调：低于机体需要量与铁摄入不足、吸收障碍、需求增加、丢失过多有关。

（2）活动无耐力：与缺铁性贫血引起全身组织缺血、缺氧有关。

（3）有感染的危险：与机体免疫功能下降有关。

（4）潜在并发症：心力衰竭。

四、护理目标

（1）患儿食欲增加，偏食得到纠正，体重增加，血清铁恢复正常。

（2）患儿活动量增加，活动时无明显心悸、气促、无力等不适感觉。

（3）患儿（或家长）能说出预防感染的重要性，减少或避免感染的发生。

（4）患儿住院期间不发生心力衰竭或发生时能及时发现、处理。

（5）患儿住院期间不发生药物不良反应或发生时能及时发现、处理。

五、护理措施

(一)合理安排患儿饮食

(1)改变不良的喂养方式,提倡合理的母乳喂养,及时添加含铁或维生素 B_{12} 及叶酸丰富的辅食,如动物肝脏、瘦肉、血、蛋黄、黄豆、海产品、黑木耳、绿叶蔬菜等,改善饮食结构。

(2)培养良好的饮食习惯,纠正偏食,采取措施为患儿提供色香味形俱全的膳食,增加患儿食欲。

(3)G-6-PD 患儿应注意避免食用蚕豆及其制品,忌服有氧化作用药物。

(二)用药的护理

1.缺铁性贫血者补充铁剂的护理

(1)口服铁剂会刺激胃肠道,引起恶心等胃部不适,应从小剂量开始,逐渐增加至全量,在两餐之间服用,避免空腹服用以减少对胃的刺激;忌与影响铁吸收的食品如茶、咖啡、牛乳、谷类、钙片、植酸盐等同时服用,也应避免同时服用抗酸药物及 H_2 受体拮抗剂。与稀盐酸和/或维生素 C、果糖等同服,可促进铁吸收;为避免牙齿及舌质被染黑,服用铁剂时可用吸管将药液吸至舌根部咽下,服药后漱口;告知患儿及家长服用铁剂期间,患儿的粪便会变成黑色,是由于铁与肠内的硫化氢作用生成黑色的硫化铁所致,是正常现象,不必顾虑。

(2)如果需要肌内注射铁剂,应深部肌内注射,抽药和给药必须使用不同的针头,以防铁剂渗入皮下组织,造成注射部位的疼痛及皮肤着色或局部炎症。首次注射右旋糖酐铁后应观察 1 小时,警惕发生过敏现象。

(3)应用铁剂的疗效判断:用药 3 天后,网织红细胞开始上升,7~10 天达高峰,1 周后血红蛋白逐渐上升,常于治疗 3~4 周达到正常。此时不能停药,应在血红蛋白恢复正常后再继续用药 6~8 周以增加铁储存。

2.巨幼细胞贫血者补充维生素 B_{12} 和叶酸的护理

(1)应用维生素 B_{12} 和叶酸时应同时口服维生素 C,恢复期加服铁剂。单纯维生素 B_{12} 缺乏时,不宜加用叶酸,以免加重神经、精神症状。

(2)药物疗效观察:用维生素 B_{12} 治疗 2 天后患儿精神好转,网织红细胞增加,6~7 天时可达高峰,2 周左右降至正常,随后红细胞、血红蛋白上升,一般 1~2 个月恢复正常。神经系统的症状恢复较慢。口服叶酸后 1~2 天食欲好转,网织红细胞增加,4~7 天达高峰,随后红细胞、血红蛋白增加,一般 2~6 周恢复正常。

(三)合理安排患儿的休息和活动

轻、中度贫血患儿,让其规律生活,安排患儿进行适合自身状态、力所能及的活动限制危险性、活动量大的活动,防止出现意外;严重贫血者应卧床休息减少氧耗,减轻心脏负担,定时测量心率,观察有无心悸、呼吸困难等表现,必要时吸氧。

(四)预防感染

居室应阳光充足、空气新鲜,温、湿度要适宜,根据气温变化及时增减衣服,尽量不到人群集中的公共场所;鼓励患儿多饮水,保持口腔清洁,必要时每天进行 2 次口腔护理,预防舌炎、口腔炎。注意保持皮肤的清洁,勤换内衣裤。观察皮肤、黏膜、呼吸系统等有无感染迹象,及时给予治疗护理。

(五)防止心力衰竭

密切观察患儿的生命体征,注意心率、呼吸、面色、尿量等变化,若出现心悸、气促、肝脏增大等心力衰竭的症状和体征,应及时通知医师,并按心力衰竭患儿进行护理如卧床休息、取半卧位、酌情吸氧等。重症贫血患儿输血、输液时要根据病情严格控制输液速度,以防心力衰竭。

(六)对于急性溶血性贫血的患儿

要建立并保持静脉通道的通畅。全天液体应使用输液泵均匀、准确泵入。严格记录 24 小时出入量,密切观察患儿尿量及尿色变化,并详细记录

(七)健康教育

加强预防宣教,强调孕妇及哺乳期妇女预防,婴儿应提倡母乳喂养,并及时添加辅食,早产儿从 2 个月开始补充铁剂,足月儿从 4 个月开始补充。宣教科学喂养的方法,及时添加辅食,改善饮食习惯。注意饮食的搭配,用铁锅炒菜,选用富含铁的动物性饮食与富含维生素 C 的蔬菜搭配以利铁的吸收。黄绿色蔬菜、蛋黄、肉类、动物内脏及紫菜中都含有大量的铁,可以根据孩子的消化能力及饮食习惯进行烹饪。

做好宣教,掌握口服铁剂、补充叶酸、维生素 B_{12} 的方法及注意事项。

解除思想压力,对患儿要多给予关怀、疏导、理解和鼓励,对有异食癖的患儿,应正确对待,不可过多责备。

及时治疗各种慢性失血性疾病。避免服用可诱发疾病的各种食品和药品。

(侯艳杰)

第七节　小儿白血病

一、概况

白血病是造血系统的恶性疾病,主要是造血器官内白血病细胞恶性增生和非造血器官内的白血病细胞浸润。白血病是儿童时期最常见的恶性肿瘤,日本及欧美学者统计 18 岁以下小儿白血病发病率男性为(9～47)/100 万,女性(7～43)/100 万,其中儿童急性淋巴细胞白血病(ALL)占 75%～80%。

白血病临床上常以发热、出血、贫血,肝、脾、淋巴结肿大为特点。在分类方面,根据细胞的来源分为淋巴细胞白血病(占 75%左右)和非淋巴细胞白血病(占 25%左右)。在儿童中,迄今没有慢性淋巴细胞白血病,慢性粒细胞白血病约占 5%。在分型方面,目前采用 MICM 即形态学、免疫学、细胞遗传学和分子学分型。白血病的分类和分型是指导临床选用治疗方案和提示预后的基础。

急性白血病的病因尚不明确,但通过研究认为白血病是一组异质性疾病,是遗传与环境相互作用的结果。目前认为白血病的发生与病毒、电离辐射、化学药物及遗传因素有关。

随着科学技术的发展,目前儿童急性淋巴细胞白血病患儿的 5 年无病生存率在发达国家已达 82%。白血病的治疗主要是杀灭体内癌细胞,降低其浸润症状,在使用化疗药物的同时,加强支持治疗,减少并发症的发生。目前治疗儿童急性淋巴细胞白血病的主要方法是化学药物治疗。

根据正确的诊断、分型选择治疗方案，采用多药强烈诱导化疗方案，包括诱导缓解，巩固治疗，庇护所预防，早期强化治疗及维持治疗。提倡早期、足量、联合、注意预防髓外白血病及个体化的治疗原则。疗程为2.5～3年。

二、护理评估

(一)临床症状评估与观察

1.评估白血病细胞浸润影响正常造血细胞生成的表现

(1)发热：是本病常见症状。急性白血病的首发症状也多为发热，一般为低热，继发感染可致高热。感染发生的部位通常为口腔、呼吸道、泌尿道、肛周及皮肤，以上呼吸道感染多见。

(2)出血：约有半数患儿有出血表现。可发生在身体任何部位的皮肤与黏膜，以皮肤、黏膜出血、瘀斑多见，严重者可出现内脏大出血，甚至发生颅内出血。

(3)贫血：绝大多数患儿有不同程度的贫血。早期即可出现进行性苍白，皮肤、黏膜较明显，随着贫血的加重可出现活动后气促、无力、心慌。

2.评估白血病细胞浸润骨髓以外器官出现的体征

(1)肝、脾、淋巴结肿大：肝脾大是本病较常见的体征，约占50%。淋巴结肿大可高达90%，以急性淋巴细胞白血病为多见。

(2)骨、关节疼痛：约有25%的患儿以骨、关节痛为起病症状。胸骨压痛是对本病有诊断意义的体征。疼痛的部位多发生在四肢骨及关节，呈游走性，局部无红、肿、热现象。

(3)皮肤可见斑丘疹、结节、肿块、皮炎等。还可见齿龈肿胀出血、口腔溃疡和咽痛表现。

(4)眼部：髓性白血病细胞在骨膜(尤其是眼眶骨膜)下或软组织内浸润，患儿可以出现绿色瘤，可引起眼球突出、复视、失明。

(5)中枢神经系统由于浸润及出血等可出现脑内压增高及脑神经损害，如头痛、恶心、呕吐、嗜睡甚至昏迷。

(6)睾丸：睾丸受浸润时表现为无痛性肿大，大多为一侧性。

(7)外周神经也可受累。心包膜、心肌、心内膜、支气管及肺均可被白血病细胞浸润。

(二)辅助检查评估

(1)血常规红细胞和血小板减少，白细胞可以增高、也可以减低，有时外周血可以见到幼稚血细胞。

(2)骨髓穿刺或活检骨髓涂片显示相应类型的幼稚细胞明显增生，但有少数患儿骨髓增生低下。骨髓穿刺液进一步行免疫学、细胞遗传学和分子学检查。

(3)细胞化学染色用组织化学染色检测细胞内糖原、过氧化酶、脂酶等协助区分不同类型的白血病。

三、护理问题

(一)活动无耐力

活动无耐力与发热、长期化疗、贫血有关。

(二)口腔黏膜改变

口腔黏膜改变与化疗药物的不良反应有关。

(三)有感染的危险

有感染的危险与粒细胞减少、化疗引起机体抵抗力下降有关。

(四)潜在并发症

出血与化疗药物不良反应、白血病细胞浸润有关。

(五)营养不足

营养不足与化疗后胃肠道反应、应用甲氨蝶呤后口腔黏膜改变有关。

(六)恐惧

恐惧与白血病治疗的有创操作、感受死亡威胁有关。

四、护理目标

(1)患儿活动量增加,活动时无明显心悸、气促、无力等不适感觉。

(2)患儿口腔黏膜恢复正常,表现为溃疡愈合、疼痛消失、正常进食。

(3)患儿(或家长)能说出预防感染的重要性,减少或避免感染的发生。

(4)患儿住院期间不发生出血或发生出血时能及时发现、处理。

(5)患儿食欲增加,进食量能满足机体需要,体重无明显减轻。

五、护理措施

(一)预防感染

感染是导致白血病患儿死亡的重要原因之一。白血病患儿免疫功能减低,应用化疗药物的主要不良反应是对骨髓的抑制,导致中性粒细胞减少或缺乏,使免疫功能下降。粒细胞减少或缺乏、免疫功能下降是发生感染的危险因素。最常见的是呼吸道感染。

(二)基础护理

1.休息

急性白血病患儿在疾病早期有乏力、贫血、血小板低时需卧床休息,病情好转后逐渐增加活动量。对长期卧床者,应注意加强皮肤护理,定时更换体位、预防压疮发生。

2.口腔护理

保持口腔清洁卫生,晨起、睡前用软毛刷刷牙或用棉球轻轻擦洗口腔,避免出血及损伤。进食后嘱患儿用生理盐水漱口。口腔黏膜炎发生后,遵医嘱每天给予口腔护理 2 到 3 次,根据口腔 pH 及具体情况选用碳酸氢钠、过氧化氢、甲硝唑(灭滴灵)等交替漱口。遵医嘱选用有针对性药物如制霉菌素鱼肝油、金霉素鱼肝油、金因肽、扶剂复等涂口,涂药前应先轻轻除去坏死组织,反复冲洗再将药膏涂抹患处。当口腔出现假膜时,应用过氧化氯溶液漱口,不可强行撕拉,以免发生出血和感染。如有黏膜真菌感染可用氟康唑或伊曲康唑涂擦患处。口腔溃疡疼痛时可用 2% 利多卡因喷雾,或加人漱口水中含漱止痛。护士应密切观察患儿口腔情况,注意有无口腔黏膜颜色改变、充血、破溃等情况,详细记录口腔黏膜破损程度、范围及治疗护理后的反应。

3.外阴、肛周护理

注意个人卫生,勤换内衣裤,每天清洁皮肤有利于汗液排泄,减少发生毛囊炎和皮肤疖肿。女性患儿要注意经期卫生。协助患儿多饮水,每天晨起饮温开水,可预防便秘,避免直肠黏膜的损伤。每次便后用柔软的便纸,用清水清洁肛周皮肤,以免损伤皮肤。对患儿进行健康宣教,避免搔抓皮肤。

护士每天评估患儿肛周皮肤的颜色及状况。在应用可引起黏膜损伤的化疗药期间，给予患儿硼酸粉坐浴，预防感染。如肛周皮肤发生破溃，应遵医嘱给予肛周护理，清洁肛周皮肤后，给予远红外线灯照射20分钟后用制霉菌素鱼肝油、金霉素鱼肝油、金因肽等涂肛周皮肤，也可选用雷夫诺尔湿敷。如果形成肛周脓肿，应请外科医师行切开引流，术后要注意观察伤口情况。

（三）出血的预防与护理

出血是白血病患儿常见的症状，是引起死亡的主要原因之一。除疾病本身的因素外，大剂量化疗后骨髓抑制引起血小板减少、凝血因子异常、感染，也常导致出血。因此做好出血的预防和护理尤为重要。

1.健康宣教

让患儿不要剧烈运动，减少磕碰，避免外伤。病室内不留水果刀等可引起患儿损伤的利器。经常修剪指甲，不要挖耳、鼻，禁剔牙。每天用液状石蜡棉签湿润鼻腔2～3次，防止鼻腔黏膜干燥出血。避免应用阿司匹林或含阿司匹林的药品，非激素类药物，抗凝药。

2.观察生命体征变化及皮肤黏膜情况

对有出血倾向的患者要注意观察有无新鲜出血点、鼻腔出血、牙龈出血等，对女性患儿应注意有无月经过多和非月经性阴道出血。观察尿、粪、呕吐物的颜色有无异常，注意有无突然剧烈头痛、呕吐伴视物模糊等颅内压升高的表现。如发现异常应详细记录，及时处理。

3.出血的处理

血小板计数低于$20\times10^{9}/L$时，尽量避免肌内注射，不可避免时应在注射后用无菌棉球压迫针眼3～5分钟。静脉注射、骨穿后压迫注射部位10到15分钟。鼻腔少量出血时可用头部冷敷、肾上腺素棉球填塞压迫止血，出血较多时可用凡士林纱条填塞，填塞物留置时间不应超过72小时，填塞后要注意观察止血效果。牙龈出血可用冷盐水含漱，或用无菌纱布、吸收性明胶海绵压迫出血。消化道出血易引起失血性休克，应密切监测血压、心率、呼吸，迅速建立双静脉通路，保证液体输入的液量及速度。对于颅内出血患者还要注意观察神志、瞳孔变化。要保持安静、绝对卧床、避免搬动，准备好各种抢救物品、药品，积极配合医师进行抢救。

（四）用药期间的护理

化疗是儿童急性淋巴细胞白血病最主要的治疗手段，大剂量联合化疗可以提高白血病患儿的缓解率、延长生存期。然而大剂量化疗药物也给患儿带来了一定的不良反应，预防、减轻化疗不良反应是我们努力的方向。

(1)熟悉化疗药物的毒副作用及注意事项，密切观察药物的毒性反应。长春新碱可引起周围神经炎，药物渗漏会引起局部疼痛、红肿及组织坏死。护士要注意观察患儿有无四肢感觉障碍，手足麻木感，给药时要确保针头在血管内，边推药边抽回血，防止药物外渗；环磷酰胺可引起脱发、出血性膀胱炎，应用期间应注意给予水化碱化，并嘱患儿多饮水，详细记录出入量，促使代谢产物尽快排出体外，减少对脏器的毒性，大剂量环磷酰胺在治疗前和治疗中遵医嘱给予美司那解救；应用蒽环类药物时用药速度宜慢，护士要注意观察药物的心脏毒性，包括急性心肌损伤和慢性心功能损害，在用药期间要监测心率(律)，并定期复查心电图；急性胰腺炎是门冬酰胺酶最严重的不良反应之一，它还可以引起变态反应，因此在使用之前必须做过敏试验，若皮试阳性，应在密切监测下给予脱敏治疗，如仍有变态反应，应立即停药；甲氨蝶呤可引起口腔、肛周黏膜溃疡，应加强口腔、肛周皮肤的护理，水化、碱化，以减轻药物对黏膜的毒性刺激，遵医嘱按时按量给予四氢叶酸钙拮抗，以减少毒副作用，准时抽取甲氨蝶呤血浓度，甲氨蝶呤静脉滴注时需注意用黑纸包裹，使用避光输液器，以免药物分解。

（2）掌握化疗方案、给药途径，给药时间。治疗白血病的化疗药物以静脉途径给药多见，并有严格的给药时间、维持时间、解救时间，应准确计算液量，使用输液泵控制滴速，合理安排输液顺序，每班次详细记录输入液体的量、时间及剩余液体量，并要注意观察输液泵运转情况，防止输液管道扭曲、打折，如输液泵报警，要及时查找原因，立即处理。做好床头交接班，保证药物准确、按时按量输入。泼尼松、地塞米松等激素类药物多为口服给药，部分患儿因为害怕出现皮质醇增多症等不良反应会将药物暗地丢弃，这样会严重影响治疗效果，因此护士在发药时一定要看到患儿把药服下后方可离去。

（3）为防止胃肠道反应可在化疗前30分钟使用止吐药，在化疗过程中密切观察患儿胃肠道反应情况。患儿不能进食或存在电解质紊乱时，予以静脉高营养并纠正电解质紊乱。

（4）静脉的护理化疗。药物可刺激和破坏小静脉，应制订静脉使用计划，合理选择静脉。由远端开始，左右静脉交替使用，一般情况下选择粗、直的大血管进行穿刺，成功后应检查回血良好，穿刺部位无疼痛，才能进行化疗药物的输注。输注化疗药物过程中勤巡视患儿，一旦发现注射部位肿胀、疼痛等外渗情况时，应立即停止输液，拔除针头。推注药物时应证实静脉穿刺成功，先推注10～20 mL生理盐水，顺利后方可用化疗药，推注化疗药物后，再推注20 mL生理盐水。

静脉炎的发生率与药物浓度成正比，要尽可能稀释药物的浓度。一旦发生化疗药物外渗，立即通知值班医师及护士长，遵医嘱进行相应处理。立即用硫酸镁或利多卡因局部封闭；外渗部位还可用硫酸镁进行局部湿敷，纱布浸硫酸镁以不滴水为宜，湿敷面积应超过外渗面积的3 cm，如在手部可给患儿戴上一次性塑料手套保持湿度，湿敷时间应在24小时以上；在早期也可以穿刺部位为起点沿血管走向用冰袋冷敷。若为长春新碱外渗时，暂不拔除针头，先抽出余药后，用地塞米松做局部封闭处理，并可外擦京万红，严密观察局部皮肤变化，必要时做理疗。

（五）饮食护理

1.提倡合理平衡的膳食

注意膳食结构的合理搭配，给予患儿高蛋白、高维生素、多纤维索适合患儿口味的饮食。如禽蛋、奶类、鱼虾、瘦肉、动物内脏、豆腐、豆浆、骨头汤等。多吃蔬菜和水果，忌食过辣、过热及生冷刺激性食物。注意饮食卫生，食具应消毒。新鲜水果应洗净、去皮后再食用。不要食用隔夜或变质食品。

避免食用坚硬、油炸食品，如麻花、锅巴等，肉、鱼、虾制品应尽量去骨、刺、皮，以防硬物刺伤口腔黏膜，导致口腔溃疡造成继发感染。

2.化疗期间的饮食

在化疗过程中，消化系统往往会出现恶心、呕吐、腹泻等症状，可采取少食多餐的进食方法，给予清淡易消化的饮食。血细胞下降时可选用红枣、花生、动物血、甲鱼、鸡蛋、河蟹、黄鳝、黑鱼、牛肉等。补脾益气、健脾开胃的食物有马铃薯、鸡肉、大豆、葱、番茄、大麦、卷心菜等。恶心、呕吐时可选用芦根、扁豆等食物。含维生素C丰富的食物有油菜、西红柿、小白菜、荠菜、山楂、柑橘、鲜枣、猕猴桃、沙棘及柠檬等。

在应用门冬酰胺酶化疗期间，应给予低脂饮食。但应当注意的是低脂饮食并非无脂、低蛋白饮食，一些家长怕患儿发生胰腺炎，只让患儿吃无油的青菜、面条、馒头，造成患儿水肿、营养不良。而门冬酰胺酶本身可通过减少门冬酰胺和谷氨酰的产量抑制蛋白质的合成，产生低蛋白血定，应注意蛋白质的摄入。患儿服用低脂饮食期间会感到饥饿，要防止暴饮暴食。

鼓励患儿多饮水，特别是在诱导缓解期间及应用大剂量甲氨蝶呤、环磷酰胺期间，保证患儿有足够的入量，促进尿酸排出，预防因大量白细胞破坏引起的高尿酸血症，也有利于药物毒素的排泄。同时有软化大便的作用，以防便秘诱发肛裂，增加局部感染的机会。

消化道出血的患儿应禁食，出血停止后，可给予温凉的流食或半流食，避免使用刺激性、有渣食物。

(六)心理护理

尽可能帮助新入院的白血病患儿及其家长适应医院的环境，用微笑、亲切问候语或拥抱，拉近与患儿之间的距离，热情帮助、关心患儿让其感到温暖。

调查显示，年龄较小的患儿对白血病的认知能力较差，心理负担及压力相对成人低，他们对疾病的恐惧更多是由于各种有创穿刺的疼痛，化疗药物所致的胃肠道反应、与家长同学的分离等因素引起的，在病房开展各种活动丰富孩子们的生活，让患儿忘记或转移对疼痛、不适的注意力。

向年长患儿介绍有关白血病的知识，宣传儿童白血病的预后已有很大改善，让患儿认识生命的意义，建立起战胜疾病的信心。请已康复的白血病儿童到医院看望患儿，以身说法增强他们战胜疾病的信心；建立白血病患儿与大学生志愿者的通信交流，结交朋友。

家长的心态影响孩子，也直接关系着治疗效果。定期召开家长座谈会，让家长之间交流配合护理、治疗的经验。

定期召开联欢会，让新老患儿家长交流体会，让治疗者看到已治愈者的健康状况、从而增加治愈的信心。

(七)健康教育

休疗期间保持居室内空气新鲜，避免在居室内饲养宠物，减少家庭聚会。

患儿血白细胞计数低于正常时，避免到人多的室内公共场合，外出时须戴口罩。注意保暖，以免感冒或感染其他疾病。经常进行口腔、皮肤黏膜的检查，预防各种意外伤害。

注意均衡饮食，可摄入高蛋白、高维生素易消化的食物。调整心态，保持轻松、愉快的心情。保证充足的睡眠。

适当进行身体锻炼，循序渐进地增加活动量，以恢复体力，增强抵抗力，尽早回归学校。

指导患儿及家长根据医嘱按时服药，说明坚持服药的意义。遵医嘱定期到医院复查血常规、生化及骨髓常规检查。如果有不适要及时到医院就诊。

(侯艳杰)

第八节　小儿营养不良

营养不良是指缺乏热量和/或蛋白质引起的一种营养缺乏症。多见于<3岁婴幼儿。主要表现为体重下降，生长发育迟缓，消瘦及全身各系统的功能紊乱，常伴有多种营养素缺乏，易并发肺炎、腹泻等疾病。

一、临床特点

(一)体重不增

体重不增为最初表现,继之体重下降,皮下脂肪逐渐减少或消失,首先为腹部,其次为躯干、臀部、四肢,最后为面颊部;随病情发展营养不良程度由轻变重。

1.轻度

体重下降比正常小儿减轻 15%～25%,腹部皮下脂肪厚度为 0.8～0.4 cm,身高不受影响,皮肤干燥,精神状态正常。

2.中度

体重比正常小儿减轻 25%～40%,腹部皮下脂肪厚度为<0.4 cm,身高较正常减低,皮肤干燥、苍白,烦躁不安,肌张力明显减低,肌肉松弛。

3.重度

体重比正常小儿减轻 40%以上,皮下脂肪消失,呈老人面容,皮包骨样,身高明显低于正常,皮肤苍白、干燥无弹性,肌肉萎缩,肌张力低下,精神萎靡,烦躁与抑制交替,对外界反应差。常有低体温,脉细缓,血压低,心电图呈低电压、T 波可低平。患儿食欲低下,便秘或腹泻,血浆蛋白降低而水肿。常并发营养性贫血,多种维生素和微量元素缺乏,低血糖及各种感染性疾病。

(二)分型

目前国内又根据患儿体重及身高减少情况将营养不良分为 3 种类型。

(1)体重低下型:患儿的年龄和体重低于同年龄、同性别正常小儿的参照人群均值减 2 个标准差,此指标提示患儿过去和/或现在有营养不良,但不能区分急、慢性。

(2)生长迟缓型:患儿的年龄和身高低于同年龄、同性别的参照人群均值减 2 个标准差,此指标提示患儿过去或长期慢性营养不良。

(3)消瘦型:患儿的身高和体重低于同年龄、同性别小儿的参照人群均值减 2 个标准差,此指标提示患儿近期患营养不良。

(三)辅助检查

血清总蛋白下降,尤其是清蛋白浓度下降最明显,血糖、血胆固醇水平降低,多种维生素、微量元素缺乏。

二、护理评估

(一)健康史

询问患儿的喂养史,有无喂养不当、摄入不足;有无急慢性疾病史,如慢性腹泻、先天性畸形(唇裂、腭裂、幽门狭窄)、各种传染病及消耗性疾病。

(二)症状、体征

评估体重、身长、皮下脂肪厚度及消瘦部位、精神状况、智力发育、有无肌张力下降及水肿。

(三)社会、心理

评估家庭经济状况,父母及保育者是否具备科学育儿知识。

(四)辅助检查

了解血清总蛋白、血清蛋白、血常规、血糖、微量元素、心电图等检查结果。

三、护理问题

(一)营养失调

低于机体需要量与热能、蛋白质摄入不足和/或丢失、消耗过多有关。

(二)体温低下

体温低下与热能摄入不足、皮下脂肪减少致产热少、散热快有关。

(三)有感染的危险

有感染的危险与免疫功能下降有关。

(四)有低血糖发生的可能

有低血糖发生的可能与热量摄入不足及脂肪转化供能不够有关。

(五)有皮肤完整性受损的危险

有皮肤完整性受损的危险与免疫力低下,各种维生素缺乏有关。

四、护理措施

(一)调整饮食,纠正营养失调

(1)轻度营养不良者在基本维持原饮食的基础上,添加含蛋白质和高热量食物。供给热量由每天418～502 kJ/kg,逐渐递增。当供能达每天 585 kJ/kg 时,体重可获满意增长。体重接近正常后恢复小儿正常需要量。

(2)中、重度营养不良者供给能量从每天 167～250 kJ/kg 开始,逐渐增加至每天 502～628 kJ/kg。待体重与身长比例接近正常后,恢复至正常小儿生理需要量。

(3)适量补充维生素及矿物质,尤其是维生素 A、钾、镁,可给予新鲜蔬菜和水果。

(4)不能进食者可采用鼻饲法或静脉全营养。

(二)维持正常体温

保持环境温度在 22～24 ℃,勿使患儿过多暴露,可用保暖毯、热水袋、电保温箱保暖,操作时注意安全。监测体温每 6 小时 1 次。

(三)预防感染

(1)中、重度营养不良患儿要做好保护性隔离。

(2)保持床单位清洁,内衣质地柔软、吸水。口腔黏膜保持清洁。

(3)每次大便后,用温水清洗臀部并擦干,涂鞣酸软膏保护。

(4)定时翻身,翻身动作轻柔,避免拖、拉、拽等动作,防止皮肤损伤,骨突处多加按摩。

(5)一切侵入性操作应严格无菌。

(四)健康教育

(1)向患儿家长解释导致营养不良的原因。

(2)介绍科学育儿知识,鼓励母乳喂养,指导混合喂养、人工喂养的方法,纠正患儿的不良饮食习惯。

(3)合理安排生活作息制度,坚持户外活动,保证充足睡眠,按时预防接种,预防感染。

(4)先天性畸形患儿应及时手术治疗,告知正确的护理方法。

(5)定期监测体重,做好生长发育监测。

五、出院指导

(1)鼓励母乳喂养。

(2)人工或混合喂养者,开始可给予稀释牛乳,少量多餐,若吸收良好逐渐增加牛奶量及浓度。

(3)添加辅食应遵循从少到多,从软到硬,从稀到稠,从细到粗,从一种到多种,逐步过渡,循序渐进的原则。同时根据患儿的食欲情况、月龄大小给予适合的饮食,尽可能给予高能量、高蛋白饮食,如豆浆、蛋类、肝、肉末、鱼泥等。

(4)应给幼儿期及儿童期营养不良患儿创造舒适的进食环境,鼓励患儿进食。

(5)每次调整饮食时,要注意患儿食欲及大便消化情况。

(6)定期测体重,了解饮食调整效果。

(7)做好个人卫生,及时添加衣服,防止受凉。小婴儿及重度营养不良者,少去公共场所,防止交叉感染。

(侯艳杰)

第八章

内分泌科护理

第一节　腺垂体功能减退症

腺垂体功能减退症是由多种病因引起一种或多种腺垂体激素减少或缺乏所致的一系列临床综合征。腺垂体功能减退症可原发于垂体病变，或继发于下丘脑病变，表现为甲状腺、肾上腺、性腺等功能减退症和/或蝶鞍区占位性病变。由于病因多，涉及的激素种类和数量多，故临床症状变化大，但补充所缺乏激素治疗后症状可快速缓解。

一、病因与发病机制

（一）垂体瘤

成人最常见的原因，大都属于良性肿瘤。肿瘤可分为功能性和无功能性。腺瘤增大可压迫正常垂体组织，引起垂体功能减退或功能亢进，并与腺垂体功能减退症同时存在。

（二）下丘脑病变

如肿瘤、炎症、浸润性病变（如淋巴瘤、白血病等）、肉芽肿（如结节病）等，可直接破坏下丘脑神经内分泌细胞，使释放激素分泌减少。

（三）垂体缺血性坏死

妊娠期垂体呈生理性肥大，血供丰富，若围产期前置胎盘、胎盘早期剥离、胎盘滞留、子宫收缩无力等引起大出血、休克、血栓形成，可使腺垂体大部分缺血坏死和纤维化，致腺垂体功能低下，临床称为希恩综合征。糖尿病血管病变使垂体供血障碍也可导致垂体缺血性坏死。

（四）蝶鞍区手术、放疗和创伤

垂体瘤切除、术后放疗及乳腺癌做垂体切除治疗等，均可导致垂体损伤。颅底骨折可损毁垂体柄和垂体门静脉血液供应。鼻咽癌放疗也可损坏下丘脑和垂体，引起腺垂体功能减退。

（五）感染和炎症

细菌、病毒、真菌等感染引起的脑炎、脑膜炎、流行性出血热、梅毒或疟疾等均可损伤下丘脑和垂体。

（六）糖皮质激素长期治疗

可抑制下丘脑-垂体-肾上腺皮质轴，突然停用糖皮质激素后可出现医源性腺垂体功能减退，表现为肾上腺皮质功能减退。

(七)先天遗传性

腺垂体激素合成障碍可有基因遗传缺陷,转录因子突变可见于特发性垂体单一或多激素缺乏症患者。

(八)垂体卒中

垂体瘤内突然出血,瘤体骤然增大,压迫正常垂体组织和邻近视神经束,可出现急症危象。

(九)其他

自身免疫性垂体炎、空泡蝶鞍、颞动脉炎、海绵窦处颈内动脉瘤均可引起腺垂体功能减退。

二、临床表现

垂体组织破坏达95%临床表现为重度,75%临床表现为中度,破坏60%为轻度,破坏50%以下者不出现功能减退症状。促性腺激素、生长激素(GH)和催乳素(PRL)缺乏为最早表现;促甲状腺激素(TSH)缺乏次之;然后可伴有促皮质素(ACTH)缺乏。希恩综合征患者往往因围产期大出血休克而有全垂体功能减退症,即垂体激素均缺乏,但无占位性病变发现。腺垂体功能减退主要表现为相应靶腺(性腺、甲状腺、肾上腺)功能减退。

(一)靶腺功能减退表现

1.性腺(卵巢、睾丸)功能减退

性腺(卵巢、睾丸)功能减退常最早出现。女性多数有产后大出血、休克、昏迷病史,表现为产后无乳、绝经、乳房萎缩、性欲减退、不育、性交痛、阴道炎等。查体见阴道分泌物减少,外阴、子宫和阴道萎缩,毛发脱落,尤以阴毛、腋毛为甚。成年男子表现为性欲减退、阳痿、无男性气质等,查体见肌力减弱、皮脂分泌减少、睾丸松软缩小、胡须稀少、骨质疏松等。

2.甲状腺功能减退

表现与原发性甲状腺功能减退症相似,但通常无甲状腺肿。

3.肾上腺功能减退

表现与原发性慢性肾上腺皮质功能减退症相似,所不同的是本病由于缺乏黑素细胞刺激素,故皮肤色素减退,表现为面色苍白、乳晕色素浅淡,而原发性慢性肾上腺功能减退症则表现为皮肤色素加深。

4.生长激素不足

成人一般无特殊症状,儿童出现生长障碍,表现为侏儒症。

(二)垂体内或其附近肿瘤压迫症群

最常见的为头痛及视神经交叉受损引起的偏盲甚至失明。

(三)垂体功能减退性危象

在全垂体功能减退症基础上,各种应激如感染、败血症、腹泻、呕吐、失水、饥饿、寒冷、急性心肌梗死、脑血管意外、手术、外伤、麻醉及使用镇静药、安眠药、降糖药等均可诱发垂体功能减退性危象(简称垂体危象)。临床表现:①高热型(体温>40 ℃)。②低温型(体温<30 ℃)。③低血糖型。④低血压、循环虚脱型。⑤水中毒型。⑥混合型。各种类型可伴有相应的症状,突出表现为消化系统、循环系统和神经精神方面的症状,如高热、循环衰竭、休克、恶心、呕吐、头痛、神志不清、谵妄、抽搐、昏迷等严重垂危状态。

三、辅助检查

(一)性腺功能测定

女性有血雌二醇水平降低，没有排卵及基础体温改变，阴道涂片未见雌激素作用的周期性改变；男性见血睾酮水平降低或正常低值，精液检查精子数量减少，形态改变，活动度差，精液量少。

(二)甲状腺功能测定

游离 T_4、血清总 T_4 均降低，而游离 T_3、总 T_3 可正常或降低。

(三)肾上腺皮质功能测定

24 小时尿 17-羟皮质类固醇及游离皮质醇输出量减少；血浆皮质醇浓度降低，但节律正常；葡萄糖耐量试验显示血糖曲线低平。

(四)腺垂体分泌激素测定

如 FSH、LH、TSH、ACTH、GH、PRL 均减少。

(五)腺垂体内分泌细胞的储备功能测定

可采用 TRH、PRL 和 LRH 兴奋试验。胰岛素低血糖激发试验忌用于老年人、冠心病、惊厥和黏液性水肿的患者。

(六)其他检查

通过 X 线、CT、MRI 无创检查来了解、辨别病变部位、大小、性质及其对邻近组织的侵犯程度。肝、骨髓和淋巴结等活检，可用于判断原发性疾病的原因。

四、诊断要点

本病诊断须根据病史、症状、体征，结合实验室检查和影像学发现进行全面分析，排除其他影响因素和疾病后才能明确。

五、治疗

(一)病因治疗

肿瘤患者可通过手术、放疗或化疗等措施缓解症状，对于鞍区占位性病变，首先必须解除压迫及破坏作用，减轻和缓解颅内高压症状；出血、休克而引起的缺血性垂体坏死，预防是关键，应加强产妇围产期的监护。

(二)靶腺激素替代治疗

需长期甚至终身维持治疗。①糖皮质激素：为预防肾上腺危象发生，应先补充糖皮质激素。常用氢化可的松，20～30 mg/d，服用方法按照生理分泌节律为宜，剂量根据病情变化做相应调整。②甲状腺激素：常用左甲状腺素 50～150 μg/d，或甲状腺干粉片 40～120 mg/d。对于冠心病、老年人、骨密度低的患者，用药从最小剂量开始缓慢递增剂量，防止诱发危象。③性激素：育龄女性病情较轻者可采用人工月经周期治疗，维持第二性征和性功能；男性患者可用丙酸睾酮治疗，以改善性功能与性生活。

六、护理诊断/问题

(一)性功能障碍

性功能障碍与促性腺激素分泌不足有关。

(二)自我形象紊乱

自我形象紊乱与身体外观改变有关。

(三)体温过低

体温过低与继发性甲状腺功能减退有关。

(四)潜在并发症

垂体危象。

七、护理措施

(一)安全与舒适管理

根据自身体力情况安排适当的活动量,保持情绪稳定,注意生活规律,避免感染、饥饿、寒冷、手术、外伤、过劳等诱因。更换体位时注意动作易缓慢,以免发生晕厥。

(二)疾病监测

1.常规监测

观察有无视力障碍,脑神经压迫症状及颅内压增高征象。

2.并发症监测

严密观察患者生命体征、意识、瞳孔变化,一旦出现低血糖、低血压、高热或体温过低、谵妄、恶心、呕吐、抽搐甚至昏迷等垂体危象的表现,立即通知医师并配合抢救。

(三)对症护理

对于性功能障碍的患者,应安排恰当的时间与患者沟通,了解患者目前的性功能、性活动与性生活情况。向患者解释疾病及药物对性功能的影响,为患者提供信息咨询服务的途径,如专业医师、心理咨询师、性咨询门诊等。鼓励患者与配偶交流感受,共同参加性健康教育及阅读有关性健康教育的材料。女性患者若存在性交痛,推荐使用润滑剂。

(四)用药护理

向患者介绍口服药物的名称、剂量、用法、剂量不足和过量的表现;服甲状腺激素应观察心率、心律、体温及体重的变化;嘱患者避免服用镇静剂、麻醉剂等药物。应用激素替代疗法的患者,应使其认识到长期坚持按量服药的重要性和随意停药的危险性。严重水中毒水肿明显者,应用利尿剂应注意观察药物治疗效果,加强皮肤护理,防止擦伤,皮肤干燥者涂以油剂。

(五)垂体危象护理

急救配合:立即建立静脉通路,维持输液通畅,保证药物、液体输入;保持呼吸道通畅,氧气吸入;做好对症护理,低温者可用热水袋或电热毯保暖,但要注意防止烫伤;高热者应进行降温处理,如酒精擦浴、冰敷或遵医嘱用药。加强基础护理,如口腔护理、皮肤护理,防止感染。

八、健康指导

(一)预防疾病

保持皮肤清洁,注意个人卫生,督促患者勤换衣、勤洗澡。保持口腔清洁,避免到人多拥挤的公共场所。鼓励患者活动,减少皮肤感染和皮肤完整性受损的机会;告知患者要注意休息,保持心情愉快,避免精神刺激和情绪激动。

(二)管理疾病

指导患者定期复查,发现病情加重或有变化时及时就诊。嘱患者外出时随身携带识别卡,以便发生意外时能及时救治。

(三)康复指导

遵医嘱定时、定量服用激素,勿随意停药。若需要生育者,可在医师指导下使用性激素替代疗法,以期精子(卵子)生成。

(魏玉玲)

第二节 甲状腺功能亢进症

甲状腺功能亢进症(简称甲亢)指由多种病因导致的甲状腺激素(TH)分泌过多,引起各系统兴奋性增高和代谢亢进为主要表现的一组临床综合征。其中以毒性弥漫性甲状腺肿(Graves病)最多见。

一、病因

(一)遗传因素

弥漫性毒性甲状腺肿是器官特异性自身免疫性疾病之一,有显著的遗传倾向。

(二)免疫因素

弥漫性毒性甲状腺肿的体液免疫研究较为深入。最明显的体液免疫特征为血清中存在甲状腺细胞促甲状腺激素(TSH)受体抗体。即甲状腺细胞增生,TH 合成及分泌增加。

(三)环境因素

环境因素对本病的发生、发展有重要影响,如细菌感染、性激素、应激等,可能是该病发生和恶化的重要诱因。

二、临床表现

(一)一般临床表现

1.甲状腺激素分泌过多综合征

(1)高代谢综合征:多汗怕热、疲乏无力、体重锐减、低热和皮肤温暖潮湿。

(2)精神神经系统:焦躁易怒、神经过敏、紧张忧虑、多言好动、失眠不安、思想不集中和记忆力减退等。

(3)心血管系统:心悸、胸闷、气短,严重者可发生甲亢性心脏病。

(4)消化系统:常表现为食欲亢进,多食消瘦。重者可有肝功能异常,偶有黄疸。

(5)肌肉骨骼系统:部分患者有甲亢性肌病、肌无力和周期性瘫痪。

(6)生殖系统:女性月经常有减少或闭经。男性有勃起功能障碍,偶有乳腺发育。

(7)内分泌系统:早期血促肾上腺皮质激素(ACTH)及 24 小时尿 17-羟皮质类固醇升高,继而受过高 T_3、T_4 抑制而下降。

(8)造血系统:血淋巴细胞升高,白细胞计数偏低,血容量增大,可伴紫癜或贫血,血小板寿命缩短。

2.甲状腺肿

(1)弥漫性、对称性甲状腺肿大。

(2)质地不等、无压痛。

(3)肿大程度与甲亢轻重无明显关系。

(4)甲状腺上下可触及震颤,闻及血管杂音,为诊断本病的重要体征。

3.眼征

(1)单纯性突眼:眼球轻度突出,瞬目减少,眼裂增宽。

(2)浸润性突眼:眼球突出明显,眼睑肿胀,眼球活动受限,结膜充血水肿,严重者眼睑闭合不全、眼球固定、角膜外露而形成角膜溃疡、全眼炎,甚至失明。

(二)特殊临床表现

(1)甲亢危象:①高热(40 ℃以上);②心率快(>140 次/分);③烦躁不安、呼吸急促、大汗、恶心、呕吐和腹泻等,严重者可出现心力衰竭、休克及昏迷。

(2)甲状腺毒症性心脏病主要表现为心排血量增加、心动过速、心房颤动和心力衰竭。

(3)淡漠型甲状腺功能亢进症:①多见于老年患者,起病隐袭;②明显消瘦、乏力、头晕、淡漠、昏厥等;③厌食、腹泻等消化系统症状。

(4)T_3型甲状腺毒症多见于碘缺乏地区和老年人,实验室检查:血清总三碘甲腺原氨酸(TT_3)与游离三碘甲腺原氨酸(FT_3)均增高,而血清总甲状腺素(TT_4)、血清游离甲状腺素(FT_4)正常。

(5)亚临床型甲状腺功能亢进症血清 FT_3、FT_4正常,促甲状腺激素(TSH)降低。

(6)妊娠期甲状腺功能亢进症:①妊娠期甲状腺激素结合球蛋白增高,引起 TT_4和 TT_3增高。②一过性甲状腺毒症。③新生儿甲状腺功能亢进症。④产后由于免疫抑制的解除,弥漫性毒性甲状腺肿易于发生,称为产后弥漫性毒性甲状腺肿。

(7)胫前黏液性水肿多发生在胫骨前下 1/3 部位,也见于足背、踝关节、肩部、手背或手术瘢痕处,偶见于面部,皮损大多为对称性。

(8)Graves 眼病(甲状腺相关性眼病)。

三、辅助检查

(一)实验室检查

检测血清游离甲状腺素(FT_4)、游离三碘甲腺原氨酸(FT_3)和促甲状腺激素(TSH)。

(二)影像学及其他检查

放射性核素扫描、CT 检查、B 超检查、MRI 检查等有助于甲状腺、异位甲状腺肿和球后病变性质的诊断,可根据需要选用。

四、处理原则和治疗要点

(一)抗甲状腺药物

口服抗甲状腺药物是治疗甲亢的基础措施,也是手术和^{131}I 治疗前的准备阶段。常用的抗甲状腺药物包括硫脲类(丙硫氧嘧啶、甲硫氧嘧啶等)和咪唑类(甲巯咪唑、卡比马唑等)。

(二)^{131}I 治疗甲亢

目的是破坏甲状腺组织,减少甲状腺激素产生。该方法简单、经济,治愈率高,尚无致畸、致癌、不良反应增加的报道。

(三)手术治疗

通常采取甲状腺次全切术，两侧各留下 2～3 g 甲状腺组织。

五、护理评估

(一)病史

详细询问过去健康情况，有无甲亢家族史，有无病毒感染，应激因素，诱发因素，生活方式，饮食习惯，排便情况；查询上次住院的情况，药物使用情况，以及出院后病情控制情况；询问最近有无疲乏无力、怕热多汗、大量进食却容易饥饿、甲状腺肿大、眼部不适、高热的症状。

(二)身体状况

评估生命体征的变化，包括体温是否升高，脉搏是否加快，脉压是否增大等；情绪是否发生变化；有无体重下降，是否贫血。观察和测量突眼度；观察甲状腺肿大的程度，是否对称，有无血管杂音等。

(三)心理-社会评估

询问对甲状腺疾病知识的了解情况，患病后对日常生活的影响，是否有情绪上的变化，如急躁易怒，易与身边的人发生冲突或矛盾；了解所在社区的医疗保健服务情况。

六、护理措施

(一)饮食护理

(1)给予高蛋白、高维生素、矿物质丰富、高热量饮食。

(2)适量增加奶类、蛋类、瘦肉类等优质蛋白以纠正体内的负氮平衡，多摄取新鲜蔬菜和水果。

(3)多饮水，保证每天 2 000～3 000 mL，以补充腹泻、出汗等所丢失的水分。若患者并发心脏疾病应避免大量饮水，以预防水肿和心力衰竭的发生。

(4)为避免引起患者精神兴奋，不宜摄入刺激性的食物及饮料，如浓茶、咖啡等。

(5)为减少排便次数，不宜摄入过多的粗纤维食物。

(6)限制含碘丰富的食物，不宜食海带、紫菜等海产品，慎食卷心菜、甘蓝等易致甲状腺肿的食物。

(二)用药护理

(1)指导患者正确用药，不可自行减量或停药。

(2)观察药物不良反应：①粒细胞缺乏症多发生在用药后 2～3 个月。定期复查血常规，如血白细胞计数低于 $3\times10^9/L$ 或中性粒细胞计数低于 $1.5\times10^9/L$，应考虑停药，并给予升白细胞的药物。②如伴咽痛、发热、皮疹等症状须立即停药。③药疹较常见，可用抗组胺药控制，不必停药，发生严重皮疹时应立即停药，以免发生剥脱性皮炎。④发生肝坏死、中毒性肝炎、精神病、狼疮样综合征、胆汁淤滞综合征、味觉丧失等应立即停药进行治疗。

(三)休息与活动

评估患者目前的活动情况，与患者共同制订日常活动计划。不宜剧烈活动，活动时以不感疲劳为好，适当休息，保证充足睡眠，防止病情加重。如有心力衰竭或严重感染者应严格卧床休息。

(四)环境

保持病室安静,避免嘈杂,限制探视时间,告知家属不宜提供兴奋、刺激的信息,以减少患者激动、易怒的精神症状。甲亢患者因怕热多汗,应安排通风良好的环境,夏天使用空调,保持室温凉爽而恒定。

(五)生活护理

协助患者完成日常的生活护理,如洗漱、进餐、如厕等。对大量出汗的患者,加强皮肤护理,应随时更换浸湿的衣服及床单,防止受凉。

(六)心理护理

耐心细致地解释病情,提高患者对疾病的认知水平,让患者及其家属了解其情绪、性格改变是暂时的,可因治疗而得到改善,鼓励患者表达内心感受,理解和同情患者,建立互信关系。与患者共同探讨控制情绪和减轻压力的方法,指导和帮助患者正确处理生活中的突发事件。

(七)病情观察

观察患者精神状态和手指震颤情况,注意有无焦虑、烦躁、心悸等甲亢加重的表现,必要时使用镇静剂。

(八)眼部护理

采取保护措施,预防眼睛受到刺激和伤害。外出戴深色眼镜,减少光线、灰尘和异物的侵害。经常用眼药水湿润眼睛,避免过度干燥;睡前涂抗生素眼膏,眼睑不能闭合者用无菌纱布或眼罩覆盖双眼。指导患者当眼睛有异物感、刺痛或流泪时,勿用手直接揉眼睛。睡眠或休息时,抬高头部,使眶内液回流减少,减轻球后水肿。

七、健康指导

(一)疾病知识指导

为患者讲解有关甲亢的疾病知识,指导患者注意加强自我保护,上衣领宜宽松,避免压迫甲状腺,严禁用手挤压甲状腺以免 TH 分泌过多,加重病情。对有生育需要的女性患者,应告知其妊娠可加重甲亢,宜治愈后再妊娠。育龄女性在^{131}I治疗后的 6 个月内应当避孕。妊娠期间监测胎儿发育。鼓励患者保持身心愉快,避免精神刺激或过度劳累,建立和谐的人际关系和良好的社会支持系统。

(二)患者用药指导

坚持遵医嘱按剂量、按疗程服药,不可随意减量或停药。对妊娠期甲亢患者,应指导其避免各种对母亲及胎儿造成影响的因素,宜选用抗甲状腺药物治疗,禁用^{131}I 治疗,慎用普萘洛尔。产后如需继续服药,则不宜哺乳。

(三)定期监测及复查

指导患者服用抗甲状腺药物,开始 3 个月,每周检查血常规 1 次,每隔 1～2 个月做甲状腺功能测定,每天清晨卧床时自测脉搏,定期测量体重。脉搏减慢、体重增加是治疗有效的标志。若出现高热、恶心、呕吐、不明原因腹泻、突眼加重等症状,警惕甲状腺危象可能,应及时就诊。指导患者出院后定期复查甲状腺功能、甲状腺彩超等。

(魏玉玲)

第三节 甲状腺功能减退症

甲状腺功能减退症(简称甲减)是由各种原因导致的甲状腺激素合成和分泌减少(低甲状腺激素血症),或组织利用不足(甲状腺激素抵抗)而引起的全身性低代谢并伴各系统功能减退的综合征。其病理征表现为黏液性水肿。起病于胎儿或新生儿的甲减称为呆小病,常伴有智力障碍和发育迟缓。起病于成人者称成年型甲减。本节主要介绍成年型甲减。

一、病因

(一)自身免疫损伤

常见于自身免疫性甲状腺炎引起 TH 合成和分泌减少。

(二)甲状腺破坏

甲状腺切除术后、^{131}I 治疗后导致的甲状腺功能减退。

(三)中枢性甲减

由垂体外照射、垂体大腺瘤、颅咽管瘤及产后大出血引起的促甲状腺激素释放激素(TRH)和促甲状腺激素(TSH)产生和分泌减少所致。

(四)碘过量

可引起具有潜在性甲状腺疾病者发生甲减,也可诱发和加重自身免疫性甲状腺炎。

(五)抗甲状腺药物使用

硫脲类药物、锂盐等可抑制 TH 合成。

二、临床表现

甲减多病程较长、病情轻或早期可无症状,其临床表现与甲状腺激素缺乏的程度有关。

(一)一般表现

1.基础代谢率降低

体温偏低、怕冷,易疲倦、无力,水肿、体重增加,反应迟钝、健忘、嗜睡等。

2.黏液性水肿面容

面部虚肿、面色苍白或呈姜黄色,部分患者鼻唇增厚、表情淡漠、声音低哑、说话慢且发音不清。

3.皮肤及附属结构

皮肤苍白、干燥、粗糙少光泽,肢体凉。少数病例出现胫前黏液性水肿。指甲生长缓慢、厚脆,表面常有裂纹,毛发稀疏干燥、眉毛外 1/3 脱落。

(二)各系统表现

1.心血管系统

主要表现为心肌收缩力减弱、心动过缓、心排血量降低。久病者由于胆固醇增高,易并发冠心病,10%的患者伴发高血压。

2.消化系统

主要表现为便秘、腹胀、畏食等，严重者可出现麻痹性肠梗阻或黏液水肿性巨结肠。

3.内分泌生殖系统

主要表现为性欲减退，女性常有月经过多或闭经情况。

4.肌肉与关节

主要表现为肌肉乏力，暂时性肌强直、痉挛和疼痛等。

5.血液系统

主要表现为贫血。

6.黏液水肿性昏迷

主要表现为低体温（＜35 ℃）、嗜睡、呼吸减慢、心动过缓、血压下降、四肢肌肉松弛、腱反射减弱或消失、血压明显降低，甚至发生昏迷、休克而危及生命。

三、辅助检查

（一）实验室检查

血常规检查、血生化检查、尿常规检查、甲状腺功能检查。

（二）影像学及其他检查

颈部 B 超检查、心电图检查、胸部 X 线检查、头 MRI 检查、头 CT 检查。

四、处理原则及治疗要点

（一）替代治疗

首选左甲状腺素钠片口服。替代治疗时，需从最小剂量开始用药，之后根据 TSH 目标调整剂量，逐渐纠正甲减而不产生明显不良反应，使血 TSH 和 TH 水平恒定在正常范围内。

（二）对症治疗

有贫血者补充铁剂、维生素 B_{12}、叶酸等。胃酸分泌过少者补充稀盐酸，与 TH 合用疗效好。

（三）亚临床甲减的处理

亚临床甲减引起的血脂异常可导致动脉粥样硬化，部分亚临床甲减也可发展为临床甲减。目前认为只要患者有高胆固醇血症、血清 TSH＞10 mU/L，就需要给予左甲状腺素钠片进行替代治疗。

（四）黏液性水肿昏迷的治疗

(1)立即静脉补充 TH，清醒后改口服维持治疗。

(2)保持呼吸道通畅，吸氧，同时给予保暖。

(3)糖皮质激素持续静脉滴注，待患者清醒后逐渐减量、停药。根据需要补液。

(4)祛除诱因，治疗原发病。

五、护理评估

（一）病史

(1)详细了解患者患病的起始时间，有无诱因，发病的缓急，主要症状及其特点。

(2)评估患者有无进食异常或营养异常，有无排泄功能异常和体力减退等。

(3)评估患者有无失眠、瞌睡、记忆力下降、注意力不集中、畏寒、手足搐搦、四肢感觉异常或麻痹等症状。

(4)评估患者既往检查情况,是否遵从医嘱治疗,用药及治疗效果。

(5)询问患者家族有无类似疾病发生。

(二)身体状况

(1)观察有无体温降低、脉搏减慢等体征。

(2)观察患者有无记忆力减退、反应迟钝和表情淡漠等表现。

(3)观察患者皮肤有无干燥发凉、粗糙脱屑、毛发脱落和黏液性水肿等表现。

(4)有无畏食、腹胀和便秘等。

(5)有无肌肉乏力、暂时性肌强直、痉挛、疼痛等表现,有无关节病变。

(6)有无心肌收缩力减弱、心动过缓、心排血量下降等表现。

(三)心理-社会状况

(1)评估患者患病后的精神、心理变化。

(2)评估疾病对患者日常生活、学习或工作、家庭的影响,是否适应角色的转变。

(3)评估患者对疾病的认知程度。

(4)评估社会支持系统,如家庭成员、经济状况等能否满足患者的医疗护理需求。

六、护理措施

(一)心理护理

多与患者接触交流,鼓励患者表达其感受,交谈时语言温和,耐心倾听,消除患者的陌生感和紧张感。耐心向患者解释病情,消除紧张和顾虑,保持一个健康的心态,积极面对疾病,使其积极配合治疗,树立信心。

(二)饮食护理

给予高维生素、高蛋白、低钠、低脂饮食。宜进食粗纤维食物,促进排便。桥本甲状腺炎所致的甲减应避免摄取含碘食物和药物,以免诱发严重的黏液性水肿。

(三)低体温护理

(1)保持室内空气新鲜,每天通风,调节室温在22～24 ℃,注意保暖。可通过添加衣服,包裹毛毯,睡眠时加盖棉被,冬季外出时戴手套、穿棉鞋,以避免着凉。

(2)注意监测生命体征变化,观察有无体温过低、心律失常等表现,并给予及时处理。

(四)便秘护理

指导患者每天定时排便,养成规律的排便习惯。适当地按摩腹部,多进食富含粗纤维的蔬菜、水果、全麦制品。根据患者病情、年龄进行适度的运动,如慢走、慢跑,促进胃肠蠕动。

(五)用药护理

通常需要终身服药,从小剂量开始,逐渐加量至达到完全替代剂量。空腹或餐前30分钟口服,一般与其他药物分开服用。如用泻剂,观察排便的次数、量,有无腹痛、腹胀等麻痹性肠梗阻的表现。

(六)黏液水肿昏迷的护理

(1)应立即建立静脉通路,给予急救药物。

(2)保持呼吸道通畅,给予吸氧,必要时配合气管插管术或气管切开术。

(3)监测生命体征和动脉血气分析的变化,记录24小时出入液量。

(4)给予保暖,避免局部热敷,以免烫伤和加重循环不良。

七、健康指导

(一)疾病知识指导

讲解疾病发生原因及注意事项,如地方性缺碘者可采用碘化盐。药物引起者应调整剂量或停药。注意个人卫生,注意保暖,避免在人群集中的地方停留时间过长,预防感染和创伤。慎用催眠、镇静、止痛等药物。

(二)饮食原则

遵循高蛋白、高维生素、低钠、低脂肪的饮食原则。

(三)药物指导

向其解释终身坚持服药的必要性。不可随意停药或更改剂量,否则可能导致心血管疾病,如心肌缺血、心肌梗死或充血性心力衰竭。替代治疗效果最佳的指标为血 TSH 恒定在正常范围内,长期行替代治疗者宜每 6～12 个月检测1 次。对有心脏病、高血压、肾炎的患者,注意剂量的调整。服用利尿剂时,指导患者记录 24 小时出入量。

(四)病情观察

观察患者的症状和体征改善情况,如出现明显的药物不良反应或并发症,应及时给予处置。讲解黏液性水肿昏迷发生的原因及表现,若出现低血压、心动过缓、体温<35 ℃等,应及时就医。指导患者自我监测甲状腺激素服用过量的症状,如出现多食消瘦、脉搏>100 次/分、心律失常、体重减轻、发热、大汗、情绪激动等情况,及时报告医师。指导患者定期复查肝功能、肾功能、甲状腺功能、血常规、心电图等。

(五)定期复查甲状腺功能

药物治疗开始后 4～8 周或剂量调整后检测 TSH,TSH 恢复正常后每 6～12 个月检查 1 次甲状腺功能。监测体重,以了解病情控制情况,及时调整用药剂量。

(魏玉玲)

第四节　皮质醇增多症

皮质醇增多症是指由各种病因导致糖皮质激素(主要是皮质醇)分泌过多所致病症的总称,其中最多见者为垂体促肾上腺皮质激素(ACTH)分泌亢进所引起的临床类型,称为库欣病(Cushing 病)。

一、病因

(一)依赖性 ACTH 的皮质醇增多症

1.库欣病

最常见,约占皮质醇增多症的 70%,是指垂体性皮质醇增多症,由垂体促肾上腺皮质激素细胞瘤分泌大量 ACTH。

2.异位 ACTH 分泌综合征

垂体以外肿瘤分泌过量 ACTH,刺激肾上腺皮质增生分泌过多的皮质醇。

(二)不依赖 ACTH 的综合征

(1)肾上腺皮质腺瘤占皮质醇增多症的 15%~20%,多见于成人,男性相对多见。

(2)肾上腺皮质癌约占皮质醇增多症的 5%以下,病情重,进展快。

(3)不依赖 ACTH 的双侧肾上腺小结节性增生,可伴或不伴 Carney 综合征。

(4)不依赖 ACTH 的双侧肾上腺大结节性增生。

二、临床表现

(一)向心性肥胖

满月脸,水牛背,多血质外貌,面圆而呈暗红色,颈、胸、腹、背部脂肪甚厚。疾病后期,因肌肉消耗,四肢显得瘦小。

(二)皮肤表现

皮肤薄,微血管脆性增加,轻微损伤即可引起瘀斑。手、脚、指(趾)甲、肛周常出现真菌感染。异位 ACTH 综合征者及较重库欣病患者皮肤色素沉着、颜色加深。

(三)代谢障碍

大量皮质醇促进肝糖原异生,使血糖升高,部分患者出现继发性糖尿病。大量皮质醇有潴钠、排钾作用,低血钾使患者乏力加重,部分患者因潴钠出现轻度水肿。同时病程长者可出现身材变矮、骨质疏松等。

(四)心血管表现

高血压常见,常伴有动脉硬化。长期高血压可并发左心室肥大、心力衰竭和脑血管意外。易发生动、静脉血栓,使心血管并发症发生率增加。

(五)感染

肺部感染多见。患者在感染后,炎症反应往往不显著,发热不明显,易于漏诊而造成严重后果。

(六)性功能障碍

女性患者大多出现月经减少、不规则或停经;痤疮常见;明显男性化(乳房萎缩、生须、喉结增大、阴蒂肥大)者少见。男性患者性欲可减退,睾丸变软、阴茎缩小。

(七)全身肌肉及神经系统

肌无力,下蹲后起立困难。不同程度的精神、情绪变化,严重者精神变态,个别可发生类偏狂。

三、辅助检查

(一)实验室检查

血、尿、粪便常规检查,血生化检查和血皮质醇检查。

(二)影像学及其他检查

肾上腺 B 超检查、CT 检查、MRI 检查,蝶鞍区断层摄片、鞍区 CT 检查及 MRI 检查,心电图及超声心动图检查和骨密度检查。

(三)地塞米松抑制试验

1.小剂量地塞米松抑制试验

尿17-羟皮质类固醇不能降至对照值的50%以下,或尿游离皮质醇不能降至55 nmol/24 h以下者,表示不能被抑制。

2.大剂量地塞米松抑制试验

尿17-羟皮质类固醇或尿游离皮质类固醇能降至对照组的50%以下者,表示被抑制。

(四)ACTH兴奋试验

垂体性库欣病和异位ACTH综合征者常有反应,原发性肾上腺皮质肿瘤者多数无反应。

四、处理原则及治疗要点

根据不同病因行相应治疗。在病因治疗前,对病情严重的患者,宜先对症治疗以防止并发症的发生。

(一)库欣病

(1)经蝶窦切除垂体微腺瘤为治疗本病的首选疗法。

(2)如经蝶窦手术未能发现并摘除垂体微腺瘤或某种原因不能做垂体手术,对病情严重者,宜做一侧肾上腺全切,另一侧肾上腺大部分或全切除术,术后做激素替代治疗。

(3)对垂体大腺瘤患者,需做开颅手术治疗,尽可能切除肿瘤。

(4)影响神经递质的药物可做辅助治疗,对于催乳素升高者,可用溴隐亭治疗。

(5)必要时行双侧肾上腺切除术,术后行激素替代治疗。

(二)肾上腺腺瘤

手术切除可根治,术后需使用激素行替代治疗。在肾上腺功能逐渐恢复时,氢化可的松的剂量也随之递减,大多数患者于6个月至1年或更久可逐渐停用替代治疗。

(三)不依赖ACTH的小结节性或大结节性双侧肾上腺增生

行双侧肾上腺切除术,术后行激素替代治疗。

(四)异位ACTH综合征

应治疗原发性恶性肿瘤,视具体病情做手术、放疗和化疗。如能根治,皮质醇增多症可以缓解;如不能根治,则需要用肾上腺皮质激素合成阻滞剂。

五、护理评估

(一)病史

(1)详细了解患者患病的起始时间,有无诱因,发病的缓急,主要症状及其特点。

(2)评估患者有无进食异常或营养异常,有无排泄功能异常和体力减退等。

(3)评估患者有无失眠、瞌睡、记忆力减退、注意力不集中,有无下蹲后起立困难,肌无力症状等。

(4)评估患者既往检查情况,是否遵从医嘱治疗,用药及治疗效果。

(5)评估婚姻状况及生育情况,了解患者是否有性功能异常等问题。

(二)身体状况

(1)评估患者有无血压升高、向心性肥胖、满月脸等。

(2)评估患者有无皮肤、黏膜色素沉着、痤疮、多毛等。

(3)评估患者有无脊椎压缩变形、身材矮小、肌无力等。

(4)评估患者腹部皮肤有无紫纹。

(5)评估患者有无外生殖器发育异常。

(三)心理-社会状况

(1)评估患者患病后的精神、心理变化。

(2)评估疾病对日常生活、学习、工作和家庭的影响,是否适应患者角色的转变,对疾病的认知程度。

(3)评估社会支持系统,如家庭成员、经济状况等能否满足患者的医疗护理需求。

六、护理措施

(一)心理护理

讲解疾病的有关知识,给患者提供有关疾病的资料,向患者说明身体外形的改变是疾病发生、发展过程的表现,消除患者的紧张和焦虑情绪。经常巡视病房,了解患者的需要,帮助解决问题。多与患者接触和交流,鼓励患者表达其感受,交谈时语言要温和,耐心倾听。使患者正确认识疾病所导致的形体和外观改变,提高对形体改变的认识和适应能力,需要积极配合检查和治疗,帮助其树立自信心。

(二)饮食护理

给予低钠、高钾、高蛋白、低碳水化合物、低热量的饮食,预防和控制水肿。鼓励患者摄取富含钙及维生素D的食物,如牛奶、紫菜、虾皮、坚果等以预防骨质疏松。鼓励患者多食柑橘类、枇杷、香蕉、南瓜等含钾高的食物。

(三)生活护理

保持病室环境清洁,避免患者暴露在污染的环境中,减少感染机会。保持室内适宜的温度和相对湿度。严格执行无菌操作,尽量减少侵入性治疗,以降低发生感染及交叉感染的危险。指导患者和家属学习预防感染的知识,如注意保暖,减少或避免到公共场所,以防上呼吸道感染。给予皮肤与口腔护理,协助患者做好个人卫生,避免皮肤擦伤和感染。长期卧床者宜定期翻身,注意保护骨隆突处,预防压疮发生。病重者做好口腔护理。

(四)安全护理

提供安全、舒适的环境,移除环境中不必要的家具或摆设,浴室应铺上防滑脚垫。避免剧烈运动,变换体位时动作宜轻柔,防止因跌倒或碰撞引起骨折。

七、健康指导

(一)疾病知识指导

指导患者在日常生活中注意预防感染,保持皮肤清洁,避免外伤、骨折等各种可能导致病情加重或诱发并发症的因素存在。

(二)药物指导

指导患者正确用药并掌握对药物疗效和不良反应的观察,了解激素替代治疗的有关注意事项,尤其是识别激素过量或不足的症状和体征,并告诫患者随意停用激素会引起致命的肾上腺危象。若发生虚弱、头晕、发热、恶心、呕吐等情况应立即就诊。

（三）定期复查

教会患者自我护理措施，适当从事力所能及的活动，以增强患者的自信心和自尊感，定期门诊复查。

（魏玉玲）

第五节　尿　崩　症

尿崩症(DI)是指精氨酸升压素(AVP)［又称抗利尿激素(ADH)］，严重缺乏或部分缺乏(称中枢性尿崩症)，以及肾脏对 AVP 不敏感，致肾远曲小管和集合管对水的重吸收减少(称肾性尿崩症)，从而引起多尿、烦渴、多饮与低密度尿为特征的一组综合征。正常人每天尿量仅 1.5 L 左右。任何情况使 ADH 分泌不足或不能释放，或肾脏对 ADH 不反应都可使尿液无法浓缩而有多尿，随之有多饮。尿崩症可发生于任何年龄，但以青少年为多见。男性多于女性，男女之比为2∶1。

一、病因分类

（一）中枢性尿崩症

任何导致 AVP 合成、分泌与释放受损的情况都可引起本症的发生，中枢性尿崩症的病因有原发性、继发性与遗传性 3 种。

1.原发性

病因不明者占 1/3～1/2。此型患者的下丘脑视上核与室旁核内神经元数目减少，Nissil 颗粒耗尽。AVP 合成酶缺陷，神经垂体缩小。

2.继发性

中枢性尿崩症可继发于下列原因导致的下丘脑-神经垂体损害，如颅脑外伤或手术后、肿瘤等；感染性疾病，如结核、梅毒、脑炎等；浸润性疾病，如结节病、肉芽肿病；脑血管病变，如血管瘤；自身免疫性疾病，有人发现患者血中存在针对下丘脑 AVP 细胞的自身抗体；Sheehan 综合征等。

3.遗传性

一般症状轻，可无明显多饮多尿。临床症状包括尿崩症、糖尿病、视神经萎缩和耳聋，是一种常染色体隐性遗传疾病，常为家族性，患者从小多尿，本症可能因为渗透压感受器缺陷所致。

（二）肾性尿崩症

肾脏对 AVP 产生反应的各个环节受到损害导致肾性尿崩症，病因有遗传性与继发性两种。

1.遗传性

呈 X 连锁隐性遗传方式，由女性遗传，男性发病，多为家族性。近年已把肾性尿崩症基因即 G 蛋白耦联的 *AVP-V2R* 基因精确定位于 X 染色体长臂端粒 Xq28 带上。

2.继发性

肾性尿崩症可继发于多种疾病导致的肾小管损害，如慢性肾盂肾炎、阻塞性尿路疾病、肾小管性酸中毒、肾小管坏死、淀粉样变、骨髓瘤、肾脏移植与氮质血症。代谢紊乱如低钾血症、高钙血症也可导致肾性尿崩症。多种药物可致肾性尿崩症，如庆大霉素、头孢唑林、诺氟沙星、阿米卡星、链霉素、大剂量地塞米松、过期四环素、碳酸锂等。应用碳酸锂的患者中20%～40%可致肾性尿崩症，其机制可能是锂盐导致了细胞cAMP生成障碍，干扰肾脏对水的重吸收。

二、诊断要点

(一)临床特征

(1)大量低密度尿，尿量超过3 L/d。

(2)因鞍区肿瘤过大或向外扩展者，常有蝶鞍周围神经组织受压表现，如视力减退、视野缺失。

(3)有渴觉障碍者，可出现脱水、高钠血症、高渗状态、发热、抽搐等，甚至脑血管意外。

(二)实验室检查

(1)尿渗透压：为50～200 mOsm/L，明显低于血浆渗透压，血浆渗透压可高于300 mOsm/L(正常参考值为280～295 mOsm/L)。

(2)血浆抗利尿激素值：降低(正常基础值为1～1.5 pg/mL)，尤其是禁水和滴注高渗盐水时仍不能升高，提示垂体抗利尿激素储备能力降低。

(3)禁水试验：是最常用的诊断垂体性尿崩症的功能试验。

方法：试验前测体重、血压、尿量、尿密度、尿渗透压。以后每2小时排尿，测尿量、尿密度、尿渗透压、体重、血压等，至尿量无变化、尿密度及尿渗透压持续两次不再上升为止。抽血测定血浆渗透压，并皮下注射抗利尿激素(水剂)5 U，每小时再收集尿量，测尿密度、尿渗透压1～2次。一般需禁水8小时以上。如有血压下降、体重减轻3 kg以上时，应终止试验。

三、鉴别要点

(一)精神性多饮多尿

有精神刺激史，主要表现为烦渴、多饮、多尿、低密度尿，与尿崩症极相似，但AVP并不缺乏，禁水试验后尿量减少，尿密度增高，尿渗透压上升，注射AVP后尿渗透压和尿密度变化不明显。

(二)糖尿病多饮多尿

糖尿病为高渗性利尿，尿糖阳性，尿密度高，血糖高。

(三)高钙血症

甲旁亢危象时血钙增高。尿钙增高，肾小管对抗利尿激素反应下降，产生多饮多尿，也是高渗利尿，尿密度增高。

(四)其他

如慢性肾功能不全、肾上腺皮质功能减退。

四、规范化治疗

(一)中枢性尿崩症

1.病因治疗

针对各种不同的病因积极治疗有关疾病，以改善继发于此类疾病的尿崩症病情。

2.药物治疗

轻度尿崩症患者仅需多饮水，如长期多尿，每天尿量大于4 000 mL时因可能造成肾脏损害而致肾性尿崩症，需要药物治疗。

(1)抗利尿激素制剂。①1-脱氨-8-右旋精氨酸血管升压素(DDAVP)：为目前治疗尿崩症的首选药物，可由鼻黏膜吸入，每天 2 次，每次 10～20 μg(儿童患者为每次 5 μg，每天 1 次)，肌内注射制剂每毫升含4 μg，每天 1～2 次，每次 1～4 μg(儿童患者每次 0.2～1 μg)。②鞣酸升压素油剂注射液：每毫升油剂注射液含 5 U，从 0.1 mL 开始肌内注射，必要时可加至0.2～0.5 mL。疗效持续 5～7 天。长期应用 2 年左右可因产生抗体而减效，过量则可引起水潴留，导致水中毒。故因视病情从小剂量开始，逐渐调整用药剂量与间隔时间。③粉剂升压素：每次吸入 20～50 mg，每 4～6 小时 1 次。长期应用可致萎缩性鼻炎，影响吸收或过敏而引起支气管痉挛，疗效也减弱。④赖氨酸血管升压素粉剂：为人工合成粉剂，由鼻黏膜吸入，疗效持续 3～5 小时，每天吸入 2～3 次。长期应用也可发生萎缩性鼻炎。⑤神经垂体后叶素水剂：每次 5～10 μg，每天2～3 次，皮下注射。作用时间短，适用于一般尿崩症，注射后有头痛、恶心、呕吐及腹痛不适等症状，故多数患者不能坚持用药。⑥抗利尿素纸片：每片含 AVP 10 μg，可于白天或睡前舌下含化，使用方便，有一定的疗效。⑦神经垂体后叶素喷雾剂：赖氨酸血管升压素与精氨酸血管升压素均有此制剂，疗效与粉剂相当，久用也可致萎缩性鼻炎。

(2)口服治疗尿崩症药物。①氢氯噻嗪：小儿每天 2 mg/kg，成人每次 25 mg，每天 3 次，或 50 mg，每天 2 次，服药过程中应限制钠盐摄入，同时应补充钾(每天 60 mg 氯化钾)。②氯磺丙脲：每次 0.125～0.25 g，每天 1～2 次，一般每天剂量不超过 0.5 g。服药 24 小时后开始起作用，4 天后出现最大作用，单次服药 72 小时后恢复疗前情况。③氯贝丁酯：用量为每次 0.5～0.75 g，每天 3 次，24～48 小时迅速起效，可使尿量下降，尿渗透压上升。④卡马西平：为抗癫痫药物，其抗尿崩作用机制大致同氯磺丙脲，用量每次 0.2 g，每天 2～3 次，作用迅速，尿量可减至 2 000～3 000 mL，不良反应为头痛、恶心、疲乏、眩晕、肝损害与白细胞计数降低等。⑤吲达帕胺：为利尿、降压药物，其抗尿崩作用机制可能类似于氢氯噻嗪。用量为每次 2.5～5 mg，每天 1～2 次。用药期间应监测血钾变化。

(二)肾性尿崩症

由药物引起的或代谢紊乱所致的肾性尿崩症，只要停用药物，纠正代谢紊乱，就可以恢复正常。如果为家族性的，治疗相对困难，可限制钠盐摄入，应用噻嗪类利尿剂、前列腺素合成酶抑制剂(如吲哚美辛)，上述治疗可将尿量减少 80%。

五、护理措施

按内科及本系统疾病的一般护理常规。

(一)病情观察

(1)准确记录患者尿量、尿比重、饮水量，观察液体出入量是否平衡，以及体重变化。

(2)观察饮食情况，如食欲缺乏以及便秘、发热、皮肤干燥、倦怠、睡眠不佳等症状。

(3)观察脱水症状，如头痛、恶心、呕吐、胸闷、虚脱、昏迷。

(二)对症护理

(1)对于多尿、多饮者应给予扶助与预防脱水，根据患者的需要供应水。

(2)测尿量、饮水量、体重，从而监测液体出入量，正确记录，并观察尿色、尿比重等及电解质、血渗透压情况。

(3)患者因夜间多尿而失眠、疲劳以及精神焦虑等，应给予护理照料。

(4)注意患者出现的脱水症状,一旦发现要尽早补液。

(5)保持皮肤、黏膜的清洁。

(6)有便秘倾向者及早预防。

(7)药物治疗及检查时,应注意观察疗效及不良反应,嘱患者准确用药。

(三)一般护理

(1)患者夜间多尿,白天容易疲倦,要注意保持安静舒适的环境。

(2)在患者身边经常备足温开水。

(3)定时测血压、体温、脉搏、呼吸及体重,以了解病情变化。

(四)健康指导

(1)患者由于多尿、多饮,要嘱患者在身边备足温开水。

(2)注意预防感染,尽量休息,适当活动。

(3)指导患者记录尿量及体重变化。

(4)准确遵医嘱给药,不得自行停药。

(5)门诊定期随访。

(魏玉玲)

第六节 肥 胖 症

肥胖症指体内脂肪堆积过多和/或分布异常、体重增加,是包括遗传和环境因素在内的多种因素相互作用所引起的慢性代谢性疾病。肥胖症分单纯性肥胖症和继发性肥胖症两大类。临床上无明显内分泌及代谢性病因所致的肥胖症,称单纯性肥胖症。若作为某些疾病的临床表现之一,称为继发性肥胖症,约占肥胖症的1%。据估计,在西方国家成年人中,约有半数人超重和肥胖。我国肥胖症的患病率也在迅速上升。肥胖症已成为重要的世界性健康问题之一。

一、病因与发病机制

病因未明,被认为是包括遗传和环境因素在内的多种因素相互作用的结果。总的来说,脂肪的积聚是由于摄入的能量超过消耗的能量。

(一)遗传因素

肥胖症有家族聚集倾向,但遗传基础未明,也不能排除共同饮食、活动习惯的影响。

(二)中枢神经系统

体重受神经系统和内分泌系统双重调节,最终影响能量摄取和消耗的效应器官而发挥作用。

(三)内分泌系统

肥胖症患者均存在血中胰岛素升高,高胰岛素血症可引起多食和肥胖。

(四)环境因素

通过饮食习惯和生活方式的改变,如坐位生活方式、体育运动少、体力活动不足使能量消耗减少、进食多、喜甜食或油腻食物,使摄入能量增多。

（五）其他因素

1.与棕色脂肪组织(BAT)功能异常有关

可能由于棕色脂肪组织产热代谢功能低下，使能量消耗减少。

2.肥胖症与生长因素有关

幼年起病者多为增生型或增生肥大型，肥胖程度较重，且不易控制；成年起病者多为肥大型。

二、临床表现

肥胖症可见于任何年龄，女性较多见。多有进食过多和/或运动不足，肥胖家族史。引起肥胖症的病因不同，其临床表现也不相同。

（一）体型变化

脂肪堆积是肥胖的基本表现。脂肪组织分布存在性别差异，通常男性型主要分布在腰部以上，以颈项部、躯干部为主，称为苹果型。女性型主要分布在腰部以下，以下腹部、臀部、大腿部为主，称为梨型。

（二）心血管疾病

肥胖患者血容量、心排血量均较非肥胖者增加而加重心脏负担，引起左心室肥厚、扩大；心肌脂肪沉积导致心肌劳损，易发生心力衰竭。由于静脉回流障碍，患者易发生下肢静脉曲张、栓塞性静脉炎和静脉血栓形成。

（三）内分泌与代谢紊乱

常有高胰岛素血症、动脉粥样硬化、冠心病等，且糖尿病发生率明显高于非肥胖者。

（四）消化系统疾病

胆石症、胆囊炎发病率高，慢性消化不良、脂肪肝、轻至中度肝功能异常较常见。

（五）呼吸系统疾病

由于胸壁肥厚，腹部脂肪堆积，使腹压增高、横膈升高而降低肺活量，引起呼吸困难。严重者导致缺氧、发绀、高碳酸血症，可发生肺动脉高压和心力衰竭。还可引起睡眠呼吸暂停综合征及睡眠窒息。

（六）其他

恶性肿瘤发生率升高，如女性子宫内膜癌、乳腺癌；男性结肠癌、直肠癌、前列腺癌发生率均升高。因长期负重易发生腰背及关节疼痛。皮肤皱褶易发生皮炎、擦烂、并发化脓性或真菌感染。

三、辅助检查

肥胖症的评估包括测量身体肥胖程度、体脂总量和脂肪分布，其中后者对预测心血管疾病危险性更为准确。常用测量方法如下。

（一）体重指数(BMI)

测量身体肥胖程度，BMI＝体重(kg)/身长$(m)^2$，是诊断肥胖症最重要的指标。我国成年人BMI值≥24为超重，≥28为肥胖。

（二）腰围(WC)

目前认为测定腰围更为简单可靠，是诊断腹部脂肪积聚最重要的临床指标。WHO建议男性WC＞94 cm、女性WC＞80 cm为肥胖。中国肥胖问题工作组建议，我国成年男性WC

≥85 cm、女性 WC≥80 cm 为腹部脂肪积蓄的诊断界限。

(三)腰臀比(WHR)

反映脂肪分布。腰围测量髂前上棘和第 12 肋下缘连线的中点水平，臀围测量环绕臀部的骨盆最突出点的周径。正常成人 WHR 男性<0.90，女性<0.85，超过此值为中央性(又称腹内型或内脏型)肥胖。

(四)CT 或 MRI

计算皮下脂肪厚度或内脏脂肪量。

(五)其他

身体密度测量法、生物电阻抗测定法、双能 X 线(DEXA)吸收法测定体脂总量等。

四、诊断要点

目前国内外尚未统一。根据病史、临床表现和判断指标即可诊断。在确定肥胖后，应鉴别单纯性或继发性肥胖症，并注意肥胖症并非单纯体重增加。

五、治疗

治疗要点：减少热量摄取、增加热量消耗。

(一)行为治疗

教育患者采取健康的生活方式，改变饮食和运动习惯，并自觉地长期坚持。

(二)营养治疗

控制总进食量，采用低热量、低脂肪饮食。对肥胖患者应制订能为之接受、长期坚持下去的个体化饮食方案，使体重逐渐减轻到适当水平，再继续维持。

(三)体力活动和体育运动

体力活动和体育运动与医学营养治疗相结合，并长期坚持，尽量创造多活动的机会、减少静坐时间，鼓励多步行。运动方式和运动量应适合患者具体情况，注意循序渐进，有心血管并发症和肺功能不好的患者必须更为慎重。

(四)药物治疗

长期用药可能产生药物不良反应及耐药性，因而选择药物必须十分慎重，减重药物应根据患者个体情况在医师指导下应用。

(五)外科治疗

外科治疗仅用于重度肥胖、减重失败、又有能通过体重减轻而改善的严重并发症者。对伴有糖尿病、高血压和心肺功能疾病的患者应给予相应监测和处理。可选择使用吸脂术、切脂术和各种减少食物吸收的手术，如空肠回肠分流术、胃气囊术、小胃手术或垂直结扎胃成形术等。

(六)继发性肥胖

应针对病因进行治疗。

六、护理诊断/问题

(一)营养失调

高于机体需要量与能量摄入和消耗失衡有关。

(二)身体形像紊乱

身体形像紊乱与肥胖对身体外形的影响有关。

(三)有感染的危险

有感染的危险与机体抵抗力下降有关。

七、护理措施

(一)安全与舒适管理

肥胖症患者的体育锻炼应长期坚持,并提倡进行有氧运动,包括散步、慢跑、游泳、跳舞、打太极拳、球类活动等,运动方式根据年龄、性别、体力、病情及有无并发症等情况确定。

1.评估患者的运动能力和喜好

帮助患者制定每天活动计划并鼓励实施,避免运动过度和过猛。

2.指导患者固定每天运动的时间

每次运动 30～60 分钟,包括前后 10 分钟的热身及整理运动,持续运动 20 分钟左右。如出现头昏、眩晕、胸闷或胸痛、呼吸困难、恶心、丧失肌肉控制能力等应停止活动。

(二)饮食护理

1.评估

评估患者肥胖症的发病原因,仔细询问患者单位时间内体重增加的情况,饮食习惯,了解患者每天进餐量及次数,进食后感觉和消化吸收情况,排便习惯。有无气急、行动困难、腰痛、便秘、怕热、多汗、头晕、心悸等伴随症状及其程度。是否存在影响摄食行为的精神心理因素。

2.制定饮食计划和目标

与患者共同制定适宜的饮食计划和减轻体重的具体目标,饮食计划应为患者能接受并长期坚持的个体化方案,护士应监督和检查计划执行情况,使体重逐渐减轻(每周降低0.5～1 kg)直到理想水平并保持。

(1)热量的摄入:采用低热量、低脂肪饮食,控制每天总热量的摄入。

(2)采用混合的平衡饮食,合理分配营养比例,进食平衡饮食:饮食中蛋白质占总热量的15%～20%,碳水化合物占 50%～55%,脂肪占 30%以下。

(3)合理搭配饮食:饮食包含适量优质蛋白质、复合糖类(如谷类)、足量的新鲜蔬菜(400～500 g/d)和水果(100～200 g/d)、适量维生素及微量营养素。

(4)养成良好的饮食习惯:少食多餐、细嚼慢咽、蒸煮替代煎炸、粗细搭配、少脂肪多蔬菜、多饮水、停止夜食及饮酒、控制情绪化饮食。

(三)疾病监测

定期评估患者营养状况和体重的控制情况,观察生命体征、睡眠、皮肤状况,动态观察实验室有关检查的变化。注意热量摄入过低可引起衰弱、脱发、抑郁、甚至心律失常,应严密观察并及时按医嘱处理。对于焦虑的患者,应观察焦虑感减轻的程度,有无焦虑的行为和语言表现;对于活动无耐力的患者,应观察活动耐力是否逐渐增加,能否耐受日常活动和一般性运动。

(四)用药护理

对使用药物辅助减肥者,应指导患者正确服用,并观察和处理药物的不良反应。①服用西布曲明患者可出现头痛、口干、畏食、失眠、便秘、心率加快,血压轻度升高等不良反应,故禁用于冠心病、充血性心力衰竭、心律失常和脑卒中的患者。②奥利司他主要不良反应为胃肠胀气、大便次数增多和脂肪便。由于粪便中含有脂肪多而呈烂便、脂肪泻、恶臭，肛门常有脂滴溢出而容易污染内裤，应指导患者及时更换，并注意肛周皮肤护理。

(五)心理护理

鼓励患者表达自己的感受；与患者讨论疾病的治疗及预后，增加战胜疾病的信心；鼓励患者自身修饰；加强自身修养，提高自身的内在气质；及时发现患者情绪问题，及时疏导，严重者建议心理专科治疗。

八、健康指导

(一)预防疾病

加强患者的健康教育，特别是有肥胖家族史的儿童，妇女产后及绝经期，男性中年以上或病后恢复期尤应注意。说明肥胖对健康的危害，使其了解肥胖症与心血管疾病、高血压、糖尿病、血脂异常等密切相关。告知肥胖患者体重减轻 5%～10%，就能明显改善以上与肥胖相关的心血管病危险因素以及并发症。

(二)管理疾病

向患者宣讲饮食、运动对减轻体重及健康的重要性，指导患者坚持运动，并养成良好的进食习惯。

(三)康复指导

运动要循序渐进并持之以恒，避免运动过度或过猛，避免单独运动；患者运动期间，不要过于严格控制饮食；运动时注意安全，运动时有家属陪伴。

(魏玉玲)

第七节 糖 尿 病

糖尿病(diabetes mellitus，DM)是一组由多病因引起的以慢性高血糖为特征的代谢性疾病，是由胰岛素分泌和/或作用缺陷所引起。糖尿病是常见病、多发病，是严重威胁人类健康的世界性公共卫生问题之一。

一、分型

(一)1 型糖尿病

1 型糖尿病：胰岛 β 细胞破坏，常导致胰岛素绝对缺乏。

(二)2 型糖尿病

2 型糖尿病：从以胰岛素抵抗为主伴胰岛素分泌不足到以胰岛素分泌不足为主伴胰岛素抵抗。

(三)其他特殊类型糖尿病

其他特殊类型糖尿病指病因相对比较明确，如胰腺炎、皮质醇增多症等引起的一些高血糖状态。

(四)妊娠期糖尿病

妊娠期糖尿病指妊娠期间发生的不同程度的糖代谢异常。

二、病因与发病机制

糖尿病的病因和发病机制至今未完全阐明。总的来说,遗传因素及环境因素共同参与其发病过程。胰岛素由胰岛β细胞合成和分泌,经血液循环到达体内各组织器官的靶细胞,与特异受体结合并引发细胞内物质代谢效应。该过程中任何一个环节发生异常,均可导致糖尿病。

(一)1 型糖尿病

1.遗传因素

遗传因素在1型糖尿病发病中起重要作用。

2.环境因素

糖尿病可能与病毒感染、化学毒物和饮食因素有关。

3.自身免疫

有证据支持1型糖尿病为自身免疫性疾病。

4.1 型糖尿病的自然史

1 型糖尿病的发生发展经历以下阶段。

(1)个体具有遗传易感性,临床无任何异常。

(2)某些触发事件,如病毒感染引起少量β细胞破坏并启动自身免疫过程。

(3)出现免疫异常,可检测出各种胰岛细胞抗体。

(4)β细胞数目开始减少,仍能维持糖耐量正常。

(5)β细胞持续损伤达到一定程度时(通常只残存10%～20%的β细胞),胰岛素分泌不足,出现糖耐量降低或临床糖尿病,需用外源胰岛素治疗。

(6)β细胞几乎完全消失,需依赖外源胰岛素维持生命。

(二)2 型糖尿病

1.遗传因素与环境因素

有资料显示遗传因素主要影响β细胞功能。环境因素包括年龄增加、现代生活方式改变、营养过剩、体力活动不足、子宫内环境以及应激、化学毒物等。

2.胰岛素抵抗和β细胞功能缺陷

胰岛素抵抗是指胰岛素作用的靶器官对胰岛素作用的敏感性降低。β细胞功能缺陷主要表现为胰岛素分泌异常。

3.糖耐量减低和空腹血糖调节受损

糖耐量减低是葡萄糖不耐受的一种类型。空腹血糖调节受损是指一类非糖尿病性空腹血糖异常,其血糖浓度高于正常,但低于糖尿病的诊断值。目前认为两者均为糖尿病的危险因素,是发生心血管病的危险标志。

4.临床糖尿病

达到糖尿病的诊断标准(表8-1)。

表 8-1 糖尿病诊断标准

诊断标准	静脉血浆葡萄糖水平
(1)糖尿病症状+随机血糖或	≥11.1 mmol/L
(2)空腹血浆血糖(FPG)或	≥7.0 mmol/L
(3)葡萄糖负荷后两小时血糖(2 小时 PG)	≥11.1 mmol/L
无糖尿病症状者,需改天重复检查,但不做第 3 次 OGTT	

注:空腹的定义是至少 8 小时没有热量的摄入;随机是指一天当中的任意时间而不管上次进餐的时间及食物摄入量。

三、临床表现

(一)代谢紊乱综合征

1."三多一少"

多饮、多食、多尿和体重减轻。

2.皮肤瘙痒

患者常有皮肤瘙痒,女性患者可出现外阴瘙痒。

3.其他症状

四肢酸痛、麻木、腰痛、性欲减退、月经失调、便秘和视物模糊等。

(二)并发症

1.糖尿病急性并发症

(1)糖尿病酮症酸中毒(diabetic ketoacidosis,DKA):为最常见的糖尿病急症,以高血糖、酮症和酸中毒为主要表现。DKA 最常见的诱因是感染,其他诱因:胰岛素治疗中断或不适当减量、饮食不当、各种应激及酗酒等。临床表现为早期三多一少,症状加重;随后出现食欲缺乏、恶心、呕吐,多尿、口干、头痛、嗜睡,呼吸深快,呼气中有烂苹果味(丙酮);后期严重失水、尿量减少、眼球下陷、皮肤黏膜干燥,血压下降、心率加快,四肢厥冷;晚期出现不同程度意识障碍。

(2)高渗高血糖综合征:是糖尿病急性代谢紊乱的另一临床类型,以严重高血糖、高血浆渗透压、脱水为特点,无明显酮症酸中毒,患者常有不同程度的意识障碍或昏迷。本病起病缓慢,最初表现为多尿、多饮,但多食不明显或反而食欲缺乏;随病情进展出现严重脱水和神经精神症状,患者反应迟钝、烦躁或淡漠、嗜睡,逐渐陷入昏迷、出现抽搐,晚期尿少甚至尿闭,但无酸中毒样深大呼吸。与 DKA 相比,失水更为严重、神经精神症状更为突出。

(3)感染性疾病:糖尿病容易并发各种感染,血糖控制差者更易发生,病情也更严重。

(4)低血糖:一般将血糖≤2.8 mmol/L 作为低血糖的诊断标准,而糖尿病患者血糖值≤3.9 mmol/L就属于低血糖范畴。低血糖有两种临床类型,即空腹低血糖和餐后(反应性)低血糖。低血糖的临床表现呈发作性,具体分为两类:①自主(交感)神经过度兴奋表现为多有出汗、颤抖、心悸、紧张、焦虑、饥饿、流涎、软弱无力、面色苍白、心率加快、四肢冰凉和收缩压轻度升高等。②脑功能障碍表现为初期表现为精神不集中、思维和语言迟钝、头晕、嗜睡、视物不清、步态不稳,后可有幻觉、躁动、易怒、性格改变、认知障碍,严重时发生抽搐和昏迷。

2.糖尿病慢性并发症

(1)微血管病变:这是糖尿病的特异性并发症。微血管病变主要发生在视网膜、肾、神经和心肌组织,尤其以肾脏和视网膜病变最为显著。

(2)大血管病变:这是糖尿病最严重、突出的并发症,主要表现为动脉粥样硬化。动脉粥样硬化主要侵犯主动脉、冠状动脉、脑动脉、肾动脉和肢体外周动脉等。

(3)神经系统并发症:以周围神经病变最常见,通常为对称性,下肢较上肢严重,病情进展缓慢。患者常先出现肢端感觉异常,如呈袜子或手套状分布,伴麻木、烧灼、针刺感或如踏棉垫感,可伴痛觉过敏、疼痛;后期可有运动神经受累,出现肌力减弱甚至肌萎缩和瘫痪。

(4)糖尿病足:指与下肢远端神经异常和不同程度周围血管病变相关的足部溃疡、感染和/或深层组织破坏,主要表现为足部溃疡、坏疽。糖尿病足是糖尿病最严重且需治疗费用最多的慢性并发症之一,是糖尿病非外伤性截肢的最主要原因。

(5)其他:糖尿病还可引起黄斑病、白内障、青光眼、屈光改变和虹膜睫状体病变等。牙周病是最常见的糖尿病口腔并发症。

在我国,糖尿病是导致成人失明、非创伤性截肢的主要原因;心血管疾病是使糖尿病患者致残、致死的主要原因。

四、辅助检查

(一)尿糖测定

尿糖受肾糖阈的影响。尿糖呈阳性只提示血糖值超过肾糖阈(大约 10 mmol/L),尿糖呈阴性不能排除糖尿病可能。

(二)血糖测定

血糖测定的方法有静脉血葡萄糖测定、毛细血管血葡萄糖测定和 24 小时动态血糖测定 3 种。前者用于诊断糖尿病,后两种仅用于糖尿病的监测。

(三)口服葡萄糖耐量试验

当血糖高于正常范围而又未达到诊断糖尿病标准时,须进行口服葡萄糖耐量试验(OGTT)。OGTT 应在无摄入任何热量 8 小时后,清晨空腹进行,75 g 无水葡萄糖,溶于 250～300 mL 水中,5～10 分钟内饮完,空腹及开始饮葡萄糖水后 2 小时测静脉血浆葡萄糖。儿童服糖量按 1.75 g/kg计算,总量不超过 75 g。

(四)糖化血红蛋白 A_1 测定

糖化血红蛋白 A_1测定:其测定值者取血前 8～12 周血糖的总水平,是糖尿病病情控制的监测指标之一,正常值是 3%～6%。

(五)血浆胰岛素和 C 肽测定

主要用于胰岛 β 细胞功能的评价。

(六)其他

根据病情需要选用血脂、肝功能、肾功能等常规检查,急性严重代谢紊乱时的酮体、电解质、酸碱平衡检查,心、肝、肾、脑、眼科以及神经系统的各项辅助检查等。

五、治疗要点

糖尿病管理须遵循早期和长期、积极而理性、综合治疗和全面达标、治疗措施个体化等原则。

(一)健康教育

健康教育是重要的基础管理措施,是决定糖尿病管理成败的关键。每位糖尿病患者均应接受全面的糖尿病教育,充分认识糖尿病并掌握自我管理技能。

(二)医学营养治疗

医学营养治疗是糖尿病基础管理措施,是综合管理的重要组成部分。详见饮食护理。

(三)运动治疗

在糖尿病的管理中占重要地位,尤其对肥胖的2型糖尿病患者,运动可增加胰岛素敏感性,有助于控制血糖和体重。运动的原则是适量、经常性和个体化。

(四)药物治疗

1.口服药物治疗

(1)促胰岛素分泌剂。①磺脲类药物:其作用不依赖于血糖浓度。常用的有格列苯脲、格列吡嗪、格列齐特、格列喹酮和格列苯脲等。②非磺脲类药物:降血糖作用快而短,主要用于控制餐后高血糖。如瑞格列奈和那格列奈。

(2)增加胰岛素敏感性药物。①双胍类:常用的药物有二甲双胍。二甲双胍通常每天剂量500～1 500 mg,分2～3次口服,最大剂量不超过每天2 g。②噻唑烷二酮类:也称格列酮类,有罗格列酮和吡格列酮两种制剂。

(3)α-葡萄糖苷酶抑制剂:作为2型糖尿病第一线药物,尤其适用于空腹血糖正常(或偏高)而餐后血糖明显升高者。常用药物有阿卡波糖和伏格列波糖。

2.胰岛素治疗

胰岛素治疗是控制高血糖的重要和有效手段。

(1)适应证:①1型糖尿病。②合并各种严重的糖尿病急性或慢性并发症。③处于应激状态,如手术、妊娠和分娩等。④2型糖尿病血糖控制不满意,β细胞功能明显减退者。⑤某些特殊类型糖尿病。

(2)制剂类型:按作用快慢和维持作用时间长短,可分为速效、短效、中效、长效和预混胰岛素5类。根据胰岛素的来源不同,可分为动物胰岛素、人胰岛素和胰岛素类似物。

(3)使用原则:①胰岛素治疗应在综合治疗基础上进行。②胰岛素治疗方案应力求模拟生理性胰岛素分泌模式。③从小剂量开始,根据血糖水平逐渐调整。

(五)人工胰

人工胰由血糖感受器、微型电子计算机和胰岛素泵组成。目前尚未广泛应用。

(六)胰腺和胰岛细胞移植

治疗对象主要为1型糖尿病患者,目前尚局限于伴终末期肾病的患者。

(七)手术治疗

部分国家已将减重手术(代谢手术)推荐为肥胖2型糖尿病患者的可选择的治疗方法之一,我国也已开展这方面的治疗。

(八)糖尿病急性并发症的治疗

1.糖尿病酮症酸中毒

对于早期酮症患者,仅需给予足量短效胰岛素和口服液体,严密观察病情,严密监测血糖、血酮变化,调节胰岛素剂量。对于出现昏迷的患者应立即抢救,具体方法如下。

(1)补液:是治疗的关键环节。基本原则是“先快后慢,先盐后糖”。在1～2小时输入0.9%氯化钠溶液1 000～2 000 mL,前4小时输入所计算失水量的1/3。24小时输液量应包括已失水量和部分继续失水量,一般为4 000～6 000 mL,严重失水者可达6 000～8 000 mL。

(2)小剂量胰岛素治疗:每小时0.1 U/kg的短效胰岛素加入生理盐水中持续静脉滴注或静

脉泵入。根据血糖值调节胰岛素的泵入速度，血糖下降速度一般以每小时 3.9～6.1 mmol/L（70～110 mg/dL）为宜，每 1～2 小时复查血糖；病情稳定后过渡到胰岛素常规皮下注射。

（3）纠正电解质及酸碱平衡失调：①轻度酸中毒一般不必补碱。补碱指征为血 pH＜7.1，HCO_3^-＜5 mmol/L。应采用等渗碳酸氢钠（1.25％～1.4％）溶液。补碱不宜过多、过快，以避免诱发或加重脑水肿。②根据血钾和尿量补钾。

（4）防治诱因和处理并发症：如休克、严重感染、心力衰竭、心律失常、肾衰竭、脑水肿和急性胃扩张等。

2.高渗高血糖综合征

治疗原则同 DKA。严重失水时，24 小时补液量可达 6 000～10 000 mL。

3.低血糖

对轻至中度的低血糖，口服糖水或含糖饮料，进食面包、饼干、水果等即可缓解。重者和疑似低血糖昏迷的患者，应及时测定毛细血管血糖，甚至无须血糖结果，及时给予 50％葡萄糖 60～100 mL 静脉注射，继以 5％～10％葡萄糖液静脉滴注。另外，应积极寻找病因，对因治疗。

（九）糖尿病慢性并发症的治疗

1.糖尿病足

控制高血糖、血脂异常和高血压，改善全身营养状况和纠正水肿等；神经性足溃疡给予规范的伤口处理；给予扩血管和改善循环治疗；有感染出现时给予抗感染治疗；必要时行手术治疗。

2.糖尿病高血压

血脂紊乱和大血管病变，要控制糖尿病患者血压＜17.3/10.7 kPa（130/80 mmHg）；如尿蛋白排泄量达到 1 g/24 h，血压应控制低于 16.7/10.0 kPa（125/75 mmHg）。低密度脂蛋白胆固醇（LDL-C）的目标值为＜2.6 mmol/L。

3.糖尿病肾病

早期筛查微量蛋白尿及评估 GFR。早期应用血管紧张素转化酶抑制剂或血管紧张素Ⅱ受体拮抗剂，除可降低血压外，还可减轻微量清蛋白尿和使 GFR 下降缓慢。

4.糖尿病视网膜病变

定期检查眼底，必要时尽早使用激光进行光凝治疗。

5.糖尿病周围神经病变

早期严格控制血糖并保持血糖稳定是糖尿病神经病变最重要和有效的防治方法。在综合治疗的基础上，采用多种维生素及对症治疗可改善症状。

六、护理措施

（一）一般护理

1.饮食护理

应帮助患者制订合理、个性化的饮食计划，并鼓励和督促患者坚持执行。

（1）制订总热量。①计算理想体重（简易公式法）：理想体重（kg）＝身高（cm）－105。②计算总热量：成年人休息状态下每天每千克理想体重给予热量 105～126 kJ，轻体力劳动 126～147 kJ，中度体力劳动 147～167 kJ，重体力劳动＞167 kJ。儿童、孕妇、乳母、营养不良和消瘦以及伴有消耗性疾病者应酌情增加，肥胖者酌减，使体重逐渐恢复至理想体重的±5％左右。

（2）食物的组成和分配。①食物组成：总的原则是高碳水化合物、低脂肪、适量蛋白质和高纤维的膳食。碳水化合物所提供的热量占饮食总热量的50%～60%，蛋白质的摄入量占供能比的10%～15%，脂肪所提供的热量不超过总热量的30%，饱和脂肪酸不应超过总热量的7%，每天胆固醇摄入量宜＜300 mg。②确定每天饮食总热量和碳水化合物、脂肪、蛋白质的组成后，按每克碳水化合物、蛋白质产热16.7 kJ，每克脂肪产热37.7 kJ，将热量换算为食品后制订食谱，可按每天三餐分配为1/5、2/5、2/5或1/3、1/3、1/3。

(3)注意事项。①超重者，禁食油炸、油煎食物，炒菜宜用植物油，少食动物内脏、蟹黄、蛋黄、鱼子、虾子等含胆固醇高的食物。②每天食盐摄入量应＜6 g，限制摄入含盐高的食物，如加工食品、调味酱等。③严格限制各种甜食：包括各种糖果、饼干、含糖饮料、水果等。为满足患者口味，可使用甜味剂。对于血糖控制较好者，可在两餐之间或睡前加水果，例如，苹果、梨、橙子等。④限制饮酒量，尽量不饮白酒，不宜空腹饮酒。每天饮酒量≤1份标准量(1份标准量为：啤酒350 mL或红酒150 mL或低度白酒45 mL，各约含乙醇15 g)。

2.运动护理

(1)糖尿病患者运动锻炼的原则：有氧运动、持之以恒和量力而行。

(2)运动方式的选择：有氧运动为主，如散步、慢跑、快走、骑自行车、做广播体操、打太极拳和球类活动等。

(3)运动量的选择：合适的运动强度为活动时患者的心率达到个体60%的最大氧耗量，简易计算方法为：心率＝170－年龄。

(4)运动时间的选择：最佳运动时间是餐后1小时(以进食开始计时)。每天安排一定量的运动，至少每周3次。每次运动时间30～40分钟，包括运动前做准备活动和运动结束时的整理运动时间。

(5)运动的注意事项：①不宜空腹时进行，运动过程应补充水分，携带糖果，出现低血糖症状时，立即食用。②运动过程中出现胸闷、胸痛、视物模糊等应立即停止运动，并及时处理。③血糖＞14 mmol/L，应减少活动，增加休息。④随身携带糖尿病卡以备急需。⑤运动时，穿宽松的衣服，棉质的袜子和舒适的鞋子，可以有效排汗和保护双脚。

(二)用药护理

1.口服用药的护理

指导患者正确服用口服降糖药，了解各类降糖药的作用、剂量、用法、不良反应和注意事项。

(1)口服磺脲类药物的护理：①协助患者于早餐前30分钟服用，每天多次服用的磺脲类药物应在餐前30分钟服用。②严密观察药物的不良反应。最主要的不良反应是低血糖，护士应教会患者正确识别低血糖的症状及如何及时应对和选择医疗支持。③注意药物之间的协同与拮抗。水杨酸类、磺胺类、保泰松、利血平、β受体阻滞剂等药物与磺脲类药物合用时会产生协同作用，增强后者的降糖作用；噻嗪类利尿剂、呋塞米、依他尼酸、糖皮质激素等药物与磺脲类药物合用时会产生拮抗作用，降低后者的降糖作用。

(2)口服双胍类药物的护理：①指导患者餐中或餐后服药。②如出现轻微胃肠道反应，给予患者讲解和指导，以减轻患者的紧张或恐惧心理。③用药期间限制饮酒。

(3)口服α-葡萄糖苷酶抑制剂类药物的护理：①应与第一口饭同时服用。②本药的不良反应有腹部胀气、排气增多或腹泻等症状，在继续使用或减量后消失。③服用该药时，如果饮食中淀粉类比例太低，而单糖或啤酒过多则疗效不佳。④出现低血糖时，应直接给予葡萄糖口服或静脉注射，进食淀粉类食物无效。

(4)口服噻唑烷二酮类药物的护理:①每天服用1次,可在餐前、餐中、餐后任何时间服用,但服药时间应尽可能固定。②密切观察有无水肿、体重增加等不良反应,缺血性心血管疾病的风险增加,一旦出现应立即停药。③如果发现食欲缺乏等情况,警惕肝功能损害。

2.使用胰岛素的护理

(1)胰岛素的保存:①未开封的胰岛素放于冰箱4～8 ℃冷藏保存,勿放在冰箱门上,以免震荡受损。②正在使用的胰岛素在常温下(≤28 ℃)可使用28天,无须放入冰箱。③运输过程尽量保持低温,避免过热、光照和剧烈晃动等,否则可因蛋白质凝固变性而失效。

(2)胰岛素的注射途径:包括静脉注射和皮下注射。注射工具有胰岛素专用注射器、胰岛素笔和胰岛素泵。

(3)胰岛素的注射部位:皮下注射胰岛素时,宜选择皮肤疏松部位,如上臂三角肌、臀大肌、大腿前侧、腹部等。进行运动锻炼时,不要选择大腿、臂部等要活动的部位注射。注射部位要经常更换,如在同一区域注射,必须与上次注射部位相距1 cm以上,选择无硬结的部位。

(4)胰岛素不良反应的观察与处理:①低血糖反应。②变态反应表现为注射部位瘙痒,继而出现荨麻疹样皮疹,全身性荨麻疹少见。处理措施包括更换高纯胰岛素,使用抗组胺药及脱敏疗法,严重反应者中断胰岛素治疗。③注射部位皮下脂肪萎缩或增生时,采用多点、多部位皮下注射和及时更换针头可预防其发生。若发生则停止注射该部位后可缓慢自然恢复。④胰岛素治疗初期可发生轻度水肿,以颜面和四肢多见,可自行缓解。⑤部分患者出现视物模糊,多为晶状体屈光改变,常于数周内自然恢复。⑥体重增加以老年2型糖尿病患者多见,多引起腹部肥胖。护士应指导患者配合饮食、运动治疗控制体重。

(5)使用胰岛素的注意事项:①准确执行医嘱,按时注射。对40 U/mL和100 U/mL两种规格的胰岛素,使用时应注意注射器与胰岛素浓度的匹配。②长、短效或中、短效胰岛素混合使用时,应先抽吸短效胰岛素,再抽吸长效胰岛素,然后混匀,禁忌反向操作。③注射胰岛素时应严格无菌操作,防止发生感染。④胰岛素治疗的患者,应每天监测血糖2～4次,出现血糖波动过大或过高,及时通知医师。⑤使用胰岛素笔时要注意笔与笔芯是否匹配,每次注射前确认笔内是否有足够的剂量,药液是否变质。每次注射前安置新针头,使用后丢弃。⑥用药期间定期检查血糖、尿常规、肝功能、肾功能、视力、眼底视网膜血管、血压及心电图等,了解病情及糖尿病并发症的情况。⑦指导患者配合糖尿病饮食和运动治疗。

(三)并发症的护理

1.低血糖的护理

(1)加强预防:①指导患者应用胰岛素和胰岛素促分泌剂,从小剂量开始,逐渐增加剂量,谨慎调整剂量。②指导患者定时定量进餐,如果进餐量较少,应相应减少药物剂量。③指导患者运动量增加时,运动前应增加额外的碳水化合物的摄入。④乙醇能直接导致低血糖,应指导患者避免酗酒和空腹饮酒。⑤容易在后半夜及清晨发生低血糖的患者,晚餐适当增加主食或含蛋白质较高的食物。

(2)症状观察和血糖监测:观察患者有无低血糖的临床表现,尤其是服用胰岛素促分泌剂和注射胰岛素的患者。对老年患者的血糖不宜控制过严,一般空腹血糖≤7.8 mmol/L,餐后血糖≤11.1 mmol/L即可。

(3)急救护理:一旦确定患者发生低血糖,应尽快给予糖分补充,解除脑细胞缺糖状态,并帮助患者寻找诱因,给予健康指导,避免再次发生。

2.高渗高血糖综合征的护理

(1)预防措施:定期监测血糖,应激状况时每天监测血糖。合理用药,不要随意减量或停药。保证充足的水分摄入。

(2)病情监测:严密观察患者的生命体征、意识和瞳孔的变化,记录24小时出入液量等。遵医嘱定时监测血糖、血钠和渗透压的变化。

(3)急救配合与护理:①立即开放两条静脉通路,准确执行医嘱,输入胰岛素,按照正确的顺序和速度输入液体。②绝对卧床休息,注意保暖,给予患者持续低流量吸氧。③加强生活护理,尤其是口腔护理、皮肤护理。④昏迷者按昏迷常规护理。

3.糖尿病足的预防与护理

(1)足部观察与检查:①每天检查双足1次,视力不佳者,亲友可代为检查。②了解足部有无感觉减退、麻木、刺痛感;观察足部的皮肤温度、颜色及足背动脉搏动情况。③注意检查趾甲、趾间、足底皮肤有无红肿、破溃、坏死等损伤。④定期做足部保护性感觉的测试,常用尼龙单丝测试。

(2)日常保护措施:保持足部清洁,避免感染,每天清洗足部1次,10分钟左右;水温适宜,不能烫脚;洗完后用柔软的浅色毛巾擦干,尤其是脚趾间;皮肤干燥者可涂护肤软膏,但不要太油,不能常用。

(3)预防外伤:①指导患者不能赤足走路,外出时不能穿拖鞋和凉鞋,不能光脚穿鞋,禁忌穿高跟鞋和尖头鞋,防止脚受伤。②应帮助视力不好的患者修剪趾甲,趾甲修剪与脚趾平齐,并锉圆边缘尖锐部分。③冬天不要使用热水袋、电热毯或烤灯保暖,防止烫伤,同时应注意预防冻伤。夏天注意避免蚊虫叮咬。④避免足部针灸、修脚等,防止意外感染。

(4)选择合适的鞋袜:①指导患者选择厚底、圆头、宽松、系鞋带的鞋子;鞋子的面料以软皮、帆布或布面等透气性好的面料为佳;购鞋时间最好是下午,需穿袜子试穿,新鞋第1次穿20~30分钟,之后再延长穿鞋时间。②袜子选择以浅色、弹性好、吸汗、透气及散热好的棉质袜子为佳,大小适中、无破洞和不粗糙。

(5)促进肢体血液循环:①指导患者步行和进行腿部运动(如提脚尖,即脚尖提起、放下,重复20次。试着以单脚承受全身力量来做)。②避免盘腿坐或跷二郎腿。

(6)积极控制血糖,说服患者戒烟:足溃疡的教育应从早期指导患者控制和监测血糖开始。同时告知患者戒烟,因吸烟会导致局部血管收缩而促进足溃疡的发生。

(7)及时就诊:如果伤口出现感染或久治不愈,应及时就医,进行专业处理。

(四)心理护理

糖尿病患者常见的心理特征有否定、怀疑、恐惧紧张、焦虑烦躁、悲观抑郁、轻视麻痹、愤怒拒绝和内疚混乱等。针对以上特征,护理人员应对患者进行有针对性的心理护理。糖尿病患者的心理护理因人而异,但对每一个患者,护士都要做到以和蔼可亲的态度进行耐心细致、科学专业的讲解。

(1)当患者拒绝承认患病事实时,护士应耐心主动地向患者讲解糖尿病相关的知识,使患者消除否定、怀疑、拒绝的心理,并积极主动地配合治疗。

(2)有轻视、麻痹心理的患者,应耐心地向患者讲解不重视治疗的后果及各种并发症的严重危害,使患者积极地配合治疗。

(3)指导患者学习糖尿病自我管理的知识,帮助患者树立战胜疾病的信心,使患者逐渐消除上述心理。

（4）寻求社会支持，动员糖尿病患者的亲友学习糖尿病相关知识，理解糖尿病患者的困境，全面支持患者。

（魏玉玲）

第八节 痛　　风

痛风是由于单钠尿酸盐沉积在骨关节、肾脏和皮下等部位，引发的急、慢性炎症与组织损伤，与嘌呤代谢紊乱和/或尿酸排泄减少所导致的高尿酸血症直接相关。其临床特点为高尿酸血症、反复发作的痛风性急性关节炎、间质性肾炎和痛风石形成，严重者可导致关节畸形及功能障碍，常伴有尿酸性尿路结石。根据病因可分为原发性及继发性两大类，其中原发性痛风占绝大多数。

一、病因与发病机制

由于地域、民族、饮食习惯的不同，高尿酸血症的发病率也明显不同。其中原发性痛风属遗传性疾病，由先天性嘌呤代谢障碍所致，多数有阳性家族史。继发性痛风可由肾病、血液病、药物及高嘌呤食物等多种原因引起。

（一）高尿酸血症的形成

痛风的生化标志是高尿酸血症。尿酸是嘌呤代谢的终产物，血尿酸的平衡取决于嘌呤的生成和排泄。高尿酸血症的形成原因：①尿酸生成过多：当嘌呤核苷酸代谢酶缺陷和/或功能异常时，引起嘌呤合成增加，尿酸升高，这类患者在原发性痛风中不足20%。②肾对尿酸排泄减少：这是引起高尿酸血症的重要因素，在原发性痛风中80%～90%的个体有尿酸排泄障碍。事实上尿酸的排泄减少和生成增加常是伴发的。

（二）痛风的发生

高尿酸血症只有5%～15%发生痛风，部分患者的高尿酸血症可持续终身但却无痛风性关节炎发作。当血尿酸浓度过高或在酸性环境下，尿酸可析出结晶，沉积在骨关节、肾脏及皮下组织等，引起痛风性关节炎、痛风肾及痛风石等。

二、临床表现

痛风多见于40岁以上的男性，女性多在绝经期后发病，近年发病有年轻化趋势，常有家族遗传史。

（一）无症状期

本期突出的特点为仅有血尿酸持续性或波动性升高，无任何临床表现。一般从无症状的高尿酸血症发展至临床痛风需要数年，有些甚至可以终身不出现症状。

（二）急性关节炎期

急性关节炎期常于夜间突然起病，并可因疼痛而惊醒。初次发病往往为单一关节受累，继而累及多个关节。以第一跖趾关节为好发部位，其次为足、踝、跟、膝、腕、指和肘。症状一般在数小时内进展至高峰，受累关节及周围软组织呈暗红色，明显肿胀，局部发热，疼痛剧烈，常有关节活动受限,大关节受累时伴有关节腔积液。可伴有体温升高、头痛等症状。

(三)痛风石及慢性关节炎期

痛风石是痛风的特征性临床表现,典型部位在耳郭,也可见于反复发作的关节周围。外观为大小不一、隆起的黄白色赘生物,表面菲薄,破溃后排出白色豆渣样尿酸盐结晶,很少引起继发感染。关节内大量沉积的痛风石可导致骨质破坏、关节周围组织纤维化及继发退行性变等,临床表现为持续的关节肿痛、畸形、关节功能障碍等。

(四)肾脏改变

肾脏改变主要表现在两个方面。①痛风性肾病:早期表现为尿浓缩功能下降,可出现夜尿增多、低分子蛋白尿和镜下血尿等。晚期发展为慢性肾功能不全、高血压、水肿、贫血等。少数患者表现为急性肾衰竭,出现少尿甚至无尿,尿中可见大量尿酸晶体。②尿酸性肾石病:有10%~25%的痛风患者出现肾尿酸结石。较小者呈细小泥沙样结石并可随尿液排出,较大的结石常引起肾绞痛、血尿、排尿困难及肾盂肾炎等。

三、辅助检查

(一)尿尿酸测定

经过5天限制嘌呤饮食后,24小时尿尿酸排泄量超过3.57 mmol(600 mg),即可认为尿酸生成增多。

(二)血尿酸测定

男性血尿酸正常值为208~416 μmol/L;女性为149~358 μmol/L,绝经后接近男性。男性及绝经期后女性血尿酸>420 μmol/L,绝经前女性>350 μmol/L,可诊断为高尿酸血症。

(三)滑囊液或痛风石内容物检查

偏振光显微镜下可见双折光的针形尿酸盐结晶。

(四)X线检查

急性关节炎期可见非特异性软组织肿胀;慢性关节炎期可见软骨缘破坏,关节面不规则,特征性变化为穿凿样、虫蚀样圆形或弧形的骨质透亮缺损。

(五)CT与MRI

CT扫描受损部位可见不均匀的斑点状高密度痛风石影像;MRI的T_1和T_2加权图像呈斑点状低信号。

四、治疗要点

痛风防治原则:控制高尿酸血症,预防尿酸盐沉积;控制急性关节炎发作;预防尿酸结石形成和肾功能损害。

(一)无症状期的处理

一般无须药物治疗,积极寻找病因及相关因素。如一些利尿剂、体重增加、饮酒、高血压、血脂异常等。适当调整生活方式,以减低血尿酸水平。此期的患者需定期监测血尿酸水平。

(二)急性关节炎期的治疗

此期治疗目的是迅速终止关节炎发作。①非甾体抗炎药:为急性痛风关节炎的一线药物,代表药物有吲哚美辛、双氯芬酸、依托考昔。②秋水仙碱:为痛风急性关节炎期治疗的传统药物,其机制是抑制致炎因子释放,对控制痛风急性发作具有非常显著的疗效,但不良反应较大。③糖皮质激素：上述两类药无效或禁忌时用，一般尽量不用。

（三）间歇期及慢性关节炎期的治疗

主要治疗目的是降低血尿酸水平。抑制尿酸合成的药物有别嘌醇；促进尿酸排泄的药物有丙磺舒、磺吡酮、苯溴马隆等；碱性药物有碳酸氢钠，目的是碱化尿液。

（四）继发性痛风的治疗

除治疗原发病外，对于痛风的治疗原则同前面阐述。

五、护理措施

（一）一般护理

改变生活方式，饮食应以低嘌呤食物为主，鼓励多饮水，每天饮水量至少在 1 500 mL，最好＞2 000 mL。限制烟酒，坚持运动和控制体重等。

（二）病情观察

观察关节疼痛的部位、性质、间隔时间等。观察受累关节红肿热痛的变化和功能障碍。观察有无过度疲劳、受凉、潮湿、饮酒、饱餐、精神紧张、关节扭伤等诱发因素。有无痛风石体征，结石的部位，有无溃破，有无症状。观察药物疗效及不良反应，及时反馈给医师，调整用药。卧床患者做好口腔、皮肤护理，预防压疮发生。观察患者体温的变化，有无发热。监测血尿酸、尿尿酸、肾功能的变化。

（三）关节疼痛的护理

急性发作时应卧床休息，抬高患肢，避免受累关节负重。也可在病床上安放支架支托盖被，减少患部受压。也可给予 25%硫酸镁于受累关节处湿敷，消除关节的肿胀和疼痛。如痛风石溃破，则要注意保持受损部位的清洁，避免发生感染。

（四）用药护理

指导患者正确用药，观察药物的疗效，及时发现不良反应并反馈给医师，给予处理。

1.秋水仙碱

口服给药常有胃肠道反应，若患者一开始口服即出现恶心、呕吐、水样腹泻等严重的消化道反应，可静脉给药。但是静脉给药可能发生严重的不良反应，如肝损害、骨髓抑制、弥散性血管内凝血（DIC）、脱发、肾衰竭、癫痫样发作甚至死亡。应用时要密切观察患者状态，一旦出现不良反应立即停药。此外静脉给药时要特别注意切勿外漏，以免引起组织坏死。

2.非甾体抗炎药

要注意有无活动性消化道溃疡或消化道出血的发生。

3.别嘌醇

除有可能出现皮疹、发热、胃肠道反应外，还可能出现肝损害、骨髓抑制等，要密切关注。对于肾功能不全者，使用别嘌醇宜减量。

4.丙磺舒、磺吡酮、苯溴马隆

可能出现皮疹、发热、胃肠道反应等。

5.糖皮质激素

要观察其疗效，是否出现“反跳”现象。

（五）健康指导

给予患者健康指导及心理指导，讲解疾病相关知识，提高患者防病治病的意识，提高治疗依从性。

(1)培养良好的生活习惯,肥胖的患者要减轻体重,避免劳累、受凉、感染、外伤等诱发因素。

(2)限制进食高嘌呤食物,多饮水,尤其是碱性水,多食碱性食物,有助于尿酸的排出。

(3)适度活动与保护关节:急性期避免运动。运动后疼痛超过1小时,则暂时停止此项运动。不要长时间持续进行重体力劳动或工作,可选择交替完成轻、重不同的工作。不时改变姿势,使受累关节保持舒适,若局部红肿,应尽可能避免活动。

(4)促进局部血液循环,可通过局部按摩、泡热水澡等促进局部血液循环,避免尿酸盐结晶形成。

(5)自我观察病情,如经常用手触摸耳郭及手足关节,检查是否有痛风石形成。

(6)定期复查血尿酸及门诊随访。

(魏玉玲)

第九节 嗜铬细胞瘤

嗜铬细胞瘤起源于肾上腺髓质、交感神经节或其他部位的嗜铬组织,这种瘤持续或间断地释放大量儿茶酚胺,引起持续性或阵发性高血压和多个器官功能及代谢紊乱。本病以20～50岁最多见,男女发病率无明显差异。嗜铬细胞瘤大多为良性,如及早诊治,手术切除可根治。恶性肿瘤约占10%,治疗困难,已发生转移者预后不一,重者在数月内死亡,少数可存活10年以上,5年生存率为45%。

一、病因与发病机制

发病原因尚不明确。肿瘤位于肾上腺者占80%～90%,大多为一侧性,少数为双侧性或一侧肾上腺瘤与另一侧肾上腺外瘤并存,多见于儿童和家族性患者。

肾上腺髓质的嗜铬细胞瘤可产生去甲肾上腺素和肾上腺素,以前者为主,极少数只分泌肾上腺素,家族性者以肾上腺素为主,尤其是在早期、肿瘤较小时;肾上腺外的嗜铬细胞瘤,除主动脉旁嗜铬体所致者外,只产生去甲肾上腺素,不能合成肾上腺素。

嗜铬细胞瘤可产生多种肽类激素,并可引起一些不典型的症状,如面部潮红、便秘、腹泻、面色苍白、血管收缩及低血压或休克等。

二、临床表现

以心血管症状为主,兼有其他系统的表现。

(一)心血管系统表现

1.高血压

高血压为最主要症状,有阵发性和持续性两型,持续性者也可有阵发性加剧。

2.低血压、休克

本病可发生低血压,甚至休克;或出现高血压和低血压相交替的表现。这种患者还可发生急性腹痛、心前区痛、高热等。

3.心脏表现

大量儿茶酚胺可引起儿茶酚胺性心肌病，伴心律失常，如期前收缩、阵发性心动过速，甚至心室颤动。部分患者可发生心肌退行性变、坏死、炎性改变。

(二)代谢紊乱

1.基础代谢增高

肾上腺素可作用于中枢神经及交感神经系统控制下的代谢过程，使患者耗氧量增加。代谢亢进可引起发热、消瘦。

2.糖代谢紊乱

肝糖原分解加速及胰岛素分泌受抑制而致糖异生加强，可引起血糖过高，糖耐量减低。

3.脂代谢紊乱

脂肪分解加速、血游离脂肪酸增高。

4.电解质紊乱

少数患者可出现低钾血症、高钙血症。

(三)其他临床表现

1.消化系统

肠坏死、出血、穿孔、便秘、甚至肠扩张，且胆石症发生率较高。

2.腹部肿块

少数患者在左或右侧中上腹部可触及肿块，个别肿块可很大，扪及时应注意有可能诱发高血压。恶性嗜铬细胞瘤可转移到肝，引起肝大。

3.泌尿系统

肾功能减退、高血压发作、膀胱扩张，无痛性肉眼血尿。

4.血液系统

血容量减少，血细胞重新分布，周围血中白细胞计数增多，有时红细胞计数也可增多。

5.伴发其他疾病

嗜铬细胞瘤可伴发于一些因基因种系突变而致的遗传性疾病，如 2 型多发性内分泌腺瘤病、多发性神经纤维瘤等疾病。

三、辅助检查

(一)血、尿儿茶酚胺及其代谢物测定

持续性高血压型患者尿儿茶酚胺及其代谢物香草基杏仁酸(VMA)及甲氧基肾上腺素(MN)和甲氧基去甲肾上腺素(NMN)皆升高，常在正常高限的 2 倍以上。阵发性者平时儿茶酚胺可不明显升高，而在发作后才高于正常，故需测定发作后血或尿儿茶酚胺。摄入可乐、咖啡类饮料及左旋多巴、拉贝洛尔、普萘洛尔、四环素等药物可导致假阳性结果；休克、低血糖、高颅内压可使内源性儿茶酚胺增高。

(二)胰升糖素激发试验

对于阵发性，且一直等不到发作者可做该试验。

(三)影像学检查

(1)B 超做肾上腺及肾上腺外肿瘤定位检查，对直径 1 cm 以上者，阳性率较高。

(2)CT 扫描,90%以上的肿瘤可准确定位。

(3)MRI 扫描有助于鉴别嗜铬细胞瘤和肾上腺皮质肿瘤,可用于孕妇。

(4)放射性核素标记定位。

(5)静脉导管术。

四、诊断要点

本病的早期诊断尤为重要,诊断的重要依据必须建立在 24 小时尿儿茶酚胺或其他代谢产物增加的基础上。对于高血压呈阵发性或持续性发作的患者,尤其是儿童和年轻人,要考虑本病的可能性。并根据家族史、临床表现、实验室检查等确定诊断。并要与其他继发性高血压及原发性高血压相鉴别。

五、治疗

(一)药物治疗

嗜铬细胞瘤手术切除前可采用 α 受体阻断药使血压下降,减轻心脏负担,使原来缩减的血管容量扩大。常用口服的 α 受体阻断药有酚苄明、哌唑嗪。

(二)手术治疗

手术治疗可根治良性的嗜铬细胞瘤,但手术切除时有一定危险性。在麻醉诱导期,手术过程中,尤其在接触肿瘤时,可出现血压急骤升高、心律失常和休克。瘤被切除后,血压一般降至 12.0/8.0 kPa(90/60 mmHg)。如血压低,表示血容量不足,应补充适量全血或血浆,必要时可静脉滴注适量去甲肾上腺素,但不可用缩血管药来代替补充血容量。

(三)并发症的治疗

当患者发生高血压危象时,应立即予以抢救(见图 8-2)。

(四)恶性嗜铬细胞瘤的治疗

较困难,一般对放疗和化疗不敏感,可用抗肾上腺素药做对症治疗。

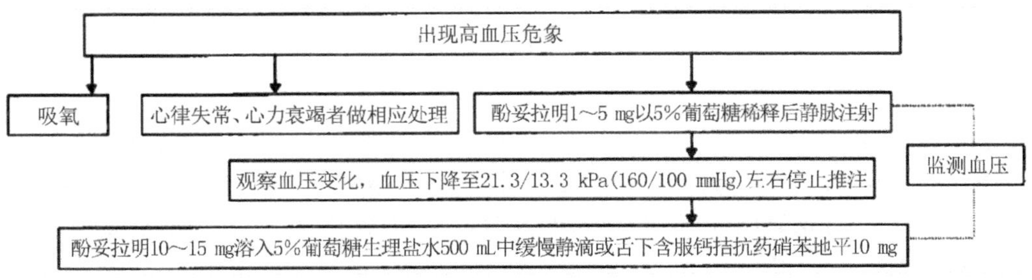

图 8-2 高血压危象抢救

六、护理诊断/问题

(一)组织灌注无效

组织灌注无效与去甲肾上腺素分泌过量致持续性高血压有关。

(二)疼痛

头痛与血压升高有关。

(三)潜在并发症

高血压危象。

七、护理措施

(一)安全与舒适管理

急性发作时应绝对卧床休息,保持环境安静,光线宜偏暗,避免刺激。护理人员操作应集中进行以免过多打扰患者。高血压发作间歇期患者可适量活动,但不能剧烈活动。

(二)饮食营养

给予高热量、高蛋白质、高维生素、易消化饮食,避免饮含咖啡因的饮料。

(三)疾病监测

1.常规监测

密切观察血压变化,注意阵发性或持续性高血压,或高血压和低血压交替出现,或阵发性低血压、休克等病情变化,定时、定血压计、定体位、定人进行血压测量;观察有无头痛及头痛程度、持续时间,是否有其他伴随症状;观察患者的发病是否存在诱发因素;记录液体出入量,监测患者水、电解质变化。

2.并发症监测

如患者出现剧烈头痛、面色苍白、大汗淋漓、恶心、呕吐、视力模糊、复视等高血压危象表现,或心力衰竭、肾衰竭、高血压脑病的症状和体征。应立即通知医师,并配合抢救。

(四)高血压危象急救配合

(1)卧床休息,吸氧,抬高床头以减轻脑水肿,加用床栏以防患者因躁动而坠床。

(2)按医嘱给予酚妥拉明等急救药.

(3)持续心电图、血压监测,每 15 分钟记录 1 次测量结果。

(4)因情绪激动、焦虑不安可加剧血压升高,应专人护理,及时解释病情变化,安抚患者,使其保持平静。

(5)若有心律失常、心力衰竭、高血压脑病、脑卒中和肺部感染者,协助医师处理并给予相应的护理。

(五)用药护理

α 受体阻滞剂在降低血压的同时易引起直立性低血压,因此要严密观察血压变化及药物不良反应,指导患者服药后平卧 30 分钟,缓慢更换体位,防止意外发生。此外,患者还可能出现鼻黏膜充血、心动过速、低钠倾向等,要及时发现、及时处理;头痛剧烈者按医嘱给予镇静剂。

(六)心理护理

因本病发作突然,症状严重,患者常有恐惧感,渴望早诊早治。护士要主动关心患者,向其介绍有关疾病知识、治疗方法及注意事项。患者发作时,护士要守护在患者身边,使其具有安全感,消除恐惧心理和紧张情绪。

八、健康指导

(一)预防疾病

患者充分休息,生活有规律,避免劳累,保持情绪稳定、心情舒畅。

(二)管理疾病

告知患者当双侧肾上腺切除后,需终身应用激素替代治疗,并使患者知晓药物的作用、服药时间、剂量、过量或不足的征象、常见的不良反应。

(三)康复指导

嘱患者随身携带识别卡,以便发生紧急情况时能得到及时处理。并定期返院复诊,以便及时调整药物剂量。

(魏玉玲)

第九章

中医科护理

第一节　中医一般护理

中医一般护理涉及患者日常生活的各个方面，直接影响着疾病的治疗效果和预后，做好一般护理，在疾病的治疗和康复过程中有着重要的意义。一般护理包括病情观察、生活起居护理、情志护理、饮食调护、用药护理等方面。

一、病情观察

中医护理学的基本特点是整体观念和辨证施护。密切观察病情，收集有关病史、症状和体征，进行分析、综合，辨清疾病的原因、性质、部位及邪正关系，概括判断为某种性质的证；根据辨证的结果，才能确立相应的治疗和护理方法。

（一）内外详察

人体是一个有机的整体，在疾病状态下，局部的病变可以影响全身，精神的刺激可以导致气机的变化。在观察病情时，必须从整体上进行多方面的考察，对病情进行详细的询问及检查，广泛而详细地收集临床资料，才能为护理提供客观依据。这是一种从局部到整体、从现象到本质的辩证思维方法。

（二）四诊合参

望、闻、问、切四诊是中医收集病情资料的基本方法，每一种方法都各有特点，同时也存在一定的局限性。所以观察病情时必须四诊合参，才能对病证作出正确的判断，从而制订正确的护理措施。

（三）病证结合

"病"和"证"不是同一个概念。辨病是对疾病的认识，有利于从疾病的全过程和体征上认识疾病；辨证则是对疾病的进一步深化，重在从疾病当前的表现中明确病变的部位和性质。只有将二者有机结合，才能准确认识疾病的发展规律，为正确的护理指明方向。"病证结合"是中医临床的自然选择。

（四）甄别真假

由于病情的发展、病机的变化、邪正消长的差异、机体的表现不同或处于不同的发展阶段，护理时应密切观察病情变化，具体问题具体分析，运用不同的方法进行护理。一般情况下，疾病的临床表现与其本质属性是一致的，但有的疾病却出现某些和本质相矛盾，甚至相反的临床症状，即在证候上出现假象，临床护理时应细加甄别，勿犯虚虚实实之弊。

二、生活起居护理

生活起居护理是指针对患者的病情给予特殊的环境安排和生活照料。

(一)顺应自然

1.顺应四时

春、夏、秋、冬四季交替变化，人体的生理活动也会随之变化。春季阳气生发，应早起健身以舒发气机，吸取新鲜空气；但初春天气寒暖不一，应防止风寒侵袭，随时增减衣服。夏季阳气旺盛，应晚卧早起，保持心境平和；但由于暑湿较重，白天当避暑，夜晚不贪凉。秋天万物成熟，人体阳气逐渐内收，阴气渐长，应注意收敛精气；由于燥气较甚，昼夜温差悬殊，还要注意冷暖适宜，保养阴津。冬季阴寒极盛，阳气闭藏，应注意养精固阳，防寒保暖。

2.调适昼夜

人体的阳气随着昼夜晨昏的变化，呈现朝生夕衰的规律。患者机体阴阳失去平衡，自身调节能力随之减弱，对于昼夜晨昏的变化，也会出现较为敏感的反应，从而出现“昼安”“夜甚”的现象。特别对一些危重的患者应加强夜间观察，防止出现意外的情况。

3.平衡阴阳

人体患病的根本原因，则是阴阳失去了平衡。因此，护理疾病，首要的是调理阴阳，应根据机体阴阳偏盛偏衰的具体情况去制订护理措施，从日常起居、生活习惯、居处环境等各方面贯彻平衡阴阳的思想，以使人体达到“阴平阳秘，精神乃治”的境地。

(二)适宜环境

1.病室环境

病室应安静、整洁、舒适，使患者身心愉快。如心脏疾病患者，常可因突闻巨响而引起心痛发作；失眠患者稍有声响就难以入眠或易醒等。因此，病室的陈设要简单、适用，保持地面、床、椅子等生活用品的清洁卫生；出入病室人员应做到“四轻”，即说话轻、走路轻、关门轻、操作轻。

2.病室通风

保持空气清新是病室应有的基本条件之一，室内应经常通风。通风应根据季节和室内的空气状况，决定每天通风的次数和每次持续的时间，一般每天应通风 1～2 次，每次 30 分钟左右。通风时应注意勿使患者直接当风。

3.病室温度、湿度

病室温度一般以 18～20 ℃为宜，阳虚和寒证患者多畏寒肢冷，室温宜稍高；阴虚及热证患者多燥热喜凉，室温可稍低。病室的相对湿度以 50%～60%为宜。阳虚证和燥证患者，湿度可适当偏高；阴虚证和湿证患者，湿度宜偏低。

4.病室光线

一般病室要求光线充足，以使患者感到舒适愉快。但应根据病情不同宜适当调节，如感受风寒、风湿、阳虚及里寒证患者，室内光线宜充足；感受暑热之邪的热证、阴虚证、肝阳上亢、肝风内动的患者，室内光线宜稍暗；长期卧床的患者，床位尽量安排到靠近窗户的位置，以得到更多的阳光，有利于患者早期康复。

(三)生活规律

起居有常即日常生活有一定规律并合乎人体的生理功能活动。

1.作息合理

作息时间的制订应因时、因地、因人、因病情而不同。一般应遵循“春夏养阳,秋冬养阴”的原则。具体言之,春季宜晚睡早起,以应生发之气;夏季宜晚睡早起,以应长养之气;秋季宜早睡早起,以应收敛之气;冬季宜早睡晚起,以应潜藏之气。常言道“日出而作,日入而息”,在护理患者时,要督促其按时起居,养成有规律的睡眠习惯。

2.睡眠充足

充足的休息和睡眠,可促进患者身体康复,每天睡眠时间一般不少于 8 小时,故有“服药千朝,不如独眠一宿”之说。睡眠时间过长会导致精神倦怠,气血郁滞;睡眠时间过短则易使正气耗伤。更要避免以夜作昼,阴阳颠倒。

3.劳逸适度

在病情允许的情况下,凡能下地活动的患者,每天都要保持适度的活动,以促进气血流畅,增强抵御外邪的能力,有利于机体功能的恢复。患者的活动要遵循相因、相宜的原则,根据不同的病证、病期、体质、个人爱好以及客观环境等进行安排。活动场地以空气清新为好,应避免剧烈运动。

三、情志护理

七情六欲,人皆有之,情志活动属于人类正常生理现象,是机体对外界刺激和体内刺激的保护性反应,有益于身心健康。

情志护理是指在护理工作中,注意观察、了解患者的情志变化,观察其心理状态,减少或消除不良情绪的影响,使患者处于治疗中的最佳心理状态,以利于身体的康复。

(一)关心体贴

患者的情志状态和行为不同于正常人,常常会产生各种心理反应,如依赖性增强,猜疑心加重,主观感觉异常,情绪容易激动或不稳定,表现为寂寞、苦闷、忧愁、悲哀、焦虑等。护理人员应善于体察患者的疾苦,态度要和蔼,语言要亲切,动作要轻盈,衣着要整洁,使患者从思想上产生安全感,从而以乐观的情绪、良好的精神状态面对自己的病情,增强战胜疾病的信心。

(二)因人制宜

患者的体质有强弱之异,性格有刚柔之别,年龄有长幼之殊,性别有男女之分,同时家庭背景、生活阅历、文化程度、所从事的职业和所患疾病等都有不同,面对同样的情志刺激,会有不同的情绪反应。

1.体质差异

患者的体质有阴阳禀赋之不同,对情志刺激反应也各有不同,阳质多恼怒,阴质多忧愁;体质瘦弱之人,多郁而寡欢,而体质强悍之人,则感情易于暴发。

2.性格差异

一般而言,性格开朗乐观之人,心胸宽广,遇事心气平静而自安,故不易生病,病后也易于康复;性格抑郁之人,心胸狭窄,感情脆弱,情绪易于波动,易酿成疾病,病情缠绵。

3.年龄差异

儿童脏腑娇嫩,形气未充,易为惊、恐致病;成年人血气方刚,又处在各种复杂的环境中,易为怒、思致病;老年人,常有孤独感,易为忧郁、悲伤、思虑致病。

4.性格差异

男性属阳,以气为主,感情粗犷,刚强豪放,易为狂喜大怒而致病;女性属阴,以血为先,感情细腻而脆弱,一般比男性更易为情志所患,多易因忧郁、悲哀而致病。

(三)清静养神

七情六欲是人之常情,然喜、怒、忧、思、悲、恐、惊七情过激,均可引起人体气血紊乱,导致疾病的发生或加重。因此,精神调摄非常重要,要采取多种措施,保持患者情绪稳定,及时提醒探视者不要给患者不必要的精神刺激,危重患者尽量谢绝探视。

(四)移情易性

针对不同患者,应分别施予不同的情志护理方法。如情志相胜法、以情制情法、发泄解郁法、移情疗法、暗示疗法、释疑疗法等,以消除患者对疾病的疑惑,解除或减轻患者的不良情绪,转移其对疾病的注意力,给予其合理的宣泄渠道,促进机体的康复。

(五)怡情畅志

保持乐观愉快的情绪能使人体气血调和,脏腑功能正常,有益于健康。对于患者而言,不管其病情如何,乐观的心情均可以促使病情的好转,所以,医护人员要从言语、行为等各个方面,给予患者全方位的关心,使其能保持乐观的情绪和愉悦的心情。

四、饮食调护

利用饮食调护配合治疗,是中医护理的一大特色。在疾病治疗过程中,饮食调护得当,可以缩短疗程,提高疗效,有的食物还具有直接治疗疾病的作用。

(一)饮食宜忌

一般来讲,患病期间宜食清淡、易消化、营养丰富的食品,忌食生冷、油腻、辛辣等食物;具体而言应根据患者的证型进行合理的饮食指导。如寒证患者宜食温热性食物,忌食寒凉和生冷之品;热证患者宜食寒凉及平性食物,忌食辛辣、温燥之品;虚证患者饮食宜清淡而营养,忌食滋腻、硬固之品;实证患者饮食宜疏利、消导,忌食补益之品。

(二)辨证施食

1.因人、因病施食

饮食调护应根据不同的年龄、体质、个性等方面的差异,分别予以不同的调摄。体胖者多痰湿,饮食宜清淡,宜多食健脾除湿、润肠通便的食物;体瘦者多阴虚内热,宜食滋阴生津的食物;妊娠期妇女,宜食性味甘平、甘凉的补益之品,即所谓“产前宜凉”;哺乳期宜食富有营养、易消化、温补而不腻之物,即所谓“产后宜温”;小儿身体娇嫩,为稚阴稚阳之体,宜食性味平和,易于消化,又能健脾开胃的食物,而且食物宜品种多样,粗细结合,荤素搭配;老年人脾胃功能虚弱,运化无力,气血容易亏损,宜食清淡、熟软之物。

2.因时、因地施食

由于春、夏、秋、冬四时气候的变化对人体的生理、病理有很大影响,因此,应当在不同的季节合理选择调配不同的饮食。如春季应适当食用辛温升散的食品;夏季应进食清淡、解暑、生津之品;秋季饮食应以滋阴润肺为主,可适当食用一些柔润食物,以益胃生津;冬季宜食用具有滋阴补阳作用且热量较高的食物,而且宜热饮热食,以保护阳气。此外,饮食调护还应注意地理位置的差异,如南北不仅温差较大,生活习惯也不相同,应灵活调配饮食。

(三)调配食物

1.荤素搭配

各种食物中所含的营养成分各有不同，只有做到食物的合理搭配，才能使人体得到均衡的营养，满足各种生理活动的需要。《素问·脏气法时论》中指出："五谷为养，五果为助，五畜为益，五菜为充，气味合而服之，以补精益气"，就说明了饮食护理和全面概括了谷类、肉类、蔬菜、果品等饮食物在体内补益精气的作用。

2.饮食调和

饮食调和包括五味调和、寒热调和。饮食是否调和，对于人的身体健康至关重要。

(1)谨和五味：五味调和是中国传统饮食的最高法则。《吕氏春秋》记载："调合之事，必以甘、酸、苦、辛、咸。"五行学说认为五味与五脏有密切的关系，即酸入肝，苦入心，甘入脾，辛入肺，咸入肾。五脏可因饮食五味的太过或不及而受到影响，五味调和适当，机体就会得到充分的营养；反之，如果长期偏食，就会引起机体阴阳平衡失调而导致疾病。如过食酸味的食物，可致肝木旺盛乘脾土，而见皮肉变皱、变厚，口唇肥厚等。另一方面饮食不当则会加重病情，如根据五行相克理论，肝病忌食辛味食物，否则会使肝气更盛，病必加剧。

(2)寒热调和：食物有寒热温凉之异，若过分偏嗜寒或热，会导致人体阴阳的失调，发生某些病变。如过食生冷、寒凉之物，可以损伤脾胃阳气，使寒湿内生，发生腹痛、泄泻等症；多食煎炸、温热之物，可以耗伤脾胃阴液，使肠胃积热，发生口渴、口臭、嘈杂易饥、便秘等症。因此，饮食须注意寒热调和，不可凭自己的喜恶而偏嗜。

(四)饮食有节

《黄帝内经》有"饮食有节，度百岁乃去"，而"饮食自倍，脾胃乃伤"之记载。饮食有节包括定时和定量：定时是指进食要有相对固定的时间，有规律的定时进食，可以保证消化、吸收功能有节奏地进行，脾胃可协调配合，纳运正常。定量是指进食宜饥饱适中恰到好处，不可忍饥不食，更不可暴饮暴食。过饥则机体营养来源不足，无以保证营养供给，使机体逐渐衰弱，影响健康；过饱则会加重胃肠负担，使食物停滞于胃肠，不能及时消化，影响营养的吸收和输布。

(五)饮食卫生

新鲜清洁的食物，可以补充机体所需要的营养，而腐烂变质的食物易使人出现腹痛、泄泻、呕吐等中毒症状，严重者可出现昏迷或死亡。大部分食物需经过烹调加热后方可食用，其目的在于使食物更容易被机体消化吸收，同时，食物在加热过程中，通过清洁、消毒，可祛除一些致病因素。

(六)饮食有方

1.进食宜缓

进食时应该从容和缓，细嚼慢咽，这样既有利于各种消化液的分泌，又能稳定情绪。

2.进食宜专致

进食时，应尽量将头脑中的各种琐事抛开，把注意力集中到饮食上来，这样有利于消化吸收。

3.进食宜乐

进食前后应保持良好的环境和愉快的心情。进食的环境宜宁静整洁，进食的气氛宜轻松愉快，进食时可适当配以轻松舒缓的音乐。

五、用药护理

药物治疗是中医治疗疾病最常用的手段，护理人员除了要具备中药的基本知识外，更要正确地掌握给药时间和用药方法。

(一)用药原则

1.遵医嘱用药

药物不同,剂型不同,用药的途径、方法和时间也各有不同,用药时应严格遵医嘱。

2.执行查对制度

用药时查对的内容包括患者姓名、住院号、病名、药物种类和剂型、给药途径、煎煮方法、给药时间及饮食宜忌等,对于药性峻烈甚至有毒的药物,尤其要加以注意。

3.正确安全用药

用药是否正确,不仅关系到药物疗效,还可能出现毒副作用。用药时要特别注意了解患者有无药物过敏史及配伍禁忌,用药后要密切观察患者的用药反应,一旦发现毒副作用,应立即停药,报告医师,配合抢救。

(二)药物的用法及护理

1.解表类药物的用药护理

服药时宜热服,服药后即加盖衣被休息,并啜热饮,以助药力。发汗应以遍身微汗为宜,即汗出邪去为度,不可发汗太过。汗出过多时,应及时用干毛巾或热毛巾擦干,注意避风寒。如果出现大汗不止,易致伤阴耗阳,应及时报告医师,采取相应措施。

2.泻下类药的用药护理

服用寒下剂,不能同时服用辛燥及滋补药;逐水剂有恶寒表证或正气虚者忌服;润下剂宜在饭前空腹或睡前服用;攻下剂苦寒、易伤胃气,应以邪去为度,得效即止,慎勿过剂。用药期间,应密切观察生命体征及病情变化,注意排泄物的色、量、质等,如果泻下太过,出现虚脱,应及时报告医师,配合抢救。

3.温里类药的用药护理

使用温里药时,要因人、因时、因地制宜。若素体火旺之人,或属阴虚失血之体,或夏天炎暑之季,或南方温热之域,剂量一般宜轻,且中病即止;若冬季气候寒冷或素体阳虚之人,剂量可适当增加。温中祛寒药适用于久病虚证,由于药力缓,见效时间长,应嘱咐患者坚持服药。温经散寒药适用于寒邪凝滞经脉之证,服药后,应注意保暖,尤以四肢及腹部切忌受凉。回阳救逆药适用于阳气衰微,阴寒内盛而致的四肢厥逆、阳气将亡之危证。

4.清热类药的用药护理

宜饭后服药,服药后应注意休息,调畅情志,以助药力顺达。清热类药多属苦寒,易伤阳气,故服药期间,应注意观察病情变化,热清邪除后宜停药,以免久服损伤脾胃。饮食宜清淡,忌食黏腻厚味之品。脾胃虚寒者及孕妇禁用或慎用。

5.消导类药的用药护理

消食剂不可与补益药及收敛药同服,以免降低药效。服药期间,观察大便次数和形状,若泻下如注或出现伤津脱液,应立即报告医师。服药期间,饮食宜清淡,勿过饱,鼓励适当运动,有助于脾的升清和胃的降浊。

6.补益类药的用药护理

补益药宜饭前空腹服用,以利药物吸收。服药期间,应注意观察精神、面色、体重等变化,随时增减药量。由于补益药见效缓慢,故应做好心理护理,鼓励患者坚持用药,同时要注意饮食调护,忌食白萝卜和纤维素含量多的食物。

7.化痰止咳平喘类药的用药护理

温肺化痰类药物大多有毒,服用剂量不可过大;祛痰药物系行消之品,宜饭后服用,中病即止;平喘药宜在哮喘发作前或发作时服用;治疗咽喉疾病宜少量多次频服,缓缓咽下。用药期间注意观察病情变化,指导患者进行适度的户外活动,呼吸新鲜空气,使肺气通达。忌食生冷、辛辣、肥腻及过咸、过甜等助湿生痰之品,严禁烟酒。

8.安神类药的用药护理

安神类药宜在睡前半小时服用,病室应保持安静,做好情志护理,尤其是睡前要消除紧张和激动的情绪。

(陈苗苗)

第二节　中医八法护理

八法是清代医家程钟龄根据历代医家对治法的归类总结出来的,是中医的治疗大法,也是指导临床护理工作的主要法则。它包括汗、吐、下、和、温、清、消、补八种方法,简称“八法”。现将八法各自的含义及其护理分述如下。

一、汗法及护理

汗法是通过开泄腠理、调畅营卫、宣发肺气等作用,使邪气随汗而解的一种治疗方法,主要用于外感表证。麻疹、水肿、疮疡、痢疾初起等兼有表证者,也可采用汗法以透泄邪毒。由于病情有寒热、邪气有兼夹、体质有强弱,故汗法有辛温、辛凉等区别。其主要护理措施如下。

(一)生活起居护理

患者居室应安静,空气应清新,宜多加衣被。根据病情、气候调节室内温度与湿度。

(二)饮食护理

饮食宜清淡,忌生冷、油腻、酸性收涩之品。

(三)情志护理

表证患者因恶寒、发热、头痛身痛等不适,精神也有不畅,应做好精神安慰。

(四)用药护理

解表发汗之剂,多为辛散之品,不宜久煎;药宜温服,或药后饮热粥、热汤以助汗出,且以微汗为宜,不可大汗淋漓。如无汗,可再服。若病重可多次给药,以汗出病解。

(五)辨证施护

风寒表证多无汗,汤药宜热服,饮食中可加用姜、葱等以助汗。风热表证为有汗或汗出不畅,药宜温服,如伴有咽喉肿痛,汤药可不拘时频饮含服。

二、吐法及护理

吐法是通过涌吐的方法,使停留在咽喉、胸膈、胃脘的痰涎、宿食或毒物从口中吐出的一种治法,适用于病邪壅滞、病位较高、邪气有上越趋势的病证。

(一)病情观察

注意观察吐出物,如食积、痰涎或蛔虫等,并详细记录。如呕吐物中带有血液,及时报告医师。吐法易伤胃气,属暂用之法,不宜多次使用。

(二)饮食护理

饮食以流质、半流质或软食为宜,食量应控制或暂不进食,切忌过饱,以防再度壅滞。

三、下法及护理

下法是通过泻下通便,使积聚在体内的宿食、燥屎、冷积、瘀血、水饮等有形实邪排出体外的一种治疗方法,主要用于里实证。由于寒热虚实及病邪兼夹不同,下法又有寒下、温下、润下、逐水、攻补兼施之别。其主要护理措施如下。

(一)病情观察

泻下剂作用较快,服药后15～30分钟即能生效,药物作用时间可达4～8小时。药后注意观察泻下物的形状、颜色、气味及泻下次数等,并做好记录。若泻下物为柏油状便或有血液时,应及时报告医师,终止泻下,并采取止血措施。

(二)生活起居护理

应用下法可使大便变稀,大便次数增多,因此,病室应配备便器或适合器具,以便患者使用。

(三)饮食护理

下法药物易伤胃气,使用下法后,宜稀粥调养,或予以清淡、易消化的温热半流质或软食。若所治为里实热证,忌食辛热之物;里实寒证,忌食寒凉之物。

(四)用药护理

药宜空腹服用,得泻即止,切勿过剂。

(五)辨证施护

里实热证,应着重观察其服药后患者体温的改变,大便的形状、颜色、气味等;里实寒证,注意排便次数、大便的形状,使黏腻、冷粪结便转为清稀为度,如腹痛渐减,肢末回暖,为病情好转趋向;老年、体虚之人等出现大便燥结,多选用润下法;攻逐水饮之药多宜早晨空腹服用,1天1次,用药前称体重、量腹围,以观察水肿消退情况,此类方剂作用峻猛,中病即止,切勿过剂。

四、和法及护理

和法是通过和解或调和作用,以疏解邪气、调整脏腑功能的一种治疗方法。适用于伤寒少阳证或半表半里证、肝脾不和证、肠胃不和证等。和法作用较为缓和,应用广泛。其主要护理措施如下。

(一)病情观察

患者若有呕吐、腹泻,多为肠胃不和,应注意观察呕吐物,泻下物的情况。

(二)饮食护理

饮食宜平补,营养丰富,易于消化,忌食生冷油腻之品。

(三)情志护理

肝气郁结患者情志不畅,应注意情志护理,多进行语言开导,鼓励患者多参加文娱、体育、社交活动,使其心境平和,精神愉快。

(四)用药护理

症见呕吐者,汤液宜小量频服。

(五)辨证施护

伤寒半表半里证患者,多有寒热往来,乍寒乍热,汗时出时止。应根据寒热变化,增减衣被;汗出后及时擦干汗液,并更换汗湿的衣被,防止汗出当风。

五、温法及护理

温法是指通过温里祛寒的作用,以治疗里寒证的一类治法。里寒证根据部位、程度不同,又分中焦虚寒证、亡阳厥逆证、寒凝经脉证等,故温法又有温中祛寒、回阳救逆、温经散寒的区别。里寒证在形成和发展过程中,往往寒邪与阳虚并存,故温法常与补法配合应用。其主要护理措施如下。

(一)生活起居护理

病室温度应稍高,阳光充足,衣被增厚,注意气候变化,以防外寒侵袭。

(二)饮食护理

饮食宜温补,或温热饮食,忌食生冷寒凉之品。

(三)用药护理

汤药宜文火久煎,温热服用。

(四)辨证施护

中焦虚寒证,出现呕吐时可服姜汁汤止呕;如腹痛、吐泻较甚者,可采用艾灸、热敷。亡阳虚脱证,应注意观察其体温、呼吸、脉搏等的变化。服药后汗止、神色转佳、肢体渐温、脉渐有力等,为阳气来复,病情好转之象。寒凝经脉证,病房应保持温暖、干燥,鼓励患者多进行室外活动,多接触阳光;并可用针灸、温熨、按摩等,以温经散寒,促进血脉的流通。

六、清法及护理

清法是指通过清热泻火、凉血解毒等作用,以清除里热之邪的一类治法,适用于里热证。里热证有虚实不同,实热证可分为热在气分、营分、血分、热壅成毒以及热在某一脏腑。故清法之中,又有清气分热、清营凉血、清热解毒、清脏腑热及清虚热之不同。其主要护理措施如下。

(一)病情观察

采用清法而服清热剂时,要注意观察、记录患者的体温、呼吸、脉搏、血压等情况,出现异常,及时报告医师,进行处理。

(二)生活起居护理

病室宜凉爽通风,衣着要宽松,汗后及时更换衣被;高热不退者,可采用物理降温法。对时邪疫疠患者,则应隔离,注意消毒。

(三)饮食护理

宜食清淡易消化之物,多饮清凉饮料,多食西瓜、梨、绿豆汤、冬瓜、苦瓜等凉性食品,忌辛辣、煎炸、油腻之品。

(四)情志护理

高热重病者,生活不能完全自理,情绪易于波动,应注意情志护理,做到细致耐心,精神上给予安慰,生活上给予照顾。神昏谵语患者,应特别注意看护,以防发生意外。

(五)用药护理

汤药一般宜凉服或微温服,高热患者可不拘时频服,但应热退即止,以免久服耗伤正气。

(六)辨证施护

气分高热者,应注意观察体温、神志、舌质等的变化。若壮热烦渴不减,并出现神昏、舌质红绛,是热由气分进入营血分,应加服清热解毒凉血之药或安宫牛黄丸等开窍之品,并可采用肛门给药降温或物理降温以阻止病情进一步发展。热入营血者,应注意观察其体温、神志、斑疹、出血等情况及其变化;有出血者,采用止血措施;神昏患者注意呼吸道的清理,令患者静卧休息,加强生活护理;热毒内盛或外科疮疡肿毒患者,应注意其口腔、咽喉、皮肤疮疡情况的变化,注意保持大便通畅,或加用泻下之品,使热毒从下窍排解。

七、消法及护理

消法是通过消食导滞、行气活血、化痰、利水、驱虫等方法,使气、血、痰、食、水、虫等积聚形成的有形之邪渐消缓散的一类治法。适用于食积、气滞血瘀、癥瘕积聚、水湿内停、痰饮、虫积等病证。其主要护理措施如下。

(一)生活起居护理

病室宜安静整洁,空气清新,寒温适宜。

(二)饮食护理

饮食宜清淡、富有营养、易消化,忌食生冷肥甘油腻之品。伤食积滞者可暂禁食;脾虚食积者可少食多餐,给予易消化的半流质或软食为宜。另可用山楂汁、鸡内金粥以消除胃中积滞。水肿者饮食应无盐或低盐,辅以薏米、赤小豆或用冬瓜皮、葫芦等煎汤代茶饮。

(三)情志护理

注意情志调护,消除急躁、恐惧、紧张心理,生活上多予关照,以利疾病的治疗。瘿瘤患者要特别注意避免情志刺激,应指导患者进行自我心理调节。

(四)用药护理

消导药物若取其气者,煎煮时间可稍短;若药味厚重取其质者,煎煮时间宜稍长。采用利水法治水肿时,汤药应浓煎。虫积患者宜空腹服药,服用驱虫药后,要注意观察大便及排出肠内寄生虫的种类和数量。

(五)辨证施护

消法适宜范围很广,不同的病证应采用不同的护理措施。

八、补法及护理

补法是指通过补益人体气血阴阳,主治各种虚弱证候的一类治法。补法的具体内容很多,但主要有补气、补血、补阴、补阳 4 种。其主要护理措施如下。

(一)生活起居护理

阳气亏虚患者,病室温度可稍高,多加衣被,室内灯光以暖色为宜;阴虚患者室内温度可稍低,保持凉爽、通风,衣被略减,室内色调以冷色为宜。

(二)饮食护理

虚证患者的饮食调理非常重要,所谓"药补不如食补""三分治,七分养。"阳虚、气虚患者宜用温补类食物,如羊肉、狗肉之类;阴虚患者,宜用清补类食物;血虚患者宜用滋补类食物。

(三)情志护理

慢性虚弱疾病,一般病程长,病情缠绵难愈,患者情绪易低落,注意思想开导。

(四)用药护理

补益之品多味厚滋腻,宜文火久煎;饭前服药,有利药物的吸收。

(五)辨证施护

脾气虚者应加强饮食调护,宜用温补且易消化的食物。血虚患者应多食营养丰富食物,平日可多进红枣、阿胶等补血之品。阴虚患者饮食宜清补,忌食辛辣、油炸、煎炒食物,同时注意节房事、戒烟酒,以防劫伤阴津。阳虚患者饮食宜温补,多食羊肉等温热之品,忌食生冷瓜果。

此外,体虚之人宜循序渐进地加强锻炼,增强体质。同时,进行自我调节,保证睡眠质量,以利病情的恢复。

(陈苗苗)

第三节　中医传统疗法护理

一、针灸法及护理

(一)针刺法及护理

针刺法是根据中医经络学说,应用各种针具刺激人体某些穴位,以达到疏通经络、行气活血、扶正祛邪、调整阴阳作用的一种治疗方法。毫针是最为常用的针刺工具,多由不锈钢制成,有长、短、粗、细不同的多种规格,由针尖、针身、针根、针柄和针尾五部分构成。

1.适应证

针刺法在临床上应用极为广泛,可用于内、外、妇、儿、骨、五官诸科多种病证。在减肥、美容、戒毒等方面也有所应用。

2.针刺前准备

(1)选择针具:根据针刺部位选择针具。如针刺部位肌肉丰厚且须深刺,则选较长而粗的针具;针刺部位肌肉较薄且须浅刺者,则选择较短而细的针具。针刺前检查针柄是否松动、针身是否有锈蚀及弯曲,针尖是否有钩,如有应弃之不用。

(2)选择体位:针刺体位以患者舒适,便于腧穴的定位及医者操作为佳。常用体位有仰卧位、侧卧位、俯卧位、仰靠坐位、俯伏坐位、侧伏坐位。

(3)消毒:包括针具(目前临床上多采用一次性无菌针灸针)、施术者手指及施术部位(腧穴)皮肤的消毒。针具可采用高压蒸汽、煮沸或75%乙醇浸泡30分钟以上消毒;腧穴部位皮肤可用75%乙醇棉球擦拭消毒;施术者手指可先用水洗净,然后用75%乙醇棉球擦拭消毒。

3.针刺方法

(1)进针方法:是施术者使针尖快速刺破皮肤,并将针身刺达所需治疗部位的基本方法。可单手进针,也可双手配合进针。常用进针方法有指切进针法、夹持进针法、提捏进针法和舒张进针法。

(2)角度和深度。①针刺角度:是指针身与针刺部位皮肤之间的夹角。常用角度有3种

(图 9-1):直刺,针身与皮肤呈 90°刺入,适用于大多数腧穴;斜刺,针身与皮肤呈 45°刺入,适用于腧穴内有重要脏器或皮肤浅薄处的腧穴,如胸背部及面部;平刺,又称沿皮刺、横刺,针身与皮肤呈 15°刺入,适用于皮肤极其浅薄处的腧穴,如头部。②针刺深度:是指针身刺入皮肉的深浅,要求产生针感又不伤及重要脏器。针刺深度可根据腧穴所在部位肌肉的丰满程度,以及患者体质、病情而决定。如年老体弱、小儿、形体瘦小者及头面部、背部等宜浅刺。

(3)行针与得气:行针,又称为运针,是术者为使患者产生针刺感应所施行的手法。得气,又称为针刺感应,是患者在针刺部位感到酸、麻、胀、重等感觉,医者也可感觉到针下有沉紧感。行针的基本手法有提插法和捻转法两种,常用的辅助手法有弹柄法、刮柄法、摇柄法、震颤法等。

(4)针刺补泻:凡是能鼓舞人体正气,使低下的功能恢复旺盛的针刺手法称补法;凡是能疏泄病邪,使亢进的功能恢复正常的针刺手法称泻法。主要的针刺补泻手法有提插补泻法、捻转补泻法、徐疾补泻法、开合补泻法、迎随补泻法、呼吸补泻法和平补平泻法等。

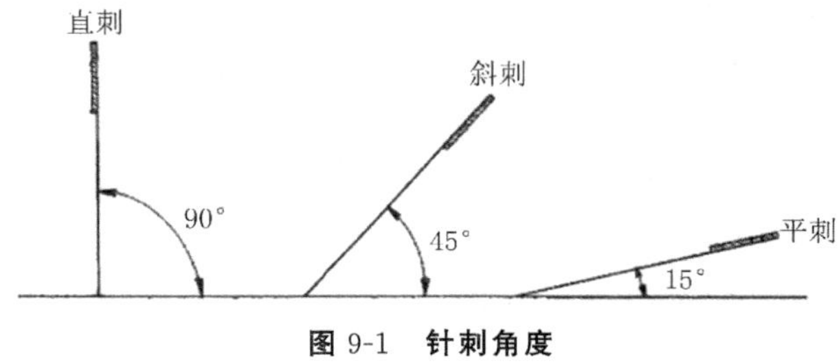

图 9-1　针刺角度

(5)留针与出针。①留针:将针刺入腧穴并行针后,将针留置在穴内一定时间,目的是为了增强针刺作用和便于行针。留针时间一般为 15～30 分钟。留针时间长短可根据病情来调整,如慢性病、疼痛、肌肉痉挛可适当延长留针时间。②出针:是指针刺施术过程结束后拔针的过程。出针时以左手持消毒干棉球按压在腧穴的皮肤上,右手持针轻微捻转,缓慢提至皮下,然后将针拔出,左手按压针孔,防止出血,并检查针数,防止遗漏。

4.针刺意外情况及护理

(1)晕针:是指在针刺过程中患者突然出现面色苍白、汗出肢冷、心慌、恶心欲吐、脉沉细或神志昏迷、二便失禁、脉微欲绝等。多与精神紧张、手法刺激强度过大、患者体质虚弱等有关。发生晕针应立即停止针刺,将针全部拔出,使患者平卧,头部稍低,松解衣带并注意保暖,轻者静卧片刻,饮适量温开水或糖水,重者指掐水沟、合谷、十宣、内关等穴。若仍昏迷不醒,配合其他急救措施。

(2)滞针:是指进针后针下异常紧涩,出现提插、捻转及出针困难的现象。多因患者精神紧张,或行针时单向连续捻转所致。若因患者精神紧张所致,可设法消除其紧张状态,使局部肌肉放松,再行出针,如仍未缓解,可在滞针腧穴附近再刺一针。若因行针时单向连续捻转所致,则须反向捻转再行出针。

(3)弯针:是指针身弯曲,针柄改变了进针时刺入的方向,提插捻转及出针均感困难。多因进针时手法过猛,针下碰到坚硬组织;或留针时患者体位改变;或针柄受到外力压迫与撞击;或滞针没有及时处理。弯针发生后一般可根据弯针的方向缓慢将针顺势退出。如因患者体位改变所致,让患者慢慢恢复体位,再将针慢慢拔出。

(4)折针:是指行针时或出针后发现针身折断,残端留在患者体内,多因针具质量欠佳,针具有剥蚀损坏,强力提插捻转,或患者体位移动,弯针滞针未能及时处理或处理不当导致。发现折针后，嘱患者不要移动体位，如残端部分针身露于体外，可立即用手指或镊子将其取出；如残端与皮肤相平，可按压针孔两旁，使残端暴露于体外，再用镊子取出；如残端完全陷入皮内，采用外科手术取出。

(5)血肿：是指出针后针刺部位肿胀疼痛，皮肤呈青紫色。多因针尖刺破血管，出针时没有及时按压针孔所致。轻度血肿一般不必处理；若局部疼痛较剧，明显肿胀者，先行冷敷或加压处理，止血后过一段时间再行局部热敷或按摩。

(6)气胸：是针刺胸、背、腋、胁、缺盆等部位的腧穴时，刺入过深伤及肺脏，气体积聚于胸腔所致。发生气胸，应立即出针，令患者卧床休息，一般轻度气胸能自行吸收；密切观察，必要时给予吸氧镇痛、止咳等处理，防止因咳嗽扩大创口，加重漏气和感染；闭合性气胸需进行胸腔减压；重度气胸，在积极治疗下肺仍不能复张，慢性气胸或有支气管胸膜瘘者可考虑手术治疗。

5.针刺法的护理及注意事项

(1)患者处于过饥、过饱、过疲、醉酒、精神高度紧张等状态时不宜针刺。

(2)皮肤有感染、溃疡、破损、瘢痕的部位不宜针刺；肿瘤局部不宜针刺；有出血性疾病的不宜针刺；妇女在妊娠期，合谷、三阴交、昆仑、至阴及腹部、腰骶部腧穴均不宜针刺。

(3)婴幼儿及不能配合者，一般针刺不留针；婴幼儿囟门未闭合之时，囟门及附近腧穴不宜针刺。

(4)出针后要清点毫针数量，避免有毫针遗留在患者体内而没有拔出。

(二)灸法及护理

灸法是用艾绒或其他药物点燃后，在体表腧穴上进行熏、熨、烧、灼，借灸火的温和热力及药物的作用，通过腧穴、经络的传导作用，温通经脉、调和气血、散寒祛湿、消肿散结、扶正祛邪、回阳救逆，以达到防治疾病、康复保健的目的。

1.适应证

灸法适用范围很广，凡慢性病、风寒湿痹、麻木痿软、阳气虚弱、久泻久痢等皆可灸。总的原则是：阴、寒、里、虚证多用。

2.操作方法

(1)艾条灸。①温和灸：将艾条的一端点燃后，对准施灸部位，距离皮肤 2～3 cm 处进行熏烤，以患者施灸部位有温热感而无灼痛为宜，以皮肤稍有红晕为度。②回旋灸：将艾条的一端点燃后，对准施灸部位，距离皮肤 2～3 cm 处进行反复缓慢地前后、左右或环形移动熏烤，以患者施灸部位有温热感而无灼痛为宜，以皮肤稍有红晕为度。③雀啄灸：将艾条的一端点燃后，对准施灸部位，进行缓慢的上下移动熏烤，如同鸟雀啄食一般，一上一下反复的不停移动，以皮肤稍有红晕为度。

(2)艾炷灸：是用纯净的艾绒捏成上尖底平的宝塔形状，小可如麦粒、大可如红枣在施术部位施灸的一种方法。①直接灸：将艾炷直接放置在施灸部位的皮肤上点燃施灸。可分为瘢痕灸和无瘢痕灸两种。瘢痕灸即化脓灸，施灸前用大蒜汁涂覆施灸部位，再将艾炷置于其上，点燃施灸。每壮艾炷必须燃尽，除去灰烬后易炷再灸。一般灸 5～7 壮，灸中患者若感觉灼痛，可用手在施灸部位周围轻轻按摩或拍打，以减轻疼痛。灸后 1 周左右施灸部位化脓形成灸疮，结痂脱落后留下瘢痕。无瘢痕灸是将艾炷放在施灸部位上点燃，待其烧到 2/3 左右，或患者感觉到微有灼痛时，将剩下的艾炷搬走，易炷再灸，连续灸 3～7 壮，以局部皮肤产生红晕，不起水泡为度。②间接灸：又称为隔物灸，施灸时艾炷与施灸部位皮肤之间用其他药物间隔，使艾炷不与皮肤之间发生直接接触。间接灸火力温和,具有艾灸和间隔药物的双重作用。根据间隔物的不同,可分为隔姜灸、隔蒜灸、隔盐灸和隔附子饼灸。

(3)温灸器灸:又称灸疗器灸,用金属或胶木加工制成,在施灸时将点燃的艾绒、艾条放入温灸器内,置于施术部位熏烤施灸。此法较艾条灸及艾炷灸更为方便。

(4)温针灸:先按针刺操作规范将针刺入腧穴,行针得气后,再将一小节艾条绑在针柄上,然后点燃,毫针可将艾灸产生的温度通过针身传至针刺部位深处。

3.灸法的护理及注意事项

(1)做好施灸准备工作:施灸前应准备好施灸用具,摆好患者舒适同时有利于施灸的体位,暴露施灸部位皮肤。

(2)注意施灸安全,防止燃烧的艾绒及产生的艾灰脱落烫伤患者。无瘢痕灸及间接灸时注意观察艾炷燃烧情况及患者反应,及时更换或撤除艾炷,避免患者皮肤被烫伤。施灸后应立即熄灭艾火。

(3)颜面五官、浅表大血管不宜瘢痕灸,有毛发处,孕妇的腹部和腰骶部也不宜施灸。

(4)施灸次序:一般是先灸上部、背部,后灸下部、腹部,先灸头身,后灸四肢。

二、推拿法及护理

推拿又称按摩、按跷、跷引。它是以中医理论为指导,应用不同的手法在人体的一定部位或经络腧穴上,利用机械力的作用,刺激局部,以疏通经脉、调和气血、消瘀止痛,理筋整复、改善脏腑功能,从而达到防治疾病的一种治疗方法。

(一)适应证

推拿疗法适应证极广,应用于肌肤、经脉、骨骼、关节疾病,以及痹、痿、瘫、疼痛诸证,对许多内科、外科、妇科、儿科、骨科疾病具有独特的疗效。

(二)常用推拿手法

1.推法

用指、掌或肘部紧贴于施术部位,运用适当的压力,做单方向直线推动(图 9-2)。可分为指推法、掌推法和肘推法。该手法具有疏通经络、理筋活血、消肿止痛、开郁散结作用,可用于肩背痛、腰腿痛、胸胁胀痛及肢体麻木等。

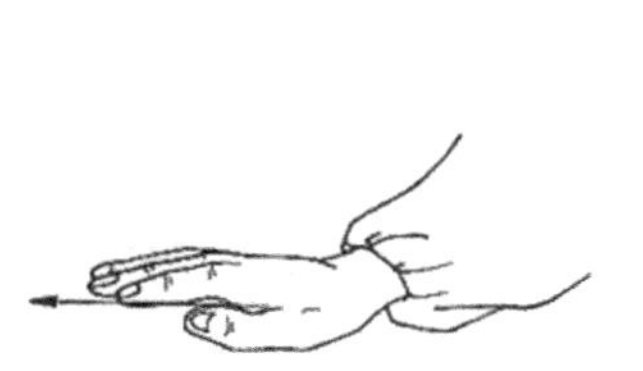
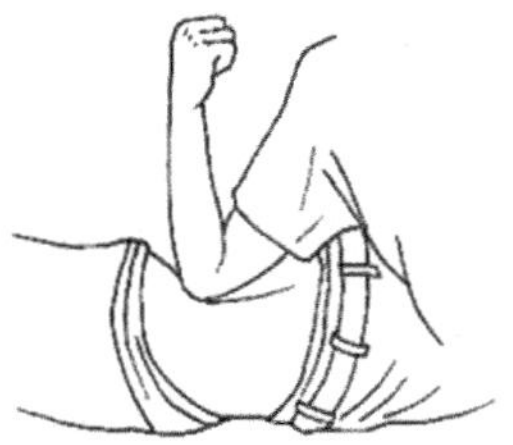

图 9-2 推法

2.摩法

用手掌掌面或示指、中指、无名指的指面附着于施术部位上,做主动环形有节律的抚摩运动(图 9-3)。可分为指摩法和掌摩法。该手法具有理气和中、消积导滞、调节胃肠蠕动、祛瘀消肿等作用。常用于胸腹部疾病,如胸胁胀满、脘腹胀痛、泄泻、便秘、胃肠功能紊乱等。

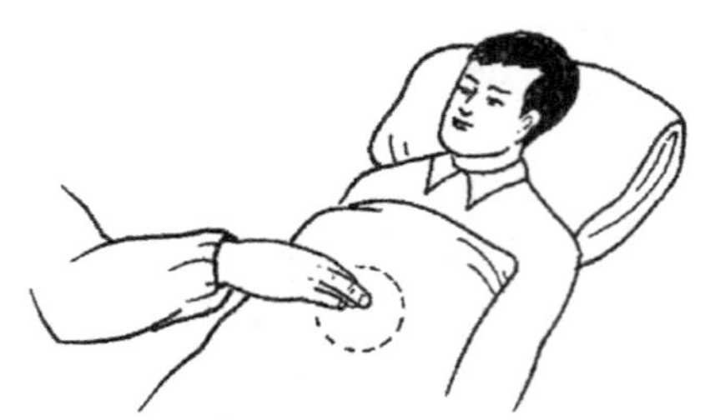

图 9-3 **摩法**

3.搓法

用双手掌面对置地夹住一定部位，相对用力快速搓揉的同时上下往返移动。该手法具有舒筋通络、调和气血、理气开郁等作用，适用于肩、腰及四肢的肌肉疼痛以及胸胁胀满等。

4.揉法

用手指指腹、掌根、鱼际或肘尖附着于施术部位，带动施术部位的皮肤肌肉做轻柔缓和的环转运动。可分为指揉法、掌揉法、大鱼际揉法和肘揉法。该手法具有祛风散寒、活血通络、宽胸理气、消肿止痛、消积导滞的作用。适用于全身各部。

5.拿法

用拇指和其他手指相对用力，在施术部位上进行节律性的一紧一松的拿捏(图 9-4)。可分为三指拿法、四指拿法和五指拿法。该手法具有行气活血、祛风散寒、解痉止痛作用，可用于项、肩、四肢部。

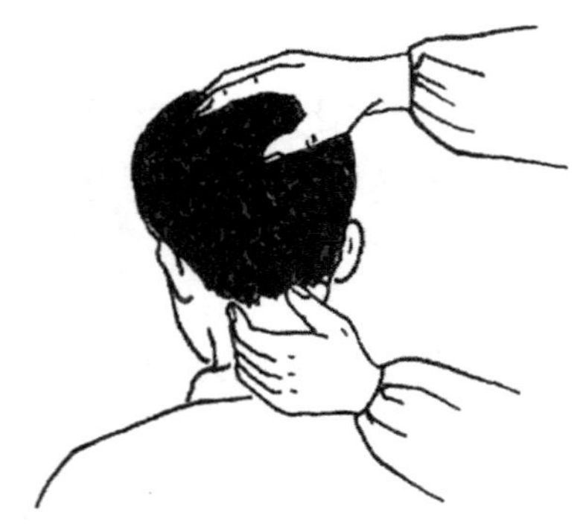

图 9-4 **拿法**

6.按法

用拇指、手掌，或肘尖按压在施术部位上，逐渐用力，按而留之。可分为指按法、掌按法和肘按法(图 9-5)。该手法具有通经活络、散寒止痛、解郁破结的作用，用于全身各部。

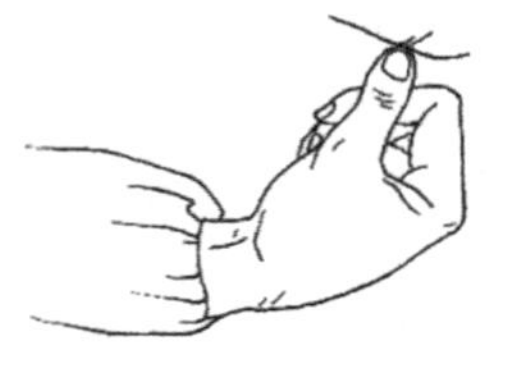

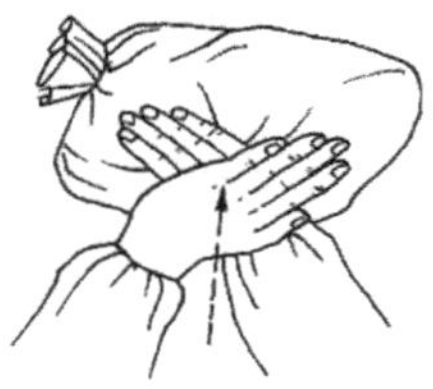

图 9-5 **按法**

7.抖法

用单手或双手握住患者肢体远端，微用力做连续的小幅度高频率的上下颤动。可分为抖上肢、抖下肢和抖腰。该手法具有舒筋活络、调和气血、滑利关节、缓解疲劳的作用，多用于四肢部疾病。

8.拍法

用虚掌平稳而有节奏地拍打施术部位。该手法具有行气活血、缓急止痛的作用。可用于腰背及下肢部疾病。

9.击法

用拳、掌、指及桑枝棒击打体表。可分为拳击法、掌击法、指尖击法和棒击法，其中拳击法可分为拳眼击法、拳心击法、拳背击法；掌击法可分为掌根击法、侧掌击法、合掌击法。该手法具有舒筋活络、解痉止痛、行气活血的作用，可用于头顶、肩背、腰臀及四肢部。

10.摇法

固定关节两端，使关节做被动环转运动。根据施术部位的不同，可分为摇颈、摇肩、摇肘、摇腕、摇腰、摇髋、摇膝、摇踝等。该手法具有舒筋活血、滑利关节、松解粘连、缓解疼痛的作用。可用于颈腰及四肢关节等处疾病。

(三)推拿法护理及注意事项

(1)不可在患者过饱、过饥、醉酒、过疲、情绪过激等状态下施推拿治疗。

(2)除特殊原因或特定手法外，推拿操作时一般用治疗巾将患者被操作部位覆盖后再行操作，治疗师不直接接触患者皮肤。婴幼儿或皮肤娇嫩者接受推拿治疗时可将被操作部位处皮肤涂适量滑石粉。

(3)推拿操作时手法要达到“持久、有力、均匀、柔和、深透”等要求。

(4)皮肤损伤或感染的部位、正在出血的部位或出血性疾病、骨折移位或关节脱位、肿瘤局部、妇女月经期或妊娠期等均不宜推拿。

(5)操作完一个患者后应洗手，治疗巾及床单要经常换洗，以免交叉感染。

三、刮痧法及护理

刮痧法是用边缘钝滑的硬物或专制的刮痧板，在患者体表一定部位反复刮动，使局部出现痧斑或痧痕，以达到解表驱邪、疏通经络、行气止痛、开窍醒神等目的的一种中医传统外治法。刮痧使用的工具很多，如瓷调羹、木梳背、硬币、铜钱、瓷碗口、纽扣等，也有特制的檀香或沉香木刮痧板、水牛角刮痧板。

(一)适应证

1.外感疾病

中暑发热、头昏、胸闷，以及夏秋季节的伤暑、伤湿、伤食等出现呕吐、腹痛、腹泻等症。

2.儿科病证

营养不良、食欲减退、感冒发热、腹泻、遗尿等症。

3.保健

预防疾病、强身健体、减肥养颜、消斑祛痘、延缓衰老。

(二)操作方法

1.基本方法

对刮痧部位常规消毒后，术者手持刮痧工具蘸润滑剂(清水或植物油)，从上到下、由内而外的刮动，刮至有干涩感时，蘸润滑剂再刮，直至皮下出现红色或紫红色痧斑或痧痕为止。一般刮20分钟，或以患者能耐受为度。

(1)平刮：使用刮痧板的平边着力于皮肤上，按一定的方向进行较大面积的平行刮摩。

(2)竖刮：使用刮痧板的平边着力于皮肤上，按竖直上下进行较大面积的平行刮摩。

(3)斜刮：用刮痧板的平边着力于皮肤上，进行斜向刮摩，主要用于某些不能平刮和竖刮的部位。

(4)角刮：使用刮痧板的边角着力于皮肤上，进行较小面积如骨缝、凹陷等部位的刮摩。

2.辅助方法

刮痧治疗时配合扯痧、挤痧、放痧等手法。

(1)扯痧法：施术者用拇指和示指用力提扯施术部位的皮肤，直至扯出痧点。

(2)挤痧法：施术者双手拇、示指相对，用力挤压施术部位皮肤，直至出现一块块或一小排紫红痧斑为止。如前额部挤痧，治疗头昏。

(3)拧痧法：又称揪痧法，民间称"揪疙瘩"，施术者示、中二指屈曲，用示、中二指的第2节夹住施术部位皮肤，用力提拧，然后松开，一夹一放，每个部位如此反复6～7次。如咽喉肿痛可用拧痧法提拧颈部两侧，前头痛可提拧印堂穴。

(4)拍痧法：用虚掌或刮痧板拍打施术部位，直至出现痧痕或痧斑。

(5)放痧法：施术者用三棱针等工具刺破患者体表的一定部位，放出少量血液。常用放痧部位有委中穴、曲泽穴、十宣穴。

(三)常用刮痧部位

(1)背部：第7颈椎以下至第5腰椎以上区域。

(2)头部：印堂穴、太阳穴。

(3)颈项部：项部、双肩。

(4)胸部：取第2、3、4肋间，从胸骨向外侧刮。乳房禁刮。

(5)四肢：曲泽穴、委中穴。

(四)刮痧法护理及注意事项

(1)刮痧顺序：一般是先头颈部、背部，再胸腹部，最后四肢。

(2)刮痧方向：一般为单向，不可在同一部位来回刮动，刮完一处或一线后再换位置。

(3)不宜刮痧部位：局部皮肤有破溃、感染、过敏、水肿的部位不宜刮痧。

(4)刮痧过程中注意保暖，避免患者受凉；刮痧之后不可立即冲凉；使用过的刮痧工具应清洁、消毒备用。

(5)刮痧时刮拭面尽量拉长，用力要均匀适中，以患者耐受为度。如果患者出现胸闷不适、面色苍白、冷汗不止，或神志不清等症状时，应立即停刮并及时对症处理。

四、拔罐法及护理

拔罐法是以罐为工具，利用燃烧、抽气等形式排出罐内空气，形成负压，使之吸附于施术部位，造成局部皮肤充血、淤血现象，以调节机体功能，达到防治疾病目的的一种传统疗法。罐的种类很多，目前较常用的主要有玻璃罐、竹罐和抽气罐。

(一)适应证

拔罐法具有温通经络、祛湿逐寒、行气活血及消肿止痛的作用，故可用于风寒湿痹、腰背酸痛、关节疼痛、脘腹胀满、腹痛腹泻、咳嗽气喘以及痈肿疮毒等多种疾病。

（二）操作方法

1.拔罐方式

（1）火罐法：是利用燃烧消耗罐中部分氧气，并使罐内气体受热而膨胀而致部分气体排出罐外，依靠罐内负压将罐吸附于施术部位。常用的有以下几种方法。①闪火法：将燃烧棒（用镊子或止血钳等夹住乙醇棉球）点燃后，在罐内壁中上部稍做停留后，将燃烧棒退出并迅速将罐轻扣在施术部位上。此法是最为常用的拔罐方法，比较安全，不受体位限制，缺点是吸附力不强。②投火法：将纸片或乙醇棉球点燃后投入罐内，然后迅速将罐轻扣在施术部位上。此法多用于侧面横拔。

（2）抽气法：将抽气罐置于需拔罐部位，用抽气筒将罐内空气抽出，即可吸住。此法适用全身多处，使用方便简单，缺点是没有火罐法的温热刺激作用。

2.拔罐方法

（1）闪罐法：多用闪火法将罐拔上后立即取下再拔，如此反复吸拔多次，至皮肤潮红为度。适用于肌肉比较松弛、吸拔不紧或留罐有困难，以及局部皮肤麻木或功能减退的患者。

（2）留罐法：又称坐罐法，指拔罐后留置 10～15 分钟。

（3）走罐法：又称推罐法，先在罐口或皮肤上涂上少许润滑剂，将罐吸拔好后，以手握住罐底，稍倾斜（推动方向前边略提起），慢慢在皮肤表面上下，或左右，或循经来回推拉移动数次，以致皮肤潮红为度。适用于面积较大、肌肉丰厚的部位，多选用平滑厚实、口径较大的罐。

（4）摇罐法：将罐吸附于施术部位后，将其左右或前后摇动。

（5）提罐法：将罐吸附于施术部位后，将其轻轻提拉。

（6）针罐法：在针刺留针时以针刺处为中心，拔上火罐。

（7）刺血拔罐法：先用三棱针或其他工具，刺破小血管，然后拔以火罐，以此加强刺血法的疗效，多用于治疗各种急、慢性软组织损伤、痤疮、丹毒、坐骨神经痛等。

3.起罐

起罐又称取罐、脱罐。抽气罐可直接将顶部的进气阀拉起，待空气进入后罐即脱落。其他罐具则需一手握罐，另一手将罐口边缘的皮肤轻轻按下，待空气进入后罐即脱落。

（三）拔罐法护理及注意事项

（1）选罐：拔罐时要选择适当体位和肌肉丰满的部位，要根据吸拔部位的面积大小而选择大小适宜的罐。

（2）防止灼伤：拔罐时应注意防止灼伤患者皮肤，一旦出现应及时处理。

（3）防止拔罐意外：在拔罐过程中患者如出现胸闷、心慌、面色苍白、冷汗不止或神志不清等症状时，多为发生晕罐现象，应立即停止拔罐，并对症处理，护理方法参照晕针。

（4）拔罐时中注意保暖，留罐期间给患者盖好衣被，拔罐后不宜马上洗凉水澡。

（5）凡使用过的罐具，均应消毒处理后备用。

（6）拔罐禁忌：皮肤有过敏、溃疡、水肿、大血管分布部位不宜拔罐，高热抽搐者、有自发性出血倾者，孕妇的腹部、腰骶部均不宜拔罐。

（陈苗苗）

第四节　不　寐

一、概述

不寐是指外邪扰动，或正虚失养，导致神不守舍，临床以经常性不能获得正常睡眠为特征的一种病证。多由于饮食不节，情志失常，劳倦、思虑过度及病后、年迈体虚所致。西医学的神经症、更年期综合征、贫血、脑动脉硬化等以不寐为主要临床表现时，可参照本病护理。

二、辨证论治

(一)心胆气虚

虚烦不寐，触事易惊，终日惕惕，胆怯心悸，伴气短自汗，倦怠乏力。舌淡，脉弦细。治以益气镇惊，安神定志。

(二)心脾两虚

不易入睡，多梦易醒，心悸健忘，神疲食少，伴头晕目眩，四肢倦怠，腹胀便溏，面色少华。舌淡苔薄，脉细无力。治以补益心脾，养血安神。

(三)心肾不交

心烦不寐，入睡困难，心悸多梦，伴头晕耳鸣，腰膝酸软，潮热盗汗，五心烦热，咽干少津，男子遗精，女子月经不调。舌红少苔，脉细数。治以滋阴降火，交通心肾。

(四)肝火扰心

不寐多梦，甚则彻夜不眠，急躁易怒，伴头晕头胀，目赤耳鸣，口干而苦，不思饮食，便秘溲赤。舌红苔黄，脉弦而数。治以疏肝泻火，镇心安神。

(五)痰热扰心

心烦不寐，胸闷脘痞，泛恶嗳气，伴口苦，头重，目眩。舌偏红，苔黄腻，脉滑数。治以清化痰热，和中安神。

三、病情观察要点

(1)睡眠总时数、睡眠习惯。

(2)了解睡前是否因饮用刺激性饮料，如浓茶、咖啡、可乐等。

(3)观察体温、脉搏、呼吸、血压。

(4)注意饮食、情志、二便情况。

(5)观察有无引起不寐的诱发因素，如夜尿频、咳嗽、疼痛等。

四、症状护理要点

(一)病室环境

避免噪声，光线柔和，患者入睡时用深色窗帘遮挡。

(二)关注患者心理活动

消除忧虑、焦急紧张等不良情绪。

(三)穴位按摩

睡前对劳宫、涌泉搓揉各100下。

(1)心烦不寐伴头重,头晕目眩,目赤耳鸣的患者,可做头部按摩,如太阳、印堂、风池、百会等穴。睡前按压每个穴位30～50次。

(2)心脾两虚的患者,睡前按摩背部夹脊穴。

(3)肝火扰心者取涌泉穴。

(4)痰热扰心与心脾两虚者取合谷、足三里。

(5)心肾不交者取肾俞、涌泉穴。

(四)多汗护理

不寐伴潮热盗汗,五心烦热的患者,衣被不宜过暖,汗后及时更换湿衣被。

(五)卧位与吸氧

胆怯心悸,伴气短,倦怠乏力的患者,可给予半坐卧位,吸氧。

(六)耳穴埋籽

主穴:神门、交感、心、脑点等;配穴:肾、脾。

(七)适当使用诱导睡眠的方法

如睡前散步、睡前做放松气功、热水泡脚、静听单调的声音、默念数字、聆听音乐或催眠曲等。

(八)中药泡洗

睡前温水泡洗双足。

(九)拔火罐

取心俞、膈俞、肾俞及胸至骶段脊柱两侧膀胱经循行线。如失眠严重、多汗加涌泉、劳宫穴;头痛、头晕甚者,加太阳穴。

(十)音乐疗法

音乐对本病有显著的疗效。选择平稳、抒情、优美的音乐,如贝多芬的《月光奏鸣曲》、圣·桑的《天鹅》、中国古曲《关山月》、蒙古民歌《牧歌》,或选用《催眠曲》。

(十一)去除其他因素

去除可能会引起不寐的因素,如夜尿频、咳嗽、疼痛等。

五、饮食护理要点

宜进清淡易消化的饮食,晚餐不宜过饱,临睡前不宜进食,饮浓茶、咖啡等兴奋性饮料,忌食辛辣、油腻之品。

(一)心胆气虚

宜食龙眼肉、莲子、大枣等益气补血之品。

食疗方:当归羊肉汤、黄芪粥。

(二)惊惕不安

宜食酸枣仁、温牛奶等镇静安神之品。

食疗方:牡蛎汤。

(三)心肾不交

宜食桑椹蜜、甲鱼等养心益肾之品。

食疗方:百合粥、莲子银耳羹。

(四)心脾两虚

宜食红枣、龙眼肉、茯苓、山药等补心健脾之品。

食疗方:百合粥、柏子仁粥等。

(五)肝火扰心

宜食柑橘、金橘等理气化解郁之品。

食疗方:芹菜萝卜汤。

(六)痰热扰心

宜食山楂、萝卜、杏子等消食导滞化痰之品,可予焦三仙煎水每天代茶饮。

食疗方:枇杷羹。

六、中药使用护理要点

(一)口服中药

口服中药时,应与西药间隔 30 分钟左右。

(1)中药汤剂实证宜偏凉服,虚证宜热服,观察服药后效果及反应。

(2)安神定志类药物宜在睡前 30 分钟至 1 小时服用。

(3)枣仁安神液(胶囊):孕妇慎用,消化不良所致的睡眠差者忌用。

(4)五味子糖浆(颗粒、胶囊):过敏体质者禁用;五味子性酸,胃酸过多者慎用;糖浆剂,糖尿病患者忌用。

(5)天王补心丸:因朱砂有毒,不宜大量服用或久服。

(二)中药注射剂

中药注射剂应单独使用,与西药注射剂合用时须前后用生理盐水做间隔液。

刺五加注射液:以 40～50 滴/分为宜,不宜与维生素 C、双嘧达莫、维拉帕米配伍。

(三)外用药

观察局部皮肤有无不良反应。

药枕:一般选用透气性良好的棉布或纱布做成枕套,药物不可潮湿,否则失效,每天枕之,镇静安神。

七、情志护理要点

(1)创造一个安静、舒适的病室环境,护士态度和蔼、举止大方,使患者产生安全感和舒适感。严禁在患者面前讲刺激性言语,避免不良情绪刺激。指导患者自我调节的方法,避开不愉快的事情及环境;将思维集中到轻松、愉快的事情上;向信任的朋友发牢骚,坦然诉说心声,发泄不满。

(2)指导患者养成定时就寝的习惯,避免白天黑夜的生物钟颠倒而影响睡眠,睡前避免情绪激动或剧烈活动。

八、健康宣教

(一)用药

遵医嘱服药,不随意增减药量或停药。

(二)饮食

养成良好的饮食习惯,勿暴饮暴食,痰热扰心者睡前不宜进食。

(三)运动

每天适当锻炼身体,增强体质。肝火扰心者就寝前到庭院散步,顺畅气机,有利安眠。

(四)生活起居

按时作息,尽量保持规律生活。心肾不交者勿过劳,节房事。养成良好的睡眠习惯,如按时就寝,睡前不看惊险刺激的小说、影视剧等。

(五)情志

指导患者自我调节,避开不愉快的事情及环境,切忌焦虑于“不寐”事上。睡前可用诱导法,听音乐、催眠曲等方法舒缓情志。

(六)定期复诊

遵医嘱定期复查,当患者出现入睡困难、多梦、睡眠时间缩短等症状加重时,及时就医。

(陈苗苗)

第五节 中 风

一、概述

中风是以猝然昏仆,不省人事,半身不遂,口眼㖞斜,语言不利为主的一种病证。多是在内伤积损的基础上,复因劳逸过度、情志不遂、饮食不节或外邪侵袭所致。急性脑血管病,局限性脑梗死、原发性脑出血、蛛网膜下腔出血可参照本病护理。

中风的证治分类包括中经络、中脏腑、中风恢复期。

二、中经络的辨证论治

中风中经络主要表现为突然发生口眼㖞斜,语言不利,舌强语塞,甚则半身不遂。

(一)风痰入络

肌肤不仁,手足麻木,口角流涎,手足拘挛,关节酸痛等症。舌苔薄白,脉浮数。治以祛风化痰通络。

(二)风阳上扰

平素头晕头痛,耳鸣目眩,或手足重滞。舌红苔黄,脉弦。治以平肝潜阳,活血通络。

(三)阴虚风动

平素头晕耳鸣,腰酸,言语不利,手指瞤动。舌红苔腻,脉弦细数。治以滋阴潜阳,息风通络。

三、中脏腑的辨证论治

(一)闭证

1.痰热腑实

素有头痛眩晕,心烦易怒,突然发病,半身不遂,口舌㖞斜,舌强语謇涩或不语,神志欠清或昏糊,肢体强急,痰多而黏,伴腹胀,便秘。舌黯红,或有瘀点、瘀斑,苔黄腻,脉弦滑或弦涩。治以通腑泄热,息风化痰。

2.痰火瘀闭

突然昏仆,不省人事,口噤不开,两手握固,大小便闭,肢体强痉拘急,面赤身热,气粗口臭,躁扰不宁。苔黄,脉弦滑而数。治以息风清火,豁痰开窍。

3.痰浊瘀闭

突然昏仆,不省人事,半身不遂,肢体松解,面白唇黯,静卧不烦,四肢不温,痰涎壅盛。苔白腻,脉沉滑缓。治以化痰息风,宣郁开窍。

(二)脱证

突然昏仆,不省人事,目合口张,鼻鼾息微,手撒肢冷,汗多,大小便自遗,肢体软瘫。舌萎,脉细弱或脉微欲绝。治以回阳救阴,益气固脱。

四、中风恢复期的辨证论治

(一)风痰瘀阻

口眼㖞斜,舌强语謇或失语,半身不遂,肢体麻木。舌黯紫,苔滑腻,脉弦滑。治以祛风化痰,行瘀通络。

(二)气虚络瘀

肢体偏枯不用,肢软无力,面色萎黄。舌淡紫或有瘀斑,苔薄白,脉细涩或细弱。治以益气养血,化瘀通络。

(三)肝肾亏虚

半身不遂,患肢僵硬,拘挛变形,舌强不语,或偏瘫,肢体肌肉萎缩。舌红脉细,或舌淡红,脉沉细。治以滋养肝肾。

五、病情观察要点

(一)神志、瞳孔的观察

(1)若起病即见神志障碍,则病位深,病情重。

(2)如患者渐至神昏,瞳孔变化,为正气渐衰,邪气日盛,病情加重。

(3)如神志逐渐转清,则中脏腑向中经络转化,病势为顺,预后好。

(4)若瞳孔大小不等,不对称,对光反射、压眶反射迟钝或消失,均为病势逆转,预后差。

(二)生命体征

观察患者的血压、心率、呼吸、血氧饱和度等生命体征的变化,如出现双侧瞳孔不等大、血压急剧上升,心率减慢,呼吸加深等,多为脑疝的早期症状。

(三)观察肢体功能障碍的变化

半身不遂加重,病势转逆;半身不遂不再加重或好转,则病势为顺,预后好。

(四)呼吸道分泌物

丘脑下部和上脑干受损者，早期呼吸道分泌物较多，应注意观察，防止误吸。

(五)吞咽功能障碍

观察中风患者饮水、进食是否有呛咳，防止发生误吸。

(六)皮肤

大小便失禁、半身不遂的中风患者，应注意观察皮肤情况，防止压疮的发生。

(七)二便的观察

(1)中风患者长时间卧床，气血功能障碍，易引起大便秘结，应及时采取改善措施，防止排便努责，加重病情。

(2)观察患者是否发生尿潴留及尿失禁，及时通知医师。

(八)语言功能的观察

观察中风患者语言功能障碍的变化，关注患者的需求。

六、症状护理要点

(一)病室环境

(1)阳闭患者的病室需要安静、凉爽、光线偏暗、温度不宜过高。

(2)脱证患者的病室应温暖、安静、光线柔和、必要时控制探视。

(二)生命体征

注意神志、瞳孔及其他生命体征的变化，定期测量血压，判断患者意识障碍的程度，病情变化时通知医师，及时对症处理。

(三)呼吸道通畅

保持呼吸道通畅，及时清除口腔内分泌物。呼吸道分泌物较多时，可将患者头部偏向一侧，以利痰液、呕吐物排出。

(四)急性期患者

急性期患者宜卧床或床上被动活动，保持肢体功能位置，防止患侧肢体受压、畸形、垂足等情况发生。

(五)吞咽功能障碍的患者

吞咽功能障碍的患者，进食不宜过快，防止呛咳。伴意识障碍者，可选用鼻饲法进食流质、半流质饮食。

(六)清洁护理

1.口腔的护理

神昏者，每天 2 次口腔护理，用生理盐水或中药液清洗口腔；张口呼吸者可用湿纱布盖于口鼻部，以保持口鼻腔湿润；口唇干裂者，应涂抹护唇油。

2.眼睑的护理

眼睑不能闭合者，覆盖生理盐水湿纱布。

(七)皮肤的护理

(1)保持皮肤清洁干燥、床单位清洁平整，及时更换衣被。

(2)肢体功能障碍不能自行翻身的患者，应定时翻身，协助取舒适体位。

(3)受压部位、骨隆突处软垫减压或给予增强型透明贴保护。

(八)二便护理

1.便秘

(1)腹部按摩,可按揉关元、大肠俞、脾俞、气海、足三里等穴区。

(2)行耳穴埋籽。主穴:直肠下段、大肠;配穴:肺、便秘点。

(3)每天清晨饮蜂蜜水。

(4)便秘严重者可用番泻叶泡水代茶饮。

2.二便失禁

注意皮肤护理清洁,便后擦洗会阴及肛周皮肤。发生肛周皮肤红肿的患者可用紫草油外涂,保护皮肤。

3.尿潴留

可按摩中极、关元、气海穴等,虚者加艾灸,必要时留置导尿管。

(九)沟通训练

在与伴有语言功能障碍的中风患者交流时,可通过手势、图片、文字等辅助方法进行沟通,并对其早期进行语言训练。

七、饮食护理要点

(一)总则

(1)饮食以清淡,少油腻、低糖、低胆固醇,易消化的新鲜米面、蔬菜水果为主。

(2)忌肥甘、辛辣等刺激之品,禁烟酒。

(3)少食多餐,进食不宜过快、防止误吸。

(二)中经络

饮食宜清淡,宜食香菇、木耳、冬瓜、梨、桃、山楂等活血化瘀之品,忌食动风之品,如公鸡肉、猪头肉。

食疗方:百合玉竹粳米粥。

(三)中脏腑

昏迷和吞咽困难者,可给予鼻饲饮食,如混合奶、米汤、果汁、豆浆、菜汤、藕粉等。

食疗方:南瓜粥、茯苓粥。

(四)中风恢复期

宜食蛋类、肝类、海参、山楂、木耳、萝卜、玉米、百合、花生、大枣等补养气血、滋补肝肾之品。

食疗方:黄芪桂枝粥(用黄芪、桂枝、白芍、生姜与大米、大枣共煮);山药葛粉羹(用山药、葛根粉、小米煮粥服用)。

八、中药使用护理要点

中药汤剂宜温服,服中药后避免受风寒,汗出后用干毛巾擦干。吞咽困难者可将丸药、片剂研碎后加水服用,神志不清者可选择鼻饲给药法。

(一)口服中药

口服中药时,应与西药间隔 30 分钟左右。

1.华佗再造丸

本品药性偏温,对属肝肾阴虚,火热壅盛者慎用;服药期间如感燥热,可减量或用淡盐水送服。

2.牛黄清心丸

不宜与四环素类抗生素、异烟肼、多巴胺等西药合用，因与之易发生络合和螯合反应；不宜与洋地黄类药物联用，因钙离子为应激性离子，增强心肌收缩力，从而增强洋地黄的作用和毒性。

3.脑心通胶囊

胃病患者宜饭后服；有溃疡出血史者慎用。

4.消栓通络片（胶囊）

服用期间忌生冷、辛辣、动物油脂食物。

（二）中药注射剂

中药注射剂应单独使用，与西药注射剂合用时须前后用生理盐水做间隔液。

1.灯盏细辛注射液

不宜与5%葡萄糖、10%葡萄糖、5%果糖、10%果糖、黄芪、盐酸普萘洛尔、川芎嗪、氨茶碱、依诺沙星、盐酸莫西沙星、乳酸左氧氟沙星等配伍。

2.血塞通注射液

易发生变态反应，过敏体质者慎用。不宜与黄芪、异丙肾上腺素配伍；与其他酸性较强的药物配伍易发生浑浊、沉淀，应谨慎选择稀释溶液。

九、情志护理要点

（1）中风患者多心火暴盛，急躁易怒，可采用释放、宣泄法，使患者心中的焦躁、痛苦释放出来，待患者平静后再用说理、开导法说明情绪剧烈波动对病情的影响，让患者学会“制怒”，可采取听音乐、练气功等方式舒缓情绪。

（2）对于情绪低落或悲观失望的患者，要给予鼓励和帮助，安排多样化生活，如看电视、听广播、做保健操等。

十、健康宣教

（一）用药

遵医嘱服药，不随意增减药量或停药。

（二）饮食

以低盐、低脂肪、低胆固醇食物为宜，多吃新鲜水果、蔬菜，忌甜腻、辛辣刺激等助火生痰之品；肥胖者控制体重。

（三）运动

选择适宜的锻炼方法，遗留肢体活动障碍者，坚持功能锻炼，锻炼时应有人陪伴，注意安全。

（四）生活起居

起居有常，避寒邪，保持大便通畅，避免过劳，节制房事，定期监测血压。

（五）情志

保持心气平和，多与人交流，可通过听音乐、练书法陶冶情操。

（六）定期复诊

积极治疗原发病，遵医嘱定期复诊，如出现头痛、眩晕、呕吐、血压升高、喉中痰鸣、咳吐不易、肌肉异常跳动、肢体麻木加重等症，应及时就医。

（陈苗苗）

第六节 癫　病

一、概述

癫病是以精神抑郁，表情淡漠，沉默痴呆，语无伦次，静而多喜为特征。多由禀赋不足、七情内伤、饮食失节等因素导致脏腑功能失调，气滞痰结血瘀，蒙塞心神，神明失用而成。精神分裂症的精神抑郁型、躁狂抑郁症的抑郁型可参照本病护理。

二、辨证论治

(一)肝郁气滞

情绪不宁，沉默不语，善怒易哭，时时太息，胸胁胀闷。舌淡，薄白，脉弦。治以疏肝解郁，行气导滞。

(二)痰气郁结

表情淡漠，沉默痴呆，时时太息，言语无序，或喃喃自语，多疑多虑，喜怒无常，秽洁不分，不思饮食。舌红苔腻而白，脉弦滑。治以理气解郁，化痰醒神。

(三)心脾两虚

心思恍惚，梦魂颠倒，心悸易惊，善悲欲哭，肢体困乏，饮食锐减。舌淡苔腻，脉沉细无力。治以健脾养心。

(四)气阴两虚

久治不愈，神志恍惚，多言善惊，心烦易怒，躁扰不寐，面红形瘦，口干舌燥。舌红少苔或无苔，脉沉细而数。治以益气养阴。

三、病情观察要点

(一)精神症状

观察患者有无精神异常的先兆症状，发作的诱发因素、程度及特点。

(二)饮食

观察患者食欲、进食量。

(三)体重

观察体重有无下降情况。

(四)睡眠

是否入睡困难、早醒、睡眠过度及晨醒时有心境恶劣倾向。

(五)思维、活动

观察其思维是否活跃，记忆力有否明显下降，情绪是否低落，有无乏力懒言，是否对各种事情提不起兴趣。

(六)生命体征

注意患者神志、呼吸、体温、血压、心率的变化。

(七)药物

(1)观察抗癫病药物的疗效及毒性作用。

(2)长期服用此类药物,可引起运动障碍、药物性性功能障碍、药物性闭经、药物性肝损害、药物性白细胞减少、药物性皮炎、药物性震颤等,发生此类情况应及时报告医师。

四、症状护理要点

(一)病室安全保护措施

门窗不要安装玻璃,室内用具简单,对躁狂神志不清,妄想逃走、有自杀念头或打人毁物者限制自由,加强巡视,以免发生意外。

(二)生活护理

(1)癫病患者生活自理能力差,护士应协助患者理发、剪指甲、洗脸、刷牙、洗澡、更换衣被等。

(2)夜间加强巡视,防止坠床或不盖衣被着凉。

(三)不寐护理

(1)患者晚间不饮浓茶、咖啡,少看内容刺激的电视、报纸、书刊。

(2)睡前温水泡足20分钟,并按摩涌泉(双)、三阴交等穴。

(3)耳穴埋籽。主穴:心、肾、神门、交感;配穴:脑干、皮质下。

(四)食欲缺乏护理

(1)宜进食新鲜清淡少油腻饮食,多食凉拌菜,少食甜食。

(2)饮食多样化,做一些患者平素喜欢吃的食物,尽量做到色、香、味俱佳。

(3)可适当食用山楂、山杏等开胃食品。

(五)便秘护理

(1)患者宜多食富含纤维素的食物,多饮水。

(2)鼓励患者多运动,示范给患者腹部按摩的方法。

(3)耳穴埋籽,主穴:便秘点、交感、大肠、直肠下段穴。肝气郁结证可配穴肝、胆或交感、内分泌;痰气郁结证可配穴脾、肺或神门;心脾两虚证可配穴心、脾或神门、内分泌;气阴两虚证可配穴肺、脾或交感、内分泌。

(4)必要时遵医嘱予患者通便药物,如番泻叶等。

(六)按摩法

(1)急性发作期患者可用拇指、示指大力点按金钟、通海等穴。

(2)恢复期按摩百会、足三里、神门、血海、三阴交等,以得气为度。

(七)生命体征观察

加强患者生命体征的观察,每周定期测量体重,详细记录,躁狂日久者,要防止全身衰竭。

五、饮食护理要点

宜清淡易消化,无骨、刺、硬核,营养丰富的食物,忌食辛辣刺激、肥甘厚味,忌浓茶、咖啡,禁吸烟、饮酒。

(一)肝郁气滞

宜食行气解郁之品,如萝卜、玫瑰花、莲藕、山楂等。

食疗方:柴郁莲子粥(柴胡、郁金、莲子、粳米)。

(二)痰气郁结

宜食化痰解郁之品,如柑橘、枇杷、海带、柚子、金橘等。大便秘结者可多食新鲜水果、蔬菜。

食疗方:竹笋萝卜汤。

(三)心脾两虚

宜食健脾养心之品,如龙眼肉、山药、酸枣、薏苡仁、大枣等。

食疗方:党参琥珀炖猪心、黄芪粥、红枣黑木耳汤。

(四)气阴两虚

宜食益气养阴之品,如山药、栗子、蜂蜜、牛奶、莲藕、荸荠、百合、银耳、甲鱼等。

食疗方:黄芪天冬炖乌鸡。

(五)其他

(1)对于躁动、抢食或拒食患者应寻找原因,根据其特点进行诱导可喂食或鼻饲,以保持营养。

(2)轻症患者或恢复期患者,提倡集体进餐。

(3)餐具要清洁卫生,容易持握、进食方便,应坚固耐用,不易破损。注意餐前后清点数目,发现短缺要及时查找,以免发生意外。

六、中药使用护理要点

(一)口服中药

口服中药时,应与西药间隔 30 分钟左右。

(1)中药汤剂宜温服,打破常规服用方法,合作时可一次服下,鼓励患者自己服下。

(2)补脑丸:宜在餐前或进食时服用;不宜与感冒类药同时服用;孕妇糖尿病患者或正在接受其他药物治疗的患者应在医师指导下服用。

(二)中药注射剂

中药注射剂应单独使用,与西药注射剂合用时须前后用生理盐水做间隔液。

生脉注射液:不宜与氯化钾、复方氯化钠注射液、20%甘露醇、硫酸依替米星、阿莫西林钠克拉维酸钾、盐酸普罗帕酮等配伍。

(三)外用中药

观察局部皮肤有无不良反应。

中药贴敷:使用时取适量药粉用水调成糊状,贴敷于脐。

七、情志护理要点

(1)创安全舒适的病室环境,病室安静整洁,护士举止大方,给患者以安全感和亲切感。严禁在患者面前讲刺激性语言,严禁态度粗暴;不要将过喜或过悲的事情告诉患者。

(2)经常接近患者,与其谈心,了解患者心态,给予其帮助鼓励,尽量满足患者的合理要求。

(3)对认知错觉者如怀疑食物中有人放毒时,可让患者共同进餐,或要求与别人调换食物者,则应设法恰当地满足其要求,以解除其疑虑,取得其信任。

(4)对有自杀自伤轻生念头患者,要做好安全防范工作,多加巡视,必要时日夜专人守护。耐心做好安慰解释工作,使其改变不良心境,树立乐观情绪;也可用转移注意法,引导其思维,从而转变其精神状态。

(5)迫害妄想者常恐惧不安,甚至有出逃的可能。要密切观察患者的行为表现,仔细研究其原因,耐心说服解释,必要时有人陪伴,以减轻其惊恐心绪。

(6)保持乐观、平静的心情,可采用喜胜忧的方法进行心理疏导。

八、健康宣教

(一)用药

长期服药者按时服药及复查,不宜自行停药或减量。家属应看护患者服药,服药后要观察片刻,以免患者用探吐法拒服药物。

(二)饮食

宜选择清热、祛痰、疏肝、安神作用的食品,一般给予普食即可。重视食物的花样品种,尽量注意色、香、味。

(三)运动

鼓励患者适当地参加体力和脑力活动,坚持治疗服药,配合气功及体育疗法,发作未完全控制前,不宜单独外出、游泳、登高、开车等。

(四)生活起居

注意休息,保证充足睡眠。外出时,随身带有注明姓名、诊断、住址及联系方式的联系卡。培养兴趣爱好,如练习书画、听音乐等,转移患者的注意力,消除、淡化不良情绪。

(五)情志

了解家庭及社会环境对患者疾病的影响,有针对性地做好相关人员的工作,取得配合,对患者要关心爱护,对患者的各种病态不可讥笑,不要议论。尽量减少诱发因素。

(六)定期复诊

遵医嘱定时复诊,如出现病情加重时应及时就医。

(陈苗苗)

第七节 眩　晕

一、概述

眩是指眼花或眼前发黑,晕是指头晕或感觉自身或外界景物旋转,二者常同时并见,故统称为“眩晕”。眩晕的发生多与情志、饮食、体虚年高、跌仆外伤等因素有关。内耳性眩晕、颈椎病、高血压病、脑动脉硬化等可参考本病护理。

二、辨证论治

(一)肝阳上亢

眩晕耳鸣,头痛且胀,每因烦劳或恼怒而加重,面色潮红,性情急躁易怒,胁痛,口苦。舌红苔黄,脉数。治以平肝潜阳。

(二)肾精不足

神疲健忘,腰膝酸软,遗精耳鸣,失眠多梦。偏于肾阳虚者四肢不温,阳痿,阴冷,舌淡苔白,脉沉细;偏于肾阴虚者,五心烦热,舌红少苔,脉弦细。治以补益肝肾。

(三)气血亏虚

头晕眼花,病程长而反复发作,面色苍白,唇甲不华,头发干枯不荣,心悸少寐。舌淡苔白,脉细弱。治以益气养血。

(四)痰浊中阻

眩晕耳鸣,头昏如裹,甚至视物旋转欲倒,胸脘痞闷,呕恶痰涎,身重懒动。舌淡胖苔白腻,脉濡滑。治以燥湿化痰。

三、病情观察要点

(一)眩晕

眩晕的发作时间、程度、诱发因素、伴随症状等。

(1)实证眩晕:多眩晕重,视物旋转,自身也转,伴有呕恶痰涎,体质偏于壮实者。

(2)虚证眩晕:多头目昏晕但无旋转感,体质偏于虚弱者。

(3)眩晕发作终止后,观察患者有无步态不稳,行动不便等症状。

(二)头痛

观察发作的时间、性质、部位、程度与体位的关系以及头痛时伴随的症状。

1.血管性头痛

多搏动性或跳动性头痛,平卧时加重,直立时稍轻。

2.椎-基底动脉供血不足

多表现头痛伴眩晕。

3.颅内压增高

多表现头痛伴恶心、呕吐。

(三)全身症状

观察血压、睡眠、舌苔脉象、二便等情况的变化。

(四)突发症状

如有突发血压急剧升高、剧烈头痛、恶心、呕吐、视力减退、惊厥或昏迷等,立即通知医师并做好抢救准备。

四、症状护理要点

(一)眩晕

(1)眩晕发作时应立即平卧,头部稍抬高,座椅和床单位应固定,减少搬动,床挡保护。体位改变时动作宜缓慢。

(2)眩晕伴血压增高的患者,应定时监测血压、观察用药后反应,做好记录。

(3)眩晕伴呕吐时,可指压合谷、内关等穴。

(4)实证眩晕:肝阳上亢者可予耳穴埋籽,取肝、胆、目 1、目 2 高血压点等穴,也可耳尖放血 5～6 滴;痰浊中阻者行耳穴埋籽,取脾、胃、肺、耳尖等穴。

(5)虚证眩晕:肾精不足者可予耳穴埋籽,取交感、神门、降压点、肾等穴;气血亏虚者耳穴埋籽，取脾、胃、内分泌、皮质下、心、额等穴。

(6)颈椎病眩晕的患者，睡眠时应选择低枕，避免深低头动作。

(7)重症眩晕患者应卧床休息，呕吐时宜取半坐卧位，意识不清的患者可将其头偏向一侧，防止呕吐引起窒息。

(8)遵医嘱给予氧气吸入。

(二)头痛

1.耳穴埋籽

主穴：枕、神门、额；配穴：心、肝、肾、皮质下。

2.饮水

颅内压增高性头痛，限制水分摄入；颅内压降低性头痛，鼓励患者多饮水。

五、饮食护理要点

宜低盐、低脂清淡，易消化饮食，饮食有节不宜过饱，忌辛辣刺激、肥甘厚味，肥胖患者应适当控制饮食。

(一)肝阳上亢

宜食海带、紫菜、萝卜、苋菜、芥菜、芹菜等；也可用野菊花、山楂、枸杞子、益母草、桑枝等代茶饮。

食疗方：菊花粥、芹菜凉拌海带。

(二)肾精不足

1.偏阴虚

宜食甲鱼、淡菜、黑木耳、银耳等滋养补品。

食疗方：黑芝麻捣碎煮粥，或桑椹、枸杞煮粥食用。

2.偏阳虚

宜食胡萝卜、胡桃、芋头、扁豆、山药、无花果、白术、芒果、榴莲、羊肉、鹿肉、狗肉等温补之品。

食疗方：核桃仁炒韭菜、参茸鸡肉汤(高丽参、鹿茸、鸡肉)。

(三)气血亏虚

宜食山药、莲子、大枣、胡桃等益气补血之品，忌食生冷。

食疗方：莲子红枣粥、黄芪粥、茯苓粥。

(四)痰浊中阻

宜食薏苡仁、茯苓、赤小豆、山楂、黄瓜、西红柿等燥湿化痰之品，饮食有节，少食肥甘厚味及刺激性食物，可用陈皮泡水代茶饮。

食疗方：薏苡仁冬瓜粥。

六、中药使用护理要点

(一)口服中药

口服中药时，应与西药间隔 30 分钟左右。

(1)中药汤剂：肝阳上亢者宜稍凉服；痰浊中阻者宜热服；气血亏虚与精不足者宜饭前温服。

(2)脑立清胶囊(丸)：不宜与四环素类抗生素、异烟肼、多巴胺及含有鞣质的中成药合用，以免发生络合或螯合反应降低药效；不宜与洋地黄类西药合用，以免增强洋地黄的作用和毒性。

(3)牛黄降压片(丸):因其清降力强,虚寒证者不宜使用,腹泻者忌用。

(4)杞菊地黄丸(口服液、胶囊、浓缩丸、片):糖尿病患者不宜服用,服药期间忌酸冷食物。

(5)夏枯草膏(口服液):脾胃虚热者慎用,服药期间忌食辛辣、油腻及刺激性食物,感冒期间暂停服用。

(6)眩晕伴呕吐者中药可凉服,或姜汁滴舌后服用,也可采用少量多次的服药方法。

(二)中药注射剂

中药注射剂应单独使用,与西药注射剂合用时须前后用生理盐水做间隔液。

(1)川芎嗪注射液:输注过程中与碱性西药注射液配伍析出沉淀。忌与氨苄西林钠、青霉素钠、葡萄糖酸钙、乳酸钠、碳酸氢钠、维生素 B_6、头孢哌酮钠、盐酸普萘洛尔、氨茶碱、右旋糖酐-40、双黄连、穿琥宁、诺氟沙星葡萄糖、丹参、复方丹参等配伍。

(2)天麻素注射液:冻干粉仅可肌内注射,严禁用于静脉。不宜与中枢兴奋药和抗组胺药同用。

(3)静脉使用扩血管药物时,注意监测用药后血压。

(三)外用中药

观察局部皮肤有无不良反应。

1.药枕

芳香气味中草药的药枕之上放置一层薄棉枕或多放几层枕巾;夏季经常晾晒药枕,以免发霉;每 3 个月或半年更换 1 次。

2.贴敷药

每晚贴敷双足涌泉穴,每天更换 1 次。

七、情志护理要点

(1)对肝阳上亢、情绪易激动的患者,应讲明激动对情绪的不良影响,使之能自我调控。也可选择音乐疗法:听一些舒缓悠扬的轻音乐。

(2)对眩晕较重,易心烦、焦虑的患者,介绍有关疾病知识及治疗成功的经验,使其增强信心。

(3)病室环境宜安静,减少探视,避免不良情绪刺激。

八、健康宣教

(一)用药

遵医嘱服药,不可随意增减药量或停药。

(二)饮食

饮食宜低盐低脂、清淡易消化,肥胖者及高血压患者注意控制体重。

(三)运动

避免过劳,适量进行体育运动,如慢步走、打太极拳、练气功等;运动时间不宜选择清晨 6～9 时,不宜从事高空作业,并应避免游泳、乘船以及各种旋转幅度大的动作。

(四)生活起居

戒烟限酒;保持大便通畅,养成定时排便的习惯;避免头部剧烈运动,行动宜缓慢,不可突然改变体位;定期监测血压。

(五)情志

指导患者选择听音乐、散步、聊天等方式舒缓情志。

(六)眩晕自救

眩晕发作时可闭目就地坐下或立刻卧床休息,避免跌伤,并随身携带自救卡。

(七)定期复诊

遵医嘱定时复诊,若出现剧烈头痛、恶心、呕吐、血压升高时及时就医。

(陈苗苗)

第八节 感 冒

一、概述

感冒是指感受风邪,出现鼻塞、流涕、打喷嚏、头痛、恶寒、发热、全身不适等症状的一种病证,多由于六淫之邪、时行病毒侵袭人体所致。上呼吸道感染流行性感冒等可参考本病护理。

二、辨证论治

(一)风寒感冒

倦怠乏力、恶寒发热、无汗、头痛身疼、打喷嚏、鼻塞流清涕、咳嗽痰稀白。舌苔薄白,脉浮紧。治以辛温解表。

(二)风热感冒

恶风发热、头胀痛、鼻塞流黄涕、咽痛咽肿、声音嘶哑、咳嗽痰黄。舌红,苔薄黄,脉浮数。治以辛凉解表。

(三)暑湿感冒

见于夏秋季节,周身酸困乏力、身热、无汗或少汗、头晕胀重、鼻塞流涕、胸闷泛恶。舌红,苔黄腻,脉濡数。治以清暑祛湿解表。

(四)气虚感冒

恶寒发热、自汗、头痛鼻塞、咳嗽痰白、倦怠乏力。舌淡苔白,脉浮无力。治以益气解表。

(五)阴虚感冒

发热、微恶风寒、无汗或微汗、头痛咽痛、干咳少痰、手足心热、心烦。舌红,少苔或无苔,脉细数。治以滋阴解表。

三、病情观察要点

(一)外感症状

发热恶寒、鼻塞流涕、打喷嚏、周身不适等。

(1)风寒感冒:恶寒重、发热轻,头痛身疼、鼻塞流清涕。

(2)风热感冒:发热重、恶寒轻,口渴,鼻塞流涕黄稠,咽痛或红肿。

(3)咽部肿痛与否常为风寒、风热的鉴别要点。

(二)汗出

(1)发热、汗出、恶风者属表虚证。

(2)发热、无汗、恶寒、身痛者属表实证。

(三)咳嗽、咳痰

咳嗽的程度、时间与规律;痰液的颜色、性质、量,是否易咳出。

(四)胃肠道反应

有无纳呆、恶心呕吐、腹泻。

(五)用药后反应

若服药后出现大汗淋漓、体温骤降、面色苍白、出冷汗为虚脱,立即通知医师。

四、症状护理要点

(一)病室环境

风寒、气虚者室温可偏高;风热阴虚者室温宜偏凉爽;暑湿感冒者室内避免潮湿。

(二)咳嗽咽痒

应远离厨房、公路、工地等烟尘较多的场所,病室内禁止吸烟。

(三)耳穴埋籽

主穴:肺、气管、肾上腺等。配穴:内鼻、耳尖、咽喉等。

(四)穴位按摩和灸法

主穴:大椎、曲池、足三里等。配穴:风寒型加外关、风池。风热型加印堂、合谷、少商。

(五)刮痧疗法

主穴:风池、合谷、百会、曲池、列缺。配穴:鼻塞不通者配迎香;咽痛配尺泽;热甚配十宣;头痛甚配百会、太阳(双)、印堂。

(六)拔罐法

取穴:肺俞、心俞、膈俞、天突、膻中、神阙,每穴留罐 5～10 分钟,每天 1 次。

五、饮食护理要点

饮食以清淡稀软易于消化为主,多饮水,少食多餐。忌辛辣、油腻厚味、荤腥食物。

(一)风寒感冒

宜食发汗解表之品,如葱、姜、蒜等调味的食物,或予以生姜红糖水热饮。

食疗方:姜葱粥、紫苏粥。

(二)风热感冒

宜食清淡凉润助清热之品,如秋梨、枇杷、藕、甘蔗等,可用鲜芦根煎水代茶饮等。

食疗方:黄豆香菜汤、银翘粥(金银花、连翘、芦根水煎去渣取汁与粳米同煮)等。

(三)暑湿感冒

宜食清热解表、祛暑利湿之品,如冬瓜、萝卜、鲜藿香或佩兰代茶饮等。

食疗方:荷叶粥、绿豆粥等。

(四)气虚感冒

宜食红枣、牛奶等温补易消化之品。

食疗方山药粥、黄芪粥。

(五)阴虚感冒

宜食甲鱼、银耳、海参等滋阴之品。

食疗方:百合粥、银耳粥等。

六、中药使用护理要点

(一)口服中药

口服中药时,应与西药间隔30分钟左右。

1.中药汤剂

汤药不宜久煎、风寒感冒宜热服,服药后盖被安卧;风热感冒、暑湿感冒宜凉服。

2.感冒清热冲剂

不宜在服药期间同时服用滋补性中药。

3.清热解毒口服液

风寒感冒者不适用。

4.感冒软胶囊

服药期间如出现胸闷、心悸等严重症状,立即停药。

5.蓝芩口服液

不宜在服药期间同时服用温补性中药;脾虚大便溏者慎用。

6.藿香正气水(软胶囊)

过敏体质者慎用,服药期间忌烟、酒及辛辣生冷食物。

(二)中药注射剂

中药注射剂应单独使用,与西药注射剂合用时须前后用生理盐水做间隔液。

1.双黄连注射液

首次静脉滴注过程中的前30分钟应缓慢,不宜与氨基糖苷类(庆大霉素、卡那霉素、链霉素、硫酸妥布霉素、硫酸奈替米星、硫酸依替米星)、大环内酯类(红霉素、吉他霉素)、诺氟沙星葡萄糖、氯化钙、维生素C、氨茶碱、穿琥宁、刺五加、丹参、川芎嗪等配伍。过敏体质者慎用。

2.柴胡注射剂

只用肌内注射方式给药,严禁静脉滴注或混合其他药物一起肌内注射;月经期、体虚者慎用,无发热者不宜使用。

(三)外用中药

观察局部皮肤有无不良反应。

1.贴敷药

取穴:大椎、神阙等。风热感冒加涌泉(双);风寒感冒加合谷(双),早、晚各1次。

2.药浴法

药浴的水位宜在胸部以下,药浴温度38~40 ℃,药浴时间10分钟为宜。饥饿或过饱时不宜全身药浴;心脑血管疾病患者不建议药浴;60岁以上患者药浴时须有家属陪伴。药浴时注意观察患者生命体征的变化,如出现任何不适,立即停止浸浴并报告医师。泡洗中、后要适量饮水。

3.药枕

一般选用透气性良好的棉布或纱布做成枕芯,药物不可潮湿,否则失效。每天使用6小时以上,连续使用2~3周。

七、健康宣教

(一)用药

服药期间不宜同时服用滋补性中药;服用发汗药后,注意观察出汗量,防止大汗虚脱,避免汗出当风。

(二)饮食

多饮温开水,饮食有节,忌烟酒及生冷、辛辣、油腻的食物。

(三)运动

感冒期间宜避免过劳,痊愈后加强锻炼以增强体质。

(四)生活起居

慎起居,避风寒,天暑地热之时,切忌坐卧湿地;坚持每天凉水洗脸,冷敷鼻部,增强耐寒能力;流行季节,避免去人口密集的公共场所,防止交叉感染,外出戴好口罩。

(五)情志

保持心情舒畅,多与人聊天,选择性听音乐:头痛者可听贝多芬的《A 大调抒情小乐曲》;消除疲劳者可听《矫健的步伐》《水上音乐》;增进食欲可听《餐桌音乐》等。

(六)定期复诊

遵医嘱定时复诊,若出现服解热药后体温骤降、面色苍白、出冷汗或服药后无汗、体温继续升高、咳嗽、胸痛、咯血,或热盛动风抽搐时及时就医。

(陈苗苗)

第九节 咳　嗽

一、概述

咳嗽是指肺失宣降,肺气上逆,发出咳声,或咳吐痰液的一种肺系病证。有声无痰称为咳,有痰无声称为嗽,有痰有声称为咳嗽。咳嗽的病因有外感、内伤两大类。外感咳嗽为六淫外邪犯肺,内伤咳嗽为脏腑功能失调,内邪干肺,而致肺失宣降、肺气上逆发为咳嗽。上呼吸道感染,急、慢性支气管炎,肺炎,支气管扩张等可参照本病护理。

二、辨证论治

(一)外感咳嗽

1.风寒袭肺

咳嗽声重,痰清稀色白,气急咽痒,鼻塞流清涕,恶寒,发热,无汗,全身酸软。舌苔薄白,脉浮紧。治以疏风散寒,宣肺止咳。

2.风热犯肺

咳嗽频剧,咳痰不爽,痰黄黏稠,鼻塞流黄涕,头痛身热,恶风汗出。舌苔薄黄,脉浮数。治以疏风清热,宣肺止咳。

3.风燥伤肺

干咳无痰，或痰少黏稠，或痰中带有血丝，咳引胸痛，恶风发热，鼻干咽燥。舌红少津，苔薄黄，脉细数。治以疏风清肺，润燥止咳。

(二)内伤咳嗽

1.痰湿蕴肺

咳嗽痰多，尤以晨起咳甚，咳声重浊，痰白而黏，胸闷气憋，痰出则咳缓、憋闷减轻，食欲缺乏、腹胀。舌苔白腻，脉濡滑。治以燥湿化痰，理气止咳。

2.痰热郁肺

咳嗽，痰多质稠色黄，咳吐不爽，甚或痰中带血，胸闷，口干，口苦，咽痛。舌苔黄腻，脉滑数。治以清热肃肺，化痰止咳。

3.肝火犯肺

气逆作咳，阵作，咳时面赤，咳引胸痛，可随情绪波动增减，咽干口苦，常感痰滞咽喉，量少质黏或如絮条。舌苔薄黄少津，脉弦数。治以清肺泻肝，化痰止咳。

4.肺阴亏耗

干咳，咳声短促，痰少黏白，或痰中夹血，或午后潮热，盗汗，日渐消瘦，口干咽燥。舌红少苔，脉细数。治以养阴清热，润肺止咳。

三、病情观察要点

(一)咳嗽的性质

1.干咳或刺激性咳嗽

急性或慢性咽喉炎、喉癌、急性支气管炎初期、胸膜病变等。

2.咳嗽伴咳痰

慢性支气管炎、支气管扩张等。

(二)咳嗽的时间与规律

1.突发性咳嗽

吸入刺激性气体、淋巴结或肿瘤压迫气管或支气管分叉。

2.发作性咳嗽

支气管内膜结核。

3.慢性咳嗽

咳嗽变异型哮喘、嗜酸性粒细胞支气管炎。

4.夜间咳嗽

左心衰竭和肺结核患者。

(三)咳嗽的声音

1.声音嘶哑

声带炎症或肿瘤压迫喉返神经。

2.金属音

纵隔肿瘤、主动脉瘤或肿瘤直接压迫气管所致。

3.声音低微或无力

严重肺气肿、声带麻痹或极度衰弱者。

(四)痰的性质

1.黏液性痰

急性支气管炎、支气管哮喘等。

2.浆液性痰

肺水肿。

3.脓性痰

化脓性细菌性下呼吸道感染。

(五)伴随症状

是否伴有发热、胸痛、呼吸困难、咯血。

(六)脱证表现

年老久病，痰不易咳出，出现体温骤降、汗出、尿少、头晕、心悸、嗜睡、四肢不温等脱证表现时，立即报告医师，配合处理。

四、症状护理要点

(一)剧烈咳嗽

剧烈咳嗽时，协助患者取坐位或半坐位，告知患者有效咳嗽及咳痰的方法及注意事项。

(二)胸痛

频繁咳嗽引起胸痛时，可以手按住胸部痛处，减轻胸廓活动度，减轻胸痛。

(三)黏液痰

痰液黏稠难咳时，可遵医嘱给予药物雾化吸入，雾化后用空心掌自下向上轻叩患者背部协助排痰。

(四)呼吸有浊气

咳痰多、呼吸有浊气时，加强口腔护理，保持口腔清洁。

(五)耳穴埋籽

主穴：肺、气管、平喘等；配穴：交感、神门、大肠等。

(六)拔罐治疗

主穴：大椎、膻中等。痰多者加丰隆；咽痒咳嗽甚者加天突穴温和灸 10～15 分钟；食欲缺乏者加足三里。

(七)穴位按揉

重按风门、肺俞、中府、膻中等穴位 3～5 分钟。外感风热加按风池、大椎、合谷等；燥热咳嗽者加按脾俞、肾俞等；痰多者加按脾俞、胃俞、天突、足三里、丰隆等。

(八)艾灸法

取穴：大椎、肺俞、风门穴。风寒咳嗽加天突、谷穴；痰湿咳嗽加天突、至阳；脾虚者加脾俞；喘甚者加定喘；每天灸 1 次，每次灸 20 分钟。

五、饮食护理要点

饮食以清淡为主，多饮水。忌辛辣、油腻厚味、荤腥、刺激性食物。

(一)外感咳嗽

1.风寒袭肺

宜食葱白、生姜、蒜等辛温、清淡、宣肺止咳之品。

食疗方:姜汁冲白蜜。

2.风热犯肺

宜食梨、枇杷、萝卜、海蜇、荸荠等清凉润肺之品,如咳嗽不止,用金银花、枇杷叶泡水代茶饮。

食疗方:丝瓜汤冰糖炖川贝母。

3.风燥伤肺

宜食梨、荸荠等清凉润肺之品,也可用川贝母桑叶、冰糖研末开水冲服;如干咳无痰或痰中带血,可用白蜜炖梨。

食疗方:冰糖梨粥、玉竹粥、藕粥。

(二)内伤咳嗽

1.痰湿蕴肺

宜食山药、赤小豆等健脾化痰之品。

食疗方:薏米粥、橘红粥。

2.痰热郁肺

宜食梨、白萝卜、柚子、马蹄、冬瓜、丝瓜、苦瓜、川贝母等清热化痰之品。

食疗方:枇杷粥。

3.肝火犯肺

宜食菊花茶、梨、柑橘、萝卜、海蜇、芹菜等清凉疏利之品。

食疗方:麦冬芍药粥。

4.肺阴亏耗

宜食桑椹、黑芝麻、甲鱼、海蛤、银耳、罗汉果、蜂蜜等滋补肺阴、富有营养之品。如干咳无痰或痰中带血,可用梨炖白蜜。

食疗方:沙参山药粥、糯米阿胶粥等。

六、中药使用护理要点

(一)口服中药

口服中药时,应与西药间隔30分钟左右。

1.中药汤剂

风寒袭肺宜热服,服药后加盖衣被;风热犯肺宜轻煎温服;风燥伤肺宜轻煎,少量频服;痰湿蕴肺宜饭后服用;痰热郁肺宜饭后稍凉服用;肺阴亏虚宜饭前稍凉服用。

2.急支糖浆

不宜在服药期间同时服用滋补性中药,服药期间忌烟、酒及辛辣、生冷、油腻食物。

3.复方鲜竹沥液

风寒咳嗽者不适用;服药期间,若发热(体温超过38.5 ℃),或出现喘促气急、咳嗽加重、痰量明显增多者及时就医。

4.复方甘草片

不宜长时间服用,胃炎及胃溃疡患者慎用。

（二）中药注射剂

中药注射剂应单独使用，与西药注射剂合用时须前后用生理盐水做间隔液。

痰热清注射液：静脉滴注时浓度不宜过高，10～20 mL 注射液用 250～500 mL 溶媒稀释为宜；滴速不宜过快，以 40～60 滴/分为宜。忌与维生素 C、甘草酸二钠、丹参、加替沙星、甲磺酸帕珠沙星、阿米卡星、奈替米星、乳酸环丙沙星、依替米星、泮托拉唑、葡萄糖依诺沙星、头孢吡肟、盐酸莫西沙星、阿奇霉素、西咪替丁、吉他霉素、果糖二磷酸钠、头孢匹胺等配伍使用。

（三）外用中药

观察局部皮肤有无不良反应。

1.中药贴敷

选用冬病夏治消喘膏。取穴：肺俞（双侧）、心俞（双侧）、膈俞（双侧），于夏季初伏、中伏、末伏每隔10 天贴 1 次，每次 4～6 小时，连贴 3～5 年。使用时应告知患者敷贴处皮肤可能出现灼热、发痒的情况，观察用药后反应。有明显热证、合并支气管扩张、咯血的患者不宜贴敷。

2.药枕

一般选用透气性良好的棉布或纱布做成枕芯，药物不可潮湿，否则失效，每天侧卧枕之，使用 6 小时以上。

七、健康宣教

（一）用药

祛痰、止咳药饭后服，服药后勿立即进食水。

（二）饮食

饮食宜清淡，食用易消化、富有营养的食物，鼓励多饮水，忌辛辣刺激、过咸、过甜、油腻食物。

（三）运动

缓解期鼓励患者坚持锻炼，如散步、慢跑、打太极拳等，以增强体质，改善卫外功能。

（四）生活起居

保持空气新鲜，戒烟，消除烟尘及有害气体的污染，慎起居、避风寒，防止外感时邪。

（五）情志

指导患者选择聊天听音乐、散步等方法自我调理。特别是久病体虚的患者要帮助其树立治疗信心。

（六）定期复诊

遵医嘱复诊，对于持续时间长于 2 周的咳嗽，干咳无痰、痰中带血的患者，宜尽早就诊，明确诊断。

（陈苗苗）

第十节　哮　　病

一、概述

哮病是以发作性喉中哮鸣有声，呼吸困难，甚则喘息不得平卧为主要表现的顽固发作性肺系疾病。哮病的病因为脏气虚弱，宿痰伏肺，复因外邪侵袭、饮食不当、情志失调、劳累过度等因素诱发。支气管哮喘和喘息型支气管炎以及其他原因引起的哮喘均可参考本病护理。

二、辨证论治

(一)寒哮

呼吸急促，喉中哮鸣有声，胸膈满闷如塞，咳不甚，痰少、咳吐不爽，口不渴或口渴喜热饮，面色晦滞带青，形寒畏冷。舌淡苔白滑，脉浮紧或弦紧。治以温肺散寒、化痰平喘。

(二)热哮

气粗息涌，喉中痰鸣如吼，胸高胁胀，咳呛阵作，咳痰色白或黄，黏稠厚浊，咳吐不利，烦闷不安，面赤汗出，口苦，口渴喜饮。舌红苔黄腻，脉滑数或弦滑。治以清热肃肺、化痰定喘。

(三)肺虚

气短声低，咳痰清稀色白，喉中常有轻度哮鸣音，每因气候变化而诱发，面色㿠白。舌淡苔薄白，脉细弱或虚大。治以补肺固卫。

(四)脾虚

气短不足以息，少气懒言，每因饮食不当而引发。舌淡苔薄腻或白滑，脉细弱。治以健脾化痰。

(五)肾虚

平素气息短促，动则为甚，腰酸腿软，脑转耳鸣，不耐劳累，下肢欠温，小便清长。舌淡，脉沉细。治以补肾纳气。

三、病情观察要点

(一)发作前症状

如打喷嚏、流鼻涕、干咳，鼻咽、咽部发痒等黏膜过敏表现。

(二)诱发因素

如受寒、过热、饮食不当、疲劳过度、烟酒和异味刺激等。

(三)呼吸道症状

观察患者呼吸频率、节律、深浅及呼气与吸气时间比，观察患者痰的色、质、量，咳痰时的伴随症状，咳痰的难易程度，呼吸道是否通畅。

(四)伴随症状

观察病情变化，哮病发作及持续时间，患者的神志、面色、汗出体温、脉搏、血压等情况，口唇及四肢末梢的发绀程度。

(五)并发症

有无电解质酸碱平衡失调、呼吸衰竭、自发性气胸等。

(六)危重症的观察

(1)发作持续 24 小时以上，出现呼吸困难、发绀、大汗、面色苍白提示病情危重。

(2)患者出现头痛、呕吐、意识障碍时，应观察是否有二氧化碳潴留，配合医师实施治疗、抢救。

四、症状护理要点

(一)病室环境

(1)病室应避免各种变应原，如烟雾、油漆、花草等异味刺激性气体。

(2)寒哮患者病室温度宜偏暖，避风寒。

(3)热哮患者病室应凉爽通风，防止闷热，但应避免对流风。

(二)避免诱发因素

哮病患者应避免寒冷、饮食不节、疲劳、烟酒等诱发因素。

(三)及时处理发作前症状

当哮病患者出现打喷嚏、流鼻涕、干咳、咽痒等发作前症状时，立即通知医师，及时用药，减轻或预防哮病的发生。

(四)体位

(1)哮病发作时给予端坐位或半坐卧位，也可让患者伏于一小桌上，以减轻疲劳。

(2)出现烦躁时应给予床挡保护，防止跌伤。

(五)痰多，痰黏

哮鸣咳痰多，痰黏难咳者，用叩背、雾化吸入等法，助痰排出。

(六)喘息哮鸣，心中悸动

喘息哮鸣，心中悸动者，应限制活动，防止喘脱。

(七)吸氧

遵医嘱给予用氧治疗。

(八)艾灸法

哮病发作时可艾灸肺俞、膈俞 20 分钟，寒哮发作时艾灸天突、膻中、气海等穴。

(九)中药吸入剂

寒哮发作时，用洋金花叶放在纸卷中点火燃烧，作吸入剂用。

(十)拔火罐治疗

热哮取肺俞(双)、大椎、双风门、伏兔、丰隆等穴。

(十一)穴位按揉

足三里、合谷、后溪、昆仑等穴，或指压舒喘穴。

(十二)哮病持续发作

哮病持续发作者，且伴有意识障碍、呼吸困难、大汗、肢冷等症，应立即通知医师，配合抢救。

五、饮食护理要点

饮食宜清淡，富营养，少食多餐，不宜过饱。忌生冷、辛辣、鱼腥发物、烟酒等食物。

(一)寒哮

宜进食温热宣通之品，以葱、姜、胡椒等辛温调味以助散寒宣肺，忌生冷、海腥、油腻等食物。

食疗方：麻黄干姜粥(麻黄、干姜、甘草、粳米煮粥服用)。

(二)热哮

宜食清淡、易消化的半流饮食，多饮果汁，如梨汁。

食疗方：加味贝母梨膏(川贝母、杏仁、前胡、生石膏、甘草、橘红、雪梨熬成糊状服用)。

（三）肺虚

宜食动物肺、蜂蜜、银耳、百合、黄芪膏等补肺气之品。

食疗方：黄芪炖乳鸽、黄芪炖燕窝等。

（四）脾虚

宜食如莲子、山药、糯米、南瓜、芡实等清淡，易消化、补脾之品，注意少食多餐。

食疗方：参芪粥、山药半夏粥。

（五）肾虚

宜食木耳、核桃、胡桃、杏仁等补肾纳气之品。

食疗方：白果核桃粥、五味子蛋（五味子煮汁腌鸡蛋）。

六、中药使用护理要点

（一）口服中药

口服中药时，应与西药间隔 30 分钟左右。

（1）哮病发作时暂勿服药，一般在间歇时服用。如有定时发作者，可在发作前 1～2 小时内服药，有利于控制发作或减轻症状。

（2）寒哮汤药宜热服；热哮汤药宜温服。

（3）固肾定喘丸：过敏体质者慎用。

（4）哮病因痰而起，故哮病合并咳嗽者慎用止咳药，以免痰液淤积，加重病情。

（二）中药注射剂

中药注射剂应单独使用，与西药注射剂合用时须前后用生理盐水做间隔液。

止喘灵注射液：孕妇及高血压病、心脏病、前列腺肥大、尿潴留患者慎用；出现多尿时应立即通知医师，并观察是否发生血容量降低，电解质紊乱。不宜与氨茶碱配伍。

（三）外用中药

观察局部皮肤有无不良反应。

中药敷贴：使用时应告知患者敷贴处皮肤可能出现灼热、发痒的情况，观察用药后反应。有明显热证、合并支气管扩张、咯血的患者不宜贴敷。

七、情志护理要点

（1）病室环境宜安静，减少探视，避免不良情绪刺激。

（2）哮病发作时来势凶猛，患者多表现为惊恐万分，因此发作期首先应稳定患者的情绪，使其积极配合治疗。

（3）慢性反复发作的哮病迁延不愈，患者易悲观、焦虑，护士应关心安慰患者，让患者了解哮病是可以控制和缓解的，稳定患者情绪，以利康复。

（4）与哮病患者共同分析、寻找变应原和诱发因素并设法避免，树立战胜疾病的信心。

八、健康宣教

（一）用药

掌握常用吸入制剂的用法、用量，急性发作时能正确地使用，以快速缓解支气管痉挛。

(二)饮食

宜清淡,忌油腻;宜温和,忌过冷、过热;宜少食多餐,不宜过饱;忌过甜过咸;不吃冷饮及人工配制的含气饮料;避免吃刺激性食物和产气食物。

(三)运动

加强体质训练,根据个人情况,选择打太极拳、内养功、八段锦、慢跑、呼吸操等方法长期锻炼,避免剧烈运动。

(四)生活起居

注意气候变化,做好防寒保暖,防止外邪诱发;避免接触刺激性气体及灰尘;忌吸烟、饮酒。随身携带吸入制剂。

(五)情志

保持情绪稳定,勿急躁、焦虑;避免情绪刺激诱发哮喘。

(六)定期复查

遵医嘱定期复诊。

(七)预防

做好哮喘日记,记录发病的症状、发作规律、先兆症状、用药情况及用药后反应;积极寻找变应原,预防哮病复发。

(陈苗苗)

第十一节 喘　证

一、概述

喘证是因久患肺系疾病或受他脏病变影响,致肺气上逆,肃降无权,以气短喘促,呼吸困难,甚则张口抬肩,不能平卧,唇甲青紫为特征的病证。多因外感六淫侵袭肺系,或饮食不当、情志失调、劳欲久病所致。肺炎、喘息性支气管炎、肺气肿、肺源性心脏病、心源性哮喘、硅肺及癔症等发生呼吸困难时,可参照本病护理。

二、辨证论治

(一)风寒闭肺

喘咳气急,胸部胀闷,痰多稀薄色白,伴有头痛,恶寒,或伴发热,口不渴无汗。舌苔薄白,脉浮紧。治以宣肺散寒。

(二)表寒里热

喘逆上气,胸胀或痛,鼻煽,咳而不爽、痰吐黏稠,伴有形寒,身热,烦闷,身痛,有汗或无汗,口渴。舌红苔薄白或黄,脉浮数。治以宣肺泄热。

(三)痰热遏肺

喘咳气涌,胸部胀痛,痰多黏稠色黄,或痰中带血,或目睛胀突,胸中烦热,面红,身热有汗、尿赤。舌红苔黄或黄腻,脉滑数。治以清泄痰热。

（四）痰浊阻肺

喘而胸满闷窒，甚则胸盈仰息，咳嗽痰多黏腻色白，咳吐不利，兼有呕恶，纳呆，口黏不渴。苔厚腻，脉滑。治以化痰降逆。

（五）肺气虚

喘促气短，气怯声低，喉有鼾声，咳声低弱，痰吐稀薄，自汗畏风。舌淡苔薄，脉细弱。治以补肺益气。

三、病情观察要点

（一）呼吸形态

（1）是否有呼吸急促，张口抬肩，胸部满闷，不能平卧等。

（2）喘证发作的时间、程度等特点。

（二）咳嗽、咳痰

（1）咳嗽的时间、频次、诱发因素。

（2）咳痰的色、量、性质及咳吐的难易度。

（三）发作时的伴随症状

（1）发热、汗出的情况。

（2）水肿患者观察尿量和皮肤等情况。

（四）生命体征

密切观察患者生命体征及喘息，咳嗽，面色，神志。如出现呼吸困难、神志不清、四肢厥冷、面青唇紫时应立即报告医师，配合处理。

四、症状护理要点

（一）喘憋、气促

（1）空气清新，避免刺激性气味或粉尘，定时开窗通风。

（2）急性发作时绝对卧床休息，取半坐位，鼓励适当活动下肢，防止动脉血栓形成；缓解期注意休息，体位以患者舒适为宜；出现神志恍惚或躁动不安时，加床挡保护，防止跌伤。

（3）遵医嘱吸氧。

（4）拔火罐：主穴取定喘、风门、肺俞，配穴取中脘、肾俞，走罐 2～3 遍。

（5）穴位按揉：重按肺俞、脾俞、膏肓俞。实证加按风池、风府、迎香、足三里；虚证加按中脘、风池、风府。

（6）刮痧疗法：主穴取大椎、定喘、肺俞、天突，配穴取太渊、天突、内关。先刮主穴，再刮配穴，由轻到重，出现痧痕为度。

（二）咳嗽、咳痰

（1）遵医嘱予清肺化痰的中药雾化吸入，稀释痰液，协助患者漱口、叩背。

（2）如喉中痰鸣，咳痰不畅，应翻身拍背，以助咳痰，必要时给予吸痰。

（三）伴随症状的护理

（1）喘证高热的患者，慎用冰袋和乙醇擦浴进行物理降温，以防邪气郁闭不得宣达，喘作更甚。

（2）因外感诱发的喘证，要注意观察使用解表药后的汗出情况，如出汗较多，应勤换衣被。

(3)长期卧床水肿的患者，准确记录出入量，注意保持皮肤清洁干燥，做好受压部位的皮肤护理。

五、饮食护理要点

饮食宜高热量、高蛋白、多维生素、易消化饮食，少食多餐为宜，忌辛辣、油腻、刺激、生冷和产气的食物，禁吸烟、饮烈性酒，水肿者限制钠盐摄入。

(一)风寒闭肺

宜食海带、大豆、莲子、萝卜等清肺散寒之品。

食疗方：杏仁粥。

(二)表寒里热

宜食梨肉、罗汉果、莲子、薏苡仁、银耳等祛火化痰之品。

食疗方：百合糯米粥。

(三)痰热遇肺

宜食梨肉、大豆、银耳等清肺热，和气平喘之品。

食疗方：银耳莲子粥。

(四)痰浊阻肺

宜食蔬菜、栗子、木耳、大枣等生津化痰之品。

食疗方：薏苡仁粥。

(五)肺气虚

宜食梨肉、杏肉、百合、大枣、花生等清淡甘润，益肺健脾之品。

食疗方：山药茯苓粥。

六、中药使用护理要点

(一)口服中药

口服中药时，应与西药间隔 30 分钟左右。

1.麻黄汤或定喘汤

服用麻黄汤或定喘汤时，不宜同时服用滋补性中药。

2.小青龙颗粒(合剂、胶囊)

高血压、心脏病患者慎服。

3.苦甘颗粒

高血压、心脏病患者慎服。

4.痰饮丸

可导致便秘，应注意观察患者的大便情况。

(二)中药注射剂

中药注射剂应单独使用，与西药注射剂合用时须前后用生理盐水做间隔液。

1.清开灵注射液

注射液稀释后必须在 4 小时以内使用。忌与硫酸庆大霉素、青霉素 G 钾、肾上腺素、重酒石酸间羟胺、乳糖酸红霉素、多巴胺、洛贝林、肝素、硫酸美芬丁胺、葡萄糖酸钙、B 族维生素、维生素 C、硫酸妥布霉素、硫酸庆大霉素、西咪替丁、精氨酸、氨茶碱等药物配伍使用。

2.双黄连注射液

首次静脉滴注过程中的前30分钟应缓慢，不宜与氨基糖苷类（庆大霉素、卡那霉素、链霉素、硫酸妥布霉素、硫酸奈替米星、硫酸依替米星）、大环内酯类（红霉素、吉他霉素）、诺氟沙星葡萄糖、氯化钙、维生素C、氨茶碱、穿琥宁、刺五加、丹参、川芎嗪等配伍，以免产生浑浊或沉淀，过敏体质者慎用。

3.痰热清注射液

静脉滴注时浓度不宜过高，10～20 mL注射液用250～500 mL溶媒稀释为宜；滴速不宜过快，以40～60滴/分为宜。忌与维生素C、甘草酸二钠、丹参、加替沙星、甲磺酸帕珠沙星、阿米卡星、奈替米星乳酸环丙沙星、依替米星、泮托拉唑、葡萄糖依诺沙星、头孢吡肟、盐酸莫西沙星、阿奇霉素、西咪替丁、吉他霉素、果糖二磷酸钠、头孢匹胺等配伍。

（三）外用中药

观察局部皮肤有无不良反应。

中药敷贴：使用时应告知患者敷贴处皮肤可能出现灼热、发痒的情况，观察用药后反应。有明显热证、合并支气管扩张、咯血的患者不宜贴敷。

七、健康宣教

（一）用药

遵医嘱按时服药，不可随意增减药量或停药，正确掌握吸入制剂的方法。

（二）饮食

合理膳食，增加营养，增加机体抵抗力，少量多餐，忌烟、酒。

（三）运动

可进行散步打太极拳等有氧运动，增强体质。

（四）生活起居

戒烟，避免接触刺激性气体及灰尘；注意四时气候变化，随时增减衣被，以防外邪从皮毛口鼻侵入；注意休息，防止过劳。

（五）情志

保持良好情绪，防止七情内伤。

（六）氧疗

如患者有严重慢性缺氧状况，应坚持长期氧疗，提高生活质量。

（七）定期复诊

遵医嘱按时服药，定时来医院复查，出现喘憋气短、乏力等症状及时就诊。

（陈苗苗）

第十二节 呕 吐

一、概述

凡由于胃失和降，气逆于上，迫使胃中之物从口中吐出的一种病证，称为呕吐。多由于外感六淫，内伤饮食，情志不调，禀赋不足等影响于胃，使胃失和降，胃气上逆所致。急性胃炎、胃黏膜脱垂症、神经性呕吐、幽门痉挛、不完全性幽门梗阻、胆囊炎、胰腺炎等出现呕吐时可参照本病护理。

二、辨证论治

（一）外邪犯胃

突然呕吐，胸脘满闷，发热恶寒，头身疼痛。舌苔白腻，脉濡缓。治以疏邪解表，化浊和中。

（二）饮食停滞

呕吐酸腐，脘腹胀满，嗳气厌食，大便或溏或结。舌苔厚腻，脉滑实。治以消食化滞，和胃降逆。

（三）痰饮内停

呕吐清水痰涎，脘闷不食，头眩心悸。舌苔白腻，脉滑。治以温中化饮，和胃降逆。

（四）肝气犯胃

呕吐吞酸，嗳气频作，胸胁胀痛。舌红苔薄腻，脉弦。治以疏肝理气，和胃降逆。

（五）脾胃虚寒

呕吐反复迁延不愈，劳累或饮食不慎即发，伴神疲倦怠，胃脘隐痛，喜暖喜按。舌淡或胖苔薄白，脉弱。治以温中散寒，和胃降逆。

（六）胃阴不足

时时干呕恶心，呕吐少量食物黏液，饥不欲食，咽干口燥，大便干结。舌红少津，脉细数。治以滋阴养胃，降逆止呕。

三、病情观察要点

（一）呕吐

观察呕吐的虚实，呕吐物的性状与气味，呕吐时间等。

1.呕吐的虚实

发病急骤，病程较短，呕吐量多，呕吐物酸腐臭秽，多为实证；起病缓慢，病程较长，呕而无力，呕吐量不多，呕吐物酸臭不甚，伴精神萎靡，倦怠乏力多为虚证。

2.呕吐物的性状

酸腐难闻，多为食积内腐；黄水味苦，多为胆热犯胃；酸水绿水，多为肝气犯胃；痰浊涎沫，多为痰饮中阻；泛吐清水，多为胃中虚寒。

3.呕吐的时间

大怒、紧张或忧郁后呕吐，多为肝气犯胃；暴饮暴食后发病，多为食滞内停；突然发生的呕吐伴有外感表证者，多为外邪犯胃；晨起呕吐在育龄女性，多为早孕；服药后呕吐，则要考虑药物反应。

（二）伴随症状

如出现下述症状，及时报告医师，配合抢救。

（1）呕吐剧烈，量多，伴见皮肤干燥，眼眶下陷，舌质光红。

（2）呕吐频繁，不断加重或呕吐物腥臭，伴腹胀痛、拒按、无大便及矢气。

（3）呕吐物中带有咖啡样物质或鲜血。

(4)呕吐频作,头昏头痛,烦躁不安,嗜睡、呼吸深大。

(5)呕吐呈喷射状,伴剧烈头痛、颈项强直,神志不清。

四、症状护理要点

(一)呕吐

(1)虚寒性呕吐:胃脘部要保暖,热敷或可遵医嘱隔姜灸中脘,或按摩胃脘部。

(2)寒邪犯胃呕吐时,可用鲜生姜煎汤加红糖适量热服。

(3)食滞欲吐者,可先饮温盐水,然后用压舌板探吐。

(4)呕吐后用温热水漱口,保持口腔清洁。

(5)呕吐频繁者可耳穴埋籽:取脾、胃、交感等穴;也可指压内关、合谷、足三里等穴。

(6)穴位贴敷:取穴足三里、中脘、涌泉、内关、神阙等穴位。

(7)昏迷呕吐者,应予侧卧位,防止呕吐物进入呼吸道而引起窒息。

(二)胸胁胀痛

稳定患者情绪,可推拿按揉肝俞、脾俞、阳陵泉等穴。

(三)不思饮食

可自上而下按揉胃脘部,点按上脘、中脘、天枢、气海等穴。

(四)咽干口燥

可用麦冬、玉竹或西洋参代茶饮。

(五)恶寒发热

做好发热护理,根据医嘱采取退热之法,注意观察生命体征的变化。

五、饮食护理要点

饮食应清淡开胃易消化,禁食辛辣、煎炸、肥甘、生冷、油腻的食物。宜少食多餐。

(一)肝气犯胃

宜食陈皮、萝卜、山药、柑橘等理气降气之品,禁食柿子南瓜、马铃薯等产气的食物。

食疗方:香橙汤(香橙、姜、炙甘草)。

(二)饮食停滞

宜食山楂、米醋等消食化滞,和胃降逆之品。

食疗方:山楂麦芽饮,炒莱菔子粥,山楂粥等。

(三)阴虚呕吐

宜食木耳、鸡蛋、鲜藕、乳制品等益胃生津之品。

食疗方:雪梨汁、荸荠汁、藕汁、西洋参泡水、银耳粥等。

(四)脾胃虚寒

宜食鸡蛋、牛奶、姜、熟藕、山药、红糖等温中健脾之品。

食疗方:姜丝红糖水,紫菜鸡蛋汤。

(五)痰饮内停

宜食温化痰饮,和胃降逆之品,如姜、薏苡仁、山药、红豆等。

食疗方:山药红豆粥。

六、中药使用护理要点

(一)口服中药

口服中药时,应与西药间隔30分钟左右。

1.中药汤剂

(1)取坐位服药,少量频服,每次20～40 mL,忌大口多量服药。

(2)外邪犯胃、脾胃虚寒者宜饭后热服;饮食停滞、痰饮内停者宜饭后温服;肝气犯胃者宜饭前稍凉服。

2.中成药

(1)舒肝丸(片、颗粒):不应与西药甲氧氯普安合用。

(2)沉香化气丸:不宜与麦迪霉素合用。

(3)藿香正气散,保和丸,山楂丸:应在饭后服用。

(二)外用中药

观察局部皮肤有无不良反应。

遵医嘱选穴,穴位贴敷时注意按时更换。

七、情志护理要点

(1)护士应多与患者交谈,了解患者的心理状态,建立友好平等的护患关系。关怀、同情患者,减轻其紧张、烦躁及怕他人嫌弃的心理压力。

(2)教会患者进行自我舒缓情绪的方法,如音乐疗法、宣泄法、转移法等。

(3)鼓励患者多参与娱乐活动,如下棋、读报、看电视、听广播等。

(4)对精神性呕吐患者应消除一切不良因素刺激,必要时可用暗示方法解除患者不良的心理因素。

八、健康宣教

(一)用药

遵医嘱服药,中药汤剂应少量频服。

(二)饮食

饮食应清淡开胃易消化,禁食辛辣、煎炸、肥甘、生冷、油腻的食物。注意饮食卫生,规律进食,少食多餐,逐渐增加食量,不暴饮暴食。

(三)运动

加强身体锻炼,提高身体素质。每天饭前、饭后可用手掌顺时针方向按摩胃脘部10分钟。

(四)生活起居

养成良好的生活习惯,注意冷暖,特别注意胃部保暖,以减少或避免六淫之邪或秽浊之邪的侵袭。平日可于饭前饭后按摩内关、足三里等穴,每次5～10分钟。

(五)情志

调摄精神,保持心情舒畅,避免精神刺激,防止因情志因素引起呕吐。

(六)定期复查

遵医嘱定时复诊,若出现呕吐频繁,或伴腹胀腹痛无排便,或呕吐带血时需及时就医。

(陈苗苗)

第十三节 便 秘

一、概述

便秘是指粪便在肠内滞留过久，秘结不通，排便周期延长；或周期不长但粪质干结，排出艰难；或粪质不硬，虽有便意，但便而不畅的病证。多由于饮食不节、情志失调、外邪犯胃、禀赋不足所致。各种疾病引起的便秘均可参照本病护理。

二、辨证论治

便秘的证治分为实秘和虚秘两类，实秘辨证分为肠胃积热，气机郁滞 2 型。虚秘的辨证分为脾气虚弱、脾肾阳虚、阴虚肠燥 3 型。

（一）肠胃积热

大便干结，腹胀满，按之痛，口干口臭。舌红苔黄燥，脉滑实。治以清热润肠通便。

（二）气机郁滞

大便干结，欲便不出，或便而不爽，少腹作胀。苔白，脉弦细。治以理气导滞，降逆通便。

（三）脾虚气弱

便干如栗，临厕无力努挣，挣则汗出气短，面色无华。舌淡苔白，脉弱。治以补脾益气，润肠通便。

（四）脾肾阳虚

大便秘结，面色㿠白，时眩晕心悸，小便清长，畏寒肢冷。舌淡体胖大，苔白，脉沉迟。治以温补脾肾，润肠通便。

（五）阴虚肠燥

大便干结，努挣难下，口干少津，纳呆。舌红少苔，脉细数。治以滋阴生津，养血润燥。

三、病情观察要点

（一）排便情况

（1）排便间隔时间，大便性状，大便量，有无排便困难等情况。

（2）伴随症状：有无腹痛、腹胀、头晕、心悸、汗出，有无便后出血，腹部有无硬块，年老体弱伴有其他疾病的患者，要防止出现疝气、虚脱，甚至诱发中风、胸痹心痛等。

（二）便秘的诱发因素

（1）饮食中缺乏纤维素或饮水量不足。

（2）食欲下降或进食量少。

（3）长期卧床，腹部手术及妊娠。

（4）生活环境改变，精神紧张，滥用药物等。

（5）各种原因引起便秘的肠道疾病，如肠梗阻、肿瘤、痔疮等。

四、症状护理要点

(一)大便秘结

(1)实秘者,可推按中脘、天枢、大横、大肠俞等穴位;胃肠实热者可按揉足三里穴;气机郁滞者可按揉中府、云门、肝俞等穴。多日秘结不通,可遵医嘱给缓泻剂,如番泻叶沸水浸泡代茶饮,或用开塞露等通便,必要时遵医嘱给予药物灌肠。

(2)虚秘者,注意防寒保暖,可予热敷、热熨下腹部及腰骶部。或遵医嘱艾灸,取穴:大肠俞、天枢、支沟等。

(3)培养定时排便的习惯,即使无便意,也应坚持每天晨间或早餐后蹲厕。

(4)指导患者顺结肠方向按摩下腹部,每天 1～3 次,每次 10～20 分钟。根据病情增加运动量。

(5)采取最佳的排便姿势,气血虚弱或年老虚羸的患者,排便最好在床上或采用坐式为宜,勿临厕久蹲,用力努挣,防止虚脱。

(6)耳穴埋籽。主穴:脾、胃、大肠、直肠下段、便秘点;配穴:内分泌、交感、肺、肾等。

(二)皮肤护理

便后用软纸擦拭,温水清洗;肛肠疾病引起的便秘,便后可遵医嘱中药熏洗。

五、饮食护理要点

饮食宜清淡易消化,多食富含纤维的粗粮及绿色新鲜蔬菜、水果。禁食辛辣刺激,肥甘厚味,生冷煎炸之品,忌饮酒无度。可每天晨起用温开水冲服蜂蜜 1 杯。

(一)肠胃积热

宜食白菜、油菜、梨、藕、甘蔗、山楂、香蕉等清热通便之品。

食疗方:白萝卜蜂蜜汁。

(二)气机郁滞

宜食柑橘、萝卜、佛手、荔枝等调气之品,可饮蜂蜜柚子茶、玫瑰花茶。

食疗方:香槟粥(木香、槟榔、粳米、冰糖)。

(三)脾气虚弱

宜食山药、白薯、白扁豆粥等健脾益气之品。

食疗方:黄芪苏麻粥(黄芪、苏子、火麻仁、粳米)。

(四)阴虚肠燥

宜食黑芝麻、阿胶、核桃仁等滋阴润燥之品,可研粉以蜂蜜水调服。

食疗方:枸杞子粥、山药粥。

(五)脾肾阳虚

宜食牛肉、羊肉、狗肉、洋葱、韭菜等温性之品,忌生冷瓜果,烹调时加葱、姜等调味。

食疗方:杏仁当归炖猪肺。

六、中药使用护理要点

(一)口服中药

口服中药时,应与西药间隔 30 分钟左右。

1.中药汤剂

(1)脾虚气弱,阴虚肠燥、脾肾阳虚者,汤药可温服,于清晨或睡前服用效果佳。

(2)肠道实热者,汤药宜偏凉服用,清晨空腹服用效果更佳。

2.中成药

(1)麻仁润肠丸:含鞣质,不宜与抗生素、生物碱、洋地黄类、亚铁盐、维生素 B_1 等同用,孕妇忌服,月经期慎用。

(2)牛黄解毒片(丸、胶囊、软胶囊):性质寒凉,不宜与强心苷类、磺胺类、氨基糖苷类、四环素类等多种药物合用。

(3)三黄片(胶囊):不宜与治疗贫血的铁剂、含金属离子的制剂、维生素 B_1、多酶片等合用,孕妇忌服。

(二)外用中药

观察局部皮肤有无不良反应。

敷脐:外用中药装入布袋置于神阙穴,盖布后热熨,1～2 次/天,每次 30 分钟。

七、健康宣教

(一)用药

遵医嘱服药,切忌滥用泻药。

(二)饮食

清淡易消化,多食富含纤维的粗粮,及绿色新鲜蔬菜、水果。多饮水,不饮浓茶。禁食辛辣刺激,肥甘厚味,生冷煎炸之品,禁忌饮酒无度。

(三)运动

适当运动,避免少动、久坐、久卧。可根据具体情况选用打太极拳、五禽戏、气功、八段锦、慢跑、快走等方法。其中腰腹部的锻炼对便秘患者更适合。

(四)生活起居

每天按揉腹部,养成良好的排便习惯,定时如厕,即使无便意,也应定时蹲厕,但勿久蹲,不应超过 3 分钟;勿如厕时看书报;排便时勿过度屏气。

(五)情志

调畅情志,戒忧思恼怒,保持情绪舒畅,克服排便困难的心理压力。

(六)定期复诊

遵医嘱定时复查,若出现腹胀、腹痛,或大便带血、肛门有物脱出时及时就医。

(陈苗苗)

第十四节 痢 疾

一、概述

痢疾是以腹痛,里急后重,大便次数增多,痢下赤白脓血为主症的病证。痢疾是夏秋季常见的肠道传染病。病因有外感时疫邪毒和内伤饮食两方面。细菌性痢疾、阿米巴痢疾，以及溃疡性结肠炎、放射性结肠炎、细菌性食物中毒等出现类似本节所述症状者，可参照本病护理。

二、辨证论治

（一）湿热痢

腹痛，里急后重，下痢赤白脓血，赤多白少或纯下赤冻，肛门灼热，小便短赤，或发热恶寒，头痛身楚，口渴发热。舌红苔黄腻，脉滑数。治以清热解毒，调气行血。

（二）疫毒痢

起病急骤，壮热，恶呕便频，痢下鲜紫脓血，腹痛剧烈，口渴，头痛，后重感特著，甚者神昏惊厥。舌红绛苔黄燥，脉滑数或微欲绝。治以清热凉血解毒。

（三）寒湿痢

腹痛拘急，痢下赤白黏冻，白多赤少，里急后重，脘闷，口淡，饮食乏味，头身困重。舌淡苔白腻，脉濡缓。治以温中燥湿，调气和血。

（四）阴虚痢

下痢赤白，日久不愈，或下鲜血，脐下灼痛，虚坐努责，食少，心烦，口干口渴。舌红绛少津少苔，脉细数。治以养阴清肠化湿。

（五）虚寒痢

下痢稀薄，带有白冻，甚则滑脱不禁，腹部隐痛，排便不爽，喜按喜温，久痢不愈，食少神疲，四肢不温。舌淡苔白滑，脉沉细而弱。治以温补脾肾，收涩固脱。

（六）休息痢

下痢时发时止，常因饮食不当、受凉、劳累而发，发时便频，夹有赤白黏冻，腹胀食少，倦怠嗜卧。舌淡苔腻，脉濡软虚数。治以温中清肠，调气化滞。

三、病情观察要点

（一）腹痛、里急后重

观察发作的时间、性质、部位、程度、与体位的关系、缓解的方法及伴随症状。

(1)新病年少，形体壮实，腹痛拒按，里急后重便后减轻者多为实证；久病年长，形体虚弱，腹痛绵绵，痛而喜按，里急后重便后不减或虚坐努责者为虚证。

(2)湿热痢腹痛阵作；疫毒痢腹痛剧烈；寒湿痢腹部胀痛；阴虚痢为脐腹灼痛，或虚坐努责；虚寒痢常为腹部隐痛，腹痛绵绵。

（二）肛门灼痛

与湿热下注、肛周炎症、分泌物刺激有关。

（三）大便次数及性状改变

注意观察大便与腹痛的关系，大便的次数、性质、量、气味、颜色、有无脓血黏冻。

(1)痢下白冻或白多赤少者，多为湿重于热，邪在气分，其病清浅；若纯白冻清稀者，为寒湿伤于气分；白而滑脱者属虚寒。

(2)痢下赤冻，或赤多白少，多为热重于湿，热伤血分，其病较深；若痢下纯鲜血者，为热毒炽盛，迫血妄行。

(3)痢下赤白相杂，多为湿热夹滞。

(4)痢下色黄而深,其气臭秽者为热;色黄而浅,不甚臭秽者为寒。

(5)痢下紫黑色、黯褐色者为血瘀;痢下色紫黯而便质清稀为阳虚。

(6)痢下焦黑,浓厚臭秽者为火。

(7)痢下五色相杂为湿热疫毒。

(四)发热

观察发热程度及伴随症状。

(1)湿热痢若兼有表证则恶寒发热,头痛身楚,热盛灼津则口渴。

(2)疫毒痢热因毒发,故壮热。热盛伤津则口渴,热扰心神则烦躁,热扰于上则头痛。热入营分,高热神昏谵语者,为热毒内闭。

四、症状护理要点

(一)腹痛、里急后重

(1)腹痛时,可指压内关或合谷等穴位。

(2)疫毒痢者,腹痛剧烈,痢下次多,应暂禁食,遵医嘱静脉补液或按揉天枢、气海、关元、大肠俞等穴。

(3)寒湿痢者,腹部冷痛,注意保暖,给予热敷,或用白芥子、生姜各 10 g 共捣烂成膏敷脐部。

(4)虚寒痢者,腹痛绵绵,注意四肢保暖,可给予艾灸天枢、神阙等穴,或食用生姜、生蒜,以温中散寒。

(5)患者里急后重时,嘱患者排便不宜过度用力或久蹲,以免脱肛。

(二)肛门灼痛

(1)保持肛周皮肤清洁,便后用软纸擦肛门并且用温水清洗,如肛门周围有糜烂溃破,可遵医嘱外涂油膏治疗。

(2)肛门灼热、水肿时,可遵医嘱予以中药熏洗。

(3)有脱肛者,清洁后用消毒纱布涂上红油膏或黄连软膏轻轻还纳。

(三)发热

(1)正确记录体温、脉搏呼吸、汗出情况。

(2)保持皮肤清洁,汗出后用毛巾擦拭,并及时更换湿衣被,保持床铺清洁干燥。

(3)协助高热患者做好口腔护理,饭前饭后用银花甘草液、氯己定、生理盐水等漱口,口唇干裂可涂保湿唇膏或油剂。

(4)保证足够液体量,鼓励患者多饮温开水、淡糖盐水,可用麦冬、清竹叶、灯芯草等泡水代茶饮或遵医嘱静脉补液。

(5)高热无汗时,可遵医嘱行物理降温或给予中西药退热,或给予背部刮痧以辅助治疗。观察退热情况,防止抽搐、神昏等险证。

五、饮食护理要点

饮食以清淡、细软、少渣、易消化的流质或半流质为主,鼓励患者多饮温开水或淡盐水,每天总液量为 3 000 mL 左右。不宜饮用牛奶,忌食生冷、辛辣、油腻、硬固、煎炸之品,忌豆类、薯类等产气食品。

(一)湿热痢

宜食清热解毒之品,如铁苋菜、地锦草、马齿苋、西瓜、苹果等。

食疗方:蒜泥马齿苋、薏米粥、陈茗粥(陈茶叶、大米)。

(二)疫毒痢

宜食清热凉血解毒之品,如鲜芦根煎汤代茶饮,痢下次多,应暂禁食。

食疗方:鲫鱼汤。

(三)寒湿痢

宜食温中燥湿,调气和血之品,如粳米、鲈鱼、大枣等。

食疗方:薏米莲子粥、大蒜炖肚条、肉桂粥。

(四)阴虚痢

宜食养阴清肠化湿之品,如黑木耳、茯苓、枸杞子、桑椹、龙眼肉、薏苡仁、莲子及大枣等。

食疗方:绿茶蜜饮、绿豆汤、石榴皮煮粥(石榴皮、粳米)。

(五)虚寒痢

宜食温补脾肾,收涩固脱之品,如山药、莲子、胡桃肉、白扁豆、薏苡仁、生姜、生蒜等。

食疗方:姜汤、桃花粥、豆蔻粥(肉豆蔻、生姜、粳米)。

(六)休息痢

宜食温中清肠,调气化滞之品,如粳米、南瓜、香菇、黄花菜等。

食疗方:参枣米饭、山药饼。

六、中药使用护理要点

(一)口服中药

口服中药时,应与西药间隔30分钟左右。

1.中药汤剂

宜饭前服用。若有恶心,服用前可以在舌上滴少许生姜汁。

2.香连浓缩丸(片)

不宜与阿托品、咖啡因等同用,否则会增加生物碱的毒性;忌油腻、生冷之品,禁烟、酒。

3.葛根芩连微丸(胶囊)

泄泻腹部凉痛者忌服。

4.芩连片

泄泻腹部凉痛者忌服。不宜与乳酶生、丽珠肠乐同服。

(二)中药注射剂

中药注射剂应单独使用,与西药注射剂合用时须前后用生理盐水做间隔液。

穿心莲注射剂:不宜与氟罗沙星、左氧氟沙星、乳酸环丙沙星、妥布霉素、红霉素、阿米卡星、维生素 B_6 等同用。

(三)外用中药

观察局部皮肤有无不良反应。

1.保留灌肠

给药前排空二便,取右侧卧位,臀部抬高10 cm,液面距肛门不超过30 cm,肛管插入15 cm左右,药液温度39~41 ℃,量50~100 mL,徐徐灌入,灌完后取平卧位,再取左侧卧位,保留

60 mm以上，保留至次晨疗效更佳。

2.中药贴敷

神阙穴，1 次/天，每次贴敷 3～4 小时。注意观察局部皮肤有无发红、瘙痒，或水疱等症状，并及时通知医师。告知患者切忌搔抓，以防止感染。

七、健康宣教

（一）用药

慢性患者应坚持治疗，在医师指导下合理用药。

（二）饮食

不宜过食生冷，不吃变质食物。在痢疾流行季节可以适量食用生蒜瓣，或用马齿苋、绿豆煎汤饮用以预防感染。

（三）运动

宜卧床静养，不可过度活动。指导久病体虚的患者循序渐进地锻炼身体，增强抗病能力和促进康复。

（四）生活起居

注意个人卫生，养成饭前、便后洗手习惯，预防疾病发生和传播。加强水饮食卫生管理，避免外出用餐，防止病从口入。久病初愈，正气虚弱，注意生活起居有节，劳逸结合。

（五）情志

开展多种形式的文娱活动，以丰富生活内容，怡情悦志。

（六）定期复诊

遵医嘱定期复诊，若出现大便次数及性状的改变、腹痛、里急后重等症状时，应及时就医。

（陈苗苗）

第十五节 泄　　泻

一、概述

泄泻是指排便增多、粪质稀薄或完谷不化，甚至泻出如水而言。古时以大便溏薄而势缓者为泄，大便清稀如水而直下者为泻，现在统称为泄泻。多由脾胃运化功能失职，湿邪内盛所致。急慢性肠炎、肠结核、肠功能紊乱等可参照本病护理。

二、辨证论治

（一）寒湿泄泻

泄下清稀，甚如水样，腹痛肠鸣，脘闷食少，或兼有恶寒发热，鼻塞头痛，肢体酸痛。苔薄白或白腻，脉濡缓。治以芳香化湿，疏表散寒。

（二）湿热泄泻

腹痛即泻，泻下急迫，势如水注，或泻而不爽，粪色黄褐而臭，肛门灼热，烦热口渴。舌红苔黄腻，脉濡数或滑数。治以清热利湿。

（三）食滞肠胃

腹痛肠鸣，泻后痛减，泻下粪便，臭如败卵，夹有不消化之物，脘腹胀满，嗳腐酸臭。苔垢浊或厚腻，脉滑。治以消食导滞。

（四）脾胃虚弱

大便时溏时泄，反复发作。稍有饮食不慎，大便次数即增多，夹见水谷不化，饮食减少，脘腹胀闷不舒。舌淡苔白，脉细弱。治以健脾益胃。

（五）肾阳虚衰

每于黎明之前脐腹作痛，继则肠鸣即泻，完谷不化，泻后则安，形寒肢冷，腹部喜暖，腰膝酸软。舌淡胖苔白，脉沉弱。治以温肾健脾，固涩止泻。

三、病情观察要点

（一）腹泻伴腹痛

观察大便的次数、量、颜色、性状、排便时间、气味及疼痛的性质。

（二）生命体征

观察体温、脉搏、舌象、口渴、饮水、尿量和皮肤弹性的变化。

（三）局部皮肤

观察肛周皮肤有无瘙痒、淹红或破溃等情况。

（四）伴随症状

出现下列症状应及时通知医师给予处理。

(1)眼窝凹陷，口干舌燥，皮肤干枯无弹性，腹胀无力。

(2)呼吸深长，烦躁不安，精神恍惚，四肢厥冷，尿少或无，脉促微弱。

四、症状护理要点

（一）腹泻

(1)急性泄泻，腹泻次数较多或伴发热时应卧床休息。

(2)肾虚泄泻，可遵医嘱给予艾灸。取穴：中脘、神阙、足三里、天枢穴，神阙穴用隔姜灸 10～15 壮，其余穴灸 10～15 分钟。也可用小茴香或食盐炒热布包敷肚脐。

(3)寒湿泄泻，可腹部热敷，艾灸神阙、关元足、三里等穴，以止痛消胀缓泻。

(4)耳穴埋籽，主穴：肺、脾、皮质下。配穴：大肠、肾、小肠、胃、三焦等。

（二）疼痛

(1)寒湿困脾，腹中冷痛者可予腹部热敷，并可做腹部顺时针方向按摩。

(2)肠道湿热，肛门灼热疼痛者，可遵医嘱中药熏洗。擦干后可涂抹黄连膏。

(3)一般虚证腹痛不重，常有慢性持续性腹中隐隐不舒，可鼓励患者下床活动，适当锻炼，以通调脏腑，增强体质。

（三）肛周护理

(1)每次便后软纸擦肛门，温水清洗，外敷松花粉，防止发生肛周湿疹。

(2)慢性腹泻者，教会患者做提肛运动。如见脱肛，可用软纸或纱布轻轻托上。

(3)肛门因便次多而糜烂、出血时，应予以清洗后外涂紫草油或护臀膏。

五、饮食护理要点

饮食以清淡、易消化、少渣及营养丰富的流质或半流质为宜。忌食油腻、生冷、辛辣等刺激性饮食。

(一)寒湿泄泻

宜食炒米粉、姜、红糖等温热利湿之品。

食疗方:茯苓粥、桂心粥。

(二)湿热泄泻

宜食西瓜、苹果、茶等防暑祛湿之品。

食疗方:马齿苋粥。

(三)食滞肠胃

可饮酸梅汤、萝卜汤、麦芽汤等消食化滞之品。泄泻较重者,应控制饮食或暂禁食。

食疗方:山楂萝卜粥。

(四)脾胃虚弱

可食豆制品、鲫鱼、黄鱼、鸡、鸡蛋等健脾益气、补益气血之品。定时定量,少食多餐。

食疗方:黄芪粥,或以山药、扁豆、大枣、薏苡仁等做羹食用。

(五)肾阳虚衰

宜食山药、胡桃、狗肉及动物肾脏等补中益气,温补肾阳之品。

食疗方:芡实粥(芡实、干姜、粳米),莲子核桃羹(莲子、核桃仁、白糖)。

六、中药使用护理要点

(一)口服中药

口服中药时,应与西药间隔30分钟左右。

1.中药汤剂

寒湿泄泻者宜饭前热服;湿热泄泻者宜饭前凉服;食滞肠胃者宜饭后服;脾胃虚弱、肾阳虚衰者宜空腹热服。

2.中成药

服药期间,禁食辛辣、生冷、煎炸、油腻之品。

(1)启脾丸、参苓白术散:不宜与感冒药一同服用,不宜喝茶和吃萝卜,以免影响药效。

(2)附子理中丸:孕妇慎用。

(3)保和丸:不宜与磺胺类药物等抗生素、碳酸氢钠、氨茶碱、复方氢氧化铝同服。

(4)黄连素:不宜与活性炭同服。

(5)六合定中丸:不宜与麦迪霉素合用,否则会降低疗效。

(6)清热解毒药:不宜与乳酶生同服。

(二)外用中药

观察局部皮肤有无不良反应。

1.熏洗药液

熏蒸温度50～70 ℃,每次10分钟,药液不可过烫;洗浴温度40 ℃以下,药液洗10分钟,1～2次/天,熏洗过程中如有变态反应、破溃等,应及时停药,并报告医师。

2.外用膏剂

注意观察局部皮肤，如出现红、肿、热、痒、脱屑等过敏现象，应通知医师给予对症处理。

七、健康宣教

(一)用药

遵医嘱服药。

(二)饮食

忌食油腻、油炸、生冷、辛辣、甜腻之品及含碳酸等的产气饮料。烹调方法以蒸、煮、炖为宜。

(三)运动

适当进行体育锻炼，增强体质。

(四)生活起居

起居有节，顺应四时气候变化，防止外感风寒暑湿之邪。脾胃虚寒者，注意腹部保暖。

(五)情志

调摄精神，保持情绪安定，力戒嗔怒。

(六)定期复诊

遵医嘱定期复查，如出现大便次数增多，不成形或呈稀水样时，应及时就医。

(陈苗苗)

第十六节 胃痛

一、概述

凡由于脾胃受损，气血不调所引起胃脘部疼痛，称为胃痛，又称胃脘痛。胃痛的发生常由寒邪客胃、饮食伤胃、肝气犯胃和脾胃虚弱所致。急慢性胃炎、胃与十二指肠溃疡等可参照本病护理。

二、辨证论治

(一)胃气壅滞

胃脘胀痛，食后加重，嗳气，纳呆，嗳腐。舌淡苔白厚腻，脉滑。治以理气和胃止痛。

(二)肝胃气滞

胃脘胀痛，连及两胁，攻撑走窜，每因情志不遂而加重，喜太息，不思饮食。苔薄白，脉滑。治以疏肝和胃，理气止痛。

(三)肝胃郁热

胃脘灼痛，痛势急迫，烦躁易怒，嘈杂泛酸，口干口苦，渴喜凉饮。舌红苔黄，脉滑数。治以清肝泄热，和胃止痛。

(四)胃阴不足

胃脘隐痛，或隐隐灼痛。嘈杂似饥，饥不欲食，口干不思饮，咽干唇燥，大便干结。舌质嫩红少苔，脉细数。治以滋阴益胃，和中止痛。

（五）脾胃虚寒

胃脘隐痛，遇寒或饥时痛剧，得温熨或进食则缓，喜暖喜按。面色不华，神疲肢怠，四末不温，食少便溏。舌淡苔薄白，脉沉细无力。治以温中健脾。

三、病情观察要点

（一）疼痛

观察疼痛诱发与缓解因素、疼痛性质、发作时间等。

1.疼痛诱发与缓解因素

遇寒则痛，饥饿时发作，喜温喜按者多为虚寒，或寒邪客胃；饭后疼痛，遇热加重，恶热拒按者多为实热证。情志不畅，肝火内盛者多为实证，或本虚标实。

2.疼痛性质

钝痛主要为感受寒邪，或饮食不节；胀痛多为肝气郁结肝气犯胃，肝胃不和；灼痛多为湿热中阻，脾郁胃热；剧痛难忍，一般方法难以缓解，应考虑外科急腹症。

（二）伴随症状

（1）伴随反复呕吐不消化食物，吐后疼痛缓解，多为饮食失调。

（2）伴随大便溏泄，口淡纳呆，多为脾虚。

（3）伴随烦躁易怒，口干口苦，多为肝气郁滞，肝胆湿热。

（4）伴随呕吐咖啡样物、解黑便甚至血便者，多为消化道出血，应加强护理。

（5）如疼痛突然加剧，同时伴有面色苍白、冷汗时出，烦躁不安、血压下降，要立即通知医师给予紧急处理。

四、症状护理要点

（一）食滞胃痛

可禁食6～12小时，缓解后渐给全流食或半流食。必要时用探吐法催吐。

（二）脾胃虚寒性胃痛

可热敷胃脘部，或艾灸中脘、神阙、足三里等穴，以温中止痛。也可行耳穴埋籽：主穴取胃、脾、肝、三焦、腹，配以神门、膈、贲门等穴。

（三）气滞胃痛

可指压按摩，取穴：中脘，内关，足三里等穴，或用热水袋进行热敷。

（四）大便溏

大便溏，次数增加，应加强肛周皮肤护理，每次便后用温水清洗，并予紫草油外涂肛周。

（五）伴有呕吐

吐后予淡盐水或黄花漱口液漱口。神志不清伴呕吐时，立即采取抢救措施：患者去枕平卧，头偏向一侧，及时清除排出物，保持气道通畅。

五、饮食护理要点

饮食应遵照“定时、定量、定性”的原则，应清淡易消化，避免暴饮暴食、饥饱失常、寒热不调。忌食烟酒、辛辣油炸甜滑、大甘大酸、霉烂变质、生冷坚硬之品。

(一)胃气壅滞

宜食行气化滞消食之品，如萝卜、山楂、燕麦等，可饮大麦茶，焦三仙煎水代茶饮。

食疗方：小米粥、山楂粥等。

(二)肝胃气滞

宜食行气解郁之品，如萝卜、柑橘等。悲伤郁怒时暂不进食。

食疗方：玫瑰薏仁粥。

(三)肝胃郁热

宜食清肝泄热之品，如菊花晶、绿豆汤、荷叶粥等。注意食后不可即怒，怒后不可即食。

食疗方：包菜汁(鲜包心菜、白糖)、豆胆粉(新鲜猪苦胆、黄豆)。

(四)胃阴亏虚

宜食益胃生津之品，如西瓜、梨、甘蔗、莲藕等。多饮水或果汁，可用石斛，麦冬煎汤代茶饮。胃酸缺乏，可饭后吃山楂、话梅、乌梅汤等酸甘助阴。大便干结者，可食蜂蜜、白木耳以养胃润肠通便。

食疗方：四汁蜂蜜饮(芜青叶、胡萝卜、芹菜、苹果、蜂蜜)。

(五)脾胃虚寒

宜食温中健脾之品，如牛奶、鸡蛋、黄鱼、鳗鱼、龙眼、大枣(去皮)等。

食疗方：吴茱萸粥(吴茱萸、粳米适量、生姜、葱白少许)。

六、中药使用护理要点

口服中药时，应与西药间隔30分钟左右。

(1)脾胃虚寒者中药宜热服；肝胃郁热者中药宜凉服；开胃健脾和制酸的中药宜饭前服；消食导泻和有刺激的中药宜餐后服用或同时进食少许；呕吐的患者可少量分次服用，或服用前用生姜涂舌面以减少呕吐。

(2)六味安消胶囊：注意排便情况。

(3)附子理中丸：药后如有血压增高、头痛、心悸等症状，应立即停药。

七、情志护理要点

(1)忧思恼怒、恐惧紧张等不良情志是诱发和加重本病的重要原因。病程较长，反复发作者，容易产生悲观、焦躁的情绪，因此注意观察患者，指导患者避免精神刺激或情绪激动，保持稳定情绪，树立战胜疾病的信心。常用的控制和调节情绪的方法有以情制情法、移情法、升华超脱法、暗示法、开导法、节制法、疏泄法等。

(2)建立良好的护患关系，并争取家属亲友的密切配合。

(3)加强护理宣教、创造优美舒适的休养环境，合理安排患者的生活。

八、健康宣教

(一)用药

严格遵医嘱服药。服药期间，注意饮食宜清淡，忌生冷、辛辣及油腻食物，并保持心情舒畅。慎用对胃肠有刺激的药物，如阿司匹林、红霉素、皮质激素等，以免诱发胃脘痛及出血。

(二)饮食

宜定时定量、少食多餐、以软烂为宜,胃酸多者,不宜食酸性食品。切勿饥饱不一,冷热不均,暴饮暴食。忌烟、酒、浓茶、咖啡等刺激性食物。

(三)运动

加强锻炼,可参加适量的健身运动。

(四)生活起居

起居有节,保证充足睡眠,根据气候变化,适量增减衣被。注意胃脘部保暖,防止受凉而诱发胃脘痛。可采用指压止痛的方法减轻身体痛苦和精神压力。

(五)情志

保持心情舒畅,克制情绪波动。

(六)定期复诊

遵医嘱定期复查,如出现疼痛、呕吐、反酸等症状时,及时就医。

(陈苗苗)

第十章 危重症护理

第一节 溶血危象

溶血危象是指在慢性溶血病程中突然出现严重的急性溶血，或具有潜在溶血因素的患者在某些诱因作用下突然发生大量血管外或血管内溶血。溶血危象是一严重威胁患者生命的综合征，若不及时救治常可危及生命。

一、病因与诱因

（一）病因

1.红细胞结构和功能异常

如遗传性椭圆或球形红细胞计数增多、口形红细胞增多症、自体免疫性溶血性贫血等。

2.血红蛋白病

海洋性贫血、不稳定血红蛋白病、血红蛋白结构异常等。

3.红细胞酶缺乏

6-磷酸葡萄糖脱氢酶缺乏症、丙酮酸激酶缺乏症。

4.其他

血型不合输血、药物性溶血等。

（二）诱因

常见诱因有感染、外科手术、创伤、妊娠、过度疲劳、大量饮酒、情绪波动、服酸性药物及食物等。

二、发病机制

本病的发病机制尚不十分明了。正常红细胞平均寿命100～120天，当红细胞平均寿命短于20天时，将出现溶血性贫血。根据红细胞的破坏部位分为血管内溶血和血管外溶血。大量溶血使血浆中游离血红蛋白急骤增加而发生血红蛋白血症。如游离血红蛋白大于1.49 g/L时，溶血12小时后可发生黄疸，并通过肾排泄而出现血红蛋白尿。大量血红蛋白刺激和沉淀可使肾血管痉挛和肾小管梗阻，致使肾小管坏死，发生急性肾衰竭。另外，大量红细胞破坏，可引起严重贫血，甚至发生心功能不全、休克、昏迷。部分溶血危象患者可继发急性骨髓功能障碍，即再生障碍性危象。

三、临床表现

（一）寒颤与发热

大部分患者先有寒颤、面色苍白、四肢发凉，继之体温可达 40 ℃。

（二）四肢、腰背疼痛

患者多有全身及腰背酸痛，伴有腹痛，或伴明显肌紧张。溶血严重者可继发少尿、无尿及急性肾衰竭；还可出现恶心、呕吐、腹胀等消化道症状。

（三）血压下降

血型不合所致的溶血危象，血压下降不易纠正，这与抗原、抗体反应所致的过敏性休克、血管舒缩功能失调有关。骤然大量溶血，还可导致高钾血症、心律失常，甚至心脏停搏。

（四）出血倾向与凝血障碍

大量红细胞破坏可以消耗血液内的凝血物质，导致明显出血倾向。部分患者常因感染、休克、肾衰竭、电解质紊乱而并发弥散性血管内凝血。

（五）贫血加重、黄疸加深

原有贫血突然加重，全身乏力，心悸气短。危象发生 12 小时后可见全身皮肤、黏膜黄染急剧加深。

（六）肝、脾明显肿大

溶血危象时，患者的肝脾均明显肿大，尤以脾大为著，常与贫血及黄疸程度成正比。另外，因大量溶血，胆红素排泄过多，在胆道沉积，易并发胆结石。

四、实验室及其他检查

（一）红细胞破坏增加

血清间接胆红素增高，尿中尿胆原增加。血浆游离血红蛋白含量增高，血清结合球蛋白降低或消失，出现高铁血红素清蛋白血症，血红蛋白尿（尿可呈淡红色、棕色），含铁血黄素尿。红细胞寿命缩短。

（二）红细胞系代偿增生的表现

网织红细胞增加，骨髓幼红细胞增生，周围血液中出现幼红细胞。

五、治疗要点

（一）治疗原则

迅速终止溶血，消除血红蛋白血症，纠正重度贫血，防治急性肾衰竭和其他并发症。

（二）治疗措施

1.去除病因

查寻有无变应原或药物，去除一切可能的诱因和病因，控制感染，接受输血者出现溶血可疑症状时，应立即停止输血。

2.控制溶血

输入 500～1 000 mL 右旋糖酐，阻止血红蛋白尿的发作，适用于伴有感染、外伤、输血反应和腹痛危象者。急性溶血可经服用或静脉滴注5%碳酸氢钠而减轻。肾上腺皮质激素主要用于自身免疫而致的获得性溶血性贫血的溶血危象。重症者可选用地塞米松或氢化可的松静脉快速给药，病情稳定后改用泼尼松口服；必要时可选用硫唑嘌呤、环孢素等免疫抑制剂。

3.输血、纠正贫血

当大量溶血造成严重贫血时，输血是抢救患者生命的关键措施之一，但要根据原发病的不同采用成分输血。如病情危急且无分离洗涤红细胞的条件，可在输血前用大量糖皮质激素。

4.防治急性肾衰竭

纠正血容量后，尽早应用25%甘露醇250 mL于15～30分钟快速滴注，使尿量维持在100 mL/h以上，24小时尿量应达1 500～2 400 mL，适量给予5%碳酸氢钠还可以碱化尿液，防止肾小管机械阻塞。已发生急性肾衰竭者按急性肾衰竭处理。

六、护理措施

（一）紧急护理措施

发生溶血危象时，立即使患者卧床，抬高床头以利肺扩张及气体交换；输血的患者立即停止输血，同时将余血、患者血标本和尿标本送检；给予吸氧，建立静脉通道，迅速医嘱用药。

（二）严密观察病情

严密观察患者生命体征、意识的变化，注意尿色、尿量的变化，观察有无黄疸或贫血加重，及时了解化验结果。输血时注意严格执行规章制度，输血速度应缓慢，并密切观察患者反应。使用糖皮质激素期间注意避免感染，使用环磷酰胺者指导其多饮水以防出血性膀胱炎等；使用硫唑嘌呤、环孢素等免疫抑制剂时，必须密切观察药物的不良反应。

（三）一般护理

（1）患者卧床休息，保持呼吸道通畅。寒战或发热者，注意保暖和降温，躁动者注意保护安全。

（2）做好生活护理，保持病房安静、舒适，避免各种精神因素刺激。

（3）给予心理护理，减轻患者恐惧、不安情绪，积极配合治疗。

（四）健康宣教

慢性溶血患者应该注意休息，防止劳累，清淡饮食，随季节加减衣物，预防感染，可减少溶血危象的发生。保持情绪稳定，可减少并发症，促进疾病康复。

（官燕妮）

第二节　超高热危象

发热是多种疾病的常见症状。若腋温超过37 ℃，且一天间体温波动超过1 ℃以上，即可认为发热。腋温为37.5～38 ℃称为低热、38.1～39 ℃称中度热、39.1～40 ℃称高热、41 ℃以上则为超高热。发热时间超过两周为长期发热。持续高热对身体损害很大，尤其是对脑组织有严重损伤，可引起脑细胞不可逆性损害。超高热危象系指高热同时伴有抽搐、昏迷、休克、出血等，是临床常见的危急重症之一，稍有疏忽，即可导致严重后果。

一、病因

(一)感染性发热

病毒、肺炎支原体、立克次体、细菌、螺旋体、真菌、寄生虫等各种病原体所致的感染，均可引起，为常见的病因。

1.传染病

多数急症患者的高热是由传染病引起，其中多半是上呼吸道感染，如普通感冒和流行性感冒、菌痢、疟疾、伤寒、传染性肝炎、粟粒性肺结核、急性血吸虫病、传染性单核细胞增多症、流行性脑脊髓膜炎、乙脑等均可引起发热或高热。

2.器官感染性炎症

器官感染性炎症常见有急性扁桃体炎、副鼻窦炎、中耳炎、支气管炎、肺炎、脓胸、肾盂肾炎、胆道感染、肝脓肿、细菌性心内膜炎、败血症、淋巴结炎、睾丸或副睾丸炎、输卵管炎、丹毒、深部脓肿等。

(二)非感染性发热

1.结缔组织病及变态反应

如系统性红斑狼疮、皮肌炎、风湿热、荨麻疹、药物热、输血输液反应等。

2.无菌性坏死

如广泛的组织创伤、大面积烧伤、心肌梗死、血液病等。

3.恶性肿瘤

如白血病、淋巴瘤、恶性网状细胞增多症、肝、肺和其他部位肿瘤等。

4.内分泌及代谢障碍

如甲状腺功能亢进(产热过多)、严重失水(散热过少)。

5.体温调节中枢功能障碍

如中暑、重度安眠药中毒、脑血管意外及颅脑损伤等。

二、病情评估

发热的原因复杂，临床表现千变万化，往往给诊断带来困难，因此，对一些非典型的疑难病例，除仔细询问病史，全面的体格检查和进行一些特殊实验室检查外，更应注意动态观察，并对搜集来的资料仔细进行综合分析，才能及时得出确切的诊断。

(一)病史

现病史和过去史的详细询问，常常对发热性疾病的诊断和鉴别诊断能提供重要的线索。例如，黑热病、血吸虫病、丝虫病、华支睾吸虫病等有相对严格的地区性；疟疾、流行性乙型脑炎、流行性脑脊髓膜炎、细胞性痢疾等有一定的季节性；麻疹、猩红热、天花患者痊愈后有长期免疫力；食物中毒多见于集体发病，有进食不洁食物史；有应用广谱抗生素、激素、抗肿瘤药物及免疫抑制剂病史者，经应用抗生素治疗无效，要考虑二重感染的可能性；有应用解热镇痛药、抗生素、磺胺等药物，要警惕药物热；如果同时有皮疹出现，药物热的可能性更大；输血后发热时间长，要考虑疟疾、病毒性肝炎、巨细胞病毒感染的可能性；既往有肺结核或有与肺结核患者密切接触史者，要警惕结核或结核播散的可能；有恶性肿瘤史，不管是手术后或化疗后，再次发热不退要警惕肿瘤转移。例如，有一例患者，10 年前有鼻腔恶性肉芽肿，经化、放疗后，10 年后出现高热不退，多种抗生素治疗无效，最后证实是恶性组织细胞病。

（二）发热伴随症状

详细观察分析发热的伴随症状，对分析发热原因及严重程度均有重要价值。主要包括有无淋巴结肿大、结膜充血、关节肿痛、出血、皮疹（疱疹、玫瑰疹、丘疹、荨麻疹等），有无肝脾大、神经系统症状、腹痛等。

（三）超高热危象早期表现

凡遇高热患者出现寒战、脉搏快、呼吸急促、烦躁、抽搐、休克、昏迷等，应警惕超高热危象的发生。

（四）实验室及其他检查

1.血常规

血常规以白细胞计数和分类计数最具初筛诊断意义。白细胞总数偏低，应考虑疟疾或病毒感染；白细胞总数增高和中性粒细胞左移者，常为细菌性感染；有大量幼稚细胞出现时要考虑白血病，但须与类白血病反应相鉴别。

2.尿粪检查

尿液检查对尿路疾病的诊断有很大帮助。对昏迷、高热病员而无阳性神经系统体征时，应做尿常规检查，以排除糖尿病酸中毒合并感染的可能。对高热伴有脓血便或有高热、昏迷、抽搐而无腹泻在疑及中毒性菌痢时应灌肠做粪便检查。

3.X 线检查

常有助于肺炎、胸膜炎、椎体结核等疾病的诊断。

4.其他检查

对诊断仍未明确的病员，可酌情做一些特殊意义的检查如血培养、抗“O”、各种穿刺及活组织检查。还可依据病情行 B 超、CT、内镜检查等。

5.剖腹探查的指征

如果能适当应用扫描检查、超声检查以及经皮活检，一般不需要剖腹探查。但对扫描的异常发现需要进一步阐明其性质，或制定准确的处理方案，或需做引流时，剖腹术可作为最后确诊的步骤而予以实施。

6.诊断性治疗试验

不主张在缺乏明确诊断的病例中应用药物治疗，但是如果在仔细检查和培养后，临床和实验室资料支持某种病因诊断但又未能完全明确时，治疗性试验是合理的。

（1）血培养阴性的心内膜炎：有较高的死亡率，如果临床资料表明此诊断是最有可能的，抗生素试验治疗可能是救命性的，常推荐应用广谱抗生素 2～3 种以上，联合、足量、早期、长疗程应用，一般用药4～6 周，人工瓣膜心内膜炎者疗程应更长，培养阳性者应根据药敏给药。

（2）结核：对有结核病史的患者，应高度怀疑有结核病的活动性病灶，2～3 周的抗结核治疗很可能导致体温的下降，甚至达到正常。

（3）疟疾：如果热型符合疟疾（间日疟或三日疟）改变，伴有脾大，白细胞计数减少，流行季节或从流行区来的患者，而一时未找到疟原虫的确切证据，可试验性抗疟治疗，或许能得到良好的疗效，并有助于诊断。

（4）疑为系统性红斑狼疮，而血清学检查未能进一步证实的患者，激素试验性用药可获良效而进一步证实诊断。

由于多数不明原因的高热是由感染引起，所以一般抗生素在未获得确诊前是常规地使用以观疗效。

三、急救措施

(一)一般处理

将患者置于安静、舒适、通风的环境。有条件时应安置在有空调的病室内，无空调设备时，可采用室内放置冰块、电扇通风等方法达到降低室温的目的。高热惊厥者应置于保护床内，保持呼吸道通畅，给予足量氧气吸入。

(二)降温治疗

可选用物理降温或药物降温。

1.物理降温法

利用物理原理达到散热目的，临床上有局部和全身冷疗两种方法。

(1)局部冷疗：适用于体温超过 39 ℃者，给予冷毛巾或冰袋及化学制冷袋，将其放置于额部、腋下或腹股沟部，通过传导方式散发体内的热量。

(2)全身冷疗：适用于体温超过 39.5 ℃者，采用酒精擦浴、温水擦浴、冰水灌肠等方法。①酒精擦浴法：酒精是一种挥发性的液体，擦浴后酒精在皮肤上迅速蒸发，吸收和带走机体的大量热量；同时酒精和擦拭又具有刺激皮肤血管扩张的作用，使散热增加。一般选用 25%～35%的酒精100～200 mL，温度为 30 ℃左右。擦浴前先置冰袋于头部，以助降温，并可防止由于擦浴时全身皮肤血管收缩所致头部充血；置热水袋于足底，使足底血管扩张有利散热，同时减少头部充血。擦浴中应注意患者的全身情况，若有异常立即停止。擦至腋下、掌心、腘窝、腹股沟等血管丰富处应稍加用力且时间稍长些，直到皮肤发红为止，以利散热。禁擦胸前区、腹部、后颈、足底，以免引起不良反应。擦拭完毕，移去热水袋，间隔半小时，测体温、脉搏、呼吸，做好记录，如体温降至 39 ℃以下，取下头部冰袋。②温水擦浴法：取 32～34 ℃温水进行擦浴，体热可通过传导散发，并使血管扩张，促进散热。方法同酒精擦浴法。③冰水灌肠法：用于体温高达 40 ℃的清醒患者，选用 4 ℃的生理盐水 100～150 mL 灌肠，可达到降低深部体温的目的。

2.药物降温法

应用解热剂使体温下降。

(1)适应证：①婴幼儿高热，因小儿高热引起“热惊厥”。②高热伴头痛、失眠、精神兴奋等症状，影响患者的休息与疾病的康复。③长期发热或高热，经物理降温无效者。

(2)常用药物：有吲哚美辛、异丙嗪、哌替啶、氯丙嗪、激素如地塞米松等。对于超高热伴有反复惊厥者，可采用亚冬眠疗法、静脉滴注氯丙嗪、异丙嗪各 2 mg/(kg・次)。降温过程中严密观察血压变化，视体温变化调整药物剂量。

必要时物理降温与药物降温可联合应用，注意观察病情。

(三)病因治疗

诊断明确者应针对病因采取有效措施。

(四)支持治疗

注意补充营养和水分，保持水、电解质平衡，保护心、脑、肾功能及防治并发症。

(五)对症处理

如出现惊厥、颅内压增高等症状，应及时处理。

四、护理要点

(一)一般护理

做好患者皮肤、口腔等基础护理，满足患者的基本需要，尽可能使患者处于舒适状态，预防并发症的发生；做好发热患者的生活护理，如发热患者的衣被常被汗液浸湿，应及时更换。

(二)心理护理

患者由于疾病和高热的折磨，容易出现烦躁、焦虑等心理变化，需要更多的关心、抚慰和鼓励。护士要多接近患者，耐心解答患者提出的各种问题，使患者从精神、心理上得到支持。

(三)病情观察与护理

(1)严密观察体温、脉搏、呼吸、血压、神志变化，以了解病情及观察治疗反应。在物理降温或药物降温过程中，应持续测温或每5 分钟测温 1 次，昏迷者应测肛温。体温的突然下降伴有大量出汗，可导致虚脱或休克，此种情况在老年、体弱患者尤应注意。

(2)观察与高热同时存在的其他症状，如是否伴有寒战、大汗、咳嗽、呕吐、腹泻、出疹或出血等，以协助医师明确诊断。

(3)观察末梢循环情况，高热而四肢末梢厥冷、发绀者，往往提示病情更为严重。经治疗后体温下降和四肢末梢转暖、发绀减轻或消失，则提示治疗有效。

五、健康教育

(一)饮食指导

告知患者发热是一种消耗性疾病，饮食中注意高热量、高蛋白、高维生素的摄取是必要的。鼓励患者多食一些营养丰富、易消化、自己喜爱的流质或半流质饮食，保证每天总热量不低于12 552 kJ(3 000 kcal)；同时注意水分和盐分补充，保证每天入水量在3 000 mL左右，防止脱水，促进毒素和代谢产物的排出。

(二)正确测量体温

体温测量的正确性对于判断疾病的转归有一定的意义。应教会患者正确测量体温的方法，应告知成人口腔温度和腋下温度测量的方法、时间及测量中的注意事项；应向婴幼儿家属说明婴幼儿肛温测量的方法、时间及注意事项。

(三)加强自我保健教育

指导患者建立有规律的生活；适当的体育锻炼和户外活动，增加机体的耐寒和抗病能力；在寒冷季节或气候骤变时，注意保暖，避免受凉，预防感冒、流行性感冒等；向患者和家属介绍有关发热的基本知识，避免各种诱因；改善环境卫生，重视个人卫生；告诫患者重视病因治疗，如系感染性发热，当抗生素使用奏效时，体温便会下降。

(官燕妮)

第三节　甲状腺功能亢进危象

甲状腺功能亢进危象简称甲亢危象，是甲状腺毒症急性加重的一个临床综合征。甲亢危象是甲状腺功能亢进症患者在急性感染、精神创伤、高热、妊娠、甲状腺手术或放射碘治疗等诱因刺激下，病情突然恶化而发生的最严重并发症。主要表现为高热、大汗、心动过速、呕吐、腹泻、烦躁不安、谵妄甚至昏迷。甲亢危象病情凶险，必须及时抢救，否则患者常因高热、心力衰竭、肺水肿及水、电解质紊乱而导致死亡。

一、病因与诱因

（一）病因

本病病因尚未完全阐明，目前认为可能与交感神经兴奋，垂体-肾上腺皮质轴应激反应减弱，大量 T_3、T_4 释放入血有关。

（二）诱因

1.严重感染

严重感染是临床上最常见的危象诱因，约占全部诱因的 40%，其中以呼吸道感染最为常见，其次为胃肠道、胆道及泌尿道，少数为败血症、腹膜炎、皮肤感染等，原虫、真菌、立克次体等全身性感染也可诱发。危象发生一般与感染的严重程度成正比，且多发生于感染的高峰阶段。

2.各种应激

过度紧张、高温环境、过度疲劳、情绪激动等应激可导致甲状腺素突然大量释放。

3.精神创伤

甲亢患者受精神刺激时，交感神经-肾上腺兴奋性增强，机体对儿茶酚胺敏感性增加，很容易诱发危象的发生。

4.药物治疗不当

突然停用抗甲状腺药物，致使甲状腺素大量释放；口服过量甲状腺药物，使甲亢症状迅速加重。

5.严重躯体疾病

如心力衰竭、低血糖、脑卒中、急腹症等。

6.其他

手术前准备不充分、^{131}I 治疗及过度挤压甲状腺，使大量甲状腺素释入血。

二、发病机制

甲状腺危象确切的发病机制未完全阐明，目前认为是由多种因素综合作用所导致的，其中血液中甲状腺素含量的急骤增多，是甲状腺危象发病的基本条件和中心环节。甲状腺手术、放射性碘治疗后，大量甲状腺激素释放至循环血液中。使患者血中的甲状腺素升高，而感染、手术等应激因素使血中甲状腺素结合蛋白浓度减少，游离甲状腺激素增加，而各系统的脏器及周围组织对过多的甲状腺激素适应能力减低，同时应激因素导致血液中儿茶酚胺增加，在游离甲状腺激素增加的基础上，机体对儿茶酚胺的敏感性增强，最终导致机体丧失对甲状腺激素反应的调节能力，从而出现甲亢危象的各症状和体征。

三、临床表现

患者除原有甲亢症状加重外，典型表现为高热、大汗淋漓、心动过速、频繁呕吐、腹泻、谵妄，甚至昏迷。

(一)高热

体温骤然升高可达 39 ℃以上,甚至达 41 ℃,一般降温措施无效,患者面色潮红、大汗淋漓、呼吸急促,继而汗闭、皮肤黏膜干燥、苍白、明显脱水甚至休克。

(二)神经精神改变

患者可因脱水、电解质紊乱、缺氧等导致脑细胞代谢障碍而出现精神神经症状,表现焦虑、极度烦躁不安、谵妄、表情淡漠、嗜睡甚至昏迷。

(三)心血管系统

心动过速出现较早,心率可达 140～240 次/分,心率的增快与体温的升高的程度不成比例,心率越快,病情越严重。可出现其他各种心律失常,如期前收缩、房颤等。心脏搏动增强、心音亢进,可闻及收缩期杂音,血压升高,以收缩压升高明显,脉压增大,可有相应的周围血管体征。一般来说,伴有甲亢性心脏病患者,容易发生甲状腺危象,当发生危象以后,促使心脏功能进一步恶化,较易发生心力衰竭、肺水肿。

(四)消化系统

患者可出现厌食、恶心、频繁呕吐、腹痛、腹泻、体重锐减,严重者可致水、电解质紊乱;肝功能损害明显者,可有肝大、黄疸,少数患者可发生腹水、肝昏迷。

(五)水、电解质紊乱

频繁呕吐、腹泻、大量出汗、进食减少等常导致水、电解质紊乱,表现为脱水、低钠、低钾、低钙血症等。

部分患者的临床症状和体征很不典型,无明显高代谢综合征及甲状腺肿大和眼征,而主要表现为表情淡漠、嗜睡、木僵、反射减弱、低热、乏力、心率减慢、血压下降、进行性衰竭等,最后陷入昏迷,临床上称为"淡漠型"甲亢,多见于老年甲亢患者,容易被漏诊或误诊而延误救治,易发生危象,应予以重视。

四、辅助检查

(一)血清甲状腺激素测定

血清甲状腺激素(T_4)、三碘甲状腺原氨酸(T_3)可明显增高,也可在一般甲亢范围,少数患者由于 TBG 浓度下降使 TT_3、TT_4 下降,而甲亢危象患者血清中游离甲状腺激素水平(FT_3、FT_4)明显增高,可直接反映甲状腺功能状态,其敏感性明显高于总 T_3(TT_3)和总血清甲状腺激素T_4(TT_4)。

(二)血常规

血中白细胞计数、血清转氨酶及胆红素可升高。

五、护理诊断及合作性问题

(一)体温过高

体温过高与血中甲状腺激素明显增高引起产热增多有关。

(二)有体液不足的危险

体液不足与高热、频繁呕吐、腹泻、大量出汗引起脱水有关。

(三)焦虑

焦虑与交感神经兴奋性增高、担心预后等有关。

(四)知识缺乏

缺乏疾病的预防观察的知识。

(五)潜在并发症

水、电解质紊乱,心力衰竭。

六、护理措施

(一)紧急救护

1.迅速降低血液中甲状腺激素水平

(1)抑制甲状腺激素的合成:首选丙硫氧嘧啶(PTU),可以抑制甲状腺内 T_3、T_4 的合成。同时抑制外周组织中 T_4 向 T_3 转化。首剂 600 mg,口服或由胃管灌入,以后每次 PTU 200 mg,每天 3 次,口服待危象消除后改用常规剂量。也可用其他抗甲状腺药。

(2)减少甲状腺激素释放:复方碘溶液可以抑制已经合成的甲状腺激素的释放,能够迅速降低循环血液中甲状腺激素水平。服用抗甲状腺药 1 小时后,用碘/碘化钾,首剂 30～60 滴,以后 5～10 滴,每8 小时 1 次,口服或由胃管灌入,或碘化钠 0.5～1.0 g 加入 5%葡萄糖盐水500 mL中,缓慢静脉滴注12～24 小时,视病情好转后逐渐减量,危象消除即可停用,一般使用3～7 天停药。

(3)降低周围组织对甲状腺激素的反应:应用肾上腺素能阻滞药普萘洛尔可抑制甲状腺激素对交感神经的作用,并阻止 T_4 转化为 T_3。若无心功能不全,40～80 mg,每 6～8 小时口服 1 次。或2～3 mg加于 5%葡萄糖盐水 250 mL 中缓慢静脉滴注。同时密切注意心率、血压变化。一旦危象解除改用常规剂量。

(4)拮抗应激:可用糖皮质激素提高机体应激能力,降低周围组织对甲状腺激素的反应性。一般氢化可的松 100 mg 或地塞米松 20～30 mg 加入 5%葡萄糖盐水 500 mL 中静脉滴注,每 6～8 小时 1 次。危象解除后可停用或改用泼尼松(强的松)小剂量口服,维持数天。

(5)降低和清除血液中甲状腺激素:上述治疗效果不满意时,可进行血液透析、腹膜透析或血浆置换等措施,能够迅速降低血浆甲状腺激素浓度。

2.迅速降温

尽快采取降温措施,多用物理降温,如冰袋、酒精擦浴、冷生理盐水保留灌肠、输入低温液体等或物理降温加人工冬眠,使体温控制在 34～36 ℃,持续数天或更长,直至患者情况稳定为止。在应用人工冬眠时,注意体温的变化并以测肛温为准。

(二)护理要点

1.严密观察病情变化

持续进行心电监护,监测患者生命体征、神志、瞳孔等变化,及时发现有无危及生命的心律失常,发现异常情况及时通知医师,配合抢救。

2.活动与休息

绝对卧床休息,保持环境安静,避免一切不良刺激,协助做好生活护理。

3.对症护理

保持气道通畅,缺氧者给予氧气吸入。烦躁不安者遵医嘱给予地西泮 10 mg 肌内注射或静脉注射,或 10%水合氯醛 10～15 mL 灌肠。

4.饮食护理

能进食者给予高热量、高蛋白、高纤维素、忌碘饮食,鼓励患者多饮水,每天饮水量不少于

2 000 mL；昏迷患者给予鼻饲；极度消瘦、进食困难或厌食者，遵医嘱予以静脉补充营养。忌用咖啡、浓茶等兴奋性饮料。

5.用药护理

心功能不全、支气管哮喘、房室传导阻滞的患者慎用或禁用普萘洛尔；使用碘剂治疗者，应注意观察是否有碘过敏症状。

6.并发症观察护理

监测血清电解质，监护各重要器官功能，积极抗感染治疗，纠正水、电解质紊乱和防治各种并发症。

7.心理护理

以熟练的技术配合医师抢救，安慰患者及家属，稳定情绪，运用积极、镇静的态度给予心理支持。

(三)健康教育

(1)疾病知识指导：向患者及家人介绍甲亢及并发症防治知识，尤其是引起甲状腺危象的常见诱因，如感染、严重精神刺激、创伤、突然停抗甲状腺药等，指导如何预防及避免。合理安排工作与休息，避免过度紧张、劳累。学会自我调节，保持情绪稳定，增强应对能力。

(2)用药指导：指导教育患者严格按医嘱服药，强调抗甲状腺药物长期服用的重要性，不可随意减量、停药；指导患者避免摄入含碘多的饮食及药物；教会患者及家属观察病情，一旦出现发热、呕吐、大汗等表现，立即就医。

(3)上衣宜宽松，严禁用手挤压甲状腺以免甲状腺受压后甲状腺素分泌增多，加重病情。

(4)甲亢患者手术者，必须完善各项检查，做好充分的术前准备，防止手术诱发危象发生。

(官燕妮)

第四节　垂体危象

一、概述

垂体危象即垂体功能减退性危象，是在垂体功能减退基础上，各种应激如感染、手术、创伤、寒冷、腹泻、呕吐、失水、饥饿，各种镇静剂、安眠剂、降血糖药物等可诱发垂体危象。根据临床表现分为高热型（体温＞40 ℃）、低温型（体温≤30 ℃）、低血糖型、循环衰竭型、水中毒型及混合型。

二、病情观察与评估

(1)监测生命体征，观察有无体温升高或降低，有无心率加快、脉细速、血压下降、低血糖等表现。

(2)观察患者有无意识淡漠、神志模糊、谵妄、抽搐、昏迷等表现。

(3)观察神经系统体征，以及瞳孔大小、对光反射的变化。

(4)观察有无心率加快、出冷汗、乏力等低血糖表现。

三、护理措施

(一)卧位

卧床休息,昏迷患者头偏向一侧。

(二)氧疗

遵医嘱吸氧,严重低氧血症和/或休克患者常给予气管插管呼吸机辅助通气,遵循气管插管护理常规。

(三)纠正低血糖

遵医嘱予50%葡萄糖40~60 mL快速静脉推注,每小时监测血糖,维持血糖在6~10 mmol/L。

(四)纠正休克

建立静脉双通道,快速补液及遵医嘱应用升压药物等抗休克治疗措施。

(五)体温监测与护理

低温与甲状腺功能减退有关,遵医嘱给予小剂量甲状腺激素,并注意监测心率,同时采取保暖措施。高热者(体温>40 ℃)采用冰帽及大动脉处冰敷。

(六)药物护理

(1)禁用或慎用吗啡等麻醉剂、镇静剂、催眠药、降糖药,以免诱发昏迷。

(2)使用糖皮质激素者观察有无上腹部饱胀、频繁呃逆,血压下降、黑便等消化道出血的不良反应。

(3)使用血管活性药物、高糖、钾、钠等,观察血管有无红、肿、疼痛等静脉炎的表现。注意血管的选择,防止药物外渗,最好使用中心静脉输注药物。

(七)饮食护理

昏迷者留置胃管,鼻饲流质饮食。患者清醒能进食后,给予富含高热量、高蛋白、高维生素、易消化的食物,少量多餐。

四、健康指导

(1)教会患者自测心率、心律、体温,识别垂体危象的征兆,如有感染、发热、腹泻、呕吐、外伤、头痛等情况,立即就医。

(2)告知家属若发现患者有精神异常行为如兴奋、多语、情绪不稳、烦躁等及时就医。

(3)告知患者避免过度劳累、外伤、寒冷等诱发因素。

(4)告知患者不可自行减药或停药,定期门诊复诊。

(5)随身携带急救卡,以便发生意外时得到及时救治。

(官燕妮)

第五节 高血压危象

在高血压过程中,由于某种诱因使周围小动脉发生暂时性强烈痉挛,使血压进一步地急剧增高,引起一系列神经-血管升压性危象、某些器官性危象及体液性反应,这种临床综合征称为高血压危象。

一、病因

本病可发生于缓进型或急进型高血压、各种肾性高血压、嗜铬细胞瘤、妊娠高血压综合征、卟啉病等，也可见于主动脉夹层动脉瘤和脑出血，在用单胺氧化酶抑制剂治疗的高血压患者，进食过含酪胺的食物或应用拟交感药物后，均可导致血压的急剧升高。精神创伤、情绪激动、过度疲劳、寒冷刺激、气候因素、月经期和更年期内分泌改变等为常见诱因。在上述诱因的作用下，原有高血压患者的周围小动脉突然发生强烈痉挛，周围阻力骤增，血压急剧升高而导致本病的发生。心、脑、肾动脉有明显硬化的患者，在危象发生时易发生急性心肌梗死、脑出血和肾衰竭。

二、发病机制

高血压危象的发生机制，多数学者认为是由于高血压患者在诱发因素的作用下，血液循环中肾素、血管紧张素、去甲基肾上腺素和 AVP 等收缩血管活性物质突然急骤的升高，引起肾脏出入球小动脉收缩或扩张，这种情况若持续性存在，除了血压急剧增高外还可导致压力性多尿，继而发生循环血容量减少，又反射性引起血管紧张素Ⅱ、去甲肾上腺素和 AVP 生成和释放增加，使循环血中血管活性物质和血管毒性物质达到危险水平，从而加重肾小动脉收缩。

三、病情评估

(一)主要症状

1.神经系统症状

剧烈头痛、多汗、视力模糊、耳鸣、眩晕或头晕、手足震颤、抽搐、昏迷等。

2.消化道症状

恶心、呕吐、腹痛等。

3.心脏受损症状

胸闷、心悸、呼吸困难等。

4.肾脏受损症状

尿频、少尿、无尿、排尿困难或血尿。

(二)主要体征

(1)突发性血压急剧升高，收缩压＞26.7 kPa(200 mmHg)，舒张压≥16.0 kPa(120 mmHg)，以收缩压升高为主。

(2)心率加快(大于 110 次/分)心电图可表现为左心室肥厚或缺血性改变。

(3)眼底视网膜渗出、出血和视盘水肿。

(三)主要实验室检查

危象发生时，血中游离肾上腺素或去甲肾上腺素增高、肌酐和尿素氮增高、血糖增高，尿中可出现蛋白和红细胞，酚红排泄试验、内生肌酐清除率均可低于正常。

(四)详细评估

(1)有无突然性血压急剧升高。在原高血压的基础上，动脉血压急剧上升，收缩压高达 26.7 kPa(200 mmHg)，舒张压 16.0 kPa(120 mmHg)以上。

(2)有无存在诱发危象的因素。包括情绪激动、寒冷刺激、精神打击、过度劳累、内分泌功能失调等。

(3)血压、脉搏、呼吸、瞳孔、意识,注意有无脑疝的前驱症状。

(4)患者对疾病、治疗方法,以及饮食和限盐的了解。

(5)观察尿量及外周血管灌注情况,评估出入量是否平衡。

(6)用药效果及不良反应。

(7)有无并发症发生。

四、急救护理

(一)急救干预

(1)立即给患者半卧位,吸氧,保持安静。

(2)尽快降血压,一般收缩压小于 21.3 kPa(160 mmHg),舒张压小于 13.3 kPa(100 mmHg)左右,平均动脉压小于 16.0 kPa(120 mmHg),不必急于将血压完全降至正常:一般采用硝酸甘油、压宁定(利喜定)静脉给药。

(3)有抽搐、躁动不安者使用安定等镇静药。

(4)如有脑水肿发生可适当使用脱水药和利尿剂,常用药物有 20%甘露醇和呋塞米。

(二)基础护理

(1)保持环境安静,绝对卧床休息。

(2)给氧,昏迷患者应保持呼吸道通畅,及时清除呼吸道分泌物。

(3)建立静脉通路,保证降压药的及时输入。

(4)做好心理护理,消除紧张状态,避免情绪激动,酌情使用有效镇静药。

(5)限制钠盐摄入,每天小于 6 g,多食新鲜蔬菜和水果,保证足够的钾、钙、镁摄入;禁食刺激性食物如酒、烟等,昏迷患者给予鼻饲。

(6)保持大便通畅,排便时避免过度用力。

(7)严密观察血压,严格按规定的测压方法定时测量血压并做好记录,最好进行 24 小时动态血压监测,并进行心电监护,观察心率、心律变化,发现异常及时处理。

(8)观察头痛、烦躁、呕吐、视力模糊等症状经治疗后有无好转,精神状态有无由兴奋转为安静。高血压脑病随着血压的下降,神志可以恢复,抽搐可以停止,所以应迅速降压、制止抽搐以减轻脑水肿,按医嘱适当使用脱水剂。

(9)记录 24 小时出入量,昏迷患者给予留置导尿管,维持水、电解质和酸碱平衡。

(三)预见性观察

(1)心力衰竭:主要为急性左心衰竭,应注意观察患者的心率、心律变化,做心电监护,及时观察有否心悸、呼吸困难、粉红色泡沫样痰等情况出现。

(2)脑出血表现为嗜睡、昏迷、肢体偏瘫、面瘫,伴有或不伴有感觉障碍,应加以观察,出现情况及时处理。

(3)肾衰竭观察尿量,定期复查肾功能,使用呋塞米时尤其应注意。

(官燕妮)

第六节 重症肌无力危象

一、疾病概论

重症肌无力(myasthenia gravis,MG)是神经-肌肉接头处传递障碍所致的慢性疾病,主要由乙酰胆碱受体抗体介导,细胞免疫和补体参与的自身免疫性疾病。临床特征为受累肌肉极易疲劳,经休息和抗胆碱酯酶药物治疗后部分恢复。若其在病程中突然出现呼吸衰竭、肺活量明显减少者称为重症肌无力危象。

(一)病因与发病机制

1.病因

重症肌无力危象在原有重症肌无力的基础上,常因下列因素而诱发:①感染。②创伤、分娩、胸腺切除手术或放射线治疗。③重症肌无力治疗不当(如未经抗胆碱酯酶药物治疗、抗胆碱酯酶药量不足或过量或长期使用抗胆碱酯酶药物者突然停药)。④某些药物的影响(如箭毒、吗啡等)。

2.发病机制

目前,重症肌无力的发病机制尚未完全明了,可能因为体内产生乙酰胆碱受体抗体,在补体的参与下,与乙酰胆碱受体发生应答,足够的循环抗体能致突触后膜传递障碍而发生肌无力,在此基础上,因上述不良因素而诱发重症肌无力危象。

(二)临床表现

重症肌无力危象是重症肌无力的主要死亡原因,患者可因呼吸肌、膈肌受累而出现咳嗽无力、呼吸困难,甚至因呼吸麻痹或继发吸入性肺炎而死亡;心肌偶可受累,常致突然死亡。

(三)救治原则

(1)不同危象的特殊处理。①肌无力危象:静脉用抗胆碱酯酶药物,如新斯的明 1 mg 溶于5%葡萄糖注射液或生理盐水1 000 mL中静脉滴注或 0.3～1.0 mg 静脉注射,也可用溴吡斯的明1.2 mg 静脉注射,必要时定期重复使用。若用药后症状不减轻,甚至加重,应警惕胆碱能危象的发生。②胆碱能危象:立即停用抗胆碱酯酶药物,静脉注射或肌内注射阿托品,每次 0.5～2.0 mg,每15～30 分钟重复 1 次,直到毒蕈碱样症状消失为止,同时可给予碘解磷定。③反拗性危象:立即停用一切药物,行气管插管或气管切开术,呼吸机辅助呼吸,至少 72 小时以后,才可从小剂量开始应用抗胆碱酯酶药物。

(2)糖皮质激素和免疫抑制剂。糖皮质激素能缩短危象发作持续时间,对于胸腺瘤者,免疫抑制剂疗效优于抗胆碱酯酶药。

(3)注意维持水、电解质平衡。

(4)病因治疗。由胸腺瘤引起的重症肌无力并发危象者,待病情控制后,择期手术治疗。

二、护理评估

(一)病史

重症肌无力危象是在重症肌无力的基础上因某些因素而诱发。因此,需了解患者重症肌无力发生的时间，主要症状特点，平时用药情况，包括药物的名称、剂量、服药时间等，危象发生前的精神状况，有无不良的精神刺激、应激状况等，危象发生主要的症状，救治情况，此外还应了解家属成员有无类似病史。

（二）身心状况

1.症状与体征

临床上将重症肌无力危象分为肌无力危象、胆碱能危象和反拗性危象3种类型。

（1）肌无力危象：为最主要的临床类型，暴发型尤为多见，为疾病发展所致。多发生在感染、创伤或减药、停药后，出现呼吸衰竭者为肌无力危象。临床表现为烦躁不安，咽喉肌及呼吸肌进行性无力而出现呼吸、吞咽困难，咳嗽排痰无力，导致分泌物阻塞，发生严重缺氧，甚至呼吸衰竭而死亡。肌无力危象多发生于感染、创伤或停药后，无抗胆碱酯酶药中毒症状，静脉注射新斯的明2～10 mg，可症状显著好转，其作用时间可持续2～4分钟。

（2）胆碱能危象：由于抗胆碱酯酶药物过量，突触后膜产生除极阻断所致，约占重症肌无力危象的3%。临床表现除有上述肌无力危象症状外，常有瞳孔缩小，泪液、唾液、呼吸道分泌物增多，腹痛、腹胀、腹泻等毒蕈碱样作用和肌束震颤。新斯的明试验使肌无力症状加重，阿托品试验可使毒蕈碱中毒症状改善。

（3）反拗性危象：又称为无反应危象，由于突触后膜大量乙酰胆碱受体受损，对抗胆碱酯酶药物失去反应，致突触后膜难以达到充分的极化所致。临床表现与胆碱能危象相似。停用抗胆碱酯酶药物症状无改善，新斯的明试验症状无改善或加重。

2.心理和社会状况

患者在原有疾病基础上病情加剧，出现呼吸衰竭等表现，病情危重，使患者及家属焦虑不安、恐惧、消极悲观，甚至悲观绝望。

（三）辅助检查

1.电生理试验

虽然1次低频超强电刺激可使正常人神经冲动释放乙酰胆碱量减少，但仍可保持正常的神经肌肉接头传导，安全系数为3或4；重症肌无力患者乙酰胆碱受体数目减少，安全系数降低，故多数患者电生理试验阳性。

2.乙酰胆碱受体抗体测定

大多数为阳性。

3.胸腺CT扫描

多数患者胸腺肿大或有胸腺瘤。

三、护理诊断

（一）清除呼吸道无效

清除呼吸道无效与咳嗽无力及呼吸道分泌物增多有关。

（二）气体交换受损

气体交换受损与呼吸肌、膈肌受累有关。

四、护理目标

（1）呼吸道分泌物及时获得清除，呼吸道保持畅通。

(2)呼吸困难获得缓解,缺氧得到纠正,生命体征平稳。

五、护理措施

(一)一般护理

(1)绝对卧床休息。

(2)给氧:呼吸困难者均应输氧,有明显发绀者应行面罩给氧,必要时行气管插管或气管切开术,呼吸机辅助呼吸。

(3)饮食:因多不能进食,应通过鼻饲流质加强营养。

(4)其他:定时改变体位、拍背,引流痰液,使用深部吸引器,定时做雾化吸入,防止肺不张;做好口腔护理、皮肤护理。预防口腔炎和压力性损伤的发生。

(二)急救护理

1.病情监测

密切观察病情:注意呼吸频率与节律的变化,观察有无呼吸困难加重、发绀、咳嗽无力、瞳孔变化、出汗、唾液或呼吸道分泌物增多等现象。

2.用药护理

使用抗胆碱酯酶药物时,应严格遵医嘱执行,用药过程中注意观察患者症状是否有所减轻,如用药后症状不减轻,甚至加重,应警惕胆碱能危象的发生,应及时报告医师。禁止使用对神经-肌肉传递阻滞的药物,如氨基糖苷类抗生素、普鲁卡因胺等。

(三)健康指导

(1)保持心情舒畅,生活有规律。

(2)按医嘱正确用药,定期到医院复诊,外出时随身携带好药物及病历。

(3)避免疲劳、预防感染。

(4)病情加重时及时到医院就诊。

六、护理评价

(1)患者呼吸道分泌物及时获得清除,未发生吸入性肺炎,呼吸道保持畅通,气管切开者未发生继发感染。

(2)患者生命体征平稳,血气分析正常。

(3)患者了解重症肌无力危象的预防知识,能按医嘱正确用药。

(官燕妮)

第七节　重症脑膜炎与脑炎

一、脑膜炎患者的重症护理

脑膜炎就是脑膜发炎,可由细菌或病毒感染所致。病毒性脑膜炎的症状非常轻微,然而细菌性脑膜炎的症状就可能会危及生命。病毒性脑膜炎多流行于冬季，通常都以散发病例出现，而且多发生在 5 岁以上的儿童。由于脑膜炎的症状有时难与上呼吸道感染区分，容易延误诊断和治疗，而其中细菌性脑膜炎常引发合并症甚至危及生命。

(一)病因

根据年龄的不同，病原体也不同，一般分为细菌性和非细菌性两大类。新生儿细菌性脑膜炎以 B 族溶血性链球菌、肺炎链球菌、大肠埃希菌和金黄色葡萄球菌为主；婴幼儿以流感嗜血杆菌、肺炎链球菌及脑膜炎球菌多见；儿童以脑膜炎球菌、金黄色葡萄球菌和肺炎链球菌为主。成人脑膜炎以肺炎链球菌为主。老年人的病原分布中肺炎球菌占 54%、脑膜炎球菌 16%、革兰阴性杆菌 8%、李斯特菌 7%、金黄色葡萄球菌 6%、链球菌 4%、流感杆菌 2%及不明细菌 2%。非细菌性脑膜炎中以病毒性脑膜炎为最多，其中又以肠病毒脑膜炎最常见，每年夏季常有肠病毒脑膜炎的病例流行，严重时可并发脑炎，有生命危险。

(二)发病机制

病原菌可通过下列途径到达中枢神经系统。

1.经血流感染

经呼吸道如上呼吸道、支气管炎、肺炎等；经损伤的皮肤、黏膜或脐部创口等。细菌可从上述局部炎症处进入血流并通过血-脑屏障入侵脑膜，此为最常见的入侵途径。

2.邻近组织感染灶

如中耳炎、乳突炎、鼻窦炎等。病原菌可自病灶直接侵入脑膜，或脑脓肿溃破至脑膜。

3.先天畸形

如脑脊膜膨出、枕部或腰部皮肤窦道与蛛网膜下腔相通等先天畸形，使皮肤的细菌易侵入脑膜。

4.颅脑损伤及手术

可将细菌带入脑膜。

(三)机体免疫状态

病原体进入机体后是否侵入中枢神经系统，取决于机体的免疫状态及细菌的毒力两方面因素。在机体防御功能正常、细菌毒力弱的情况下，存在于一些部位的细菌仅处于寄居或带菌状态而并不致病；当人体免疫力明显下降或细菌毒力强时，细菌可自不同途径入侵脑膜而致病。

小儿免疫力较弱，尤其是新生儿及婴幼儿，所以该年龄段患病率较高。另外长期使用免疫抑制剂和肾上腺皮质激素，导致免疫功能低下，使一些平时不致病的低毒力致病菌，也可成为脑膜炎的主要病原。

(四)病理生理改变

病变主要发生在中枢神经系统。细菌入侵脑膜后引起软脑膜及蛛网膜化脓性炎症，蛛网膜下腔充满大量炎性渗出物，使整个脑组织表面及底部都覆盖一层脓性液体。肺炎链球菌感染时，稠厚的脓性纤维素性渗出物主要覆盖于大脑表面，尤其以顶部为甚，并可迅速形成粘连和包裹性积脓，甚至发生硬膜下积液或积脓。由于脑膜血管通透性增加，清蛋白易透过而形成积液。脑膜炎过程中硬脑膜及脑血管浅表静脉尤其是桥静脉的炎症栓塞和血管壁损伤的影响，可导致渗出、出血，使局部渗透压增高，因此周围水分进入硬膜下腔，形成硬膜下积液。脑膜表面的血管极度充血，常见血管炎病变，包括血管或血窦的血栓形成、血管壁坏死、破裂和出血。由于未能及早诊断和治疗，脓性炎症渗出物逆流而上，也可由败血症引起。感染累及脑室内膜形成脑室膜炎；大脑表面和脑室附近的脑实质常有炎性改变，表现为充血、水肿，脑细胞变性坏死炎性细胞浸润等，形成脑膜脑炎。炎症累及脑神经，或因颅内压增高使脑神经受压、坏死，则可引起相应的脑神经损害，表现如失明、耳聋、面瘫等。如脓液黏稠或治疗不彻底则可发生粘连，阻塞脑室孔，或大脑表面蛛网膜颗粒因炎症后发生粘连并萎缩，导致脑脊液循环受阻及吸收障碍而形成脑积水。

（五）临床表现

由于脑膜炎的症状有时难与上呼吸道感染作区分，容易延误诊断和治疗，而其中细菌性脑膜炎常造成合并症甚至危及生命。

1.新生儿和婴幼儿临床表现

这些患者脑膜炎症状大多不明显，临床表现差异也很大。婴儿早期阶段的症状包括嗜睡、发热、呕吐、拒绝饮食、啼哭增加，睡不安稳。较大的患儿还可能出现严重头痛、讨厌强光和巨大声音、肌肉僵硬，特别是颈部。各年龄层的病例中，一般是出现初始症状后就会发生进行性嗜睡，偶尔也可能会出现昏迷或惊厥等症状。有些患有脑膜炎患儿也可能会出现特殊的皮疹(呈粉红或紫红色、扁平、指压不褪色)。

2.老年人脑膜炎临床表现

症状不典型，尤其是原有糖尿病或心、肺疾病者。起病隐匿，如嗜睡、意识模糊、记忆力减退、定向困难、思维和判断迟缓。可无发热、头痛、呕吐和脑膜刺激症状，因此常误认为衰老性精神异常、脑动脉硬化性脑组织缺氧或脑出血等。

（六）并发症和后遗症

1.硬膜下积液

硬膜下积液为常见并发症之一，多见于肺炎链球菌和流感杆菌脑膜炎，其发生率在婴幼儿约50%，主要为1岁以内前囟未闭的婴儿。硬膜下积液的特点为：经有效抗生素治疗4天后，脑脊液已好转，但发热持续不退，或退后又复升；同时出现颅内压增高症状，如频繁呕吐、惊厥、易激惹、持续昏睡、前囟膨隆、头围增大、颈项强直，以及局灶性体征、肢体抽搐或瘫痪。

2.脑室管膜炎

脑室管膜炎是新生儿和婴幼儿较常见的并发症，表现为频繁呕吐、发热持续不退、反复抽搐、呼吸衰竭；或脑脊液检查已好转而发热不退、颅内压增高。

3.脑性低血钠症

脑膜炎时可因下视丘受累，抗利尿激素异常分泌，又因呕吐、进食少而致低钠血症和水中毒，出现尿少、轻度水肿、频繁呕吐、反复惊厥和昏迷。

4.脑神经受损

由于脑实质损害及粘连可使脑神经受累，出现失明、耳聋、面瘫等。

5.后遗症

有智力落后、肢体瘫痪、癫痫、耳聋、失明、脑积水等。

（七）治疗和护理

经过治疗后，脑膜炎通常可以完全复原。但少数患儿可能会出现一些脑部伤害，因而导致耳聋、癫痫或学习障碍。有时即使脑膜炎患儿得到及时治疗，但也可能会死亡，不过这种情况非常罕见。

1.治疗

病毒性脑膜炎治疗主要以降脑压和支持疗法为主，只有少数病毒有相应的抗病毒药物。细菌性脑膜炎需使用抗生素治疗、对症治疗和支持疗法；治疗原则是尽早选择有效抗生素，选择易于通过血-脑屏障而对机体毒性较低的抗菌药物；抗生素药物的剂量要高于一般常用量，宜静脉分次给药，以保证脑脊液中达到有效杀菌浓度；疗程要足，停药指征为临床症状消失，体温正常后3～5天，脑脊液常规、生化和培养均正常；尽量避免鞘内给药。

2.症状护理

(1)高热的护理：用物理降温，或使用退热剂降温；惊厥者可给予安定每次0.2～0.3 mg/kg，缓慢静脉注射。

(2)颅内压增高的护理：应密切观察、积极采用降颅内压治疗。

(3)支持疗法及护理保证患者有足够的热量和液体量摄入，对意识障碍和呕吐的患者应暂时禁食，按医嘱准确给予静脉补液，并精确记录24小时出入液量，仔细检查有无异常的抗利尿激素分泌。

(4)维持体液平衡：有液体潴留的患者，必需限制液体量，每天每公斤体重30～40 mL。当血钠达140 mmol/L时，液体量可逐渐增加到每天60～70 mL/kg。对年幼、体弱或营养不良者，可补充血浆或少量鲜血。

3.并发症的观察和护理

严密观察患者的生命体征、意识状态、瞳孔、血压、评估患者头痛、呕吐的性质，观察有无脑膜刺激征(颈项强直、克氏、布氏征阳性)。并发有脑室炎时行侧脑室控制性引流，应做好脑室引流管的护理，及时评估固定情况，保持引流通畅，观察引流物的色、质、量。

二、脑炎患者的重症护理

脑炎是脑细胞发炎，脑炎通常由病毒感染引起，有少数病例的脑炎是由诸如流行性腮腺炎或传染性单核细胞增多症、单纯性疱疹病毒等传染性疾病所引起，有少数一些脑感染并非由病毒所引起。

(一)病因

当病毒进入人体后，首先进入血液，引起病毒血症，随后可侵入全身器官或中枢神经系统；也可由病毒直接侵犯中枢神经系统。发生病毒脑炎时，常引起神经细胞的炎症、水肿、坏死等改变，出现一系列临床表现。当炎症波及脑膜时，则称为病毒性脑膜脑炎。

(二)发病机制和病理生理

当人体被带病毒的蚊虫叮咬后，病毒即进入血液循环中。发病与否，一方面取决于病毒的毒力与数量，另一方面取决于机体的反应性及防御功能。当病毒经血液循环可突破血-脑屏障侵入中枢神经系统，并在神经细胞内复制增殖，导致中枢神经系统广泛病变。

不同的神经细胞对病毒感受不同。同时脑组织在高度炎症时引起的缺氧、缺血、营养障碍等，造成中枢病变部位不平衡，如脑膜病变较轻，脑实质病变较重，间脑、中脑病变重，脊髓病变轻。

脑炎病变广泛存在于大脑及脊髓，但主要位于脑部，且一般以间脑、中脑等处病变为主。肉眼观察可见软脑膜大小血管高度扩张与充血、水肿。显微镜下可见血管病变脑内血管扩张、充血，小血管内皮细胞肿胀、坏死、脱落。血管周围环状出血，血管周围有淋巴细胞和单核细胞浸润，可形成“血管套”。神经细胞变性、肿胀与坏死，胞核溶解，坏死细胞周围常有小胶质细胞围绕并有中性粒细胞浸润，形成噬神经细胞现象。脑实质肿胀；软化灶形成后可发生钙化或形成空洞。

(三)临床表现

脑炎病症的严重程度,差别很大,轻度脑炎的症状跟任何病毒感染相同:头痛、发热、体力衰弱、没有食欲。较严重的脑炎症状,是脑的功能受到明显的影响,造成心烦气躁、不安及嗜睡,最严重的症状是臂部或腿部肌肉无力,双重视觉(复视),语言及听觉困难,有些病例的嗜睡现象,会转变为昏迷不醒。

由于病毒的种类不同,脑炎的表现也就多种多样。病毒性脑炎可通过临床表现、脑脊液化验、脑电图及 CT 来诊断。少数有条件的医院可做特异性抗体或病毒分离,以期进一步明确病原。

不同病毒感染脑炎的临床特点如下。

(1)流行性乙型脑炎(简称乙脑)是由带病毒的蚊子传播而发生,最易引起高热、抽风、昏迷;发病急骤,进展迅速,致残率及病死率均较高。

(2)单纯疱疹病毒引起的脑炎病情也十分严重。脑部不但有炎症、水肿,而且出血、坏死等也较多发生。

(3)腮腺炎脑炎是流行性腮腺炎的一个合并症。患儿除腮腺肿痛外,逐渐产生头痛、呕吐等症状,提示脑部可能受到损害。有的患者在腮腺炎好转后才出现脑炎症状。极少数患者始终无腮腺炎之症状,一开始即出现脑炎的表现。

(四)并发症

脑及其周围组织因炎症或粘连可引起第Ⅱ、Ⅲ、Ⅶ及Ⅷ对脑神经损害、肢体运动障碍,失语、大脑功能不全、癫痫等。脑室间孔或蛛网膜下腔粘连可发生脑积水,后者又导致智能障碍、癫痫等。经脑膜间的桥静脉发生栓塞性静脉炎后可形成硬膜下积水,多见于 1～2 岁的幼儿。当及时和适当的治疗效果不满意,恢复期出现抽搐、喷射性呕吐,特别伴有定位体征,颅内压持续升高,以及发热等,即应想到硬膜下积水的可能。

(五)治疗

确诊或疑似患者均可采用抗病毒治疗。对于单纯疱疹病毒引起者可用阿昔韦洛;其他病毒引起者可用利巴韦林及中西医结合综合疗法。病毒性脑炎的预后与所感染的病原密切相关;单纯疱疹病毒引起者预后较差,不少存活患者留有不同程度的后遗症。

(六)重症护理

严密观察病情变化,包括生命体征、意识、颅内压增高的情况等。昏迷患者要做好生活护理,保持皮肤的完整性,预防压疮的产生,预防肢体失用性挛缩。应用呼吸机辅助呼吸的患者,评估患者的呼吸功能,保持呼吸道的通畅,预防下呼吸道感染,定时排除呼吸道分泌物。昏迷患者应加强饮食护理,保证足够的营养和液体的摄入,可予以鼻胃管喂食。

(官燕妮)

第八节 呼吸衰竭

一、概述

呼吸衰竭是指各种原因引起的肺通气和/或换气功能严重障碍,以至在静息状态下也不能维持足够的气体交换，导致缺氧伴（或不伴）二氧化碳潴留，进而引起一系列病理生理改变和代谢紊乱的临床综合征。主要表现为呼吸困难、发绀、精神、神经症状等。常以动脉血气分析作为呼吸衰竭的诊断标准：在水平面、静息状态、呼吸空气条件下，动脉血氧分压（PaO_2）＜8.0 kPa（60 mmHg），伴或不伴 CO_2 分压（$PaCO_2$）＞6.7 kPa（50 mmHg），并排除心内解剖分流和原发于心排血量降低等致低氧因素，可诊断为呼吸衰竭。

（一）病因

参与呼吸运动过程的任何一个环节发生病变，都可导致呼吸衰竭。临床上常见的病因有以下几种。

1.呼吸道阻塞性病变

气管-支气管的炎症、痉挛、肿瘤、异物、纤维化瘢痕，如慢性阻塞性肺疾病（COPD）、重症哮喘等引起呼吸道阻塞和肺通气不足。

2.肺组织病变

各种累及肺泡和/或肺间质的病变，如肺炎、肺气肿、严重肺结核、弥漫性肺纤维化、肺水肿、肺不张、硅沉着病（矽肺）等均可导致肺容量减少、有效弥散面积减少、肺顺应性降低、通气/血流比值失调。

3.肺血管疾病

肺栓塞、肺血管炎、肺毛细血管瘤、多发性微血栓形成等可引起肺换气障碍，通气/血流比值失调，或部分静脉血未经氧合直接进入肺静脉。

4.胸廓与胸膜疾病

胸外伤引起的连枷胸、严重的自发性或外伤性气胸等均可影响胸廓活动和肺脏扩张，造成通气障碍。严重的脊柱畸形、大量胸腔积液或伴有胸膜增厚、粘连，也可引起通气减少。

5.神经-肌肉疾病

脑血管疾病、颅脑外伤、脑炎以及安眠药中毒，可直接或间接抑制呼吸中枢。脊髓高位损伤、脊髓灰质炎、多发性神经炎、重症肌无力、有机磷中毒、破伤风以及严重的钾代谢紊乱，均可累及呼吸肌，使呼吸肌动力下降而引起通气不足。

（二）分类

1.按发病的缓急分类

（1）急性呼吸衰竭：多指原来呼吸功能正常，由于某些突发因素，如创伤、休克、溺水、电击、急性呼吸道阻塞、药物中毒、颅脑病变等，造成肺通气和/或换气功能迅速出现严重障碍，短时间内引起呼吸衰竭。

（2）慢性呼吸衰竭：指在一些慢性疾病，包括呼吸和神经肌肉系统疾病的基础上，呼吸功能障碍逐渐加重而发生的呼吸衰竭。最常见的原因为COPD。

2.按动脉血气分析分类

（1）Ⅰ型呼吸衰竭：缺氧性呼吸衰竭，血气分析特点为 PaO_2＜8.0 kPa（60 mmHg），$PaCO_2$ 降低或正常。主要见于弥散功能障碍、通气/血流比值失调、动-静脉分流等肺换气障碍性疾病，如急性肺栓塞、间质性肺疾病等。

（2）Ⅱ型呼吸衰竭：高碳酸性呼吸衰竭，血气分析特点为 PaO_2＜8.0 kPa（60 mmHg），同时 $PaCO_2$＞6.7 kPa（50 mmHg）。因肺泡有效通气不足所致。单纯通气不足引起的缺氧和高碳酸血症的程度是平行的，若伴有换气功能障碍，则缺氧更严重，如COPD。

(三)发病机制和病理生理

1.缺氧(低氧血症)和二氧化碳潴留(高碳酸血症)的发生机制

(1)肺通气不足:各种原因造成呼吸道管腔狭窄,通气障碍,使肺泡通气量减少,肺泡氧分压下降,二氧化碳排出障碍,最终导致缺氧和二氧化碳潴留。

(2)弥散障碍:指氧气、二氧化碳等气体通过肺泡膜进行气体交换的物理弥散过程发生障碍。由于氧气和二氧化碳通透肺泡膜的能力相差很大,氧的弥散力仅为二氧化碳的 1/20,故在弥散障碍时,通常表现为低氧血症。

(3)通气/血流比失调:正常成年人静息状态下,肺泡通气量为 4 L/min,肺血流量为 5 L/min,通气/血流比为 0.8。病理情况下,通气/血流比失调有两种形式:①部分肺泡通气不足,如肺泡萎陷、肺炎、肺不张等引起病变部位的肺泡通气不足,通气/血流比减小,静脉血不能充分氧合,形成动-静脉样分流。②部分肺泡血流不足,肺血管病变如肺栓塞引起栓塞部位血流减少,通气正常,通气/血流比增大,吸入的气体不能与血流进行有效交换,形成无效腔效应,又称无效腔样通气。通气/血流比失调的结果主要是缺氧,而无二氧化碳潴留。

(4)氧耗量增加:加重缺氧的原因之一。发热、战栗、呼吸困难和抽搐均增加氧耗量,正常人可借助增加通气量以防止缺氧。而原有通气功能障碍的患者,在氧耗量增加的情况下会出现严重的低氧血症。

2.缺氧对人体的影响

(1)对中枢神经系统的影响:脑组织对缺氧最为敏感。缺氧对中枢神经影响的程度与缺氧的程度和发生速度有关。轻度缺氧仅有注意力不集中、智力减退、定向障碍等;随着缺氧的加重可出现烦躁不安、神志恍惚、谵妄、昏迷。由于大脑皮质神经元对缺氧的敏感性最高,因此临床上缺氧的最早期表现是精神症状。

严重缺氧可使血管的通透性增加,引起脑组织充血、水肿和颅内压增高,压迫脑血管,可进一步加重缺血、缺氧,形成恶性循环。

(2)对循环系统的影响:缺氧可反射性加快心率,使血压升高、冠状动脉血流增加以维持心肌活动所必需的氧。心肌对缺氧十分敏感,早期轻度缺氧即可在心电图上表现出来,急性严重缺氧可导致心室颤动或心搏骤停。长期慢性缺氧可引起心肌纤维化、心肌硬化。缺氧、肺动脉高压以及心肌受损等多种病理变化最终导致肺源性心脏病。

(3)对呼吸系统的影响:呼吸的变化受到低氧血症和高碳酸血症所引起的反射活动及原发病的影响。轻度缺氧可刺激颈动脉窦和主动脉体化学感受器,反射性兴奋呼吸中枢,使呼吸加深加快。随着缺氧的逐渐加重,这种反射迟钝,呼吸抑制。

(4)对酸碱平衡和电解质的影响:严重缺氧可抑制细胞能量代谢的中间过程,导致能量产生减少,乳酸和无机磷大量积蓄,引起代谢性酸中毒。而能量的不足使体内离子转运泵受到损害,钾离子由细胞内转移到血液和组织间,钠和氢离子进入细胞内,导致细胞内酸中毒和高钾血症。代谢性酸中毒产生的固定酸与缓冲系统中碳酸氢盐起作用,产生碳酸,使组织的二氧化碳分压增高。

(5)对消化、血液系统的影响:缺氧可直接或间接损害肝细胞,使丙氨酸氨基转移酶升高。慢性缺氧可引起继发红细胞增多,增加了血黏度,严重时加重肺循环阻力和右心负荷。

3.二氧化碳潴留对人体的影响

(1)对中枢神经系统的影响:轻度二氧化碳潴留,可间接兴奋皮质,引起失眠、精神兴奋、烦躁不安等症状，随着二氧化碳潴留的加重，皮质下层受到抑制，表现为嗜睡、昏睡甚至昏迷，称为二氧化碳麻醉。二氧化碳还可扩张脑血管，使脑血流量增加，严重时造成脑水肿。

(2)对循环系统的影响：二氧化碳潴留可引起心率加快，心排血量增加，肌肉及腹腔血管收缩，冠状动脉、脑血管及皮肤浅表血管扩张，早期表现为血压升高。二氧化碳潴留的加重可直接抑制心血管中枢，引起血压下降、心律失常等严重后果。

(3)对呼吸的影响：二氧化碳是强有力的呼吸中枢兴奋剂，$PaCO_2$ 急骤升高，呼吸加深加快，通气量增加；长时间的二氧化碳潴留则会对呼吸中枢产生抑制，此时的呼吸运动主要靠缺氧对外周化学感受器的刺激作用得以维持。

(4)对酸碱平衡的影响：二氧化碳潴留可直接导致呼吸性酸中毒。血液 pH 取决于 HCO_3^-/H_2CO_3 比值，前者靠肾脏的调节(1～3 天)，而 H_2CO_3 的调节主要靠呼吸(仅需数小时)。急性呼吸衰竭时二氧化碳潴留可使 pH 迅速下降；而慢性呼吸衰竭时，因二氧化碳潴留发展缓慢，肾减少 HCO_3^- 排出，不致使 pH 明显降低。

(5)对肾脏的影响：轻度二氧化碳潴留可使肾血管扩张，肾血流量增加而使尿量增加。二氧化碳潴留严重时，由于 pH 降低，使肾血管痉挛，血流量减少，尿量也减少。

二、急性呼吸衰竭

(一)病因

1.呼吸系统疾病

严重呼吸系统感染、急性呼吸道阻塞病变、重度或持续性哮喘、各种原因引起的急性肺水肿、肺血管疾病、胸廓外伤或手术损伤、自发性气胸和急剧增加的胸腔积液等，导致肺通气和换气障碍。

2.神经系统疾病

急性颅内感染、颅脑外伤、脑血管病变等直接或间接抑制呼吸中枢。

3.神经-肌肉传导系统病变

脊髓灰质炎、重症肌无力、有机磷中毒及颈椎外伤等可损伤神经-肌肉传导系统，引起通气不足。

(二)临床表现

急性呼吸衰竭的临床表现主要是低氧血症所致的呼吸困难和多器官功能障碍。

1.呼吸困难

其是呼吸衰竭最早出现的症状。表现为呼吸节律、频率和幅度的改变。

2.发绀

发绀是缺氧的典型表现。当动脉血氧饱和度低于 90%时，可在口唇、甲床等末梢部位出现紫蓝色称为发绀。血红蛋白增高和休克时易出现发绀，严重贫血者即使缺氧也无明显发绀。发绀还受皮肤色素及心功能的影响。

3.精神神经症状

急性缺氧可出现精神错乱、狂躁、抽搐、昏迷等症状。

4.循环系统表现

多数患者有心动过速；严重低氧血症、酸中毒可引起心肌损害，也可引起周围循环衰竭、血压下降、心律失常、心搏骤停。

5.消化和泌尿系统表现

严重缺氧损害肝、肾细胞，引起转氨酶、尿素氮升高；个别病例可出现蛋白尿和管型尿。因胃肠道黏膜屏障功能损伤，导致胃肠道黏膜充血、水肿、糜烂或应激性溃疡，引起上消化道出血。

(三)诊断

根据急性发病的病因及低氧血症的临床表现，急性呼吸衰竭的诊断不难做出，结合动脉血气分析可确诊。

(四)治疗

急性呼吸衰竭时，机体往往来不及代偿，故需紧急救治。

1.改善与维持通气

保证呼吸道通畅是最基本最重要的治疗措施。立即进行口对口人工呼吸，必要时建立人工呼吸道(气管插管或气管切开)。用手压式气囊做加压人工呼吸，将更利于发挥气体弥散的作用，延长氧分压在安全水平的时间，为进一步抢救赢得机会。

若患者有支气管痉挛，应立即由静脉给予支气管扩张药。

2.高浓度给氧

及时给予高浓度氧或纯氧，尽快缓解机体缺氧状况，保护重要器官是抢救成功的关键。但必须注意吸氧浓度和时间，以免造成氧中毒。一般吸入纯氧<5 小时。

3.其他抢救措施

见本节慢性呼吸衰竭。

三、慢性呼吸衰竭

慢性呼吸衰竭是由慢性胸肺疾病引起呼吸功能障碍逐渐加重而发生的呼吸衰竭。由于机体的代偿适应，尚能从事较轻体力工作和日常活动者称代偿性慢性呼吸衰竭；当并发呼吸道感染、呼吸道痉挛等原因致呼吸功能急剧恶化，代偿丧失，出现严重缺氧和二氧化碳潴留及代谢紊乱者称失代偿性慢性呼吸衰竭。以Ⅱ型呼吸衰竭最常见。

(一)病因

以慢性阻塞性肺疾病(COPD)最常见，其次为重症哮喘发作、弥漫性肺纤维化、严重肺结核、尘肺、广泛胸膜粘连、胸廓畸形等。呼吸道感染常是导致失代偿性慢性呼吸衰竭的直接诱因。

(二)临床表现

除原发病的相应症状外，主要是由缺氧和二氧化碳潴留引起的多器官功能紊乱。慢性呼吸衰竭的临床表现与急性呼吸衰竭大致相似，但在以下几方面有所不同。

1.呼吸困难

COPD 所致的呼吸衰竭，病情较轻时表现为呼吸费力伴呼气延长，严重时呈浅快呼吸。若并发二氧化碳潴留，$PaCO_2$ 明显升高或升高过快，可出现二氧化碳麻醉，患者由深而慢的呼吸转为浅快呼吸或潮式呼吸。

2.精神神经症状

慢性呼吸衰竭伴二氧化碳潴留时，随着 $PaCO_2$ 的升高，可表现为先兴奋后抑制。抑制之前的兴奋症状有烦躁、躁动、夜间失眠而白天嗜睡(睡眠倒错)等，抑制症状有神志淡漠、注意力不集中、定向力障碍、昏睡甚至昏迷，也可出现腱反射减弱或消失、锥体束征阳性等，称为肺性脑病。

3.循环系统表现

二氧化碳潴留使外周体表静脉充盈、皮肤充血、温暖多汗、血压升高、心排血量增多而致脉搏洪大,多数患者有心率加快,因脑血管扩张产生搏动性头痛。

(三)诊断

根据患者有慢性肺疾病或其他导致呼吸功能障碍的疾病史,新近有呼吸道感染,有缺氧、二氧化碳潴留的临床表现,结合动脉血气分析可做出诊断。

(四)治疗

治疗原则是畅通呼吸道、纠正缺氧、增加通气量、纠正酸碱失衡及电解质紊乱和去除诱因。

1.保证呼吸道通畅

呼吸道通畅是纠正呼吸衰竭的首要措施。应鼓励患者咳嗽,对无力咳嗽、咳痰或意识障碍的患者要加强翻身拍背和体位引流,昏迷患者可采用多孔导管通过口腔、鼻腔、咽喉部,将分泌物或胃内反流物吸出。痰液黏稠不易咳出者,可采用雾化吸入稀释痰液;对呼吸道痉挛者可给予支气管解痉药,必要时建立人工呼吸道,并采用机械通气辅助呼吸。

2.氧疗

常用鼻塞或鼻导管吸氧,Ⅱ型呼吸衰竭应给予低流量(1～2 L/min)低浓度(25%～33%)持续吸氧。因Ⅱ型呼吸衰竭时,呼吸中枢对高二氧化碳的反应性差,呼吸的维持主要靠缺氧的刺激,若给予高浓度吸氧,可消除缺氧对呼吸的驱动作用,而使通气量迅速降低,二氧化碳分压更加升高,患者很快进入昏迷。Ⅰ型呼吸衰竭时吸氧浓度可较高(35%～45%),宜用面罩吸氧。应防止高浓度(>60%)长时间(>24 小时)吸氧引起氧中毒。

3.增加通气量

减少二氧化碳潴留,二氧化碳潴留主要是由于肺泡通气不足引起的,只有增加肺泡通气量才能有效地排出二氧化碳。目前临床上常通过应用呼吸兴奋药和机械通气来改善肺泡通气功能。

(1)合理应用呼吸兴奋药可刺激呼吸中枢或周围化学感受器,增加呼吸频率和潮气量,使通气改善,还可改善神志,提高咳嗽反射,有利于排痰。常用尼可刹米 1.875～3.75 g 加入 5%葡萄糖液 500 mL 中静脉滴注,但应注意供氧,以弥补其氧耗增多的弊端。氨茶碱、地高辛可增强膈肌收缩而增加通气量,可配合应用。必要时还可选用纳洛酮以促醒。

(2)机械通气的目的在于提供维持患者代谢所需要的肺泡通气;提供高浓度的氧气以纠正低氧血症,改善组织缺氧;代替过度疲劳的呼吸肌完成呼吸作用,减轻心肺负担,缓解呼吸困难症状。对于神志尚清,能配合的呼吸衰竭患者,可采用无创性机械通气,如做鼻或口鼻面罩呼吸机机械通气;对于病情危重神志不清或呼吸道有大量分泌物者,应建立人工呼吸道,如气管插管气管切开安装多功能呼吸机机械通气。机械通气为正压送气,操作时各项参数(潮气量、呼吸频率、吸呼比、氧浓度等)应适中,以免出现并发症。

4.抗感染

慢性呼吸衰竭急性加重的常见诱因是感染,一些非感染因素诱发的呼吸衰竭也容易继发感染。因此,抗感染治疗是慢性呼吸衰竭治疗的重要环节之一,应注意根据病原学检查及药敏试验合理应用抗生素。

5.纠正酸碱平衡失调

慢性呼吸衰竭常有二氧化碳潴留,导致呼吸性酸中毒。呼吸性酸中毒的发生多为慢性过程,机体常常以增加碱储备来代偿。因此,在纠正呼吸性酸中毒的同时,要注意纠正潜在的代谢性碱中毒，可给予盐酸精氨酸和补充钾盐。

6.营养支持

呼吸衰竭患者由于呼吸功能增加、发热等因素，导致能量消耗上升，机体处于负代谢，长时间会降低免疫功能，感染不易控制，呼吸肌易疲劳。故可给予患者高蛋白、高脂肪和低糖，以及多种维生素和微量元素的饮食，必要时静脉滴注脂肪乳。

7.病因治疗

病因治疗是治疗呼吸衰竭的根本所在。在解决呼吸衰竭本身造成的危害的前提下，应针对不同病因采取适当的治疗措施。

（五）转诊

1.转诊指征

呼吸衰竭一旦确诊，应立即转上一级医院诊治。

2.转诊注意事项

转诊前需给予吸氧、吸痰、强心、应用呼吸兴奋药等。

（六）健康指导

缓解期鼓励患者进行耐寒锻炼和呼吸功能锻炼，以增强体质及抗病能力；注意保暖，避免受凉及呼吸道感染，若出现感染症状，应及时治疗；注意休息，掌握合理的家庭氧疗；加强营养，增加抵抗力，减少呼吸道感染的机会。

四、护理评估

（一）致病因素

引起呼吸衰竭的病因很多，凡参与肺通气和换气的任何一个环节的严重病变都可导致呼吸衰竭。

（1）呼吸系统疾病：常见于慢性阻塞性肺疾病（COPD）、重症哮喘、肺炎、严重肺结核、弥散性肺纤维化、肺水肿、严重气胸、大量胸腔积液、硅沉着病、胸廓畸形等。

（2）神经肌肉病变：如脑血管疾病、颅脑外伤、脑炎、镇静催眠药中毒、多发性神经炎、脊髓颈段或高位胸段损伤、重症肌无力等。

上述病因可引起肺泡通气量不足、氧弥散障碍、通气/血流比例失调，导致缺氧或合并二氧化碳潴留而发生呼吸衰竭。

（二）身体状况

呼吸衰竭除原发病症状、体征外，主要为缺氧、二氧化碳潴留所致的呼吸困难和多脏器功能障碍。

1.呼吸困难

呼吸困难是最早、最突出的表现。主要为呼吸频率增快，病情严重时辅助呼吸肌活动增加，出现“三凹征”。若并发二氧化碳潴留，$PaCO_2$ 升高过快或明显升高时，患者可由呼吸过快转为浅慢呼吸或潮式呼吸。

2.发绀

发绀是缺氧的典型表现，可见口唇、指甲和舌发绀。严重贫血患者由于红细胞和血红蛋白减少，还原型血红蛋白的含量降低可不出现发绀。

3.精神神经症状

主要是缺氧和二氧化碳潴留的表现。早期轻度缺氧可表现为注意力分散，定向力减退；缺氧程度加重，出现烦躁不安、神志恍惚、嗜睡、昏迷。轻度二氧化碳潴留，表现为兴奋症状，即失眠、躁动、夜间失眠而白天嗜睡；重度二氧化碳潴留可抑制中枢神经系统导致肺性脑病，表现为神志淡漠、间歇抽搐、肌肉震颤、昏睡，甚至昏迷等二氧化碳麻醉现象。

4.循环系统表现

二氧化碳潴留使外周体表静脉充盈、皮肤充血、温暖多汗、血压升高、心排血量增多而致脉搏洪大；多数患者有心率加快；因脑血管扩张产生搏动性头痛。

5.其他

可表现为上消化道出血、谷丙转氨酶升高、蛋白尿、血尿、氮质血症等。

(三)心理-社会状况

患者常因躯体不适、气管插管或气管切开、各种监测及治疗仪器的使用等感到焦虑或恐惧。

(四)实验室及其他检查

1.动脉血气分析

PaO_2<8.0 kPa(60 mmHg)，伴或不伴 $PaCO_2$>6.7 kPa(50 mmHg)，为最重要的指标，可作为呼吸衰竭的诊断依据。

2.血 pH 及电解质测定

呼吸性酸中毒合并代谢性酸中毒时，血 pH 明显降低常伴有高钾血症。呼吸性酸中毒合并代谢性碱中毒时，常有低钾和低氯血症。

3.影像学检查

胸部 X 线片、肺 CT 和放射性核素肺通气/灌注扫描等，可协助分析呼吸衰竭的原因。

五、护理诊断及医护合作性问题

(1)气体交换受损：与通气不足、通气/血流失调和弥散障碍有关。

(2)清理呼吸道无效：与分泌物增加、意识障碍、人工气道、呼吸肌功能障碍有关。

(3)焦虑：与呼吸困难、气管插管、病情严重、失去个人控制及对预后的不确定有关。

(4)营养失调：低于机体需要量与食欲缺乏、呼吸困难、人工气道及机体消耗增加有关。

(5)有受伤的危险：与意识障碍、气管插管及机械呼吸有关。

(6)潜在并发症：如感染、窒息等。

(7)缺乏呼吸衰竭的防治知识。

六、治疗及护理措施

(一)治疗要点

慢性呼吸衰竭治疗的基本原则是治疗原发病、保持气道通畅、纠正缺氧和改善通气，维持心、脑、肾等重要脏器的功能，预防和治疗并发症。

1.保持呼吸道通畅

保持呼吸道通畅是呼吸衰竭最基本、最重要的治疗措施。主要措施：清除呼吸道的分泌物及异物；积极使用支气管扩张药物缓解支气管痉挛；对昏迷患者采取仰卧位，头后仰，托起下颌，并将口打开；必要时采用气管切开或气管插管等方法建立人工气道。

2.合理氧疗

吸氧是治疗呼吸衰竭必需的措施。

3.机械通气

根据患者病情选用无创机械通气或有创机械通气。临床上常用的呼吸机分压力控制型及容量控制型两大类，是一种用机械装置产生通气，以代替、控制或辅助自主呼吸，达到增加通气量，改善通气功能的目的。

4.控制感染

慢性呼吸衰竭急性加重的常见诱因是呼吸道感染，因此应选用敏感有效的抗生素控制感染。

5.呼吸兴奋药的应用

必要时给予呼吸兴奋药如都可喜等兴奋呼吸中枢，增加通气量。

6.纠正酸碱平衡失调

以机械通气的方法能较为迅速地纠正呼吸性酸中毒，补充盐酸精氨酸和氯化钾可同时纠正潜在的碱中毒。

(二)护理措施

1.病情观察

重症患者需持续心电监护，密切观察患者的意识状态、呼吸频率、呼吸节律和深度、血压、心率和心律。观察排痰是否通畅、有无发绀、球结膜水肿、肺部异常呼吸音及啰音；监测动脉血气分析、电解质检查结果、机械通气情况等；若患者出现神志淡漠、烦躁、抽搐时，提示有肺性脑病的发生，应及时通知医师进行处理。

2.生活护理

(1)休息与体位：急性发作时，安排患者在重症监护病室，绝对卧床休息；协助和指导患者取半卧位或坐位，指导、教会病情稳定的患者缩唇呼吸。

(2)合理饮食：给予高热量、高蛋白、富含维生素、低糖类、易消化、少刺激性的食物；昏迷患者常规给予鼻饲或肠外营养。

3.氧疗的护理

(1)氧疗的意义和原则：氧疗能提高动脉血氧分压，纠正缺氧，减轻组织损伤，恢复脏器功能。临床上根据患者病情和血气分析结果采取不同的给氧方法和给氧浓度。原则是在畅通气道的前提下，Ⅰ型呼吸衰竭的患者可短时间内间歇给予高浓度(>35%)或高流量(4～6 L/min)吸氧；Ⅱ型呼吸衰竭的患者应给予低浓度(<35%)、低流量(1～2 L/min)鼻导管持续吸氧，使 PaO_2 控制在 8.0 kPa(60 mmHg)或 SaO_2 在 90%以上，以防因缺氧完全纠正，使外周化学感受器失去低氧血症的刺激而导致呼吸抑制，加重缺氧和 CO_2 潴留。

(2)吸氧方法：有鼻导管、鼻塞、面罩、气管内和呼吸机给氧。临床常用、简便的方法是鼻导管、鼻塞法吸氧，其优点为简单、方便，不影响患者进食、咳嗽。缺点为氧浓度不恒定，易受患者呼吸影响，高流量对局部黏膜有刺激，氧流量不能>7 L/min。吸氧过程中应注意保持吸入氧气的湿化，输送氧气的面罩、导管、气管应定期更换消毒，防止交叉感染。

(3)氧疗疗效的观察：若吸氧后呼吸困难缓解、发绀减轻、心率减慢、尿量增多、皮肤转暖、神志清醒，提示氧疗有效；若呼吸过缓或意识障碍加深，提示二氧化碳潴留加重。应根据动脉血气分析结果和患者的临床表现，及时调整吸氧流量或浓度。若发绀消失、神志清楚、精神好转、PaO_2>8.0 kPa(60 mmHg)、$PaCO_2$<6.7 kPa(50 mmHg)，可间断吸氧几日后，停止氧疗。

4.药物治疗的护理

用药过程中密切观察药物的疗效和不良反应。使用呼吸兴奋药必须保持呼吸道通畅，脑缺氧、脑水肿未纠正而出现频繁抽搐者慎用；静脉滴注时速度不宜过快，如出现恶心、呕吐、烦躁、面色潮红、皮肤瘙痒等现象，需要减慢滴速。对烦躁不安、夜间失眠患者，禁用对呼吸有抑制作用的药物，如吗啡等，慎用镇静药，以防止引起呼吸抑制。

5.心理护理

呼吸衰竭的患者常对病情和预后有顾虑、心情忧郁、对治疗丧失信心，应多了解和关心患者的心理状况，特别是对建立人工气道和使用机械通气的患者，应经常巡视，让患者说出或写出引起或加剧焦虑的因素，针对性解决。

6.健康指导

(1)疾病知识指导：向患者及家属讲解疾病的发病机制、发展和转归。告诉患者及家属慢性呼吸衰竭患者度过危重期后，关键是预防和及时处理呼吸道感染等诱因，以减少急性发作，尽可能延缓肺功能恶化的进程。

(2)生活指导：从饮食、呼吸功能锻炼、运动、避免呼吸道感染、家庭氧疗等方面进行指导。

(3)病情监测指导：指导患者及家属学会识别病情变化，如出现咳嗽加剧、痰液增多、色变黄、呼吸困难、神志改变等，应及早就医。

（官燕妮）

第九节 心力衰竭

心力衰竭是由于心脏收缩功能和/或舒张功能障碍，不能将静脉回心血量充分排出心脏，造成静脉系统淤血及动脉系统血液灌注不足，而出现的综合征。

一、病因

(一)基本病因

1.心肌损伤

任何大面积(大于心室面积的40%)的心肌损伤都会导致心脏收缩和/或舒张功能的障碍。

2.心脏负荷过重

压力负荷(后负荷)过重，心脏排血阻力增大，心排血量降低，心室收缩期负荷过度，引起心室肥厚性心力衰竭；容量负荷(前负荷)过重，心脏舒张期容量增大，心排血量减低，引起心室扩张性心力衰竭。

3.机械障碍

腱索或乳头肌断裂，心室间隔穿孔，心脏瓣膜严重狭窄或关闭不全等引起的心脏机械功能衰退，导致心力衰竭。

4.心脏负荷不足

如缩窄性心包炎，大量心包积液，限制性心肌病等，使静脉血液回心受限，因而心室心房充盈不足，腔静脉及门脉系统淤血，心排血量减低。

5.血液循环容量过多

如静脉过多过快输液,尤其在无尿少尿时超量输液,急性或慢性肾炎引起高度水钠潴留,高度水肿等均引起血液循环容量急剧膨胀而致心力衰竭。

(二)诱发因素

1.感染

感染可增加基础代谢,增加机体耗氧,增加心脏排血量而诱发心力衰竭,尤其呼吸道感染较多见。

2.体力过劳

正常心脏在体力活动时,随身体代谢增高心脏排血量也随之增加。而有器质性心脏病患者体力活动时,心率增快,心肌耗氧量增加,心排血量减少,冠状动脉血液灌注不足,导致心肌缺血,心慌气急,诱发心力衰竭。

3.情绪激动

情绪激动促使儿茶酚胺释放,心率增快,心肌耗氧增加,动脉与静脉血管痉挛,增加心脏前后负荷而诱发心力衰竭。

4.妊娠与分娩

风湿性心脏瓣膜病或先天性心脏病患者,心功能低下,在妊娠 32～34 周,分娩期及产褥期最初3 天内心脏负荷最重,易诱发心力衰竭。

5.动脉栓塞

心脏病患者长期卧床,静脉系统长期处于淤血状态,容易形成血栓,一旦血栓脱落导致肺栓塞,加重肺循环阻力诱发心力衰竭。

6.水、钠摄入量过多

心功能减退时,肾脏排水排钠功能减弱,如果水、钠摄入量过多可引起水钠潴留,血容量扩增。

7.心律失常

心动过速可使心脏无效收缩次数增加而加重心脏负荷;心脏舒张期缩短使心室充盈受限进而降低心排血量,同时心脏氧渗透期缩短不利于心肌代谢。

8.冠脉痉挛

冠状动脉粥样硬化,易发生冠脉痉挛,引起心肌缺血导致心脏收缩或舒张功能障碍。

9.药物反应

因用药或停药不当导致的心力衰竭或心力衰竭恶化不在少数。慢性心力衰竭不该停用强心剂而停用,服用过量洋地黄、利尿剂或抗心律失常药,都可导致心力衰竭恶化。

二、病理生理

(一)心脏的代偿机制

正常心脏有比较充足的储备能力,以适应一般生活需要所增加的心脏负担。当心脏功能减退,心排血量降低不足以供应机体需要时,机体将同时通过神经、体液等机制进行调整,力争恢复心排血量。

(1)反射性交感神经兴奋,迷走神经抑制,代偿性心率加快及心肌收缩力加强,以维持心排血量。由于交感神经兴奋,周围血管及,小动脉收缩可使血压维持正常而不随心排血量降低而下降；小静脉收缩可使静脉回心血量增加，从而使心排血量增加。

(2)心肌肥厚：长期的负荷加重，使心肌肥厚和心室扩张，维持心排血量。然而，扩大和肥厚的心脏虽然完成较多的工作，但它耗氧量也随之增加，可是心肌内毛细血管数量并没有相应的增加，所以，扩大肥厚的心肌细胞相对的供血不足。

(3)心率增快：心率加快在一定范围内使心排血量增加，但如果心率太快则心脏舒张期显著缩短，使心室充盈不足，导致心排血量降低及静脉淤血加重。

(二)心脏的失代偿机制

当心脏储备力耗损至不能适应机体代谢的需要时，心功能便由代偿转为失代偿阶段，即心力衰竭。

心力衰竭时，心排血量相对或绝对的降低，一方面供给各器官的血流不足，引起各器官组织的功能改变，血液重新分配，首先为保证心、脑、肾血液供应，皮肤、内脏、肌肉的供血相应有较大的减少。肾血流量减少时，可使肾小球滤过率降低和肾素分泌增加，进而促使肾上腺皮质的醛固酮分泌增加，引起水、钠潴留，血容量增加，静脉和毛细血管充血和压力增加。另一方面，心脏收缩力减弱，不能完全排出静脉回流的血液，心室收缩末期残留血量增多，心室舒张末期压力升高，遂使静脉回流受阻，引起静脉淤血和静脉压力升高，从而引起外周毛细血管的漏出增加，水分渗入组织间隙引起各脏器淤血水肿；肝脏淤血时对醛固酮的灭活减少；以及抗利尿激素分泌增加，肾排水量进一步减少，水、钠潴留进一步加重，这也是水肿发生和加重的原因。

根据心脏代偿功能发挥的情况及失代偿的程度，可将心力衰竭分为三度，或心功能Ⅳ级。①Ⅰ级：有心脏病的客观证据，而无呼吸困难，心悸，水肿等症状(心功能代偿期)。②Ⅱ级：日常劳动并无异常感觉，但稍重劳动即有心悸，气急等症状(心力衰竭Ⅰ度)。③Ⅲ级：普通劳动也有症状，但休息时消失(心力衰竭Ⅱ度)。④Ⅳ级：休息时也有明显症状，甚至卧床仍有症状(心力衰竭Ⅲ度)。

三、临床表现

心力衰竭在早期可仅有一侧衰竭，临床上以左心衰竭为多见，但左心衰竭后，右心也相继发生功能损害，最后导致全心衰竭。临床表现的轻重，常依病情发展的快慢和患者的耐受能力的不同而不同。

(一)左心衰竭

1.呼吸困难

轻症患者自觉呼吸困难，重者同时有呼吸困难和短促的征象。早期仅发生于劳动或运动时，休息后很快消失。这是由于劳动促使回心血量增加，肺淤血加重的缘故。随着病情加重，轻度劳动即感到呼吸困难，严重者休息时也感呼吸困难，以致被迫采取半卧位或坐位，为端坐呼吸。

2.阵发性呼吸困难

多发生于夜间，故又称为阵发性夜间性呼吸困难。患者常在熟睡中惊醒，出现严重呼吸困难及窒息感，被迫坐起，咳嗽频繁，咯粉红色泡沫样痰液。轻者数分钟，重者经1～2小时逐渐停止。阵发性呼吸困难的发生原因，可能为：①睡眠时平卧位，回心血量增加，超过左心负荷的限度，加重了肺淤血。②睡眠时，膈肌上升，肺活量减少。③夜间迷走神经兴奋性增高，使冠状动脉和支气管收缩，影响了心肌的血液供应，发生支气管痉挛，降低心肌收缩性能和肺通气量，肺淤血加重。④熟睡时中枢神经敏感度降低，因此，肺淤血必须达到一定程度后方能使患者因气喘惊醒。

3.急性肺水肿

急性肺水肿是左心衰竭的重症表现,是阵发性呼吸困难的进一步发展。常突然发生,呈端坐呼吸,表情焦虑不安,频频咳嗽,咯大量泡沫状或血性泡沫性痰液,严重时可有大量泡沫样液体由鼻涌出,面色苍白,口唇青紫,皮肤湿冷,两肺布满湿啰音及哮鸣音,血压可下降,甚至休克。

4.咳嗽和咯血

咳嗽和咯血为肺泡和支气管黏膜淤血所致,多与呼吸困难并存,咳白色泡沫样黏痰或血性痰。

5.其他症状

可有疲乏无力、失眠、心悸、发绀等。严重患者脑缺氧缺血时可出现陈-施氏呼吸、嗜睡、眩晕、意识丧失、抽搐等。

6.体征

除原有心脏病体征外,可有舒张期奔马律、交替脉、肺动脉瓣区第二心音亢进。轻症肺底部可听到散在湿啰音,重症则湿啰音满布全肺。有时可伴哮鸣音。

7.X 线及其他检查

X 线检查,可见左心扩大及肺淤血,肺纹理增粗。急性肺水肿时可见由肺门伸向肺野呈蝶形的云雾状阴影。心电图检查可出现心率快及左心室肥厚图形。臂舌循环时间延长(正常 10～15 秒),臂肺时间正常(4～8 秒)。

(二)右心衰竭

1.水肿

皮下水肿是右心衰竭的典型症状。在水肿出现前,由于体内已有钠、水潴留,体液潴留达 5 kg以上才出现水肿,故多只有体重增加。水肿多先见于下肢,卧床患者则在腰,背及骶部等低重部位明显,呈凹陷性水肿。重症则波及全身。水肿多于傍晚发生或加重,休息一夜后消失或减轻,伴有夜间尿量增加。这是由于夜间休息时,回心血量比白天活动时增多,心脏能将静脉回流血量排出,心室收缩末期残留血量减少,静脉和毛细血管压力有所减轻,因而水肿减轻或消退。

少数患者可出现胸腔积液和腹水。胸腔积液可同时见于左、右两侧胸腔,但以右侧较多,其原因不甚明了。由于壁层胸膜静脉回流体静脉,而脏层胸膜静脉血流入肺静脉,因而胸腔积液多见于左右心衰竭并存时。腹水多由心源性肝硬化引起。

2.颈静脉怒张和内脏淤血

坐位或半卧位时可见颈静脉怒张,其出现常较皮下水肿或肝大出现为早,同时可见舌下、手臂等浅表静脉异常充盈。肝大并压痛可先于皮下水肿出现。长期肝淤血,缺氧,可引起肝细胞变性、坏死,并发展为心源性肝硬化,肝功能检查异常或出现黄疸。若有三尖瓣关闭不全并存,肝脏触诊呈扩张性搏动。胃肠道淤血常引起消化不良、食欲减退、腹胀、恶心和呕吐等症状。肾淤血致尿量减少,尿中可有少量蛋白和细胞。

3.发绀

右心衰竭患者多有不同程度发绀,首先见于指端,口唇和耳郭,较单纯左心功能不全者为显著,其原因除血红蛋白在肺部氧合不全外,与血流缓慢,组织自身毛细血管中吸取较多的氧而使还原血红蛋白增加有关。严重贫血者则不出现发绀。

4.神经系统症状

可有神经过敏、失眠、嗜睡等症状。重者可发生精神错乱,可能是脑出血,缺氧或电解质紊乱等原因引起。

5.心脏及其他检查

主要为原有心脏病体征，由于右心衰竭常继发于左心衰竭的基础上，因而左、右心均可扩大。右心扩大引起了三尖瓣关闭不全时，在三尖瓣音区可听到收缩期吹风样杂音。静脉压增高。臂肺循环时间延长，因而臂舌循环时间也延长。

(三)全心衰竭

左、右心功能不全的临床表现同时存在，但患者或以左心衰竭的表现为主或以右心衰竭的表现为主，左心衰竭肺充血的临床表现可因右心衰竭的发生而减轻。

四、护理

(一)护理要点

(1)减轻心脏负担，预防心力衰竭的发生。

(2)合理使用强心，利尿，扩血管药物，改善心功能。

(3)密切观察病情变化，及时救治急性心力衰竭。

(4)健康教育。

(二)减轻心脏负担，预防心力衰竭

休息可减少全身肌肉活动，减少氧的消耗，也可减少静脉回心血量及减慢心率，从而减轻心脏负担。根据患者病情适当安排其生活和劳动，可以尽量减轻心脏负荷。对于轻度心力衰竭患者，可仅限制其体力活动，并规定充分的午睡时间或较正常人多一些的夜间睡眠时间。较重的心力衰竭患者均应卧床休息，并尽可能使卧床休息患者的体位舒适。当心力衰竭表现有明显改善时，应尽快允许和鼓励患者逐渐恢复体力活动，恢复体力活动的速度和程度视患者心力衰竭的严重程度和发作时间的长短及患者对治疗的反应等而定。如心脏功能已完全恢复正常或接近正常，则每天可做轻度的体力活动。

饮食应少食多餐，给予低热量、多维生素、易消化食物，避免过饱，加重心脏负担。目前由于利尿剂应用方便。对钠盐限制不必过于严格，一般轻度心力衰竭患者每天摄入食盐 5 g 左右(正常人每天摄入食盐 10 g 左右)，中度心力衰竭患者给予低盐饮食(含钠 2～4 g)，重度心力衰竭患者给予无钠饮食。如果经一般限盐、利尿，病情未能很好控制者，则应进一步严格限盐，摄入量不超过 1 g。饮水量一般不加限制，仅在并发稀释性低钠血症者，限制每天入水量 500 mL 左右。

(三)合理使用强心药物并观察毒性反应

洋地黄类强心苷是目前治疗心力衰竭的主要药物，能直接加强心肌收缩力，增加心排血量，从而使心脏收缩末期残余血量减少，舒张末期压力下降，有利于缓解各器官的淤血，增加尿量，减慢心率。常用的给药方法：负荷量加维持量，在短期内，1～3 天给予一定的负荷量，以后每天用维持量，适用于急性心力衰竭，较重的心力衰竭或需尽快控制病情的患者；单用维持量，近年来证实，洋地黄类药物治疗剂量的大小与其增强心肌收缩力作用呈线性关系，故对较轻的心力衰竭和易发生中毒的患者可用较小的剂量，而不采用惯用的洋地黄负荷量法，尤其对慢性心力衰竭更适用。

洋地黄用量的个体差异大，且治疗剂量与中毒剂量较接近，故用药期间需要密切观察洋地黄的毒性反应。洋地黄毒性反应如下。①消化道反应：食欲缺乏、恶心、呕吐、腹泻等。②神经系统反应：头痛、眩晕，视觉改变(黄视或绿视)。③心脏反应：可发生各种心律失常，常见的心律失常类型为:室性期前收缩,尤其是呈二联、三联或呈多源性者。其他有房性心动过速伴有房室传导阻滞,交界性心动过速,各种不同程度的房室传导阻滞,室性心动过速,心房纤维颤动等。④血清洋地黄含量:放射性核素免疫法测定血清地高辛含量<2.0 ng/mL,或洋地黄毒苷<20 μg/mL为安全剂量。中毒者多数大于以上浓度。

使用洋地黄类药物时注意事项:①服药前要先了解病史,如询问已用洋地黄情况,利尿剂的使用情况及电解质浓度如何,如果存在低钾,低镁易诱发洋地黄中毒。②心力衰竭反复发作,严重缺氧,心脏明显扩大的患者对洋地黄药物耐受性差,宜小剂量使用。③询问有无合并使用增加或降低洋地黄敏感性的药物,如普萘洛尔、利血平、利尿剂、抗甲状腺药物、维拉帕米、胺碘酮、肾上腺素等可增加洋地黄敏感性;而考来烯胺,抗酸药物,降胆固醇药及巴比妥类药则可降低洋地黄敏感性。④了解肝脏肾脏功能,地高辛主要自肾脏排泄,肾功能不全的,宜减少用量;洋地,黄毒苷经肝脏代谢胆管排泄,部分转化为地高辛。⑤密切观察洋地黄毒性反应。⑥静脉给药时应用5%～20%的 GS 溶液稀释,混匀后缓慢静脉推注,一般不少于 10～15 分钟,用药时注意听诊心率及节律的变化。

(四)观察应用利尿剂后的反应

慢性心力衰竭患者,首选噻嗪类药,采用间歇用药,即每周固定服药 2～3 天,停用 4～5 天。若无效可加服氨苯蝶啶或螺内酯。如果上两药联用效果仍不理想可以呋塞米代替噻嗪类药物。急性心力衰竭或肺水肿者,首选呋塞米或依他尼酸钠或汞撒利等快速利尿剂。在应用利尿剂1 小时后,静脉缓慢注射氨茶碱0.25 g,可增加利尿效果。应用利尿剂后要密切观察尿量,每天测体重,准确记录 24 小时液体出入量,大量利尿者应测血压,脉搏和抽血查电解质,观察有无利尿过度引起的脱水,低血容量和电解质紊乱的表现,尤其是应用排钾利尿剂后有无乏力、恶心、呕吐、腹胀等低钾表现。对于利尿反应差者,应找出利尿不佳的原因,如了解肾脏功能情况,是否存在低血压、低血钾、低血镁或稀释性低钠血症,及用药是否合理等。

(五)合理使用扩血管药物并观察用药反应

血管扩张剂可以扩张周围小动脉,减轻心脏排血时的阻力,而减轻心脏后负荷;又可以扩张周围静脉,减少回心血量,减轻心脏前负荷,进而改善心功能。常用的扩张静脉为主的药物有硝酸甘油、硝酸酯类及吗啡类药物;扩张动脉为主的药物有平胺唑啉、肼苯达嗪、硝苯地平;兼有扩张动脉和静脉的药物有硝普钠、哌唑嗪及卡托普利等。在开始使用血管扩张剂时,要密切观察病情和用药前后血压,心率的变化,慎防血管扩张过度,心脏充盈不足,血压下降,心率加快等不良反应。用血管扩张药注意,应从小剂量开始,用药前后对比心率,血压变化情况或床边监测血流动力学。根据具体情况,每 5～10 分钟测量 1 次,若用药后血压较用药前降低 1.33～2.66 kPa,应谨慎调整药物浓度或停用。

(六)急性肺水肿的救治及护理

急性肺水肿为急性左心功能不全或急性左心衰竭的主要表现。多因突发严重的左心室排血不足或左心房排血受阻引起肺静脉及肺毛细血管压力急剧升高所致。当肺毛细血管压升高超过血浆胶体渗透压时,液体即从毛细血管漏到肺间质、肺泡甚至气道内,引起肺水肿。典型发作表现为突然严重气急,每分钟呼吸可达 30～40 次,端坐呼吸,阵阵咳嗽,面色苍白,大汗,常咯出泡沫样痰,严重者可从口腔和鼻腔内涌出大量粉红色泡沫液体。发作时心率、脉搏增快,血压在起始时可升高,以后降至正常或低于正常。两肺内可闻及广泛的水泡音和哮鸣音。心尖部可听到奔马律。

1.治疗原则

(1)减少肺循环血量和静脉回心血量。

(2)增加心搏量,包括增强心肌收缩力和降低周围血管阻力。

(3)减少血容量。

(4)减少肺泡内液体漏出,保证气体交换。

2.护理措施

(1)使患者取坐位或半卧位,两腿下垂,减少下肢静脉回流,减少回心血量。

(2)立即皮下注射吗啡 10 mg 或哌替啶 50～100 mg,使患者安静及减轻呼吸困难。但对昏迷、严重休克、有呼吸道疾病或痰液极多者忌用,年老、体衰、瘦小者应减量。

(3)改善通气-换气功能,轻度肺水肿早期高流量氧气吸入,开始是 2～3 L/min,以后逐渐增至4～6 L/min,氧气湿化瓶内加 75 %酒精或选用有机硅消泡沫剂,以降低肺泡内泡沫的表面张力,使泡沫破裂,改善通气功能。肺水肿明显出现即应做气管插管进行加压辅助呼吸,改善通气与氧的弥散,减少肺内分流,提高血氧分压。肺水肿基本控制后,可采用呼吸机间歇正压呼吸,如果动脉血氧分压<9.31 kPa时,可改为持续正压呼吸。

(4)速给毛花苷 C 0.4 mg 或毒毛花苷 K 0.25 mg,加入葡萄糖溶液中缓慢静脉推注。

(5)快速利尿,如呋塞米 20～40 mg 或依他尼酸钠 25 mg 静脉注射。

(6)静脉注射氨茶碱 0.25 g 用 50%葡萄糖液 20～40 mL 稀释后缓慢注入,减轻支气管痉挛,增加心肌收缩力和促进尿液排出。

(7)氢化可的松 100～200 mg 或地塞米松 10 mg 溶于葡萄糖中静脉注射。

(七)健康教育

随着人们生活水平的不断提高,人们对生活质量的要求也越来越高。心力衰竭的转归及治愈程度将直接影响患者的生活质量,预防心力衰竭发生以保证患者的生活质量就显得更为重要。首先要避免诱发因素,如气候转换时要预防感冒,及时添加衣服;以乐观的态度对待生活,情绪平稳,不要大起大落过于激动;体力劳动不要过重;适当掌握有关的医学知识以便自我保健等。其次,对已明确心功能Ⅱ级、Ⅲ级的患者要按一般治疗标准,合理正确按医嘱服用强心、利尿、扩血、管药物,注意休息和营养,并定期门诊随访。

(曹守燕)

第十节 重症病毒性肝炎

大多数病毒性肝炎预后良好,少部分人出现肝衰竭,我国定名为重型病毒性肝炎,预后较差。起病 10 天内出现急性肝衰竭现象称急性重症型;起病 10 天以上出现肝衰竭现象称亚急性重症型;在有慢性肝炎、肝硬化或慢性病毒携带状态病史的患者,出现肝衰竭表现称慢性重型肝炎。

一、诊断

(一)病因

本病病原体为各型肝炎病毒。肝炎病毒与机体的免疫反应都与本病的发病有关。发病多有诱因，如急性肝炎起病后，未适当休息、治疗，嗜酒或服用损害肝脏药物、妊娠或合并感染等。

（二）诊断要点

1.病史

急、慢性肝炎患者有明显的恶心、呕吐、腹胀等消化道症状。肝功能严重损害，特别是黄疸急骤加深，血清总胆红素＞171 μmol/L 或每天上升幅度＞17 μmol/L。在胆红素增高的同时，血清转氨酶活性反而相对较低，呈“胆-酶分离”现象。凝血酶原活动≤40%，有肝性脑病、出血、腹水等表现。要注意区别急性、亚急性、慢性重型肝炎的不同点，发病 10 天以内出现的重型肝炎是急性重型肝炎，其特点为肝性脑病出现早、肝浊音界缩小较明显。发病 10 天～8 周出现的重型肝炎为亚急性重型肝炎，临床表现主要为严重消化道症状、重度黄疸、水肿及腹水，可有肝性脑病。慢性重型肝炎是在原有慢性肝炎或肝炎后肝硬化基础上出现的亚急性重型肝炎的临床表现，肝浊音界缩小不明显，病程一般较长。

2.危重指标

（1）突然出现精神、神志改变，即肝性脑病变化，从轻微的情绪与言行改变至严重的肝昏迷。

（2）短期内黄疸急剧加重，胆固醇或胆碱酯酶明显降低。

（3）腹胀明显加重，出现“胃型”；腹水大量增加、尿量急剧减少等表现。

（4）凝血酶原活动度极度减低，出血现象明显，或有 DIC 表现。

（5）出现严重并发症如感染、肝肾综合征等。

3.辅助检查

（1）血常规：急性重型肝炎可有白细胞计数升高及核左移。慢性重型肝炎由于脾功能亢进，故白细胞总数升高不明显，血小板多有减少。

（2）肝功能明显异常：尤以胆红素升高明显，胆固醇（酯）与胆碱酯酶明显降低。慢性重型肝炎多有清蛋白明显减少，球蛋白升高，A/G 比值倒置。

（3）凝血酶原时间延长：凝血酶原活动度降低至 40%以下。可有血小板减少、纤维蛋白原减少、纤维蛋白降解产物（FDP）增加等 DIC 的表现。

（4）血氨升高：正常血氨静脉血中应＜58 μmol/L，动脉血氨更能反映肝性脑病的轻重。

（5）氨基酸谱的测定：支链氨基酸正常或轻度减少，而芳香氨基酸增多，故支/芳比值下降。

（6）脑电图：可有高电压及阵发性慢波。脑电图检查有助于肝性脑病的早期诊断及判断预后。

（7）肾功能检查：有肝肾综合征时常有尿素及血清肌酐升高。

（8）各种肝炎病毒标志物检查：可确定病原及发现多型病毒重叠感染患者。

（9）肝活检：对不易确诊的患者应考虑做肝穿刺活检。但术前、术后应做好纠正出血倾向的治疗。如注射维生素 K_1、凝血酶原复合物、新鲜血浆，以改善凝血酶原活动度。术前、术后还可注射止血药。加强监护以防意外。

（三）鉴别诊断

1.药物及肝毒性毒物引起的急性中毒性重型肝炎

本病应有服药史及毒物史，如抗结核药、磺胺类药、抗真菌药（酮康唑）等，中草药中的川楝子、雷公藤、黄药子也可引起，毒物中有毒蕈中毒、蛇毒等。

2.妊娠急性脂肪肝

本病多发生于第 1 胎，妊娠后期，急性上腹痛，频繁呕吐，黄疸深重，出血，很快出现昏迷、抽搐、B 超检查可见肝脏回声衰减。

二、治疗

(一)治疗原则

主要是综合治疗,包括支持疗法,防止重型肝炎,改善肝功能,促进肝细胞再生,防止出血、肝性脑病、肝肾综合征、合并感染等并发症。

(二)常规治疗

1.一般支持疗法

(1)绝对卧床休息,记 24 小时出入量,密切观察病情变化。

(2)保证必要的热量供应,尽可能减少饮食中的蛋白质,以控制肠内氨的来源。补充足量维生素 C、维生素 K_1 及B 族维生素。

(3)静脉输液,以 10%葡萄糖液 1 500~2 000 mL/d,内加水飞蓟素、促肝细胞生长素、维生素 C 2.0~5.0 g,静脉滴注。大量维生素 E 静脉滴注,有助于消除氧自由基的中毒性损害。

(4)输新鲜血浆或全血,1 次/2~3 天,人血清蛋白 5~10 g,1 次/天。

(5)支链氨基酸 250 mL,1~2 次/天。

(6)根据尿量及血中钠、钾、氯化物检测结果,调整补充电解质,以维持电解质平衡,防止低血钾。

2.防止肝细胞坏死,促进肝细胞再生

(1)肝细胞再生因子(HGF)80~120 mg 溶于 10%葡萄糖液 250 mL,静脉滴注,1 次/天。

(2)胸腺素 15~20 mg/d,溶于 10%葡萄糖液内静脉滴注。

(3)10%葡萄糖液 500 mL 加甘利欣 150 mg 或加强力宁注射液 80~120 mL,静脉滴注,1 次/天。10%门冬氨酸钾镁 30~40 mL,溶于 10%葡萄糖液中静脉滴注,1 次/天。长期大量应用注意观察血钾。复方丹参注射液 8~16 mL 加入 500 mL 右旋糖酐-40 内静脉滴注,1 次/天。改善微循环,防止 DIC 形成。

(4)前列腺素 E_1(PGE_1),开始为 100 μg/d,以后可逐渐增加至 200 μg/d,加于 10%葡萄糖液 500 mL 中缓慢静脉滴注,半个月为 1 个疗程。

(5)胰高血糖素-胰岛素(G-I)疗法,方法为胰高血糖素 1 mg,普通胰岛素 10 U 共同加入 10%葡萄糖液 500 mL 内,缓慢静脉滴注,1~2 次/天。

3.防治肝性脑病

(1)严格低蛋白饮食,病情严重时可进无蛋白饮食,待病情好转后再逐渐增加。

(2)口服乳果糖糖浆 10~30 mL,3 次/天以使粪便 pH 降到 5 为宜,从而达到抑制肠道细菌繁殖、减轻内毒素血症。选用大黄煎剂、小量硫酸镁、20%甘露醇 20~50 mL 口服、口服新霉素、食醋保留灌肠等。

(3)防止低血钾与碱血症,用支链氨基酸或六合氨基酸 250 mL 静脉滴注,1~2 次/天。

(4)消除脑水肿,有脑水肿倾向者用 20%甘露醇 250 mL.加压快速静脉滴注。

4.防治出血

(1)观测血小板计数、凝血酶原时间、纤维蛋白原等,以便及早发现 DIC 征兆,尽早采取相应措施。早期应给改善微循环、防止血小板聚集的药物,如川芎嗪 160~240 mg,复方丹参注射液 8~18 mL,双嘧达莫 400~600 mg 等,加入葡萄糖液内静脉滴注。500 mL 右旋糖酐-40 加山莨菪碱注射液 10～20 mg，静脉滴注，如确已发生 DIC，应按 DIC 治疗。

(2)凝血因子的应用，纤维蛋白原 1.5 g 溶于 100 mL 注射用水中，缓慢静脉滴注，1 次/天。输新鲜血浆或新鲜全血。

(3)大剂量维生素 K_1 应早应用，有人认为大剂量维生素 K_1、维生素 C、维生素 E 合用，可使垂死的肝细胞复苏。

(4)酚磺乙胺 500 mg，静脉注射，1 或 2 次/天。

(5)对有消化道大出血者，除输血及全身用止血药外，应进行局部相应处理。消化道出血，可口服凝血酶，每次 2 000 U；奥美拉唑 40 mg 静脉注射，1 次/6 小时；西咪替丁，每晚 0.4～0.8 g，可防治胃黏膜糜烂出血。对门静脉高压引起的上消化道出血，在血压许可的条件下，持续静脉滴注酚妥拉明以降低门脉压，可起到理想的止血效果。酚妥拉明 20～30 mg 加入 10%葡萄糖液 1 000～1 500 mL 缓慢静脉滴注 8～12 小时，注意观察血压。

5.防治肾衰竭

(1)尽量避免用有肾毒性的药物。

(2)选用川芎嗪、复方丹参、山莨菪碱、右旋糖酐-40 等。如已有肾功能不全、尿少者，应按急性肾衰竭处理。注意水、电解质平衡，防止高血钾。

(3)适当用利尿剂，可用呋塞米 20～100 mg 稀释后静脉注射。

(4)经用药不能缓解高血钾与氮质血症，应行腹膜透析。

6.防感染

(1)注意口腔护理，保持病室空气清新，防止交叉感染。及早发现感染征兆，要特别注意腹腔、消化道、呼吸道、口腔、泌尿系统感染。可用乳酸菌制剂，以＜50 ℃的低温水冲服，以预防肠道感染。

(2)及早用抗生素，在没有找到致病菌前，一般首先考虑革兰阴性菌感染，全面考虑选用抗生素。要特别注意避免使用肾毒性与肝毒性抗生素。

三、急救护理

(一)护理目标

(1)患者及家属了解重症肝炎的诱发因素。

(2)患者症状改善，无护理并发症。

(3)为患者提供优质的护理服务，提高危重患者的生存质量，降低病死率。

(4)护士熟练掌握重症肝炎护理及预防保健知识。

(二)护理措施

1.休息与活动

卧床休息，病情允许时尽量采取平卧位。症状好转，黄疸消退，肝功能改善后，可逐渐增加活动量，以不感到疲劳为宜。肝功能正常 3 个月后可恢复日常活动及工作。

2.饮食

(1)饮食原则：高热量、高维生素、低脂、优质蛋白、易消化饮食。

(2)肝性脑病神志不清时禁止摄入蛋白质饮食，清醒后可逐渐增加蛋白质含量，每天约 20 g，以后每隔 3～5 天增加 10 g，逐渐增加至 40～60 g/d。最好以植物蛋白为宜。

(3)肝肾综合征时低盐或无盐饮食，钠限制每天 250～500 mg，进水量限制在 1 000 mL/d。

(4)为患者提供清洁、舒适的就餐环境,促进食欲。

3.预防感染

(1)保持病房空气清新,减少探视。加强病房环境消毒,每天常规进行地面、物表、空气消毒。

(2)注意饮食卫生及餐具的清洁消毒,避免交叉感染。

(3)加强无菌操作,防止医源性感染。

(4)严格终末消毒。

4.心理护理

重症肝炎患者病情危重,病死率高,患者及家属易形成恐惧的心理状态,对治疗失去信心。护士应详细了解患者及家属对疾病的态度,耐心倾听患者诉说,安慰患者,建立良好的护患关系。讲解好转的典型病例,使患者树立战胜疾病的信心。

5.症状护理

(1)观察患者生命体征、神志、瞳孔、尿量的变化,并做好记录。

(2)每周测量腹围和体重。利尿速度不宜过快,腹水伴水肿者,每天体重下降不超过 1 000 g。单纯腹水患者,每天体重下降不超过 400 g。

(3)避免肝性脑病的各种诱发因素:注意保持大便通畅,防治感染,禁用止痛、麻醉、安眠和镇静药物,维持水电解质和酸碱平衡。

(4)观察有无肝性脑病、出血、肝肾综合征等并发症的发生,如有病情变化及时汇报医师并配合抢救。

6.三腔二囊管护理

(1)胃气囊充气 200~300 mL,食道囊充气 150~200 mL。

(2)置管期间可因提拉过猛或患者用力咳嗽出现恶心,频繁期前收缩甚至窒息症状,应立即将气囊口放开,放出三腔管内气体,并行进一步处理。

(3)经常抽吸胃内容物,观察有无再出血。

(4)置管期间应保持口、鼻清洁,忌咽唾液、痰液,以免误入气管。

(5)置管 24 小时应放气 15~30 分钟,以免食管、胃底黏膜受压过久坏死。

(6)出血停止后放出气囊的气体,保留管道,继续观察 12~24 小时,无出血现象可考虑拔管,拔管前应吞服液状石蜡 20~30 mL。

7.健康教育

(1)向患者及家属讲解重症肝炎的诱因。

(2)按照医嘱合理用药,了解常用药物的作用、正确用量、用法、不良反应。勿自行使用镇静、安眠药物。

(3)合理饮食:高热量、高维生素、低脂、优质蛋白、易消化饮食。

(4)预防交叉感染:实施适当的家庭隔离,如患者的餐具、用具和洗漱用品应专用,定时消毒。

(5)避免劳累、饮酒及应用肝损害药物。

(6)定期复查肝功能。

(曹守燕)

第十一节　弥散性血管内凝血

一、概述

弥散性血管内凝血(disseminated intravascular coagulation，DIC)是一种综合征，不是一种独立的疾病。是在各种致病因素的作用下，在毛细血管、小动脉、小静脉内广泛纤维蛋白沉积和血小板聚集，形成广泛的微血栓，导致循环功能和其他内脏功能障碍，消耗性凝血病，继发性纤维蛋白溶解，产生休克、出血、栓塞、溶血等临床表现。

DIC 患者发病的严重程度不一，有的患者临床症状十分轻微，体征也不是很明显；而急性 DIC 在 ICU 病房中的发病率较高，或一般都会运送患者到 ICU 中进行抢救。DIC 起病急、病情危重且进展快、预后差，病死率高达 50%～60%，临床上应做到早诊断、早处理。

二、常见病因及发病机制

造成 DIC 的病因很多。根据资料分析，在中国以感染最常见，恶性肿瘤(包括急性白血病)次之，两者占病因的 2/3。而国外报告中则以恶性肿瘤，尤其是有转移病变的占首位。DIC 发病的常见病因也有广泛组织创伤、体外循环及产科意外。

(一)血管内皮损伤和组织创伤

1.感染各种严重的细菌感染

如金黄色葡萄球菌、革兰阴性杆菌、中毒性菌痢、伤寒等均可导致 DIC。

2.抗原-抗体复合物的形成

如移植物排斥反应、系统性红斑狼疮或其他免疫性疾病，各种免疫反应及免疫性疾病都能损伤血管内皮细胞，激活补体，也能引起血小板聚集及释放反应，激活凝血机制。

3.其他

如酸中毒、体温升高、休克或持续性缺氧、低血压等均可损伤血管壁内皮细胞。

(二)红细胞破坏

红细胞大量破坏，血小板活化，白细胞激活或破坏可加速凝血反应。

(三)大量促凝物质进入血液循环

大量促凝物质进入血液循环常见于如羊水栓塞、胎盘早期剥离、死胎滞留等病例的产科意外。如严重烧伤、广泛性外科手术、挤压综合征、毒蛇咬伤等严重创伤也是常见的 DIC 病因，均可由受损的组织中释放出大量组织因子进入血液，促发凝血。此外，化疗及放疗杀灭肿瘤细胞释放出其中的促凝物质，更容易导致 DIC 的发生。

(四)凝血系统激活

凝血系统最先被过度激活，血液中凝血酶大量形成，加上多种细胞因子的作用，导致 DIC 早期以血液凝固性升高为主，出现广泛的微血栓形成。

(五)微血栓形成

广泛的微血栓形成必然消耗大量的凝血因子和血小板，加上续发性纤溶功能亢进，从而使血液由高凝状态进入低凝状态，纤维蛋白原裂解，出现多部位出血。

三、影响 DIC 发生发展的因素

(一)单核吞噬细胞系统受损

全身性施瓦兹曼现象：第一次注入小剂量脂多糖，使单核吞噬细胞系统封闭，第二次注入脂多糖易引起休克。

(二)血液凝固的调控异常

抗凝机制：以蛋白酶 C 为主体的蛋白酶类凝血抑制机制；以抗凝血酶Ⅲ为主的蛋白酶抑制物类凝血抑制机制。

(三)肝功能障碍

肝功能严重障碍可使凝血、抗凝、纤溶过程失调。

(四)血液的高凝状态

如妊娠妇女、酸中毒以及抗磷脂抗体综合征。

(五)微循环障碍

血流缓慢和产生旋涡时，被激活的凝血因子和凝血酶能在局部达到凝血过程所必需的浓度；血流缓慢导致血液氧分压降低和酸性代谢产物滞留，可以损伤血管内皮细胞，触发凝血。

(六)纤溶抑制剂使用不当

纤溶抑制剂使用不当也可导致 DIC 的发生。

四、临床表现

(一)DIC 的分期和发展过程

1.高凝期

各种病因导致凝血系统被激活，凝血酶生成增多，微血栓大量形成，血液处于高凝状态，仅在抽血时凝固性增高，多见于慢性型、亚急性型，急性型不明显。

2.消耗性低凝期

凝血酶和微血栓的形成使凝血因子和血小板因大量消耗而减少，同时因继发性纤溶系统功能增强，血液处于低凝状态，因而此时出血症状明显。

3.继发性纤溶亢进期

凝血酶及凝血因子Ⅻa 等激活了纤溶系统，使大量的纤溶酶原变成纤溶酶，再加上 FDP 形成，使纤溶和抗凝作用大大增强，故此期出血十分明显。

(二)DIC 的分型及各型的特点

根据 DIC 发病的快慢和病程长短可分为 3 型，主要和致病因素的作用方式、强度与持续时间长短有关。

(1)急性型：①突发性起病，一般持续数小时或数天。②病情凶险，可呈暴发型。③出血倾向严重。④常伴有休克。⑤常见于暴发型流脑、流行型出血热、病理产科、败血症等。

(2)亚急性型：①急性起病，在数天或数周内发病。②进展较缓慢，常见于恶性疾病，如急性白血病(特别是早幼粒细胞白血病)、肿瘤转移、主动脉弓动脉瘤、死胎滞留及局部血栓形成等。

(3)慢性型：临床上少见。①起病缓慢。②病程可达数月或数年。③高凝期明显，出血不重，可仅有瘀点或瘀斑。④常见于恶性肿瘤、胶原病、慢性溶血性贫血、巨大血管瘤等疾病。

(三)常见临床表现

DIC的发病原因虽然不同,但其临床表现均相似,除原发病的征象外,主要有出血、休克、栓塞及溶血四方面的表现。

DIC的临床表现主要为出血,多脏器功能障碍,休克和贫血。其中最常见者为出血。

1.出血

DIC患者有70%~80%以程度不同的出血为初发症状,如紫癜、血疱、皮下血肿、采血部位出血、手术创面出血、外伤性出血和内脏出血等。DIC引起的出血特点如下。

(1)突然出现是DIC最早的临床表现。

(2)多部位严重出血倾向是DIC的特征性表现。

(3)出血的原因不易用原发病或原发病当时的病情来解释。

(4)常合并休克、栓塞、溶血等DIC的其他表现。

(5)常规止血药治疗效果欠佳,往往需要肝素抗凝、补充凝血因子、血小板等综合治疗。

2.休克

DIC病理过程中有许多因素与引起休克有关。

(1)出血可影响血容量。

(2)微血栓形成,使回心血量减少。

(3)DIC时可通过激活激肽和补体系统产生血管活性介质如激肽和组胺,使外周阻力降低,引起血压下降;也可引起肾上腺素能神经兴奋。

(4)心功能降低:除心内微血栓形成直接影响心泵功能外,肺内微血栓形成导致肺动脉高压,增加右心后负荷;DIC时因组织器官缺血、缺氧可引起代谢性酸中毒,酸中毒可使心肌舒缩功能发生障碍。于是,血容量减少、回心血量降低、心功能降低和心排血量减少,加上血管扩张和外周阻力降低,则血压可明显降低。

DIC引起的休克特点:①突然出现或与病情不符;②伴有严重广泛的出血及四肢末梢的发绀;③有多器官功能不全综合征出现;④对休克的综合治疗缺乏反应,病死率高。

3.微血管病性溶血性贫血

DIC时红细胞可被阻留于微血管内。当红细胞受血流冲击、挤压,引起对红细胞的机械性损伤,因而在循环中出现各种形态特殊的变形红细胞或呈盔形、星形、多角形、小球形等不同形态的红细胞碎片,称为裂细胞。这些红细胞及细胞碎片的脆性明显增高,很易破裂发生溶血。DIC早期溶血较轻,不易察觉,后期易于在外周血发现各种具特殊形态的红细胞畸形。外周血破碎红细胞数大于2%对DIC有辅助诊断意义,这种红细胞在微血管内大量破坏引起的贫血称为微血管病性溶血性贫血。

4.多器官功能障碍综合征(multiple organ dysfunction syndrome,MODS)

由于DIC发生的原因和受累脏器及各脏器中形成微血栓的严重程度不同,故不同器官系统发生代谢与功能障碍或缺血性坏死的程度也可不同,受累严重者可导致脏器功能不全甚至衰竭。MODS常是DIC引起死亡的重要原因。临床上常见器官功能障碍的表现如下。

(1)肾脏:严重时可导致双侧肾皮质坏死及急性肾衰竭。

(2)肺:出现肺出血、呼吸困难和呼吸衰竭。

(3)肝脏:黄疸和肝功能衰竭。

(4)消化道:呕吐、腹泻和消化道出血。

(5)肾上腺：出血性肾上腺综合征(沃-弗综合征)。

(6)垂体：席汉综合征。

(7)神经系统：神志改变。

(8)心血管：休克。

五、治疗

由于 DIC 的病情严重，发展迅速，病势凶险，必须积极抢救，否则病情发展为不可逆性。原发病与 DIC 两者互为因果，治疗中必须严密观察临床表现及实验室化验结果的变化，做到同时兼顾。

(一)消除病因及原发病的治疗

治疗原发病是治疗 DIC 的根本措施，也是首要原则，控制原发病的不利因素也有重要意义，例如积极控制感染、清除子宫内死胎及抗肿瘤治疗等。输血时应预防溶血反应。其他如补充血容量、防治休克、改善缺氧及纠正水、电解质紊乱等，也有积极作用。消除 DIC 的诱因也有利于防止 DIC 的发生和发展。

(二)肝素治疗

在 DIC 后期，病理变化已转为以纤维蛋白溶解为主而出血主要涉及纤溶及大量 FDP 的关系，而不是凝血因子的消耗；有明显肝、肾功能不良者；原有严重出血如肺结核咯血、溃疡病出血或脑出血等；手术创口尚未愈合；原有造血功能障碍和血小板减少者。有上列情况时，应用肝素要特别谨慎，以免加重出血。

(三)抗血小板凝集药物

右旋糖酐-40 降低血液黏滞度，抑制血小板聚集，一般用量为 500～1 000 mL 静脉滴注，主要用于早期 DIC，诊断尚未完全肯定者。

(四)合成抗凝血酶制剂的应用

日本最近合成抗凝血酶制剂，对 DIC 有明显的疗效，而且不良反应少。

(五)补充血小板及凝血因子

DIC 时凝血因子和血小板被大量消耗，是 DIC 出血的主要因素。所以，积极补充凝血因子和血小板是 DIC 治疗的一项重要且十分必要的措施。

在临床上也有部分学者和专家认为，在未用肝素前输血或给纤维蛋白原时，可为微血栓提供凝血的基质，促进 DIC 的发展。所以，他们觉得这种外源性的补充可能“火上浇油”。但当凝血因子过低时，应用肝素可加重出血。所以在凝血指标和凝血因子、血小板极度消耗的情况下，仍应积极补充新鲜血浆、凝血酶原复合物，单采血小板、纤维蛋白原等血制品，同时进行抗凝治疗，以期减少微血栓的形成。

(六)抗纤溶药物的应用

在 DIC 后期继发性纤溶成为出血的主要矛盾，可适当应用抗纤溶药物；但在 DIC 早期，纤溶本身是一种生理性的保护机制，故一般不主张应用抗纤溶药物。早期使用反而有使病情恶化可能。这类药物应在足量肝素治疗下应用。只有当已无凝血消耗而主要为继发性纤溶继续进行时，方可单独应用抗纤溶药物。常用的药物包括氨甲苯酸(对羧基苄胺，PAMBA)或氨甲环酸(AMCHA)等。

(七)其他

国内在治疗 DIC 并发休克的病例中,有人报道用山莨菪碱、东莨菪碱或酚苄明能解除血管痉挛。对于疏通血脉,右旋糖酐-40 有良好疗效。

六、护理要点

(一)心理护理

因为 DIC 的病情变化极迅速,患者及家属都会出现焦虑、恐惧等心理。

(1)护士应对清醒的患者进行心理护理,并对家属做好安抚工作,及时向患者解释病情,在解释时还应注意减少疑虑,避免使用一些难懂的专业术语,更不能有一些不良的情绪影响到患者。

(2)抢救时应保持安静,医护人员态度要认真、亲切、细心,护理操作时要准确、敏捷,以增强患者的信任感和安全感。

(3)指导患者一些适用的放松技巧等,若患者病情允许,可以在病床上读书或看报纸等。

(二)基础护理

(1)按原发性疾病患者常规护理。

(2)卧床休息,保持病室环境清洁舒适、安静。定期开窗通风,减少刺激。

(3)给予高蛋白、高维生素、易消化的食物,有消化道出血的患者应禁食,不能进食者可给予鼻饲或遵医嘱给予静脉高营养。

(4)定期采集血标本,通过实验室检查协助临床诊断,以判断病情变化和治疗的综合疗效。

(5)做好口腔、会阴等基础护理,预防并发症的发生。

(6)保持呼吸道通畅,对于昏迷的患者应及时清理口腔、鼻腔内的分泌物。

(7)对于意识障碍且躁动的患者,可在家属知情同意后采取适当的安全保护措施,如使用床护栏、约束带等。

(三)病情观察

(1)观察出血症状:患者可能出现广泛自发性出血,皮肤黏膜瘀斑,伤口、注射部位渗血,内脏出血如呕血、便血、泌尿道出血、颅内出血、意识障碍等症状。应观察出血部位、出血量。

(2)观察有无微循环障碍症状:皮肤黏膜发绀缺氧、尿少无尿、血压下降、呼吸循环衰竭等症状。

(3)观察有无高凝和栓塞症状:如静脉采血时,血液迅速凝固应警惕血液高凝状态。内脏栓塞可引起相关的症状,如肾栓塞引起腰痛、血尿、少尿,肺栓塞引起呼吸困难、发绀,脑栓塞引起头痛、昏迷等。

(4)观察有无黄疸、溶血症状。

(5)观察实验室临床诊断结果,如血小板计数、凝血酶原时间、血浆纤维蛋白含量等。

(6)观察原发性疾病的病情有无进展。

(四)对症护理

1.出血患者的护理

(1)保持患者皮肤清洁、干燥,避免用力抓、碰。

(2)按医嘱给予抗凝剂、补充凝血因子、成分输血或抗纤溶中医药治疗。按时给药,严格控制剂量如肝素,监测凝血时间等实验室各项指标,周密观察治疗综合疗效,随时按医嘱调整剂量,预防患者出现不良反应。

(3)凡是执行有创操作时,都应避免反复穿刺,力争一针见血,并在操作后妥善按压,如有渗血应加压包扎。

(4)吸痰时动作轻柔,防止损伤气道黏膜。

(5)保持口腔、鼻腔的湿润,防止出血。

2.微循环衰竭患者的护理

(1)使患者处于休克体位,以利于回心血量和呼吸的改善。

(2)建立两条或两条以上的静脉通道,按医嘱给药,纠正酸中毒,保持水、电解质平衡,保持血压稳定。

(3)严密监测体温、心率、脉搏、呼吸、血压、皮肤色泽及温度、尿量、尿色变化,准确记录 24 小时的出入液量。

(4)保持呼吸道通畅,吸氧,改善患者的缺氧症状。

(5)随时准备好各种抢救仪器和设备,如抢救车、喉镜、气管插管、呼吸机、吸引器等。

3.使用肝素的护理要点

(1)用药前要先测定凝血时间,用药后 2 小时再次测定凝血时间。凝血时间在 20 分钟左右表示肝素剂量合适;凝血时间短于 12 分钟,提示肝素剂量不足;若超过 30 分钟则提示过量。

(2)注意变态反应的发生,轻者出现鼻炎、荨麻疹和流泪,重者可引起过敏性休克、支气管痉挛。

(3)正确按时给药,严格掌握剂量。肝素使用过量可引起消化道、泌尿系统、胸腔或颅内出血,部分患者还可能发生严重出血。若大出血不止,则须用等量的鱼精蛋白拮抗。注射鱼精蛋白速度不宜太快,以免抑制心肌,引起血压下降、心动过缓和呼吸困难。

(官燕妮)

第十二节　多器官功能障碍综合征

多器官功能障碍综合征(multiple organ dysfunction syndrome,MODS)是指在严重创伤、感染和休克时,原无器官功能障碍的患者同时或者在短时间内相继出现两个以上器官系统的功能障碍以致机体内环境的稳定必须靠临床干预才能维持的综合征。

MODS 的原发致病因素是急性而继发受损器官可在远隔原发伤部位,不能将慢性疾病、组织器官退化、机体失代偿时归属其中。常呈序惯性器官受累,致病因素与发生 MODS 必须>24 小时。发生 MODS 前,机体器官功能基本正常,功能损害呈可逆性,一旦发病机制阻断、及时救治,器官功能有望恢复。

一、病因

(一)严重创伤

严重创伤是诱发 MODS 的常见因素之一,主要见于复合伤、多发伤、战地伤、烧伤及大手术创伤,并由此可引起心、肺、肝、肾、造血系统、消化道等多个组织器官系统的功能障碍。

（二）休克

各种原因导致的休克是引起 MODS 的重要发病因素，尤其是出血性休克和感染性休克更易引发 MODS。休克过程中机体各重要器官血流不足而呈低灌注状态，引起广泛性全身组织缺氧、缺血，代谢产物蓄积，影响细胞代谢、损害器官的功能，最后导致 MODS。

（三）严重感染

严重感染是引发 MODS 的最主要因素之一，尤其是腹腔感染，是诱发 MODS 的重要原因。据相关资料统计，腹腔感染在多种 MODS 致病因素中占首位。其中革兰阴性杆菌占大多数，如腹腔内脓肿、急性化脓性阑尾炎、急性坏死性胰腺炎、急性腹膜炎、急性胆囊炎等更易导致 MODS 的发生。有报道 MODS 患者 69%～75%的病因与感染有关。

（四）医源性因素

医源性因素也是造成 MODS 的一个重要因素。尤其是急危重症患者，病情错综复杂，如治疗措施应用不当，对脏器容易造成不必要的损伤而引发 MODS。较常见的因素如下。

（1）长时间（>6 小时）高浓度给氧可破坏肺表面活性物质，损害肺血管内皮细胞。

（2）大量输血、输液可导致急性肺水肿、急性左心功能不全。

（3）药物使用不当可导致肝、肾等重要脏器功能障碍。

（4）不适当的人工机械通气可造成心肺功能障碍。

（5）血液吸附或血液透析造成的不均衡综合征、出血和血小板减少。

（五）心搏、呼吸骤停

心搏、呼吸骤停致使机体各重要脏器严重缺血、缺氧，若能在短时间内得到有效及时的抢救，复苏成功后，血流动力学改善，各大器官恢复灌流，形成“缺血-再灌注”，但同时也可能引发“再灌注”损伤，导致 MODS。

二、临床表现

MODS 多以某一器官功能受损开始发病，并序贯的影响到其他器官，由于首先受累器官的不同以及受累器官组合的不同，因此，其临床表现也不尽相同，下面将各器官受累时的主要表现分别介绍（表 10-1）。

表 10-1　MODS 的临床表现

	休克	复苏	高分解代谢	MOF
全身情况	萎靡、不安	差、烦躁	很差	终末
循环	需输液	依赖容量	CO↓，休克	药物依赖
呼吸	气促	呼碱低氧	ARDS	O_2↓，CO_2↑
肾脏	少尿	氮↑	氮↑，需透析	恶化
胃肠	胀气	摄食↓	应激性溃疡	功能紊乱
肝脏	肝功能轻度↓	肝功能中度↓	肝功能严重↓	衰竭
代谢	血糖↑需胰岛素	高分解代谢	代谢性酸中毒，血糖↑	肌萎缩，酸中毒
CNS	模糊	嗜睡	昏迷	深昏迷
血液	轻度异常	BPC↓，WBC↑	凝血异常	DIC

(一)心脏

心脏的主要功能是泵功能,并推动血液在体内进行周而复始的循环,无论是心脏发生继发性损伤或原发性损伤都能够引起泵功能障碍,从而引起急性心功能不全,主要临床特征表现为急性肺循环淤血和供血不足。

急性心功能不全可概括为急性右心功能不全和急性左心功能不全,临床上急性右心功能不全极为少见,因此一般急性心功能不全即泛指急性左心功能不全,临床上最常见的是急性左心室功能不全。临床症状及体征表现如下。

1.呼吸困难

按诱发呼吸困难急性程度的不同又可分为劳力性呼吸困难、夜间阵发性呼吸困难和端坐呼吸,而端坐呼吸和夜间阵发性呼吸困难是急性左心功能不全早期或急性发作时的典型表现之一,必须给予高度重视。

2.咳嗽与咯血

急性心功能不全引起的咳嗽主要特征为无其他原因可解释的刺激性干咳,尤以平卧或活动时为明显,半卧位或坐起及休息时咳嗽可缓解。若发生肺水肿时可见大量白色或粉红色泡沫样痰,严重者可发生咯血。

心排血量急剧下降是严重急性左心功能不全可引起的病变,从而引起心源性晕厥、心源性休克及心搏骤停。

(二)呼吸功能

临床特征表现为发绀和呼吸困难,血气分析检查常呈现为低氧血症。严重者可出现急性呼吸窘迫综合征(ARDS)或急性呼吸功能不全。ARDS 是 MODS 常伴发的一种临床表现,其病理改变为急性非心源性肺水肿。临床特点如下。

(1)起病急,呼吸极度困难,经鼻导管高流量吸氧不能缓解。

(2)呼吸频率加快,常超过每分钟 28 次,并进行性加快,严重者可达每分钟 60 次,患者所有呼吸肌都参与了呼吸运动,仍不能满足呼吸对氧的需求而呈现为窘迫呼吸。

(3)血气分析呈现为 $PO_2<8.0$ kPa(60 mmHg),并呈进行性下降,高流量氧疗也难以使 PO_2 提高,而必须采用人工机械通气。

(三)肝

当肝脏功能遭到严重损害时,临床表现为肝细胞性黄疸,巩膜、皮服黄染,尿色加深呈豆油样,血清生化检查显示:总胆红素升高(直接胆红素与间接胆红素均升高)并伴有肝脏酶学水平升高,同时 ALT、AST、LDH 均大于正常值的 2 倍以上,还可伴有清蛋白含量、血清总蛋白下降及凝血因子减少,既往有肝病史者或病情严重者即可发生肝性脑病。

(四)肾

在急危重症的抢救过程中,多种原因都可能造成肾小管功能受损或急性肾小球功能受损,从而引起急性肾功能不全,其临床表现主要为氮质血症、少尿、无尿和水、电解质及酸碱平衡失调。当发生急性肾功能不全后,常易导致病情急剧进展或明显恶化,在以各种原因所导致的休克为 MODS 的原发病变时,肾功能不全也可能为最早的表现。

(五)胃肠道

各种原因引起的胃肠黏膜缺血及病变、治疗过程中的应激,导致的胃泌素与肾上腺皮质激素分泌增加,而导致胃黏膜病变,引起消化道大出血;或者其他因素所致的胃肠道蠕动减弱,从而发生胃肠麻痹。

(六)凝血功能

毛细血管床开放,血流缓慢或淤积,致使凝血系统被激活,引起微循环内广泛形成微血栓,导致弥散性血管内凝血可由任何原因所致的组织微循环功能障碍造成。进一步使大量凝血因子和血小板被消耗,引发全身组织发生广泛出血。临床常表现为黏膜、皮肤形成花斑,皮下出血,注射部位或手术切口、创面自发性弥漫性渗血,术后引流管内出血量增多,严重者内脏器官也发生出血。化验检查可见血浆蛋白原含量降低,纤维组织蛋白原降解产物增加,血小板计数呈进行性减少,凝血酶原时间延长。

(七)脑

由于危重病病变发生发展过程中的多种因素影响而使脑组织发生缺血、缺氧和水肿,从而在临床上引起患者意识障碍。如出现淡漠、烦躁、自制力和定向力下降,对外界环境、自己及亲人不能确认,甚至出现嗜睡、昏睡、昏迷。同时常伴有瞳孔、出现神经系统的病理反射及呼吸病理性变化等。

三、护理

(一)一般护理

1.饮食护理

MODS 患者机体常处于全身炎性反应高代谢状态,机体消耗极度升高,免疫功能受损,内环境紊乱,因此保证营养供应至关重要。根据病情选择进食方式,尽量经口进食,必要时给予管饲或静脉营养,管饲时注意营养液的温度及速度,避免误吸及潴留。

(1)肠道营养:根据患者病情选择管饲途径:口胃管、鼻胃管、鼻肠管、胃造口管、空肠造瘘等。

(2)肠外营养:根据患者病情给予不同成分的 TPN 治疗。

2.环境管理

病室清洁安静,最好住单人房间,室内每天消毒 1 次。

3.心理护理

因患者起病突然、病情严重,容易恐惧,护士耐心解释疾病发生发展的原因,帮助患者树立信心并取得积极配合,保证患者情绪稳定。

(二)重症护理

1.病情观察

全面观察,及早发现、预防各器官功能不全征象。

(1)循环系统:血压,心率及心律,CVP,PCWP 的监测,严格记录出入液量。

(2)呼吸系统:呼吸频率及节律,动脉血气分析,经皮血氧饱和度的监测。

(3)肾功能监测:监测尿量,计算肌酐清除率,规范使用抗生素,避免使用肾毒性强的药物,必要时行 CRRT 治疗。

(4)神经系统:观察患者的意识状态、神志、瞳孔、反应等的变化。

(5)定时检测肝功能,注意保肝,必要时行人工肝治疗。加强血糖监测。

(6)肠道功能监测与支持:根据医嘱正确给予营养支持,合理使用肠道动力药物,保持肠道通畅。

(7)观察末梢温度和皮肤色泽。

2.各脏器功能的护理

(1)呼吸功能的护理:加强呼吸道的湿化与管理,合理湿化,建立人工气道患者及时吸痰。根据患者病情,及时稳定脱机。多次进行机械通气、病情反复的患者,对脱机存在恐惧感,得知要脱机即表现为紧张、恐惧,这种情绪将影响患者的正常生理功能,如产生呼吸、心率加快、血压升高等,影响脱机的实施。需对患者实施有效的心理护理。

(2)循环功能的护理:MODS 患者在抢救治疗过程中,循环系统不稳定,血压波动大且变化迅速,需通过有创动脉测压及时可靠准确的连续提供动脉血压,为及时发现病情变化并给治疗提供可靠的资料。同时注意观察患者痰液色质量,及时发现心力衰竭早期表现。严格控制出入液量。

(3)肝、肾功能的护理:注意肝、肾功能化验指标的变化,严密监测尿量、尿色、尿比重,保持水电解质平衡。避免使用肝肾毒性药物。维持血容量及血压,保证和改善肾脏血流灌注。严重衰竭患者及时采用连续血液净化治疗。

(4)胃肠道功能的护理:应激性溃疡出血是 MODS 常见的胃肠功能衰竭症状,早期进行胃肠道内营养,补充能量,促进胃肠蠕动的恢复,维持菌群平衡,保护胃黏膜。观察患者是否存在腹胀,及时听诊肠鸣音,观察腹部体征的变化。患者发生恶心、呕吐时及时清理呕吐物,避免误吸。发生腹泻时,及时清理,保持床单位清洁,观察大便性状、色质量,留取异常大便标本并及时送检。

3.药物治疗的护理

(1)根据医嘱补液,为避免发生肺水肿,可在 PCWP 及 CVP 指导下调整补液量及速度。

(2)按常规使用血管活性药物。

(3)血压过低时不可使用利尿剂,用后观察尿量变化。

(4)使用制酸剂和胃黏膜保护剂后,要监测胃液 pH。

(5)观察要点:持续心电监护,监测体温。

(曹守燕)

第十一章

手术室护理

第一节　手术室护理概述

手术室护理工作的内容主要为手术室管理和手术患者的护理。

手术室管理包括对手术室设施、仪器设备、手术器械、周围环境、常用药品的管理，要求物品配备齐全、功能完好并处于备用状态。手术间内部设施、温控、湿控应当符合环境卫生学管理和医院感染控制的基本要求。

手术室护理工作具有高风险、高强度、高应急等特点，因此必须与临床科室等有关部门加强联系，有效预防手术患者在手术过程中的意外伤害，保证手术患者的安全和围术期各项工作的顺利进行。

手术室护理实施以手术患者为中心的整体护理模式，各岗位人员各司其职，但又需相互密切合作，共同完成护理任务。

一、手术室巡回护士

（一）手术前一天

1.术前访视

术前一天至病房访视手术患者，有异常、特殊情况及时交班。

2.术前用物检查

检查灭菌手术用物是否符合规范、准备齐全；检查次日手术所用仪器、设备的性能是否正常；检查次日手术的特殊需求是否满足（如骨科和脑外科特殊体位的手术床准备）。

（二）手术当天

1.术前

（1）检查手术灭菌包的有效期和室内各类用物、仪器设备、医用气体是否齐全；调节室内温度、湿度，做好环境准备；检查室内恒温箱是否调节至适当温度。

（2）手术室巡回护士核对手术通知单无误后，手术室工作人员（一般为工勤人员）至病房接手术患者。病房护士陪同手术患者至手术室半限制区，与手术室巡回护士进行手术患者交接，共同核对手术患者的身份、手术信息、术前准备情况及所带入用物，正确填写《手术患者交接单》并签名，护理人员适时进行心理护理。

(3)手术室巡回护士将手术患者转运至手术间内的手术床上，做好防坠床措施，协助麻醉医师施行麻醉。

(4)按医嘱正确冲配抗生素，严格执行用药查对制度，并于划皮前 30～60 分钟给药。

(5)协助洗手护士穿无菌衣。提供手术操作中所需的无菌物品(如手套、缝针)。

(6)与洗手护士共同执行手术物品清点制度。按规范正确清点纱布、器械、缝针等术中用物的数量、完整性，及时、正确地记录清点内容并签字。

(7)严格执行手术安全核查制度。在麻醉前、手术划皮前，手术室巡回护士、手术医师、麻醉医师共同按《手术安全核查表》内容逐项核查、确认并签字。

(8)尽量在手术患者麻醉后进行手术护理操作，如留置导尿管、放置肛温测温装置，尽量减少手术患者的疼痛。操作时注意保护患者的隐私。

(9)正确放置手术体位，充分暴露手术野；妥善固定患者的肢体，将约束带的松紧度调节适宜，维持肢体功能位，防止受压；保持床单平整、干燥、无褶皱；调节头架、手术操作台的高度；调整无影灯的位置、亮度。

(10)正确连接高频电刀、负压吸引器、外科超声装置、腹腔镜等手术仪器设备，划皮前完成仪器设备自检，把仪器脚踏放置在适宜的位置；完成手术仪器使用前的准备工作，例如，正确粘贴高频电刀电极板、环扎止血仪器的止血袖带。

(11)督查手术人员执行无菌操作规范的情况，如手术医师外科洗手、手术部位皮肤消毒、铺无菌手术巾的操作，及时指出违规行为。

2.术中

(1)维持手术间室内环境整洁、安静、有序。严格督查手术医师、洗手护士、麻醉医师、参观手术人员、实习学生遵守无菌操作原则、消毒隔离制度和手术室参观制度。

(2)密切关注手术进展，调整无影灯的灯光，及时供给手术操作中临时需求的无菌物品(如器械、缝针、纱布、吻合器、植入物)，并记录。

(3)注意手术患者的生命体征波动。保持静脉输液通路、动脉测压通路、静脉测压通路、导尿管等通畅；观察吸引瓶中的液体量，及时提示手术医师术中出血量；定时检查、调整手术患者的手术体位，防止闭合性压疮的发生。

(4)术中输液、输血、用药必须严格遵守用药查对制度。对紧急情况下执行的术中口头医嘱，手术室巡回护士应复述 2 遍后经确认再执行，术后手术医师必须补医嘱。

(5)熟练操作术中所需仪器设备。例如，正确调节高频电刀、超声刀、心脏除颤仪等仪器设备的参数，排除变温毯的故障，拆装电钻。

(6)手术中在非手术部位盖大小适宜的棉上衣。术中冲洗体腔的盐水水温必须为35～37 ℃。在大手术中或对年老体弱的患者，根据现有条件，加用保温装置(温水循环热毯或热空气装置)。

(7)术中及时与洗手护士、手术医师核对手术标本，然后把手术标本放入标本袋(特殊情况除外)。如需快速用手术标本做冰冻切片检验，必须及早送检。

(8)术中发生应急事件(如停电、心脏停搏、变态反应)，应及时按照手术室应急预案，积极配合抢救，挽救患者的生命。

(9)与洗手护士在关闭腔隙前、关闭腔隙后及缝皮后共同执行手术物品清点制度，按规范正确清点术中用物，检查其完整性，正确、及时地记录并签字确认。

（10）准确、及时地书写各类手术室护理文件和表单。

3.术后

（1）协助医师包扎手术切口，擦净血迹，评估患者的皮肤情况，采取保暖措施，妥善固定肢体，执行防坠床措施。固定各种引流管及其他管道，防止滑脱，待麻醉医师记录尿量后，将尿袋内的尿液放空。

（2）手术患者离开手术间前，手术室巡回护士、手术医师、麻醉医师、共同再按《手术安全核查表》《手术患者交接单》的内容逐项核查、确认、签字。

（3）手术人员协同将手术患者安全转运至接送车。手术人员将手术患者的病历、未用药品、影像学资料等物品随手术患者带回病房或监护室。

（4）严格执行手术室标本管理制度。手术室巡回护士、手术医师、洗手护士再次核对手术标本，正确保存、登记、送检。

（5）清洁、整理手术间的设施、设备、仪器，填写使用情况登记手册。将所有物品归原位，更换手术床床单及被套，添加手术间常用的一次性灭菌物品，如手套、缝线。若为感染手术，则按感染手术处理规范进行操作。

（6）正确填写各种手术收费单。

二、手术室洗手护士

（一）手术前一天

（1）了解手术情况：了解次日手术患者的病情、手术方式、手术步骤及所需特殊器械、物品、仪器设备。

（2）协助巡回护士检查术前用物。

（二）手术当天

1.术前

（1）协助巡回护士检查灭菌器械、敷料包是否符合规范、准备齐全；准备手术所需的一次性无菌用品，包括各类缝针、引流管、止血用物和特殊器械等。准备次日手术所用仪器、设备。

（2）严格按照查对制度检查无菌器械包和敷料包的有效期、包外化学指示胶带及外包装的完整性，检查无菌器械包和敷料包是否潮湿及被污染。在打开无菌器械包和敷料包后，检查包内化学指示卡。严格按照无菌原则打开器械包和敷料包。

（3）提前 15 分钟按规范洗手，穿无菌手术衣，戴无菌手套。

（4）与巡回护士共同执行手术物品清点制度。按规范正确清点纱布、器械、缝针等术中用物，检查其完整性，按规范铺手术器械台。

（5）协助并督查手术医师按规范铺无菌巾，协助手术医师系无菌手术衣带、戴无菌手套。

（6）严格按照无菌原则将高频电刀、负压吸引器、外科超声装置、腹腔镜等的连接管路或手柄连接线交予巡回护士连接，并妥善固定在手术无菌区域。

2.术中

（1）严格执行无菌操作，遇打开空腔脏器的手术，需把碘纱布垫于其周围。及时回收处理相关器械，关闭空腔脏器后更换手套和器械。

（2）密切关注手术进展及需求，主动、正确、及时地传递器械、敷料及针线等。

(3)及时取回暂时不用的器械,擦净血迹;及时收集线头;如果无菌巾浸湿,及时更换无菌巾或加盖,手术全程保持手术操作台无菌、干燥、整洁。

(4)密切关注手术进展,若术中突发大出血、心搏骤停等意外情况,沉着冷静,积极配合手术。

(5)密切注意手术器械等物品的功能性与完整性,发现问题及时更换;规范精密器械的使用与操作。

(6)正确与手术医师核对并保管术中取下的标本,按标本管理制度及时交予巡回护士。

(7)妥善保管术中的自体骨、异体骨、移植组织或器官,不得遗失或污染。

(8)正确管理术中外科用电设备的使用,防止电灼伤患者和手术人员。

(9)术中手术台上需用药,按查对制度抽取药物,并传递给手术医师。

(10)术中需使用外科吻合器、手术植入物时,应及时向巡回护士通报型号、规格及数量,与手术医师、巡回护士共同核对后,方能在无菌区域使用。

(11)与巡回护士在关闭腔隙前、关闭腔隙后及缝皮后分别按手术用物清点规范正确清点术中用物并检查其完整性。

3.术后

(1)协助巡回护士做好手术患者的基础护理工作,并协助将患者安全转运至接送车上。

(2)按手术用物清点规范,在手术物品清点记录单上签字。

(3)与手术医师、巡回护士共同核对手术标本。

(4)对常规器械、专科器械和腹腔镜器械等进行规范清洗和处理,对精密器械和贵重器械单独进行规范清洗和处理,若手术为感染手术,则按感染手术处理规范对器械、敷料等物品进行处理。

三、手术室器械护士

(1)每天上午检查灭菌物品的有效期、包外化学指示胶带以及外包装情况,清点手术器械包与敷料包,及时补充一次性消毒和灭菌物品。

(2)检查包装,保持灭菌区和无菌物品存放区清洁,保持敷料柜、无菌用品柜上用物排列整齐、定位放置、标签醒目。把无菌用品柜上的无菌包和一次性消毒和灭菌物品按失效日期的先后顺序排列。

(3)检查与核对每包手术器械的清洁度、完好性,对损坏或功能不良的器械进行更换或及时送修。

(4)负责待灭菌器械及物品的包装,选择正确的包装方法及材料,按规定放置包外及包内化学指示物,并填写灭菌物品包装的标识,若遇硬质容器还应检查安全闭锁装置。

(5)负责每天预真空压力蒸汽灭菌、过氧化氢低温等离子灭菌和环氧乙烷灭菌的技术操作,保证及时供应灭菌手术物品。

(6)根据手术通知单准备并发放次日手术用器械、敷料,如需特殊手术器械,应立即灭菌,灭菌后发放。如需植入物及植入性手术器械,应在生物监测合格后发放。

(7)负责外来器械及手术植入物的接收、清点、清洗、核对、消毒、灭菌、登记、发放工作。

(8)负责手术器械的借物管理,严格执行借物管理制度。

(9)对清洗、消毒、灭菌操作过程,日常监测和定期监测进行具有可追溯性的记录,保存清洗、消毒监测资料和记录不少于 6 个月,保留灭菌质量监测资料和记录不少于 3 年。

(10)专人负责管理精密器械与贵重器械,并督查各专科组员进行保养管理工作,并做相应的记录。

(11)与各专科组长之间保持沟通,了解临床器械的使用情况,每半年对器械进行一次保养工作。

(12)根据持续质量改进制度及措施,发现问题及时处理,认真执行灭菌物品召回制度。

四、手术室值班护士

(1)与日班护士交班前,完成手术间内物品基数、体位垫、贵重仪器以及值班备用物品的清点和核对,做到数量相符、定位放置并登记签名。核对所有术中留取标本,确认手术标本、病理申请单、标本送检登记本的书写内容一致。

(2)与日班护士交班前,按次日手术通知单检查并核对次日手术所需器械、敷料及特殊手术用物;检查灭菌包的有效期、灭菌效果及是否按失效日期进行排列。

(3)与日班护士交接班,全面了解手术室内的各种情况,做到心中有数。

(4)根据轻重缓急,合理安排并完成急诊手术,积极并正确地应对可能出现的各种突发事件,遇到重大问题,及时与医院总值班人员或手术室护士长取得联系。

(5)仔细核对次日第一台手术患者的姓名、病区床号和住院号,如信息缺失或错误,应及时与相关病房护士和手术医师取得沟通。

(6)值班过程中,若接到次日改变手术安排的通知,应及时向手术室护士长及麻醉科汇报,征得同意,通知供应室,更换器械、敷料,准备特殊手术用物,并做好次日的晨交班。

(7)临睡前仔细巡视手术室,负责手术间内所有物品、仪器、设备归于原位。认真检查手术室内所有门、窗、消防通道、中心供气、中心负压、灭菌锅等的开关的关闭情况,及时发现问题并处理。

(8)次日早晨巡视手术间,检查特殊手术用物是否处于备用状态(如C型臂机、显微镜、腹腔镜、体外变温毯)。开启室内恒温箱,调节至适当温度并放置0.9%的生理盐水。检查洗手用品(如手刷、洗手液)是否处于备用状态。

(9)负责检查待灭菌器械的灭菌状况,保证次日第一台手术器械的正常使用。

(10)按照手术通知单顺序,安排接手术患者。迎接第一台手术患者入室,核对手术患者的身份、手术信息、术前准备情况及所带入用物,正确填写《手术患者交接单》并签名。做好防坠床和保暖工作,进行心理护理。

(11)完成手术室护理值班交班本的填写,要书写认真,字迹清楚,简明扼要,内容包括手术室巡视结果、物品及手术标本清点结果、当天手术器械及特殊手术用物的准备情况等。

(12)第一值班护士参加手术室晨间交班,汇报相关值班内容。

五、手术室感染监控护士

(1)每天对含氯消毒剂的浓度进行监测。每周至少对戊二醛的浓度监测一次。每月对手术室的空气、无菌物品及器械、化学灭菌剂、物体表面和手术人员的手进行细菌培养监测。每半年对紫外线灯管强度进行监测。

(2)负责收集、整理、分析相关监测数据和结果,将化验报告单按时间顺序进行粘贴并保存;一旦细菌培养监测不合格,应及时告知护士长,查明原因,采取有效措施后,再次进行细菌培养监测，直至合格。

(3)负责将细菌培养监测的数据和结果报告护士长和医院感染控制部门。

(4)监督和检查手术室的消毒隔离措施及手术人员的无菌操作技术，对违反操作规程或可能污染环节应及时纠正，并与护士长一同制定有效的防范措施。

(5)完成手术室及医院感染知识的宣传和教育工作。

六、手术室护理教学工作

(1)手术室护士长根据手术室护理教学计划与实习大纲以及实习护士的学历层次，制定手术室临床带教计划，包括确立具体教学目标、教学任务、考核内容与方法，并安排教学日程。

(2)完成手术室环境、规章制度、手术室工作内容、常用手术器械、手术体位、基本手术配合等手术室专科理论教学，达到手术室护理教学计划与实习大纲的要求。

(3)进行手术室专科操作技能教学，完成外科洗手、铺无菌器械台等基本手术室操作的示教与指导；带领实习护士熟悉各种中小手术的洗手及巡回工作，并逐步带实习护士独立参加常见中小手术的洗手工作。

(4)带领实习护士参与腹腔镜手术，泌尿科、脑外科等的大型疑难手术的见习。

(5)带领实习护士参与供应室工作，完成供应室布局、器械护士的工作、常用消毒和灭菌方法及监测等的理论教学，并指导实习护士参与待灭菌器械及物品的包装等操作。

(6)开展手术室专科安全理论教育，防止实习护士发生护理差错和事故。

(7)及时与手术室护士、实习护士进行沟通，了解实习护士的学习效果，反馈信息和思想动态，及时并正确解答实习护士所提问题，满足合理的学习要求。

(8)负责组织实习护士总复习，完成手术室专业理论、专科技术操作考核；完成《实习考核与鉴定意见》的填写。

(9)进行评教评学，征求实习护士对手术室护理教学及管理的建议和意见，提出整改措施，及时向护士长及科护士长反映实习期间存在的情况。

七、手术室护理管理工作

手术室护士长作为手术室的主要管理者，全面负责手术室的护理管理工作，保证手术室的工作效率和有效运转。

(1)全面负责手术室的护理行政管理、临床护理管理、护理教研管理以及对外交流。

(2)制定手术室护理工作制度和各级各班各岗位护理人员职责、手术室护理操作常规、护理质量考核标准，督查执行情况，并进行考核。负责组织手术室工勤人员的培训和考核。

(3)合理进行手术室护理人员排班，根据人员情况和手术特点科学地进行人力资源调配。定期评估人力资源的使用情况，负责向护理部提交人力资源申请计划。合理地进行手术室人才梯队建设。

(4)每天巡视、检查并评估手术配合护理质量和岗位职责履行情况，参加并指导临床工作。检查手术室环境的清洁卫生和消毒工作，检查工勤人员的工作质量。

(5)定期组织与开展科室的业务学习并进行考核，关注学科及专业的发展动态。负责组织和领导科室的护理科研成果的推广和护理新技术的应用工作。

(6)对手术室护理工作中发生的隐患、差错或意外事件，组织相关人员分析原因并提出整改措施和处理意见，并及时上报护理部。

(7)填报各类手术量统计报表，与手术医师及其他科室领导进行沟通和合作。

(8)负责手术室仪器设备、手术器械购置的评估和申报。定期检查并核对科室物资、一次性耗材的领用和耗用情况，做好登记，控制成本。

（李淑娟）

第二节 手术室常用消毒灭菌方法

作为医院的重点科室，手术室如何做好各项消毒隔离措施是整个手术室工作流程的关键。手术室是进行手术治疗的场所，完善消毒隔离管理是切断外源性感染的主要手段。

一、消毒灭菌基本知识

手术室护士应掌握消毒灭菌的基本知识，并且能够根据物品的性能及分类选用适合的物理或化学方法进行消毒与灭菌。

(一)相关概念

1.清洁

清洁指清除物品上的一切污秽，如尘埃、油脂、血迹等。

2.消毒

清除或杀灭外环境中除细菌、芽孢外的各种病原微生物的过程。

3.灭菌

清除或杀灭外环境中的一切微生物(包括细菌芽孢)的过程。

4.无菌操作

防止微生物进入人体或其他物品的操作方法。

(二)消毒剂分类

1.高效消毒剂

高效消毒剂指可杀灭一切细菌繁殖体(包括分枝杆菌)病毒、真菌及其孢子等，对细菌芽孢(致病性芽孢)也有一定杀灭作用，达到高水平消毒要求的制剂。

2.中效消毒剂

中效消毒剂指仅可杀灭分枝杆菌、真菌、病毒及细菌繁殖体等微生物，达到消毒要求的制剂。

3.低效消毒剂

低效消毒剂指仅可杀灭细菌繁殖体和亲脂病毒，达到消毒要求的制剂。

(三)物品的危险性分类

1.高度危险性物品

高度危险性物品是指凡接触被损坏的皮肤、黏膜和无菌组织、器官及体液的物品，如手术器械、缝针、腹腔镜、关节镜、体内导管、手术植入物等。

2.中度危险性物品

中度危险性物品是指凡接触患者完整皮肤、黏膜的物品，如气管镜、尿道镜、胃镜、肠镜等。

3.低度危险性物品

仅直接或间接地和健康无损的皮肤黏膜相接触的物品，如牙垫、喉镜等，一般可用低效消毒方法或只做一般清洁处理即可。

二、常用的消毒灭菌方法

手术室消毒灭菌的方法主要分为物理消毒灭菌法和化学消毒灭菌法两大类，而其中压力蒸汽灭菌法、环氧乙烷气体密闭灭菌法和低温等离子灭菌法是最为普遍使用的手术室灭菌方法。

(一)物理消毒灭菌法

1.干热消毒灭菌法

适用于耐高温、不耐高湿等物品器械的消毒灭菌。

(1)燃烧法：包括烧灼和焚烧，是一种简单、迅速、彻底的灭菌方法。常用于无保留价值的污染物品，如污纸、特殊感染的敷料处理。某些金属器械和搪瓷类物品，在急用时可用此法消毒。但锐利刀剪禁用此法，以免刀锋钝化。

注意事项包括：使用燃烧法时，工作人员应远离易燃、易爆物品。在燃烧过程中不得添加乙醇，以免火焰上窜而致烧伤或火灾。

(2)干烤法：采用干热灭菌箱进行灭菌，多为机械对流型烤箱。适用于高温下不损坏、不变质、不蒸发物品的灭菌，不耐湿热器械的灭菌，以及蒸汽或气体不能穿透的物品的灭菌，如玻璃、油脂、粉剂和金属等。干烤法的灭菌条件为 160 ℃，2 小时；或 170 ℃，1 小时；或 180 ℃，30 分钟。

注意事项包括：①待灭菌的物品需洗净，防止造成灭菌失败或污物炭化。②玻璃器皿灭菌前需洗净并保证干燥。③灭菌时物品勿与烤箱底部及四壁接触。④灭菌后要待温度降到 40 ℃以下再开箱，防止炸裂。⑤单个物品包装体积不应超过 10 cm×10 cm×20 cm，总体积不超过烤箱体积的 2/3，且物品间需留有充分的空间；油剂、粉剂的厚度不得超过 0.635 cm；凡士林纱布条厚度不得超过 1.3 cm。

2.湿热消毒灭菌法

湿热的杀菌能力比干热强，因为湿热可使菌体含水量增加而使蛋白质易于被热力所凝固，加速微生物的死亡。

(1)压力蒸汽灭菌法：压力蒸汽灭菌法是目前使用范围最广、效果最可靠的一种灭菌方法。适用于耐高温、耐高湿的医疗器械和物品的灭菌；不能用于凡士林等油类和粉剂类的灭菌。根据排放冷空气方式和程度不同，压力蒸汽灭菌法可分为下排式压力蒸汽灭菌器和预真空压力蒸汽灭菌器两大类。预真空压力蒸汽灭菌是利用机械抽真空的方法，使灭菌柜内形成负压，蒸汽得以迅速穿透到物品内部，当蒸汽压力达到 205.8 kPa(2.1 kg/cm^2)，温度达到 132 ℃或以上时灭菌开始，到达灭菌时间后，抽真空使灭菌物品迅速干燥。

预真空灭菌容器操作方法：①将待灭菌的物品放入灭菌容器内，关闭容器。蒸汽通入夹层，使压力达 107.8 kPa(1.1 kg/cm^2)，预热 4 分钟。②启动真空泵，抽除容器内空气使压力达 2.0～2.7 kPa。排出容器内空气 98%左右。③停止抽气，向容器内输入饱和蒸汽，使容器内压力达 205.8 kPa(2.1 kg/cm^2)，温度达 132 ℃，维持灭菌时间 4 分钟。④停止输入蒸汽，再次抽真空使压力达 8.0 kPa，使灭菌物品迅速干燥。⑤通入过滤后的洁净干燥的空气，使灭菌容器内压力回复为零。当温度降至 60 ℃以下，即可开容器取出物品。整个过程需 25 分钟(表 11-1)。

表 11-1　蒸汽灭菌所需时间(分钟)

	下排气(Gravity)121 ℃	真空(Vacuum)132 ℃
硬物(未包装)	15	4
硬物(包装)	20	4
织物(包裹)	30	4

注意事项包括:①高压蒸汽灭菌须由持专业上岗证人员进行操作,每天合理安排所需消毒物品,备齐用物,保证手术所需。②每天晨第一锅进行 B-D 测试,检查是否漏气,具体要求如下。放置在排气孔上端,必须空锅做,锅应预热。用专门的 B-D 测试纸,颜色变化均匀视为合格。③下排式灭菌器的装载量不得超过柜室内容量的 80%,预真空的装载量不超过 90%。同时预真空和脉动真空的装载量又分别不得小于柜室内容量的 10%和 5%,以防止"小装量效应"残留空气影响灭菌效果。④物品装放时,相互间应间隔一定的距离,以利蒸汽置换空气;同时物品不能贴靠门和四壁,以防止吸入较多的冷凝水。⑤应尽量将同类物品放在一起灭菌,若必须将不同类物品装在一起,则以最难达到灭菌物品所需的温度和时间为准。⑥难于灭菌的物品放在上层,较易灭菌的小包放在下层,金属物品放下层,织物包放在上层。金属包应平放,盘、碗等应处于竖立的位置,纤维织物应使折叠的方向与水平面成垂直状态,玻璃瓶等应开口向下或侧放,以利蒸汽和空气排出。启闭式筛孔容器,应将筛孔打开。

(2)煮沸消毒法:现手术室一般较少使用此方法。适用于一般外科器械、胶管和注射器、饮水和食具的消毒。水沸后再煮 15～20 分钟即可达到消毒水平,但无法做灭菌处理。

注意事项包括:①煮沸消毒前,物品必须清洗干净并将其全部浸入水中。②物品放置不得超过消毒容器容积的 3/4。③器械的轴节及容器的盖要打开,大小相同的碗、盆不能重叠,空腔导管需先在管腔内灌水,以保证物品各面与水充分接触。④根据物品性质决定放入水中的时间:玻璃器皿应从冷水或温水时放入,橡胶制品应在水沸后放入。⑤消毒时间应从水沸后算起,在消毒过程中加入物品时应重新计时。⑥消毒后应将物品及时取出,置于无菌容器中,取出时应在无菌环境下进行。

3.光照消毒法

其中最常用的是紫外线灯消毒。适用于室内、物体表面和水及其他液体的消毒。紫外线属电磁波辐射,消毒使用的为 C 波紫外线,波长为 200～275 nm,杀菌较强的波段为 250～270 nm。紫外线的灭菌机制主要是破坏微生物及细菌内的核酸、原浆蛋白和菌体糖,同时可以使空气中的氧电离产生具有极强杀菌能力的臭氧。

注意事项包括:①空气消毒采用 30 W 室内悬吊式紫外线灯,室内安装紫外线灯的数量为每立方米不少于 1.5 W 来计算,照射时间不少于 30 分钟,有效距离不超过 2 m。紫外线灯安装高度应距地面1.5～2 m。②紫外线消毒的适宜温度范围为 20～40 ℃,消毒环境的相对湿度应≤60%,如相对湿度>60%时应延长照射时间,因此消毒时手术室内应保持清洁干燥,减少尘埃和水雾。③紫外线辐射能量低,穿透力弱,仅能杀灭直接照射到的微生物,因此消毒时必须使消毒部位充分暴露于紫外线照射范围内。④使用过程中,应保持紫外线灯表面的清洁,每周用 95%酒精棉球擦拭一次,发现灯管表面有灰尘、油污时应随时擦拭。⑤紫外线灯照射时间为30～60 分钟,使用后记录照射时间及签名,累计照射时间不超过 1 000 小时。⑥每 3～6 个月测定消毒紫外线灯辐射强度,当强度低于 70 $\mu W/cm^2$ 时应及时更换。新安装的紫外线灯照射强度不低于 90 μW/cm²。

4.低温等离子灭菌法

低温等离子灭菌法是近年来出现的一项物理灭菌技术，属于新的低温灭菌技术。适用于不耐高温、湿热如电子仪器、光学仪器等诊疗器械的灭菌，也适用于直接进入人体的高分子材料，如心脏瓣膜等，同时低温等离子灭菌法可在 50 ℃以下对绝大多数金属和非金属器械进行快速灭菌。等离子体是某些中性气体分子在强电磁场作用下，产生连续不断的电离而形成的，其产生的紫外线、γ 射线、β 粒子、自由基等都可起到杀菌作用，且作用快，效果可靠，温度低，无残留毒性。

注意事项包括：①灭菌前物品应充分干燥，带有水分湿气的物品容易造成灭菌失败。②灭菌物品应使用专用包装材料和容器。③灭菌物品及包装材料不应含植物性纤维材质，如纸、海绵、棉布、木质类、油类、粉剂类等。

5.电离辐射灭菌法

电离辐射灭菌法又称“冷灭菌”，用放射性核素 γ 射线或电子加速器产生加速粒子辐射处理物品，使之达到灭菌。目前国内多以核素钴-60 为辐射源进行辐射灭菌，具有广泛的杀菌作用，适用于金属、橡胶、塑料、一次性注射器、输液、输血器等，精密的医疗仪器均可用此法。

(二)化学消毒灭菌

化学消毒灭菌法是利用化学药物渗透到菌体内，使其蛋白质凝固变性，酶蛋白失去活性，引起微生物代谢障碍，或破坏细胞膜的结构，改变其通透性，使细菌破裂、溶解，从而达到消毒灭菌作用。现手术室常用的化学消毒剂有 2%戊二醛、环氧乙烷、过氧化氢、过氧乙酸等，下面对几种化学消毒灭菌方法进行简介。

1.环氧乙烷气体密闭灭菌法

环氧乙烷气体是一种化学气体高效灭菌剂，其能有效穿透玻璃、纸、聚乙烯等材料包装，杀菌力强，杀菌谱广，可杀灭各种微生物，包括细菌芽孢，是目前主要的低温灭菌方法之一。适用于不耐高温、湿热如电子仪器、光学仪器等诊疗器械的灭菌。此外，由于环氧乙烷灭菌法有效期较长，因此适用于一些呈备用状态、不常用物品的灭菌。但是影响环氧乙烷灭菌的因素很多，例如，环境温湿度、灭菌物品的清洗度等，只有严格控制相关因素，才能达到灭菌效果。

注意事项包括：①待灭菌物品需彻底清洗干净(注意不能用生理盐水清洗)，灭菌物品上不能有水滴或水分太多，以免造成环氧乙烷的稀释和水解。②环氧乙烷易燃易爆且具有一定毒性，因此灭菌必须在密闭的灭菌器内进行，排出的残余环氧乙烷气体需经无害化处理。灭菌后的无菌物品存放于无菌敷料间，应先通风处理，以减少毒物残留。在整个灭菌过程中注意个人防护。③环氧乙烷灭菌的包装材料，需经过专门的验证，以保证被灭菌物品灭菌的可靠性。

2.戊二醛浸泡法

戊二醛属灭菌剂，具有广谱、高效杀菌作用，对金属腐蚀性小，受有机物影响小。常用戊二醛消毒灭菌的浓度为 2%。适用于不耐热的医疗仪器和精密仪器的消毒灭菌，如腹腔镜、膀胱镜等内镜器械。

注意事项包括：①盛装戊二醛消毒液的容器应加盖，放于通风良好处。②每天由专人监测戊二醛的浓度并记录。浓度＞2.0%(指示卡为均匀黄色)即符合要求，若浓度＜2.0%(指示卡全部或部分白色)即失效。失效的消毒液应及时处置，浸泡缸清洗并高压蒸汽灭菌后方可使用。③戊二醛消毒液的有效期为7 天，浸泡缸上应标明有效起止日期。④戊二醛对皮肤黏膜有刺激，防止溅入眼内或吸入体内。⑤浸泡时，应使物品完全浸没于液面以下，打开轴节，使管腔内充满药液。

⑥灭菌后的物品需用大量无菌注射用水冲洗表面及管腔，待完全冲净后方能使用。

3.低温湿式灭菌法

使用的灭菌剂为碱性强氧化灭菌剂，适用于各种精密医疗器械，如牙科器械、内镜等多种器械（软式和硬式内视镜、内视镜附属物、心导管和各种手术器械）的灭菌。该法通过以下机制起到灭菌作用：①氧化作用，灭菌剂可直接对细菌的细胞壁蛋白质进行氧化使细胞壁和细胞膜的通透性发生改变，破坏了细胞的内外物质交换的平衡，致使生物死亡。②破坏细菌的酶系统，当灭菌剂分子进入细胞体内，可直接作用于酶系统，干扰细菌的代谢，抑制细菌生长繁殖。③碱性作用，碱性（pH=8）过氧乙酸溶液，使器械的表面不会粘贴有机物质，其较强的表面张力可快速有效地作用于器械的表面及内腔。

注意事项包括：①放置物品时应先放待灭菌器械，后放灭菌剂。②所需灭菌器械应耐湿，灭菌前必须彻底清洗，除去血液、黏液等残留物质，并擦干。③灭菌后工艺监测显示“达到灭菌条件”才能使用。

三、器械的清洗、包装、消毒和灭菌

正确的清洗、包装、灭菌是保障手术成功的关键之一，手术室护士应严格按规范流程对手术器械进行相应处理。

（一）器械的清洗流程及注意事项

1.器械的清洗流程

（1）冲洗：流动水冲洗。

（2）浸泡：将器械放入多酶溶液中预浸泡 10 分钟，根据污染程度更换多酶溶液，每天至少更换一次。

（3）超声清洗：将浸泡后的器械放入自动超声清洗箱内清洗 10 分钟。

（4）冲洗：放入冲洗箱内冲洗 2 次，每次为 3 分钟。

（5）上油：在煮沸上油箱内加入器械专用油进行煮沸上油。

（6）滤干：将上好油的器械放入滤干器中滤干水分。

（7）烘干：将器械放入烘干箱，调节时间为 5～6 分钟，温度为 150～160 ℃。

2.清洗器械自我防护措施

应严格按照消毒供应中心个人防护要求进行穿戴防护措施。

3.器械清洗注意事项

机械清洗适用于大部分常规器械的清洗。手工清洗适用于精密、复杂器械的清洗和有机物污染较重器械的初步处理，遇复杂的管道类物品应根据其管径选择合适口径的高压水枪进行冲洗。精密器械的清洗，应遵循生产厂家提供的使用说明或指导手册。使用超声波清洗之前应检查是否已去除较大的污物，并且在使用前让机器运转 5～10 分钟，排出溶解于内的空气。

（二）器械的包装

1.包装材料

包装材料必须符合 GB/T19633 的要求。常用的包装材料包括硬质容器、一次性医用皱纹纸、一次性无纺布、一次性纸塑袋，一次性纸袋、纺织物等。纺织物还应符合以下要求：为非漂白织物，包布除四边外不应有缝补针眼。

2.包装方法

灭菌物品包装分为闭合式与密封式包装:①闭合式包装适用于整套器械与较多敷料合包在一起,应有 2 层以上包装材料分 2 次包装。贴包外指示胶带及标签,填写相关信息,签名确认。②密封式包装如使用纸袋、纸塑袋等材料,可使用一层,适用器械单独包装。待包装物品必须清洁干燥,轴节打开,放入包内化学指示卡后封口。包外纸面上应有化学指示标签。

3.包装要求

(1)无纺布包装应根据待包装的物品大小、数量、重量,选择相应厚度与尺寸的材料,2 层分2 次闭合式包装,包外用 2 条化学指示带封包,指示胶带上标有物品名、灭菌期及有效期,并有签名。

(2)全棉布包装应有 4 层分 2 次闭合式包装。包布应清洁、干燥、无破损、大小适宜。初次使用前应高温洗涤,脱脂去浆、去色。包布使用后应做到“一用一清洗”,无污迹,用前应在灯光下检查无破损并有使用次数的记录。

(3)纸塑袋封口密封宽度应≥6 mm,包内器械距包装袋封口处≥2.5 cm。密封带上应有灭菌期及有效期。

(4)用预真空和脉动真空压力蒸汽灭菌器的物品包,体积不能超过 30 cm×30 cm×50 cm,金属包的重量不超过 7 kg,敷料包的重量不超过 5 kg;下排气式压力蒸汽灭菌器的物品包,体积不能超过 30 cm×30 cm×25 cm。盆、碗等器皿类物品,尽量单个包装,包装时应将盖打开,若必须多个包装在一起时,所用器皿的开口应朝向一个方向。摆放时,器皿间应用纱布隔开,以利蒸汽渗入。

(5)能拆卸的灭菌物品必须拆卸,暴露物品的各个表面(如剪刀和血管钳必须充分撑开),以利灭菌因子接触所有物品表面;有筛孔的容器,应将盖打开,开口向下或侧放,管腔类物品如导管、针和管腔内部先用蒸馏水或去离子水湿润,然后立即灭菌。

(6)根据手术物品性能做好保护措施,如为尖锐精密性器械应用橡皮套或加垫保护。

(三)器械的灭菌

(1)高度危险性物品,必须灭菌;中度危险性物品,消毒即可;低度危险性物品,消毒或清洁。

(2)耐热、耐湿物品灭菌首选压力蒸汽灭菌。如手术器具及敷料等。

(3)油、粉、膏等首选干热灭菌。

(4)灭菌首选物理方法,不能用物理方法灭菌的选化学方法。

(5)不耐热物品如各种导管、精密仪器、人工移植物等可选用化学灭菌法,如环氧乙烷灭菌等,内镜可选用环氧乙烷灭菌、低温等离子灭菌、低温湿式灭菌器。

四、手术室的环境管理

手术室环境管理是控制手术部位感染的重要环节,目前手术室环境可分为洁净手术室与非洁净手术室两大类。洁净手术室因采用空气层流设备与高效能空气过滤装置,达到控制一定细菌浓度和空气洁净度级别(动态),无须进行空气消毒。而非洁净手术室在手术前后,通常采用紫外线灯照射、化学药物熏蒸封闭等空气消毒方法(静态)。

(一)紫外线照射消毒法

手术室常采用 30 W 和 40 W 直管式紫外线消毒灯进行空气消毒,同时控制电压至 220 V 左右,紫外线吊装高度至 1.8～2.2 m,空气相对湿度至 40%～60%,使消毒效果发挥最佳。紫外线照射消毒方式以固定式照射法最为常见,即将紫外线消毒灯悬挂于室内天花板上,以垂直向下照射或反向照射方式进行照射消毒。照射消毒要求手术前、后及连台手术室连续照射时间均大于30分钟，紫外线灯亮5分钟后开始计时。

(二)过氧乙酸熏蒸消毒法

一般将15%的过氧乙酸配制成有效浓度为0.75～1.00 g/m^3后加热蒸发，现配现用。要求室温控制在22～25 ℃，相对湿度控制在60%～80%，密闭熏蒸时间为2小时，消毒完毕后进行通风，过氧乙酸熏蒸消毒法可杀灭包括芽孢在内的各种微生物。由于具有腐蚀和损伤作用，在进行过氧乙酸熏蒸消毒时，应做好个人防护措施。

(三)甲醛熏蒸消毒法

常温，相对湿度70%以上，可用25 mL/m^3甲醛添加催化剂高锰酸钾或使用加热法释放甲醛气体，密闭手术室门窗12小时以上，进行空气消毒。由于甲醛可产生有毒气体，该空气消毒方法已逐渐被淘汰。

五、无菌物品的存放

(一)无菌物品存放原则

无污染、无过期、放置有序等。

(二)存放环境质量控制

保证良好的温度(＜24 ℃)、相对湿度(＜70%)，每天紫外线灯空气消毒2次，每次≥30分钟。

(三)无菌物品存放方法

将无菌器材包置于标准灭菌篮筐悬挂式存放(从灭菌到临床使用都如此)。应干式储存，灭菌后物品应分类、分架存放在无菌物品存放区。一次性使用无菌物品应去除外包装后，进入无菌物品存放区。要求载物架离地20～25 cm，离顶50 cm，离墙远于5～10 cm，按顺序分类放置。

(四)无菌物品的有效期

无菌物品存放的有效期受包装材料、封口严密性、灭菌条件、存放环境等诸多因素影响。当无菌物品存放区的温度＜24 ℃，相对湿度＜70%，换气次数为4～10次/小时，使用纺织品材料包装的无菌物品有效期宜为14天；未达到环境标准时，有效期宜为7天。医用一次性纸袋包装的无菌物品，有效期宜为1个月；使用一次性医用皱纹纸、医用无纺布包装的无菌物品，有效期宜为6个月；使用一次性纸塑袋包装的无菌物品，有效期宜为6个月。硬质容器包装的无菌物品，有效期宜为6个月。

(李淑娟)

第三节　手术室的感染控制

一、清洁、消毒与隔离

(一)清洁制度

(1)手术室卫生工作应采用湿式清扫。

(2)手术室地面、墙面及各种物品,应随时保持清洁整齐,每天手术前用清洁湿布、湿拖擦拭手术室无影灯、壁柜、器械车、手术床、托盘、地面及走廊等。

(3)每台手术后应立即清除污液、敷料和杂物,污染手术后,室内物品及地面应彻底清洁与消毒。每天术毕再彻底擦拭手术室地面、墙面及物表,特殊感染手术,按要求对手术室进行特殊消毒处理。

(4)每天清洁内外走廊。

(5)每天用消毒液浸泡清洗隔离鞋,每周擦拭鞋柜,外出更换外出服、外出鞋。

(6)每天注意清洁交换车,并及时更换床单、被服。

(7)所有进入手术区的物品、设备,应拆除外包装、擦拭干净方可推入。

(8)每周擦拭、清洗回风口过滤网,定期检查及更换过滤器。

(9)手术当日需提前 1 小时完成手术室物表清洁,并打开空气净化开关。

(10)严格分离洁、污流线,避免交叉感染。

(11)进入手术室必须更换手术室专用口罩、帽子、衣裤、鞋,患者应穿病员服进入手术室。

(12)每月进行医院感染监测。

(二)洁净手术室的清洁、消毒与保养

1.吊塔的清洁、消毒与保养

(1)进行消毒时,选用以醇类、季铵化合物为基础的溶剂。

(2)不可选用能释放卤素族、强有机酸、释放氧的复合物为基础的消毒剂。

(3)擦拭消毒时,宜先用湿软布擦去大块污渍,再使用消毒剂擦拭,不能让液体进入到终端单元内。

(4)必须将光学传感器上的窗口擦拭干净。

2.手术灯

(1)进行消毒时,选用以酒精、季铵化合物为基础的消毒剂。

(2)不可选用以含苯酚、卤素族的复合物、强有机酸、能释放氧的复合物为基础的消毒剂。

(3)擦拭消毒时,宜用湿布擦除机械杂质粗粒。①可控中心灯柄的消毒、清洗:每次手术后用软布擦拭;灯柄在最高达 134 ℃的蒸汽中灭菌,在灭菌过程中不得使可变中心柄受到机械载荷,否则可能会永久变形。②灯罩的消毒、清洗:每次手术后对盖进行擦拭消毒,不必卸下灯罩。

3.手术床

(1)清洗手术台及其附件,使用不含氯或氯成分的常用多功能除垢剂,清洗后用软布彻底擦干。

(2)切勿使手术床垫与油性物质接触,需要清洗床垫时先正确卸下垫子,使用肥皂水清洗,然后擦干。

(3)如果需要消毒,不能使用可燃制品,金属部分不能使用腐蚀性强的消毒剂。

4.地面及墙面

(1)每天以中性清洁剂、清水拖抹。

(2)地面每半年彻底清洁打蜡一次,每月抛光维护。

5.电动感应门

(1)一般污染和用手造成的污垢时,先用软布浸中性清洁剂擦拭,然后用干布将水分擦干。难以去除的污物或油性污染时先使用酒精擦拭,然后用干布将水分擦干。

(2)附着尘埃时立即用洁净的干布擦净。

(3)不锈钢门框部分注意定期抛光上油。

6.情报多功能控制面板

(1)手触摸造成污染时,必须切断电源后,以湿软布擦拭,再用干布擦干。

(2)开关、按钮若有松动,须切断电源后重新固定。

7.嵌入式不锈钢药品器械柜、传递柜

(1)湿软布擦拭,干布擦干。

(2)污迹可用酒精擦拭。

8.刷手池

(1)感应器表面脏污时,用软布蘸酒精擦净。

(2)不锈钢刷手池每天以中性清洗剂和水软布擦拭。

9.墙面、台面等手术室物表

无明显污染的情况下,采用湿式擦拭。

10.洁净手术部净化空调系统的维护保养

见表 11-2。

表 11-2 洁净手术部净化空调系统的维护保养

自检、清洁内容		周期
检查、清洁机组内表面		2 周
检查皮带松紧程度		2 周
粗效过滤器	清洗或清理	阻力已超过额定初阻力 60 Pa 1～2 个月
	更换	清洗 3 次后
中效过滤器	更换	阻力已超过额定初阻力 80 Pa 2～4 个月
亚高效过滤器更换		阻力已超过额定初阻力 100 Pa 1 年以上
高效过滤器更换		阻力已超过额定初阻力 160 Pa 3 年或根据更换报警通知
高效送风口送风罩清洁		4 周
室内回风口过滤网清洗		1 周
空调机组灭菌灯表面擦洗		2 周
箱门、壁板密封检查		1 周
供水管上过滤器检查、清洗		2 周
电气设备	日常检查	每天
	全面安全检查	1 周
加湿系统检查	1 周	

二、特殊感染手术的处理

(一)特异性感染手术

破伤风、气性坏疽,属于厌氧杆菌芽孢,应实行严密隔离。

1.术前准备

(1)选择负压手术室,并挂上严密隔离标志,注明隔离时间,并保留 3 天。

(2)手术时全部使用一次性敷料,隔离衣可用一次性衣服代替。

(3)术前将手术室内能移动的用物搬到室外,不能移动的仪器、用物用一次性大单遮盖。

(4)备齐手术必须用物,准备手消毒及擦拭物品的有效氯含量为 1 000 mg/L 的含氯制剂溶液 2 桶。

(5)接、送患者的推车不得推出手术室,需进行消毒处理后方可使用。

2.术中配合要点

(1)接触切口的敷料投入黄色医疗垃圾袋内。

(2)由室外专人供应物品,内外人员、用物严格区分,不能相混,以免交叉感染。室内工作人员戴手套、穿隔离衣,手术人员可戴双层手套操作。

(3)手术结束后,所有室内工作人员应更换鞋套、拖鞋、手消毒后才能出手术室,经沐浴更衣后,方可参加其他工作。

(4)由室外人员穿隔离衣、戴手套护送患者回病房。

3.术后处理

(1)手术室空气:启动净化系统,持续消毒 3 天,做空气培养阴性后方能使用。

(2)布敷料:用清洁大单包好,高压灭菌后送洗。

(3)物体表面(包括墙面、地面):用 0.1%含氯制剂溶液擦拭、拖地,拖布使用后应在0.1%含氯制剂溶液中浸泡 30 分钟。

(4)器械:用 2 000 mg/L 含氯制剂溶液浸泡消毒 60 分钟后清洗。

(5)其他:一次性用物、纱布、垃圾、标本等,术后必须使用双层包装后及时送焚烧处理。

(6)污水:用 1 000 mg/L 的比例加入含氯制剂 2 小时后排放。

(二)呼吸道传染疾病

如活动性结核、儿科中的流感嗜血杆菌、脑膜炎双球菌、肺炎双球菌、百日咳杆菌等。

1.操作方法

(1)术前在负压手术室悬挂隔离标志。准备擦拭物品的 1 000 mg/L 含氯制剂溶液。

(2)注意关闭房门,工作人员戴专用口罩。

(3)工作人员在操作前后均应严格洗手,尤其在接触其他患者之前。

(4)接触切口的一次性敷料投入焚烧垃圾袋内。

2.术后处理

(1)空气:持续消毒 1 天。

(2)布敷料:用清洁大单包好,高压灭菌后送洗。

(3)墙面、地面:用 0.1%含氯制剂溶液拖地、擦拭。

(4)器械:用 2 000 mg/L 含氯制剂浸泡 20 分钟。

(5)其他:纱布等小敷料及标本可送焚烧。

(三)传染性疾病

传染性疾病含肝炎、HIV、铜绿假单胞菌。

1.操作方法

(1)术前在手术室悬挂隔离标志。准备擦拭物品的 1 000 mg/L 含氯制剂溶液。

(2)工作人员在操作前后均应严格洗手,尤其在接触其他患者之前。在接触患者体液物质时,可戴手套进行操作。

(3)手术人员可戴双层手套进行手术。

(4)接触伤口的敷料应放入有特殊标记的污物袋内。

2.术后处理

(1)空气:必要时消毒。

(2)布类敷料:放入污衣袋,并贴上污染标志。

(3)墙面、地面:用0.1%含氯制剂溶液擦拭、拖地。

(4)物品表面:用0.1%含氯制剂溶液擦拭。

(5)器械:用0.1%含氯制剂溶液浸泡后、清洗、干燥、上油、打包、压力灭菌。

(6)吸引管、瓶:吸入0.1%含氯制剂溶液后,将引流袋、吸引管放入焚烧垃圾袋。

(7)污物:接触到患者体液的垃圾放入焚烧垃圾袋。污水桶内的污水用0.1%含氯制剂溶液处理。

(四)一般化脓性感染手术

1.操作方法

(1)准备擦拭物品的1 000 mg/L含氯制剂溶液一桶。

(2)工作人员在操作前后均应严格洗手,尤其是在接触其他患者之前。在接触患者体液物质时,可戴手套进行操作。

(3)接触切口的敷料应放入有特殊标记的污物袋。

2.术后处理

(1)敷料:用清洁大单包好,压力灭菌后送洗。

(2)其他:纱布等小敷料及标本可送去焚烧。

三、医院感染的监测

(一)标本采样要点

(1)采样的时间够长,面积够宽,选样和方法要正确。

(2)原则:采样后必须尽快对样品进行相应指标的检测,送检时间不得超过6小时;若样品保存于0～4 ℃条件时,送检时间不得超过24小时。

(二)标本采样方法

1.空气采样

(1)采样时间:选择消毒处理后或医疗护理活动前进行采样。

(2)采样方法:使用平皿沉降法进行空气消毒效果监测。室内面积<30 m^2,设一条对角线上取3点,周边区设对角线取3点。室内面积≥30 m^2,手术区取3点,周边区设四角及中央共5点。采样高度为距地面1.5 m,除中点外距门窗、墙壁1 m,采样时将平皿盖轻轻扣放于平皿旁,暴露30分钟后盖好,将平皿放于37 ℃温箱中培养24小时,计算平均菌落数。

(3)标准:细菌数≤10 cfu/m^2。

2.无菌物品的微生物监测

(1)采样时间:在消毒灭菌处理后,存放的有效时间内采样。

(2)采样方法:用无菌方法将拟检测的物品分别投入5 mL的无菌生理盐水中,大件物品用无菌生理盐水的棉拭子反复涂擦采样,面积不低于25 cm^2,并将棉拭子投入5 mL无菌生理盐水中送检。

3.物体表面的监测

(1)采样时间:选择消毒处理后 4 小时内进行。

(2)采样面积:被采样面积不少于 25 cm。

(3)采样方法:用5 cm×5 cm 的标准灭菌规格板,放在被检物体表面,用浸有无菌生理盐水采样液的棉拭子 1 支,在规格板内横竖往返各涂 5 次,连续采样 1～4 个规格板,剪去手接触部分,装入无菌管内送检,门把手等小型物体则采用棉拭子直接涂抹被检物体。

(4)标准:细菌总数≤5 cfu/cm^2。

4.医务人员手采样

(1)采样时间:在接触患者从事医疗护理活动之前进行采样。

(2)采样方法:被采人 5 指并拢,将浸有无菌生理盐水的棉拭子 1 支在手指曲面从指根到指端来回涂擦 2 次(一只手的面积大约 25 cm^2),随之转动采样棉拭子,剪去手接触部分,放入无菌试管。

(3)标准:细菌总数≤5 cfu/cm^2。

5.便携式压力灭菌锅效果的监测

(1)工艺监测:主要项目有物品的包装,装放,排气情况,灭菌的温度,压力及时间等。

(2)化学指示剂监测:有指示卡、指示胶带等。指示卡主要用于各种包装中心的监测,指示胶带主要用于包装的表面。

(3)生物指示剂监测:最可靠的方法是对热耐受较强的嗜热脂肪芽孢杆菌的死亡情况来判断灭菌是否成功。

6.消毒液的监测

(1)监测时间:更换前使用中的消毒液。

(2)监测方法:被检消毒液,用无菌吸管取 1 mL 加到 9 mL 的无菌中和剂中,于 1 小时内送检。

(3)指示纸:戊二醛试纸,含氯制剂试纸,对照标准色块,检验浓度是否达标。

(李淑娟)

第四节 手术前患者的护理

从患者确定进行手术治疗到进入手术室的一段时间,称手术前期。这一时期对患者的护理称手术前患者的护理。

一、护理评估

(一)健康史

(1)一般情况:注意了解患者的年龄、性别、职业、文化程度和家庭情况等,患者对手术有无思想准备、顾虑等。

(2)现病史:评估患者本次疾病的发病原因和诱因、入院前后的临床表现、诊断及处理过程,重点评估疾病对机体各系统功能的影响。

(3)既往史:①了解患者的个人史、宗教史和生活习惯等情况。②详细询问患者有无心脏病、高血压、糖尿病、哮喘、慢性支气管炎、结核、肝炎、肝硬化、肾炎和贫血等病史，既往对疾病的治疗和用药情况等。③注意既往是否有手术史，有无药物过敏史。

(二)身体状况

(1)重要器官功能：了解心血管功能、肺功能、肾功能、肝功能、造血功能、内分泌功能和胃肠道功能等。

(2)体液平衡状况：手术前，了解脱水的性质、程度、类型，电解质代谢和酸碱失衡程度，并加以纠正，可以提高手术的安全性。

(3)营养状况：手术前，若患者有严重营养不良，术后容易发生切口延迟愈合、感染等并发症。应注意患者有无贫血、水肿，可对患者进行身高测量、体重测量、血浆蛋白测定、肱三头肌皮褶厚度测量、氮平衡试验等，并综合分析，以判断营养状况。

(三)辅助检查

(1)实验室检查。①常规检查：血常规检查应注意有无红细胞、血红蛋白、白细胞和血小板计数异常等现象；尿常规检查应注意尿液的颜色、比重，尿中有无红细胞、白细胞；大便常规检查应注意粪便的颜色、性状，有无出血及隐血等。②凝血功能检查：包括测定出血时间、凝血时间、血小板计数和凝血酶原时间等。③血液生化检查：包括电解质检查、肝功能检查、肾功能检查和血糖检测等。

(2)影像学检查：查看 X 线、CT、MRI、B 超等检查结果，评估病变的部位、大小、范围及性质，有助于评估器官状态和手术耐受力。

(3)心电图检查：查看心电图检查结果，了解心功能。

(四)心理社会状况

术前，应对患者的个人和家庭的心理社会状况充分了解。患者大多于手术前会产生不同程度的心理压力，出现焦虑、恐惧、忧郁等反应，表现为烦躁、失眠、多梦、食欲下降和角色依赖等。

二、护理诊断及合作性问题

(一)焦虑和恐惧

焦虑和恐惧与罹患疾病、接受麻醉和手术、担心预后及住院费用等有关。

(二)知识缺乏

患者缺乏有关手术治疗、麻醉方法和术前配合等的知识。

(三)营养失调

营养失调与原发病造成营养物质摄入不足或消耗过多有关。

(四)睡眠形态紊乱

睡眠形态紊乱与疾病导致不适、住院环境陌生、担心手术安全性及预后等有关。

(五)潜在并发症

潜在并发症有感染等。

三、护理措施

(一)非急症手术患者的术前护理

1.心理护理

(1)向患者及其家属介绍医院环境、主管医师和责任护士的情况、病房环境、同室病友和规章制度，帮助患者尽快适应环境。

(2)工作态度：态度和蔼，热心地接待患者及其家属，赢得患者的信任，使患者有安全感。

(3)术前宣教：可根据患者的不同情况，给患者讲解有关疾病及手术的知识。对于手术后会有身体、形象改变的患者，应选择合适的方式，将这种情况告知患者，并做好解释工作。

(4)加强沟通：鼓励患者说出感受，也可邀请同病房或做过同类手术的患者，介绍他们的经历及体会，以增强心理支持的力度。

(5)必要时，遵医嘱给予适当的镇静药和安眠药，以保证患者充足的睡眠。

2.饮食护理

(1)饮食：根据治疗需要，按医嘱决定患者的饮食，帮助能进食的患者制定饮食计划，计划包括饮食的种类、性状、烹调方法、量和进食的次数、时间等。

(2)营养：向患者讲解营养不良对术后组织修复、抗感染方面的影响，营养过剩、脂肪过多给手术带来的影响。根据手术需要及患者的营养状况，鼓励和指导患者合理进食。

3.呼吸道准备

(1)吸烟者：术前需戒烟 2 周以上，减少呼吸道的分泌物。

(2)有肺部感染者：术前遵医嘱使用抗菌药物治疗肺部感染。对痰液黏稠者给予超声雾化吸入，每天2 次，使痰液稀释，易于排出。

(3)指导患者做深呼吸和有效的咳嗽排痰练习。

4.胃肠道准备

(1)饮食准备：对胃肠道手术患者，入院后即给予低渣饮食。术前 1～2 天，患者进流质饮食。其他手术患者按医嘱进食。为防止患者在麻醉和手术过程中呕吐，引起窒息或吸入性肺炎，于手术前禁食 12 小时，禁饮 4 小时。

(2)留置胃管：对消化道手术患者，术前应常规放置胃管，减少手术后胃潴留引起的腹胀。对幽门梗阻患者，术前 3 天每晚以温高渗盐水洗胃，以减轻胃黏膜充血水肿。

(3)灌肠：对择期手术患者，术前 1 天，可用 0.1%～0.2%肥皂水灌肠，以防麻醉后肛门括约肌松弛，术中排出粪便，增加感染的概率。急症手术不给予灌肠。

(4)其他：对结肠或直肠手术患者，术前 3 天遵医嘱给予口服抗菌药物(如甲硝唑、新霉素)，减少术后感染的机会。

5.手术区皮肤准备

手术区皮肤准备简称备皮，包括手术区皮肤的清洁、皮肤上毛发的剃除，其目的是防止术后切口感染。手术区皮肤准备的范围如下。①颅脑手术：整个头部及颈部。②颈部手术：由下唇至乳头连线，两侧至斜方肌前缘。③乳房及前胸手术：上至锁骨上部，下至脐水平，两侧至腋中线，包括同侧上臂上 1/3 和腋窝。④胸部后外侧切口手术：上至锁骨上及肩上，下至肋缘下，从一侧腋中线向对侧腋中线备皮，前胸、后胸都超过中线 5 cm 以上。⑤上腹部手术：上起乳头水平，下至耻骨联合，两侧至腋中线，包括脐部清洁。⑥下腹部手术：上自剑突水平，下至大腿上 1/3 前、内侧及外阴部，两侧至腋中线，包括脐部清洁。⑦肾区手术：上起乳头水平，下至耻骨联合，两侧均过正中线。⑧腹股沟手术：上起脐部水平，下至大腿上 1/3 内侧，两侧到腋中线，包括会阴部。⑨会阴部和肛门手术：自髂前上棘连线至大腿上 1/3 前侧、内侧和后侧，包括会阴部、臀部、腹股沟部。⑩四肢手术：以切口为中心，上、下方不少于 20 cm，一般为整个肢体备皮，修剪指(趾)甲。

手术区皮肤准备的范围见图 11-1。

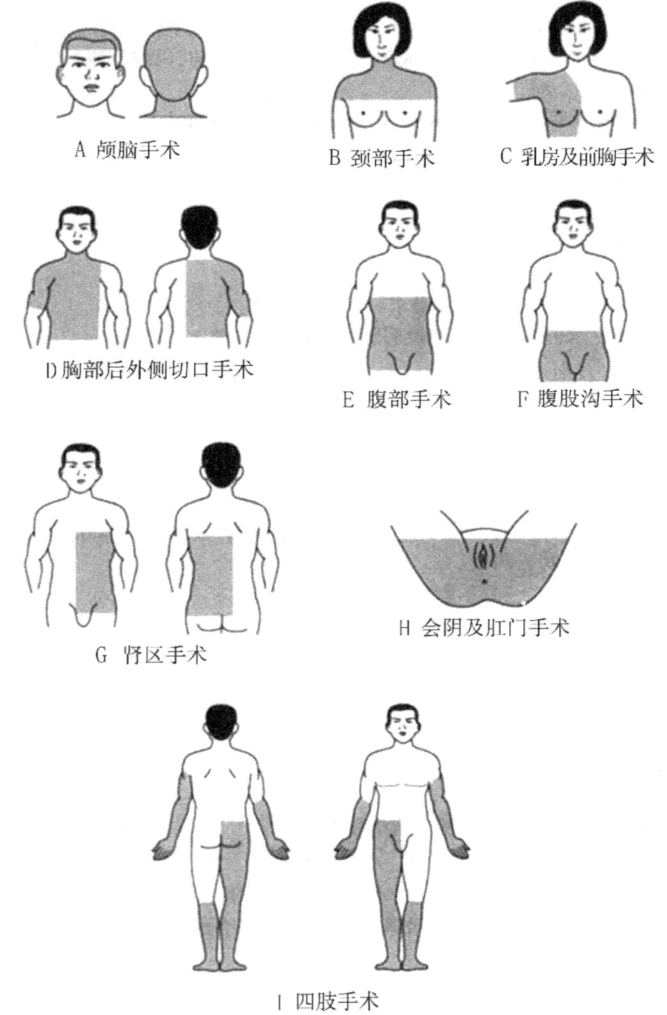

图 11-1 手术区皮肤准备的范围

(1)特殊部位的皮肤准备要求。①颅脑手术:术前 3 天剪短毛发,每天洗头,术前 3 小时再剃头 1 次,清洗后戴上清洁帽子。②骨科无菌手术:术前 3 天开始准备,用肥皂水洗净,并用 70%的酒精消毒,用无菌巾包扎;手术前一天剃去毛发,用 70%的酒精消毒后,用无菌巾包扎;手术日早晨重新消毒后,用无菌巾包扎。③面部手术:清洁面部皮肤,尽可能保留眉毛,作为手术标志。④阴囊和阴茎部手术:入院后,每天用温水浸泡,并用肥皂水洗净,术前一天备皮,范围与会阴部手术的备皮范围相同,剃去阴毛。⑤小儿皮肤准备:一般不剃毛,只做清洁处理。

(2)操作方法:①先向患者讲解备皮的目的和意义,以取得理解和配合。②将患者接到换药室或者处置室,若在病房内备皮,应用屏风遮挡,注意保暖及照明。③铺橡胶单及治疗巾,暴露备皮部位。④用持物钳夹取肥皂液棉球,涂擦备皮区域,一手绷紧皮肤,一手持剃毛刀,分区剃净毛发,注意避免皮肤损伤。⑤清洗该区域皮肤,对脐部则用棉签清除污垢。

6.其他准备

(1)做好药敏试验,根据手术大小,必要时备血。

(2)填写手术协议书,让患者及其家属全面了解手术过程、存在的危险性,可能出现的并发症等。

7.手术日早晨护理

(1)测量生命体征,若发现发热或其他生命体征波动明显,如女患者月经来潮,应报告医师,由其决定是否延期手术或进行其他处理。

(2)逐一检查手术前各项准备工作是否完善。

(3)遵医嘱灌肠,置胃肠减压管,排空膀胱或留置导尿管,术前半小时给予术前药。

(4)帮助患者取下义齿、发夹、首饰、手表和眼镜等,将钱物妥善保管。

(5)准备手术室中需要的物品,如病历、X 线片、CT 和 MRI 片、引流瓶、药品,在用平车护送患者时,一并带至手术室。

(6)与手术室进行交接,必须按照床号、姓名、性别、住院号、手术名称等交接清楚。

(7)做好术后病房的准备,必要时,安排好监护室。

8.健康指导

应注意向患者及其家属介绍疾病及手术的有关知识,如术前用药、准备、麻醉及术后恢复的相关知识;指导患者进行体位训练、深呼吸练习、排痰练习、床上排便练习以及床上活动等,有利于减少术后并发症,促进机体尽快恢复。

(二)急症手术患者的术前护理

急诊手术是指病情危急,需在最短时间内迅速进行的手术。术前准备须争分夺秒,争取在短时间内做好手术前必要的辅助检查。嘱患者禁食、禁饮;迅速做好备皮、备血、药敏试验;完成输液、应用抗菌药物、术前用药等必要准备。在可能的情况下,向患者家属简要介绍病情及治疗方案。

(李淑娟)

第五节 手术中的护理配合

一、洗手护士配合

(一)洗手护士的工作流程

洗手护士的工作流程主要包括以下几个步骤:①准备术中所需物品;②外科手消毒;③准备无菌器械台;④清点物品;⑤协助铺手术巾;⑥传递器械、物品,配合手术;⑦清点物品;⑧关闭伤口;⑨清点物品;⑩手术结束,将器械送到消毒供应中心。

(二)洗手护士的职责

1.术前准备职责

洗手护士应工作严谨、责任心强,严格落实查对制度和无菌技术操作规程;术前了解手术步骤、配合要点和特殊准备;准备术中所需的手术器械,力求齐全。

2.术中配合职责

洗手护士应提前15分钟洗手，进行准备。具体工作分为器械准备、术中无菌管理和物品清点几个部分。

(1)器械准备包括以下几方面：①整理器械台，定位放置物品；②检查器械的零件是否齐全，关节性能是否良好；③正确、主动、迅速地传递手术医师所需器械和物品；④及时收回用过的器械，擦净血迹，保持器械干净。

(2)术中无菌管理包括以下几方面：①协助医师铺无菌巾；②术中严格遵守无菌操作原则，保持无菌器械台及手术区整洁、干燥，无菌巾如有潮湿，应及时更换或重新加盖无菌巾。

(3)物品清点包括以下几方面：①与巡回护士清点术中所需所有物品，术后确认并在物品清点单上签名；②把术中病理标本及时交予巡回护士管理，防止遗失；③关闭切口前与巡回护士共同核对术中所用的所有物品，正确无误后，告知主刀医师，才能缝合切口，关闭切口及缝合皮肤后再次清点所有物品。

3.术后处置职责

术后擦净手术患者身上的血迹，协助包扎伤口；术后确认器械的数量无误后，用多酶溶液将器械浸泡15分钟，然后送消毒供应中心按器械处理原则集中处理，对不能正常使用的器械做好标识并通知相关负责人员及时更换。

二、巡回护士配合

(一)巡回护士的工作流程

巡回护士的工作流程主要包括以下几个步骤：①术前访视手术患者；②核对患者身份、所带物品、手术部位；③检查设备、仪器、器械、物品；④麻醉前实施安全核查；⑤放置体位；⑥开启无菌包，清点物品；⑦协助手术患者上台；⑧配合使用设备、仪器，供应术中物品，加强术中巡视与观察；⑨手术结束前清点物品，保管标本；⑩手术结束后与病房交接。

(二)巡回护士的工作职责

1.术前准备职责

(1)实施术前访视，了解患者的病情、身体状况、心理状况以及静脉充盈情况，必要时简单介绍手术流程，给予心理支持；了解患者的手术名称、手术部位、术中要求及特殊准备等。

(2)术前了解器械、物品的要求并准备齐全，检查所需设备及手术室环境。

(3)认真核对患者的姓名、床号、住院号、手术名称、手术部位、血型、皮试、皮肤准备情况，按物品交接单核对所带物品，用药时认真做到“三查七对”。

(4)根据不同手术和医师要求放置体位，使手术野暴露良好，使患者安全、舒适。

2.术中配合职责

(1)与洗手护士共同清点所有物品，及时、准确地填写物品清点单，并签名。

(2)协助手术患者上台，术中严格执行无菌操作，督查手术人员的无菌操作。

(3)严密观察病情变化，在重大手术中做好应急准备。

(4)严格执行清点查对制度，清点、查对各种手术物品、标本等，及时增添所需用物。

(5)保持手术间安静、有序。

3.术后处置职责

(1)手术结束，协助医师包扎伤口。

(2)注意给患者保暖,保护患者的隐私。

(3)详细登记患者需带回病房的物品,并与工勤人员共同清点。

(4)整理手术室内一切物品,物归原处,并保证所有仪器、设备完好,呈备用状态。

(5)若手术为特殊感染手术,按有关要求处理。

三、预防术中低体温

低体温是手术过程中最常见的一种并发症,60%~90%的手术患者可发生术中低体温。术中低体温可导致诸多并发症,由此增加的住院天数和诊疗措施会导致额外医疗经费的支出。因此手术室护士应采取有效的护理措施来维持手术患者的正常体温,预防低体温的发生。

(一)低体温的定义和特点

通常当手术患者的核心体温低于 36 ℃时,将其定义为低体温。在手术过程中发生的低体温呈现出 3 个与麻醉时间相关的变化阶段:即重新分布期、直线下降期和体温平台期。重新分布期:在麻醉诱导后的 1 小时内,核心温度迅速向周围散布,可导致核心温度下降大约 1.6 ℃。直线下降期:在麻醉后的数个小时内,手术患者热量的流失超过新陈代谢所产热量。在这一时期给患者升温能有效限制热量的流失。体温平台期:在之后一段手术期间内,手术患者的体温维持不变。

(二)与低体温相关的不良后果和并发症

手术过程中出现的低体温,除了给手术患者带来不适、寒冷的感觉外,在术中及术后可能导致一系列不良后果和并发症,包括术中出血增加,导致外源性输血、术后伤口感染率增加、术后复苏时间延长、麻醉复苏时颤抖、心肌缺血、心血管并发症、药物代谢功能受损、凝血功能障碍、创伤手术患者的死亡率增加、免疫功能受损、深静脉血栓发生率增加。

(三)与低体温发生相关的风险因素

1.新生儿和婴幼儿

由于新生儿和婴幼儿的体积较小,体表面积相对较大,热量快速地通过皮肤流失;同时新生儿和婴幼儿的体温中枢不完善,体温调节能力较弱,其容易受环境温度的影响,当手术房间的室温过低时,其体温会急剧下降。

2.外伤性或创伤性手术患者

失血、休克、快速低温补液、急救时被脱去衣服等多因素导致外伤性或创伤性手术患者极易在手术过程中发生低体温,而且研究显示术中低体温会增加创伤性手术患者的死亡率。

3.烧伤手术患者

被烧伤的组织引起热辐射,暴露的组织与空气进行对流传导以及皮肤保护功能受损伤,都使烧伤手术患者成为发生低体温的高危人群。

4.麻醉

全麻和半身麻醉(包括硬膜外麻醉和脊髓麻醉)过程中使用的麻醉药物尤其是抑制血管收缩类药物,使手术患者的血管扩张,导致核心温度向患者的体表散布。麻醉过程长于 1 小时,患者发生低体温的风险增加。

5.年龄

老年手术患者器官的功能减退,例如,新陈代谢率降低,对温度的敏感性减弱,对麻醉和手术的耐受性和代偿功能明显下降,因此更容易出现低体温。

6.其他与低体温发生相关的因素

这些因素包括代谢障碍(甲状腺功能减退和垂体功能减退)、使用电动空气止血仪、手术室室温过低、低温补液、输注血液制品等。

(四)围术期体温监测

1.围术期体温监测的重要性

围术期体温监测能够为手术室护士制定护理计划提供建议;将体温监测结果与风险因素的评估结合,有助于采取有效措施,预防和处理低体温。

2.体温监测方式

能准确监测核心体温的方法是鼓膜监测法、食管末梢监测法、鼻咽监测法和肺动脉监测法,前3种方法在围术期可行性较高。此外,常用的体温监测部位包括肛门、腋窝、膀胱、口腔和体表等。

(五)围术期预防低体温的护理干预措施

1.术前预热手术患者

进行麻醉诱导前对手术患者进行至少15分钟的预热,能有效缩小患者核心温度和体表温度的温度梯度,同时能减小麻醉药物引起的血管扩张作用,预防低体温的发生。

2.使用主动升温装置

(1)热空气加温保暖装置:临床循证学已证明热空气动力加温保暖装置能安全、有效地预防术中低体温,对新生儿、婴幼儿、病态肥胖患者均有效果。

(2)循环水毯:将循环水毯铺于手术患者身下能有效地将热量通过接触传给患者,维持正常体温。

3.加温术中所需的补液或血液

术中,当手术患者需要大量输液或输血时,尤其当成年手术患者每小时的输液量大于2 L时,应该考虑使用加温器将补液或血液加温至37 ℃,防止输入过量低温补液引起低体温。有研究表明热空气动力加温保暖装置与术中静脉补液加温联合使用,预防低体温的效果更佳。

4.加温术中灌洗液

在进行开放性手术的过程中,当需要进行腹腔、胸腔、盆腔灌洗时,手术室护士可将灌洗液加温至37 ℃左右或用事先放于恒温箱中的灌洗液进行术中灌洗。

5.控制手术房间的温度

巡回护士应有效控制手术间的温度,避免室温过低。在手术患者进手术间前15分钟开启空调,使手术间的室温在手术患者到达时已达到22～24 ℃。

6.减少手术患者的暴露

将大小适宜的棉上衣盖在非手术部位,保证非手术区域的四肢与肩部不裸露,起到保暖的作用。在运送手术患者至复苏室或病房的过程中,选用相应厚薄的被,避免手术患者的肢体或肩部裸露在外。

7.维持手术患者的皮肤干燥

术前进行皮肤消毒时,须严格控制消毒液的剂量,避免过剩的消毒液流至手术患者身下;术中洗手护士应及时协助手术医师维持手术区域的干燥,及时将血液、体液和冲洗液用吸引装置吸尽;手术结束时,应及时擦净、擦干患者的皮肤,更换床单以保持干燥。

8.湿化加温麻醉气体

对麻醉吸入气体进行湿化加温，这对预防新生儿和儿童发生低体温非常有效。

四、外科冲洗和术中用血、用药

(一)外科冲洗

外科冲洗即在外科手术过程中采用无菌液体或药液冲洗手术切口、腔隙及相关手术区域，达到减少感染、辅助治疗的目的。外科冲洗常用于以下两种情况。

1.肿瘤手术患者

常采用 1 000～1 500 mL 42 ℃低渗灭菌水冲洗腹腔，或用化疗药物稀释液冲洗手术区域，并保留 3～5 分钟，可以有效防止肿瘤脱落细胞的种植。

2.感染手术患者

常采用 2 000～3 000 mL 0.9%的生理盐水冲洗，或低浓度消毒液体冲洗感染区域，尤其对于消化道穿孔的手术患者可以有效降低术后感染率。

(二)术中用血

1.术中用血的方式

根据患者的病情，可采用以下几种方式。①静脉输血：经外周静脉、颈内静脉、锁骨下静脉进行输血。②动脉输血：经左手桡动脉穿刺或切开置入导管输血，是抢救严重出血性休克患者的有效措施之一。该法不常用，可迅速补充血容量，并使输入的血液首先注入心脏冠状动脉，保证大脑和心脏的供血。③自体血回输：使用自体血回输装置，将术中患者流出的血进行回收，经抗凝、过滤、离心，将分离、沉淀所得的红细胞加晶体液回输给患者。

2.术中用血的注意事项

术中用血具有一定的特殊性，应注意以下几个方面：①巡回护士应将领血单、领取血量、手术房间号等交接清楚；输血前巡回护士应与麻醉医师实施双人核对；核对无误，双方签名后方可输血，以防输错血。②避免快速、大量地输入温度过低的血液，以防患者体温过低而加重休克症状。③输血过程中应做好记录，及时计算出血量和输血量，结合生命体征，为手术医师提供信息以帮助其准确地判断病情。④手术结束而输血没有结束，必须与病房护士当面交班，以防出错。⑤谨防输血并发症及变态反应，特别是在全麻状态下，许多症状可能不典型，必须严密观察。

(三)术中用药

对手术室的药品除了常规管理外，还必须注意以下几点：①应严格区分静脉用药与外用药品，统一贴上醒目标签，以防紧急情况下拿错。②在上锁的专柜中放置麻醉药，严格管理；应妥善保管对人体有损害的药品。建立严格的领取制度，使用时须凭专用处方领取。③对生物制品、血制品及需要低温储存的药品应置于冰箱内保存，定期清点。

五、手术物品的清点

手术过程中物品的清点和记录非常重要，应遵循以下原则：①清点遵循“二人四遍清点法”原则，即洗手护士和巡回护士两人，在手术开始前、关闭腔隙前、关闭腔隙后、缝合皮肤后分别进行清点；②在清点过程中，洗手护士必须说出物品的名称、数量和总数，清点后由巡回护士唱读并记录；③清点过程中必须“清点一项、记录一项”；④如果在清点手术用物时，发现清点有误，巡回护士必须立即通知手术医师，停止关闭腔隙或缝合皮肤，共同寻找物品的去向，直至物品清点无误，再继续操作。物品清点单作为病史的组成部分具有法律效力，不可随意涂改。

六、手术室护理文书记录

护理文书是以书面记录护理工作并保存的档案，是整个医疗文件的重要组成部分，护理文书与医疗记录均属于具有法律效力的证明文件。规范的手术室文书记录对提高手术室护理质量、确保手术安全、提高患者的满意度起到了重要的辅助作用。

(一)手术室护理文书记录的意义

手术护理文书指手术室护士记录手术患者接受专科护理治疗的情况，能客观反映事实。部分手术护理文书需保存在病历内，并且具有法律效力。《医疗事故处理条例》引入了“举证责任倒置”这一处理原则，护理文书书写的规范及质量显得更为重要。手术室护士应本着对手术患者负责、对自己负责的态度，根据《病历书写基本规范》要求及手术室护理相关规范制度，如实、准确地书写各类护理文书。

(二)手术室护理文书记录的主要内容

手术室护理文书记录的主要内容一般包含：手术患者交接、手术安全核查、术中护理及手术患者情况和手术物品清点情况。

1.手术患者交接记录

记录的护理表单是《手术患者转运交接记录单》。手术患者入手术室后，巡回护士与病区护士进行交接，对手术患者的神志、皮肤情况、导管情况、带入手术室的药物及其他物品等交接、记录并签名；手术结束后，巡回护士对手术患者的神志、皮肤情况、导管情况、带回病区或监护室的药物及其他物品等进行记录并签名。

2.手术安全核查

记录的护理表单是《手术安全核查表》。手术室巡回护士与手术医师、麻醉师应分别在麻醉实施前、手术划皮前和患者离开手术室前进行手术安全核查，核查必须按照手术安全核查制度的内容和流程进行，每核对一项内容，并确保正确无误后，巡回护士依次在《手术安全核查表》相应核对内容前打钩以表示核对通过。核对完毕且无误后，三方在《手术安全核查表》上签名确认。巡回护士应负责督查手术团队成员正确执行手术安全核查制度和签名确认，不得提前填写《手术安全核查表》或提前签名。

3.术中护理及患者情况

记录的护理表单是《手术室护理记录单》。内容主要包括手术体位的放置、消毒液的使用、电外科设备及负压吸引器的使用、手术标本的管理、术前及术中用药、术中止血带的使用和植入物的管理等内容。

4.手术物品清点情况

记录的护理表单是《器械、纱布、缝针等手术用品清点单》。手术室护士应记录手术中所使用的器械、纱布、缝针等手术用品的名称和数目，确保所有物品不遗落在手术患者的体腔或切口内。手术过程中如需增加用物，应及时清点并添加记录。手术结束，巡回护士与洗手护士应确认物品清点情况，然后签名确认。

(三)手术室护理文书的书写要求

根据《病历书写基本规范》，填写手术护理记录单时，应符合以下要求：①使用蓝黑墨水或碳素墨水填写各种记录单，要求各栏目齐全、卷面整洁，符合要求，并使用中文和医学术语，时间应具体到分钟，采用 24 小时制计时。②书写应当文字工整、字迹清晰、表述准确、语句通顺、标点正确；出现错字时在错字上用双划线，不得采用刮、粘、涂等方法掩盖或去除原来的字迹。③内容应客观、真实、准确、完整，重点突出，简明扼要，并由注册护理人员签名；实习医务人员、试用期医务人员书写的病历应当经过本医疗机构合法执业的医务人员审阅、修改并签名。④护士长、高年资护士有审查、修改下级护士书写的护理文件的责任。修改时，应当使用同色笔，必须注明修改日期、签名，并保持原记录清楚、可辨。⑤如果抢救患者，必须在抢救结束后 6 小时内据实补记，并加以注明。

七、手术标本的处理

(一)标本处理流程

1.病理标本

手术医师在术中取下标本，交给洗手护士；洗手护士将标本交予巡回护士；巡回护士将标本放入容器，并贴上标签，写明标本名称，术后与医师核对后，加入标本固定液，登记，签名，将标本交给专职人员送病理科，并由接收方核对、签收。

2.术中冰冻标本

手术医师在术中取下标本，交给洗手护士；洗手护士将标本交给巡回护士；巡回护士将标本放入容器，并贴上标签，写明标本名称，立即与手术医师核对，无误后登记、签名，将标本交给专职人员送病理科，并由接收方核对、签收；病理科完成检查后打电话通知手术室护士，同时传真书面报告；巡回护士接到检查结果后立即通知手术医师。

(二)注意事项

(1)应及时把术中取下的标本交予巡回护士。巡回护士及时把标本装入标本容器，贴上标签，分类放置。

(2)应把术中标本集中放置在既醒目又不易触及的地方，妥善保管。传送的容器应密闭，以确保标本不易打翻。

(3)术后手术医师与巡回护士共同核对，确认无误后巡回护士加入标本固定液，登记、签名后将标本置于标本室的指定处。

(4)专职工勤人员清点标本总数，确认准确无误后把标本送到病理室。病理室核对无误后签收。

(李淑娟)

第六节　手术后患者的护理

从患者手术结束返回病房到基本康复出院阶段的护理，称手术后护理。

一、护理评估

(一)手术及麻醉情况

了解手术和麻醉的种类和性质、手术的时间及过程；查阅麻醉及手术记录，了解术中出血、输血、输液的情况,手术中病情的变化和引流管的放置情况。

(二)身体状况

1.生命体征

局部麻醉及小手术后,可每4小时测量并记录生命体征1次。有影响机体生理功能的疾病、麻醉、手术等因素存在时,应密切观察,每15～30分钟测量并记录1次,病情平稳后,每1～2小时测量并记录1次,或遵医嘱执行。

(1)体温:术后,机体对手术后损伤组织的分解产物和渗血、渗液的吸收,可引起低热或中度热,一般在38.0 ℃,临床上称外科手术热(吸收热),于术后2～3天逐渐恢复正常,不需要特殊处理。若体温升高的幅度过大、时间超过3天或体温恢复后又再次升高,应注意监测体温,并寻找发热原因。

(2)血压:连续测量血压,若较长时间患者的收缩压＜10.7 kPa(80 mmHg)或患者的血压持续下降0.7～1.3 kPa(5～10 mmHg),表示有异常情况,应通知医师,并分析原因,遵医嘱及时处理。

(3)脉搏:术后脉搏可稍快于正常值,一般小于每分钟90次。脉搏过慢或过快均不正常,应及时告知医师,协作处理。

(4)呼吸:术后,可能由于舌后坠、痰液黏稠等,患者呼吸不畅;也可因麻醉、休克、酸中毒等,出现呼吸节律异常。

2.意识

及时评估患者术后意识情况,并根据患者意识恢复的状况安排体位、陪护和其他护理工作。

3.记录液体出入量

术后,护士应观察并记录患者的液体出入量,重点评估失血量、尿量和各种引流量,进而推算出入量是否平衡。

4.切口及引流情况

(1)切口情况:应注意切口有无出血、渗血、渗液、感染、敷料脱落及切口愈合等情况。

(2)引流情况:观察并记录引流液的性状、量和颜色;注意引流管是否通畅,有无扭曲、折叠或脱落等。

5.营养状况

术后,机体处于高代谢状态,且部分患者又需要禁食,应重点评估患者的营养摄入是否能够满足术后的需要,以便进行适当的营养支持,促进患者尽快痊愈和康复。

(三)心理社会状况

手术结束,麻醉作用消失,患者度过危险期后,患者的心理有一定程度的焦虑或解脱感。随后又可出现较多的心理反应,术后不适或并发症的发生可引起患者焦虑、不安等不良心理反应;若手术导致功能障碍或身体形象的改变,患者可能产生自我形象紊乱的问题;家属的态度及家庭经济情况也可影响患者的心理。

二、护理诊断及合作性问题

(一)疼痛

疼痛与手术切口、创伤有关。

(二)体液不足

体液不足与术中出血、失液或术后禁食、呕吐、引流和发热等有关。

(三)营养失调

营养失调与分解代谢水平升高、禁食有关。

(四)生活自理能力低下

生活自理能力低下与手术创伤、术后强迫体位、切口疼痛有关。

(五)知识缺乏

患者常缺乏有关康复锻炼的知识。

(六)舒适的改变

舒适的改变与术后疼痛、腹胀、便秘和尿潴留等有关。

(七)潜在并发症

潜在并发症有出血、感染、切口裂开和深静脉血栓形成等。

三、护理措施

(一)一般护理

1.体位

应根据麻醉情况、术式和疾病性质等安置患者的体位。①全麻手术:对麻醉未清醒者,采取去枕平卧位,把患者的头偏向一侧,防止误吸口腔分泌物或呕吐物;麻醉清醒后,可根据情况调整体位。②蛛网膜下腔麻醉术:去枕平卧6～8小时,防止术后头痛。③硬膜外麻醉术:应平卧4～6小时。④按手术部位不同安置体位:颅脑手术后,若无休克或昏迷,可取15°～30°头高足低斜坡卧位;颈部、胸部手术后多取高半坐卧位,以利于血液循环,增加肺通气量;腹部手术后,多取低半坐卧位或斜坡卧位,以利于引流,防止发生膈下脓肿,并降低腹壁张力,减轻疼痛;脊柱或臀部手术后,可取俯卧或仰卧位。

2.饮食

术后饮食应按医嘱执行,开始进食的时间与麻醉方式、手术范围及是否涉及胃肠道有关。能正常饮食的患者进食后,应鼓励患者进食高蛋白、高热量和高维生素饮食;对禁食的患者暂时采取胃肠外营养支持。①非消化道手术:局部麻醉或小手术后,不必严格限制饮食;椎管内麻醉术后,若患者无恶心、呕吐,4～6小时给予水或少量流质,之后酌情给半流质或普通饮食;全身麻醉术后可于次日给予流质饮食,以后逐渐给半流质或普通饮食。②消化道手术:一般在术后2～3天禁食,待肠道功能恢复、肛门排气后开始进流质饮食,应少食多餐,后逐渐改为半流质及普通饮食。开始进食时,患者应避免食用牛奶、豆类等产气食物。

3.切口护理

术后常规换药,一般隔天一次,对感染或污染严重的切口应每天换药一次;若敷料被渗湿、脱落或被大小便污染,应及时更换;若无菌切口出现明显疼痛,且有感染迹象,应及时通知医师,尽早处理。

4.引流护理

术后有效的引流是防止术后发生感染的重要措施。应注意:①正确接管,妥善固定,防止松脱。②保持引流通畅,避免引流管扭曲、受压或阻塞。③观察并记录引流液的量、性状和颜色。④更换引流袋或引流瓶时,应注意无菌操作。⑤掌握各类引流管的拔管指征及拔除引流管的时间。一般于术后1～2天拔除较浅表部位的乳胶引流片；单腔或双腔引流管多用于渗液、脓液较多的患者，多于术后2～3天拔除；胃肠减压管一般在肠道功能恢复、肛门排气后拔除；导尿管可留置1～2天。具体拔管时间应遵医嘱。

5.术后活动

指导患者尽可能地进行早期活动。①术后早期活动的意义：增加肺活量，有利于肺的扩张和分泌物的排出，预防肺部并发症。促进血液循环，有利于切口愈合，预防压疮和下肢静脉血栓形成。促进胃肠道蠕动，防止腹胀、便秘和肠粘连。促进膀胱功能恢复，防止尿潴留。②活动方法：对一般手术无禁忌的患者，在手术后当天麻醉作用消失后即可鼓励患者在床上活动，活动包括深呼吸、活动四肢及翻身；术后1～2天可试着离床活动，先让患者坐于床沿，双腿下垂，然后让其下床站立，稍做走动，之后可根据患者的情况、能力，逐渐增加活动范围和时间；对病情危重、体质衰弱的患者(如休克、内出血、剖胸手术后、颅脑手术后的患者)，仅协助患者做双上肢、下肢活动，促进肢体的血液循环；对限制活动的患者(如脊柱手术、疝修补术、四肢关节手术后的患者)，协助患者进行局部肢体被动活动。③注意事项：在患者活动时，应注意随时观察患者，不可随便离开患者；活动时，注意保暖；每次活动不能过量；患者活动时，若出现心悸、脉速、出冷汗等，应立即辅助患者平卧休息。

(二)心理护理

患者术后往往有自我形象紊乱、担心预后等心理顾虑，应根据具体情况做好心理护理工作。为患者创造良好的环境，避免各种不良的刺激。

(三)术后常见不适的护理

1.发热

外科手术热一般不超过38.5 ℃，可暂时不对其做处理；若体温升高幅度过大、时间超过3天或体温恢复后又再次升高，应注意监测体温，并寻找原因。若体温超过39 ℃，可给予物理降温，如用冰袋降温、酒精擦浴。必要时，可应用解热镇痛药物。发热期间应注意维护正常体液平衡，及时给患者更换潮湿的床单或衣裤，以防感冒。

2.切口疼痛

麻醉作用消失后，可出现切口疼痛。一般术后24小时内疼痛较为剧烈，2天后逐渐缓解。护士应明确疼痛原因，并对症护理。对于引流管移动所致的切口牵拉痛，应妥善固定引流管；对于切口张力增加或震动引起的疼痛，应在患者翻身、深呼吸、咳嗽时，用手保护切口部位；在对较大创面换药前，适量应用止痛剂；对于大手术后24小时内的切口疼痛，遵医嘱肌内注射阿片类镇痛剂，必要时，可4～6小时重复使用或术后使用镇痛泵。

3.恶心、呕吐

恶心、呕吐多为麻醉后胃肠道功能紊乱的反应，一般于麻醉作用消失后自然消失。腹部手术后频繁呕吐，应考虑急性胃扩张或肠梗阻。护士应观察并记录恶心、呕吐发生的时间及呕吐物的量、颜色和性质；协助患者取合适的体位，把患者的头偏向一侧，防止发生误吸；患者呕吐后，给予患者口腔清洁护理，整理床单；可遵医嘱使用镇吐药物。

4.腹胀

术后因胃肠道功能未恢复，故肠腔内积气过多，这可引起腹胀。腹胀多于术后2～3天，胃肠蠕动功能恢复、肛门排气后自行缓解，无须特殊处理。对严重腹胀需要及时处理，方法如下：①遵医嘱禁食，持续性胃肠减压或肛管排气。②鼓励患者早期下床活动。③针刺足三里、气海、天枢等穴位。对非胃肠道手术的患者可给予促进胃肠道蠕动的中药。对肠梗阻、低血钾、腹膜炎等原因引起腹胀的患者,应及时遵医嘱给予相应处理。

5.呃逆

神经中枢或膈肌受刺激时,可出现呃逆,多为暂时性的。术后早期发生暂时性呃逆者,可经压迫眶上缘、短时间吸入二氧化碳、抽吸胃内积气和积液、镇静或解痉药物处理后缓解。若患者在上腹部手术后出现顽固性呃逆,应警惕膈下感染,要及时告知医师。

6.尿潴留

尿潴留多发生在腹部、肛门、会阴部手术后,主要由麻醉后排尿反射受抑制、膀胱和后尿道括约肌反射性痉挛以及患者不适应床上排尿等引起。若患者术后6～8小时尚未排尿或虽有排尿但尿量少,应在耻骨上区叩诊。若叩诊发现有浊音区,应考虑尿潴留。对尿潴留者应及时采取有效措施,缓解症状。护士应稳定患者的情绪,在无禁忌证的情况下,可协助其坐于床沿或站立排尿。诱导患者建立排尿反射,如让患者听流水声。若上述措施均无效,可在严格无菌技术下导尿。若导尿量超过500 mL或有骶前神经损伤、前列腺增生,应留置导尿管。留置导尿管期间,应注意导尿管护理及膀胱功能训练。

(四)并发症的观察及处理

1.出血

(1)病情观察:一般在术后24小时内发生。出血量小,仅有切口敷料浸血,或引流管内有少量出血;若出血量大,则术后早期即出现失血性休克。在输给足够的液体和血液后,休克征象或实验室指标未得到改善,甚至加重或一度好转后又恶化,都提示有术后活动性出血。

(2)预防及处理:对术后出血应以预防为主,手术时严密止血,切口关闭前严格检查有无出血点。对有凝血机制障碍者,应在术前纠正凝血障碍。对出血量小(切口内少量出血)的患者,更换切口敷料,加压包扎,遵医嘱应用止血药物止血;对出血量大或有活动性出血的患者,应迅速加快输液、输血,以补充血容量,并迅速查明出血原因,及时通知医师,完善术前准备,准备进行手术止血。

2.切口感染

(1)病情观察:切口感染常发生于术后3～4天。表现为切口疼痛加重或减轻后又加重,局部常有红、肿、热、痛或触及波动感,甚至出现脓性分泌物。全身表现有体温升高、脉搏加速、血白细胞计数和中性粒细胞比例升高等。

(2)预防及处理:严格遵守无菌技术原则;注意手术操作技巧,防止残留无效腔、血肿,切口内余留的线不要过多、过长;加强手术前后处理,术前做好皮肤准备,术后保持切口敷料的清洁、干燥和无污染;改善患者的营养状况,增强抗感染能力。一旦发现切口感染,早期应勤换敷料、局部理疗、遵医嘱使用抗菌药物。若已形成脓肿,应拆除部分缝线,敞开切口,通畅引流,创面清洁后,考虑做二期缝合,以缩短愈合时间。

3.切口裂开

(1)病情观察:切口裂开多见于腹部手术后,发生时间多在术后1周。主要原因有营养不良、缝合技术存在缺点、腹腔内压力突然升高和切口感染等。切口裂开包括完全裂开和不完全裂开。完全裂开往往发生在腹压突然升高时,患者自觉切口剧疼和突然松开,有大量淡红色液体自切口溢出,可有肠管和网膜脱出;不完全裂开是指除皮肤缝线完整,深层组织裂开,线结处有血性液体渗出。

(2)预防:手术前纠正营养不良状况;手术时,避免强行缝合,采用减张缝合,术后适当延缓拆线时间;手术后用腹带包扎切口处;患者咳嗽时,注意为其保护切口,并积极处理其他原因引起的腹压升高;预防切口感染。

(3)处理:一旦发现切口裂开,应及时处理。完全裂开时,应立即安慰患者,消除其恐惧情绪,让患者平卧,立即用无菌等渗盐水纱布覆盖切口,并用腹带包扎,通知医师,护送患者进手术室重新缝合;若有内脏脱出,切忌在床旁还纳内脏,以免造成腹腔内感染。切口不完全裂开或裂开较小时,可暂不手术,待病情好转后择期进行切口疝修补术。

4.肺不张及肺部感染

(1)病情观察:肺不张及肺部感染常发生在胸部、腹部大手术后,多见于慢性肺气肿或肺纤维化的患者,还易发生于长期吸烟的患者。这些患者的肺弹性减弱,术后呼吸活动受限,分泌物不易咳出,易堵塞支气管,造成肺部感染及肺不张。开始表现为发热、呼吸和心率加快,持续时间长,可出现呼吸困难和呼吸抑制。体检时,肺不张部位叩诊呈浊音或实音,听诊呼吸音减弱、消失或为管样呼吸音。血气分析显示 PaO_2 下降和 $PaCO_2$ 升高,继发感染时,血白细胞计数和中性粒细胞比例增加。

(2)预防:术前做好呼吸锻炼,胸部手术者加强腹式深呼吸训练,腹部手术者加强胸式深呼吸训练。手术前 2 周患者要停止吸烟,有呼吸道感染、口腔炎症等情况者待炎症控制后再手术。全麻手术拔管前,吸净气管内分泌物;术后鼓励患者深呼吸、有效咳嗽,同时可应用体位引流或给予雾化吸入。

(3)处理:若发生肺不张,做如下处理。遵医嘱给予有效的抗菌药物来预防和控制炎症。应鼓励患者深吸气,有效咳嗽、咳痰,帮助患者翻身,为其拍背,协助痰液排出。对无力咳嗽排痰的患者,用导管插入气管或支气管吸痰,若痰液黏稠,应用雾化吸入稀释。对有呼吸道梗阻症状、神志不清、呼吸困难者,做气管切开。

5.尿路感染

(1)病情观察:手术后尿路感染与导尿管的插入和留置密切相关,尿潴留是基本原因。尿路感染分为下尿路感染和上尿路感染。下尿路感染主要是急性膀胱炎,常伴尿道炎和前列腺炎,主要表现为尿频、尿急、尿痛和排尿困难,一般无全身症状。尿常规检查有较多红细胞和脓细胞。上尿路感染主要是肾盂肾炎,多见于女性,主要表现为畏寒、发热和肾区疼痛,血常规检查白细胞计数升高。中段尿镜检有大量白细胞和脓细胞。做尿液培养可明确菌种,为选择抗菌药物提供依据。

(2)预防与处理:及时处理尿潴留是预防尿路感染的主要措施。鼓励患者多饮水,保持每天尿量在 1 500 mL 以上,并保持排尿通畅。根据细菌培养和药敏试验选择有效的抗菌药物。对残余尿 50 mL 以上者,应留置导尿管,放置导尿管时,应严格遵守无菌操作原则。遵医嘱给患者服用碳酸氢钠以碱化尿液,减轻膀胱刺激症状。

6.深静脉血栓形成和血栓性静脉炎

(1)病情观察:深静脉血栓形成和血栓性静脉炎多发生于术后长期卧床、活动少或肥胖患者,多见于下肢。患者感觉小腿疼痛。检查时可见肢体肿胀、充血,有时可触及索状物,可出现凹陷性水肿。腓肠肌挤压试验或足背屈曲试验结果呈阳性。常伴体温升高。

(2)预防与处理:强调早期起床活动。对不能起床活动的患者,指导患者学会做踝关节伸屈活动的方法,或采用电刺激、充气袖带挤压腓肠肌以及被动按摩腿部肌肉等方法,加速静脉血回流。术前，可使用小剂量肝素，皮下注射，连续使用 5～7 天，可以有效防止血液高凝状态。一旦发生深静脉血栓或血栓性静脉炎，应抬高、制动患肢，严禁局部按摩及经患肢输液，同时遵医嘱使用抗凝剂、溶栓剂或滴注复方丹参液。必要时，手术取出血栓。

(五)健康指导

(1)心理保健：某些患者因手术而形象改变，从而心态也发生改变。要指导患者学会自我调节、自我控制，提高心理适应能力和社会活动能力。

(2)康复知识：指导患者进行术后功能锻炼，教会患者自我保护、保健的知识。教会患者缓解不适及预防术后并发症的简单方法。

(3)营养与饮食：指导患者建立良好的饮食习惯，合理地摄入营养，促进康复。

(4)合理用药：指导患者遵医嘱按时、按量服用药物，讲解服药后的毒副作用及特殊用药的注意事项。

(5)按时随访。

(李淑娟)

参考文献

[1] 郭莉.手术室护理实践指南 2022 版[M].北京:人民卫生出版社,2022.

[2] 宋鑫,孙利锋,王倩.常见疾病护理技术与护理规范[M].哈尔滨:黑龙江科学技术出版社,2021.

[3] 张晓艳.神经内科疾病护理与健康指导[M].成都:四川科学技术出版社,2022.

[4] 潘红丽,胡培磊,巩选芹.临床常见病护理评估与实践[M].哈尔滨:黑龙江科学技术出版社,2022.

[5] 张国欣,张莉,柳朝晴.消化内科常见疾病治疗与护理[M].北京:中国纺织出版社,2021.

[6] 张文华,韩瑞英,刘国才.护理学规范与临床实践[M].哈尔滨:黑龙江科学技术出版社,2022.

[7] 邓雄伟,程明,曹富江.骨科疾病诊疗与护理[M].北京:华龄出版社,2022.

[8] 王玉春,王焕云,吴江.临床专科护理与护理管理[M].哈尔滨:黑龙江科学技术出版社,2022.

[9] 谭江红.护理质量评价标准与工作流程[M].北京:人民卫生出版社,2022.

[10] 王美芝,孙永叶,隋青梅.内科护理[M].济南:山东人民出版社,2021.

[11] 孙慧,刘静,王景丽.基础护理操作规范[M].哈尔滨:黑龙江科学技术出版社,2022.

[12] 张秀英,姜霞萍,王永霞.常见病护理评估与临床实践[M].哈尔滨:黑龙江科学技术出版社,2022.

[13] 张翠华,张婷,王静.现代常见疾病护理精要[M].青岛:中国海洋大学出版社,2021.

[14] 纪伟仙,王玉春,郭琳.基础护理学与护理实践[M].哈尔滨:黑龙江科学技术出版社,2022.

[15] 李淑杏.基础护理技术与各科护理实践[M].郑州:河南大学出版社,2021.

[16] 王静.手术室护理用书[M].北京:科学技术文献出版社,2020.

[17] 曲丽萍,郭妍妍,马真真.临床护理学基础与护理实践[M].哈尔滨:黑龙江科学技术出版社,2022.

[18] 吴雯婷.实用临床护理技术与护理管理[M].北京:中国纺织出版社,2021.

[19] 韩典慧,王雪艳,冯艳敏.常见疾病规范化护理[M].哈尔滨:黑龙江科学技术出版社,2022.

[20] 石晶,张佳滨,王国力.临床实用专科护理[M].北京:中国纺织出版社,2022.

[21] 马英莲,荆云霞,郭蕾.临床基础护理与护理管理[M].哈尔滨:黑龙江科学技术出版社,2022.

[22] 潘莉丽,程凤华,秦月玲.基础护理学与常见疾病护理[M].哈尔滨:黑龙江科学技术出版社,2022.
[23] 陈晓侠,赵静,张艳玲.临床实用护理基础[M].沈阳:辽宁科学技术出版社,2022.
[24] 张锦军,邹薇,王慧.临床实用专科护理[M].哈尔滨:黑龙江科学技术出版社,2022.
[25] 蔡忠民.实用手术室护理[M].西安:陕西科学技术出版社,2021.
[26] 杨金玲.手术室护理与管理实践[M].天津:天津科学技术出版社,2021.
[27] 温君凤.现代手术室护理与管理[M].北京:科学技术文献出版社,2020.
[28] 李海霞.实用手术室护理配合与操作技术[M].天津:天津科学技术出版社,2020.
[29] 陈肖敏,张琼,王华芬.临床护理技术规范:手术室护理[M].杭州:浙江大学出版社,2022.
[30] 董海静,朱婷婷,纪莉莎.新编实用护理与管理[M].沈阳:辽宁科学技术出版社,2022.
[31] 刘华娟,孙彦奇,柴晓.常用临床护理技术操作规范[M].哈尔滨:黑龙江科学技术出版社,2022.
[32] 郑进,蒋燕.基础护理技术[M].武汉:华中科技大学出版社,2023.
[33] 刘玉杰.临床常见病护理操作与实践[M].北京:中国纺织出版社,2022.
[34] 曹娟,侯燕,贾慧.实用护理技术与临床实践[M].哈尔滨:黑龙江科学技术出版社,2022.
[35] 戴文玲.现代消化内科疾病诊治与护理[M].长春:吉林科学技术出版社,2020.
[36] 张坤.手术室护理中安全隐患及防范措施效果观察[J].中文科技期刊数据库(引文版)医药卫生,2023(2):4-7.
[37] 杨大霞,王杏.探析神经内科护理安全隐患及干预对策[J].世界最新医学信息文摘(连续型电子期刊),2021(82):203-204.
[38] 官莉贞,洪素千.手术室护理路径对心脏外科手术患者的影响[J].中外医学研究,2023,21(1):88-91.
[39] 卢晓红.消化内科护理风险分析与防范对策[J].中文科技期刊数据库(全文版)医药卫生,2022(8):68-71.
[40] 聂超.手术室护理中的安全效果观察[J].中文科技期刊数据库(全文版)医药卫生,2023(1):86-88.